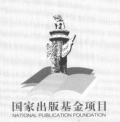

国家出版基金项目
NATIONAL PUBLICATION FOUNDATION

"十二五"国家重点图书

U0267500

Fertility　Preservation

生育力保护与生殖储备

主　　编　乔　杰
副 主 编　李　蓉　于　洋　姜　辉
编 写 秘 书　严　杰

北京大学医学出版社

SHENGYULI BAOHU YU SHENGZHI CHUBEI

图书在版编目 (CIP) 数据

生育力保护与生殖储备 / 乔杰主编. —— 北京：北京
大学医学出版社，2013.12
ISBN 978-7-5659-0691-6

Ⅰ. ①生… Ⅱ. ①乔… Ⅲ. ①生殖医学－研究
Ⅳ. ①R339.2

中国版本图书馆CIP数据核字 (2013) 第267951号

生育力保护与生殖储备

主　　编：乔杰

出版发行：北京大学医学出版社（电话：010-82802230）

地　　址：(100191) 北京市海淀区学院路 38 号 北京大学医学部院内

网　　址：http://www.pumpress.com.cn

E — mail：booksale@bjmu.edu.cn

印　　刷：北京圣彩虹制版印刷技术有限公司

经　　销：新华书店

责任编辑：张凌凌 陈然　　责任校对：金彤文　　责任印制：张京生

开　　本：889 mm ×1194 mm　1/16　印张：19.75　字数：612 千字

版　　次：2013 年 12 月第 1 版　　2013 年 12 月第 1 次印刷

书　　号：ISBN 978-7-5659-0691-6

定　　价：179.00 元

主编简介

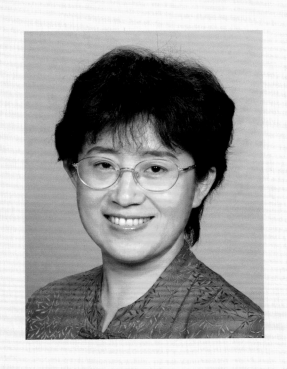

乔杰　医学博士，主任医师，教授，博士生导师，"973"首席科学家，国家杰出青年基金获得者，长江学者特聘教授，新世纪百千万人才。一直在北京大学第三医院从事生殖健康的临床与基础研究工作，曾作为访问学者在香港大学玛丽医院研习生殖内分泌，并在美国斯坦福大学做博士后，研究生殖疾病发病机制。现任北京大学第三医院院长、妇产科主任、生殖医学中心主任，北京大学妇产科学系主任，中华医学会生殖医学分会候任主任委员，北京医学会生殖医学分会主任委员，亚太地区生殖医学学会执行委员等多个社会任职。曾获高校科技进步奖一等奖（2008 年）、国家科技进步奖二等奖（2011 年），带领团队入选"教育部创新团队"、获批成为"教育部重点实验室"和"北京市重点实验室"。2010 年成为国家重大科学研究计划（"973"）项目"雌性生育力维持调节机制研究及生殖资源库建立"首席科学家。2011 年获得何梁何利基金科学与技术进步奖。

作者名单

（按姓氏笔画排序）

北京大学第三医院

丁　婷	于　洋	王　颖	王天任	王丽娜	王海燕
毛加明	石小丹	卢翠玲	白　泉	包丝雨	朱锦亮
任秀莲	刘娜娜	刘艳玲	闫丽盈	严　杰	李　明
李　莉	李　敏	杨　艳	杨　硕	杨　蕊	迟洪滨
张　露	张春梅	张浩琳	陈　诚	陈　媛	林胜利
郑晓英	孟玉菡	赵　平	赵　越	赵红翠	姜　辉
洪　锴	夏　曦	高江曼	唐文豪	黄　铄	黄　翔
黄　颖	傅　莉	廉　颖			

中山大学附属第三医院

张　炎

序　一

20世纪下半叶以来，生殖医学有了飞速的发展。2010年试管婴儿之父罗伯特·爱德华兹获得诺贝尔生理学或医学奖，是在世界第一例试管婴儿出生后的30年，表明了生殖医学在20世纪科学研究中的重要地位。

生殖医学领域的新理论、新技术不断出现，使这一学科的相关知识不断更新。目前生殖医学技术，特别是辅助生殖技术在国内各地开始广泛开展，全国有生殖医学中心三百余家，从业人员逾万人，很多从业人员亟需知识更新，使临床实践不断规范化，提高国内生殖医学领域的医疗水平。

目前国内生殖医学领域尚缺乏兼具科学性、先进性、实用性的的学术专著。北京大学第三医院生殖医学中心与北京大学医学出版社联合实施了"生育力保护与生殖储备"项目，本项目获得国家出版基金资助，并被列为"十二五"国家重点图书，希望以书籍为载体，通过知识的传播和规范的建立为国内生殖医学的发展作出贡献。

本项目包括《生育力保护与生殖储备》《生殖医学实验室技术》《生殖医学微创手术学》和《生殖内分泌疾病诊断与治疗》四本学术专著，分别从基础研究、临床诊治、重要技术等方面展示生殖医学领域的主要理论、技术手段等最新研究成果。其中《生育力保护与生殖储备》是本项目核心专著，将集中展示国家重大科学研究计划（"973"）项目"雌性生育力维持调节机制研究及生殖资源库建立"的最新研究成果，重在生殖力的保护与恢复。《生殖医学实验室技术》以生殖医学最重要的技术——辅助生殖技术为核心阐述生殖医学常用的技术手段。《生殖医学微创手术学》主要介绍生殖医学临床手术方法及技巧。《生殖内分泌疾病诊断与治疗》重在生殖医学临床诊治的规范化操作。

本套书由北京大学生殖医学研究领域的专家、学者共同编写，作者团队的专业水平及科研水平处于国内领先地位。本套书的出版将使更多从业人员了解生殖医学领域的研究进展，进一步推动生殖医学的全面发展。

张丽珠

2012年2月，北京

序 二

现代医学与现代生物学已经在转化医学思想的指导下，逐渐合二为一，从而确保更快、更好地利用科学技术解决临床医学问题。本书中所阐述的生育力保护，既是转化医学思想在辅助生殖技术中的延伸，更是转化医学思想在辅助生殖技术的具体实践形式。《生育力保护与生殖储备》正是一本从临床问题出发，从多种基础研究手段入手，提出生育力保护的切实可行策略的图书。

生育力是男性与女性孕育下一代的基础能力，是繁衍后代、维持生物多样性的前提，同时也是社会得以持续发展的必要条件。然而，人类生育力正出现逐年下降的趋势，因此如何保护和保存人类生育力，是目前生殖医学与生殖生物学面临的最严峻的考验之一。

生育力相关的临床问题与社会发展是同步的，是动态变化的。因此，解决生育力的问题，就必须要依靠不断发展和进步的科学技术。本书从男女两性分别入手，根据其性腺的不同，提出各自适合的生育力保护和保存手段。同时，从预防入手，提出影响生育力的因素，阐述预防生育力下降的重要性；进而，从治疗角度，明确不同患者有针对性的生育力保护和保存方法；最终，对未来生育力保护和保存策略的发展趋势及可能的手段进行了描述，为相关研究人员提供了新的思路。

基础研究是确保生育力等临床问题能够持续不断地提出创新性解决策略的核心竞争力。本书不仅能够兼顾临床与基础研究两个方面在生育力保护和保存领域的研究进展，更能利用生动的言语、明晰的图表将基础研究融入生育力的相关临床问题中，确保相关领域及行业的从业人士，既能够了解生育力的临床问题，又能够充分知晓相关问题的解决策略，更能够明确未来的探索方向，这是该书的特色所在，也是出版的价值体现。

该书由我国大陆第一例试管婴儿诞生地的生殖医学中心编写，既包括了具有生殖生物学研究背景的基础研究者，又有生殖医学临床研究者，确保了该书在该领域的专业性、先进性和可读性。

希望该书既能够向更多的读者普及生育力保护和保存的策略和重要意义，也能够帮助更多的专业人士开启未来研究的思路，从而更好地为生殖医学与生殖生物学的协调发展做出贡献。

中国科学院院士
中国科学院动物研究所
计划生育生殖生物学国家重点实验室
2013年12月

序 三

　　生殖健康是医学和社会学领域中的一个新概念，旨在"人们能进行负责、满意和安全的性生活并具有生殖能力"。世界卫生组织提出了"2015年人人享有生殖健康"的口号。"十二五"期间生殖健康问题也成为我国卫生工作的重要课题之一，它既关系到育龄妇女的生活健康，也关系到中华民族的人口素质。目前生殖医学的临床实践在国内各地已广泛开展，但不同的诊疗机构水平有一定差别，而临床实践的不规范化也会带来不良的后果。因此，普及生殖健康知识，提高公众认识，规范生殖医学的临床实践，提高生殖医学的诊疗水平，乃为现时之亟需。大而言之，对提高民族人口素质、维持社会的稳定，小而言之，对促进个人的健康幸福，都至关重要。

　　基于此，北京大学医学出版社与北京大学第三医院生殖医学中心联合承担了国家出版基金项目——"生育力保护和生殖储备"，以书籍为载体，传播生殖医学知识，规范临床实践，以促进国内生殖医学的发展。本项目全套图书共包括《生育力保护与生殖储备》《生殖医学实验室技术》《生殖医学微创手术学》和《生殖内分泌疾病诊断与治疗》四本学术专著，分别从基础研究、临床诊治、重要技术等方面展示生殖医学领域的主要理论、技术手段和最新研究成果。

　　此部《生育力保护与生殖储备》是该系列中的核心专著，集中展示了科技部973生殖与发育重大专项——"雌性生育力维持调节机制研究及生殖资源库建立项目"的最新研究成果，着力于生殖力的保护与恢复，以预防－保护－储存生育力为主线，从男性与女性两个角度，阐述生育力的影响因素及恢复手段，并对未来该领域中可能具有重要应用价值的技术进行论述。本书既有临床医学实践的内容，为生育力可能受损的病例提供可行的解决策略；又有预防医学成果，为男性、女性保护自身生育力提供切实可行的方法；也有基础医学研究内容，为生育力研究领域提供研究方向。

　　"生育力保护和生殖储备"项目丛书由北京大学各附属医院的专家、教授共同书写。主创人员主要来自北京大学第三医院生殖医学中心，大陆第一例试管婴儿就诞生在这里，它是目前国内乃至全世界最大的生殖内分泌疾病和不孕症诊治的综合性医疗中心之一，实力雄厚，成绩裴然，其临床诊疗和科学研究都处于国内领先和国际先进水平。

　　相信这一系列专著必将成为广大生殖医学及妇科内分泌临床医生、研究人员优秀的参考书。作为重要的学术著作，必将有益于基础与临床的转化、理论与实践的结合，促进学科发展，福祉人民与社会。

郎景和

中国工程院院士
中国医学科学院 北京协和医学院
北京协和医院妇产科主任、教授
中华医学会妇产科分会主任委员
《中华妇产科杂志》总编辑
中国医师协会妇产科分会会长
2013年12月于北京

前　言

生活节奏的加快、生活理念的改变使晚婚晚育成为一种社会趋势。而高龄女性产生的卵子往往具有数目少、质量差，以及受精后胚胎发育易发生异常等特点。在某些情况下，恶性肿瘤治疗水平提高，治疗后生存时间延长到生育期，放化疗导致卵巢功能衰竭；长期接触过量放射物质及有毒物质的特殊职业者的生育力也会受损或丧失。这些问题不仅降低了女性的生育能力，更直接影响出生人口的质量，影响中华民族的人口素质。在 21 世纪，生育力保存不再只是理论上的概念，而已经成为必要的临床医学手段。当前，肿瘤发病年龄呈现年轻化的趋势，同时，随着现代医学技术的发展，癌症或恶性肿瘤患者的生存期得到显著的延长，这使得生育力保存的需求与日俱增，而这也是改善癌症患者愈后生活质量的重要方面。尽管目前，生育力保存主要面向育龄期的癌症患者，然而这并不能妨碍其进一步拓展到非癌症患者，以及在未来更加广阔的临床应用前景。

在过去的发展历程中，生育力保存技术已经在基础科学研究与技术革新等方面获得了巨大的发展，同时也积累了大量的知识与信息。北京大学第三医院生殖医学中心作为中国大陆首例试管婴儿诞生地，是国内率先开展生育力保存工作的中心。近年来，在国家、部委及北京市的大力支持下，我们不断拓展生育力保存技术的研发，并已经在临床开展相关工作。基于我们在生育力保存研究和实践中积累的丰富经验，我们撰写此书向全社会推广这项具有发展潜力的技术，并全面介绍这一领域的各方面发展动态。这本书中，从男性与女性两个角度揭示了生育力保存领域的科学概念及新技术发展动态，其中包括生殖细胞的起源与发育、生殖器官的发育、生育力影响因素、生殖细胞与器官的保存技术等。

本书第一篇介绍了女性生殖细胞与生殖器官的发育、女性生育力的评估方法与影响因素、女性生殖细胞保护与保存的技术手段与发展，以及胚胎干细胞等未来可能在生育力保护中具有重要应用价值的关键技术及其发展概况；第二篇介绍了男性生殖细胞与生殖器官的发育，男性生育力的评估方法与影响因素、男性生殖细胞保护与保存的技术手段与发展；第三篇介绍了生育力保护的伦理学问题以及生殖细胞资源库的建设概况与相关法规。

我们相信本书在生育力保护及肿瘤生物学领域，可以为临床医生、护理人员、胚胎专家及基础研究人员提供理论与实践指导。同时，为未来该领域发展提供理论基础。

乔杰

2013年12月

目　录

第 3 篇　伦理规范

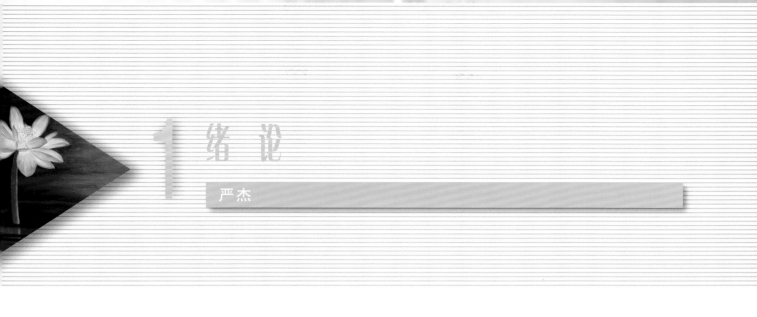

1 绪 论

严杰

第1节 生育力的概念

传统的生育力概念是指男女双方通过性交产生后代的能力，包括女性排卵、男性排精、性交受精、胚胎发育和妊娠分娩等环节，这些过程均在体内完成，是自然的生命活动。女性生育力是指女性能够产生卵母细胞、受精并孕育胎儿的能力。男性生育力则是指男性产生精子以及精子受精的能力。随着辅助生殖技术的出现和发展，传统的生育力概念受到挑战，原本属于一种完全天然行为的生育过程，可以被人为干预和调整，卵母细胞发育、精子发育、受精以及早期胚胎发育等过程可以脱离人体内环境和性交行为而实现，在受孕时间和空间范围有了一定的可变性和灵活性（图1-1）。

天然的生育过程是复杂而奇妙的。简言之，

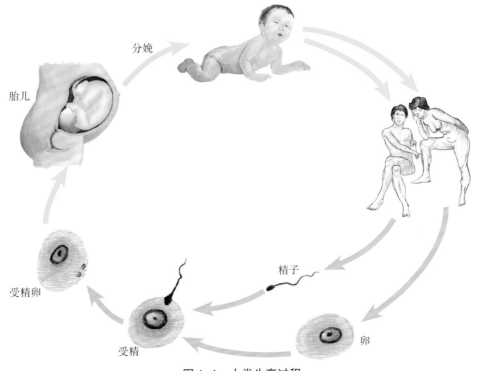

图1-1 人类生育过程

就是女性卵巢孕育卵母细胞并排出，然后卵母细胞被输卵管拣拾起来，在这里等待与精子相会。而男方孕育精子并通过性交排到女性阴道，精子穿过子宫颈、子宫到达输卵管，与卵母细胞在输卵管内相遇并结合成为受精卵，受精卵被输送到子宫腔，在子宫壁上着床，生长发育成胎儿，直至分娩。这个过程受到女性内分泌系统的调节。良好的生育力需要男女双方一系列健康指标的配合，其中，影响女性生育力的因素比较复杂，卵巢、输卵管、子宫、宫颈和阴道以及内分泌环境等条件均影响生育的全过程。正常夫妇在正常性生活的情况下，前几个月受孕率最高。前3个月没受孕，则每个月的受孕率会明显下降。如果性生活正常，未避孕未孕达1年或以上，则诊断为不孕症。生育力状态随着年龄的增加而变化。随着年龄的增长，女性生育力下降，不育的机会也会随之升高。男性生育力下降较女性出现晚，从40岁左右开始下降，但大多数人50岁以后仍然可以生育。

第2节　生育力保护的发展与现状

一、生育力的现状

当今社会，人们的生育问题日益增多，生育力整体上呈下降趋势。现代社会中男女不孕不育症发病率已经升高到了前所未有的地步，成为一种现代病。同时，生殖健康的概念逐渐为人们所熟识，生育力保护也得到广泛的关注。潜在的生育力保护对象不仅包括病患人群，也包括一些健康人群。

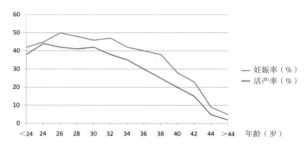

图 1-2　人类新鲜 IVF 周期妊娠率和活产率随年龄的变化趋势

二、影响生育力的因素

（一）引起女性生育力下降的因素

1. 高龄　年龄是影响女性生育力的不可抗拒因素。随着年龄的增长，卵母细胞质量、卵巢功能会出现生理性下降，不育的机会也会随之升高。研究表明，妇女在 20～30 岁时生育力最强，30 岁以后生育能力开始减退，35～39 岁妇女的生育力较 20～29 岁时降低了 25%，40～45岁降低了 95%（图 1-2）。一些夫妇特别是女性由于种种原因推后生育年龄，尤其在 35 岁以后才要孩子，会带来很多生殖问题。35 岁以上有生殖缺陷妇女，即便借助辅助生殖技术，其妊娠的成功率也很低，而且高龄产妇分娩先天缺陷儿的概率大大增加，妊娠并发症的发病率也随之增高。

2. 不良的生活方式　一些不良生活习惯如抽烟，喝酒，熬夜，饮食结构不合理，尤其是食用不安全的食品，接触有害因素，长时间电脑辐射等都会引起生育力下降。此外，紧身衣裤对女性和男性生育力都不利。

3. 不良的生育行为　多次人工流产导致流产后并发症，如盆腔炎、附件炎，可能引起不孕。不仅如此，反复做人工流产会损伤子宫内膜，导致内膜变薄，不利于孕育胚胎。流产次数越多，未来发生不孕的危险越高。

4. 精神压力大　精神因素也是引起不育的一个方面。城市人群生活节奏快，工作压力大，精神高度紧张，身体经常处于高度应激状态，生育健康问题更为突出，女性月经周期紊乱，排卵障碍，男性性欲低下，生育力下降趋势尤为明显。

（二）影响男性生育力的因素

年龄不仅与精子质量相关，而且也与性功能密切相关，男性生育力下降状态较女性出现晚，约从40岁左右开始下降，但大多数人50岁以后仍然有生育力。但是，男方年龄增加也会使女方流产率增加（图1-3）。与女性相比，年龄对男

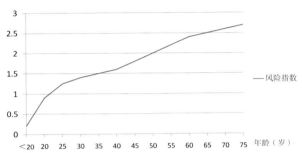

图1-3　人类自然妊娠过程中流产率随男方年龄的变化趋势

性整个生育活动的影响程度相对较轻。相反，当今社会特有的人为和环境因素反而对男性生育力的总体状态产生了更为直接和深远的影响。不良因素无处不在，影响着精子质量和性功能。首先，不良的生活方式，如抽烟、喝酒、熬夜、电脑辐射等，对男性精子质量的影响迅速而显著。紧身衣裤致局部血流不通畅，影响睾丸生精功能。其次，男性的病理状态也可引起不育，如先天发育异常、性功能障碍、遗传因素以及一些全身性疾病。再次，精神因素的作用越来越突出，如持续高度紧张或精神压力大，会压抑男性的性欲而影响生育。环境因素同样影响着男性生育力，与男性生育力的总体状态相关。

我国不孕症发病率近年来呈上升趋势，目前高达15%。其中，女方因素不孕约占40%，男方因素不育约占40%，男女双方因素不孕约占10%，不明原因不孕约占10%。不孕症患者一定要双方同时去医院检查，以便尽早查出不孕原因，针对不同的病因做出不同的治疗，从而选择合适的治疗方法，达到生育的目的。

三、生育力保护的现状

虽然影响生殖健康的因素复杂，种类繁多，

但有一些生殖健康问题是可以预防和避免的。保护生育力首先要做好预防，维护生殖健康。一旦出现生育问题，则要积极接受生殖相关的检查和治疗。

目前城市人群工作压力大，对人体的生殖内分泌产生影响，一般人群的生殖健康意识相对薄弱，尤其尚无生育计划的人们，忽视了环境对其生殖内分泌的潜在不良影响，而计划生育的时候，生育能力已经受到了不可逆性的损害，甚至不孕不育。因此，需要广泛宣传生殖健康知识，提高保护生育力的意识。

保护生育力一要做到强身健体，养成良好的生活工作习惯，生活中戒烟，戒酒，忌熬夜，合理饮食，工作中缓解精神压力，如果经常接触一些有毒或者放射性物质要严格防护。二要洁身自爱，养成良好的卫生习惯，按时接种一些必要的疫苗来预防危害生育能力的传染性疾病。虽然我国已经取消婚前体检，但是在思想上必须重视婚前体检，早期发现异常，可以避免婚后痛苦。三是要正确采取避孕措施，避免反复流产，选择合适的生育时机。

不孕不育人群和特殊人群如癌症患者和特殊职业人员，应及时向医疗单位寻求医疗咨询服务，采用生育力保护和保存技术，制订个性化的生育力保存方案。

（一）保护、保存生育力的适应证

1. 卵巢功能早衰患者　卵巢功能早衰是指女性40岁以前出现绝经或下丘脑性闭经。X染色体发生基因突变或缺失，可导致卵巢功能早衰，如Turner综合征。大多数Turner综合征患者在出生时生殖细胞已丧失，但是也有部分患者是XO/XX嵌合体，晚期才出现卵巢功能早衰，这部分患者可以考虑尽早保存生育力[1]。

2. 癌症患者　随着新型化疗药的出现，放化疗方案的改进以及癌症早期诊断率的提高，儿童、年轻女性癌症患者的生存率得到明显提高。尤其是放化疗联合骨髓移植手术的应用，使大部分的青春期和育龄期癌症患者有望治愈，而癌症治疗会对患者生育力产生严重影响，可以考虑治疗前采取保存生育力的措施。

癌症患者生育力保存要根据癌症治疗是否可以

延迟、癌症的类型、癌症治疗方案制订合适的方案。

3. 自体免疫性或血液系统疾病的患者　某些自身免疫性或血液系统疾病的患者，接受大剂量化疗/放疗后，有卵巢功能衰竭的风险，可考虑保存其生育力[2]。

4. 妇科手术患者　妇科手术患者术后也可能出现卵巢功能衰竭。严重子宫内膜异位症累及卵巢行内膜异位灶清除术后，患者卵巢功能可能受到影响而衰竭。因此，严重子宫内膜异位症患者，亦可考虑通过保存生育力技术来为自己的生育提供保障。

5. 要求推迟生育的患者　目前，由于个人、职业或经济等社会因素推迟生育计划的女性越来越多。因此，对于需推迟生育女性，在 30 岁以前保存卵母细胞、胚胎或卵巢组织，相当于为自己建立"生殖保险"。

6. 不孕症患者　不孕症患者卵母细胞或移植新鲜胚胎后剩余胚胎可以冻存，以备再次移植。

（二）保护、保存生育力方法

1. 妇科手术　选择保护生育力的妇科手术，可选择性地保护卵巢组织和卵巢功能。例如，临床上对宫颈癌早期恶性程度低的患者，在盆腔放疗前通过卵巢异位手术保护卵巢功能免受辐射损伤；对卵巢上皮性早期浸润癌患者进行保守手术；对子宫内膜癌早期患者进行激素治疗；改良卵巢囊肿剔除术等，均在一定程度上能够降低放疗或手术对卵巢功能的影响。

2. 药物　近期临床研究显示化疗前接受药物预处理可缓解化疗药物对卵巢功能的毒副作用。一般主张在化疗前使用促性腺激素释放激素激动剂或拮抗剂来保护卵巢功能，其他激素替代治疗、口服避孕药和细胞凋亡抑制剂如磷酸神经鞘氨醇等可能也有保护卵巢功能的作用。

3. 辅助生殖技术　辅助生殖技术的发展，既有原技术的衍生，又有新技术出现，还有技术的灵活组合，使得目前生育力保存技术灵活多样。基本的生育力保存技术主要有胚胎冷冻、卵母细胞冷冻和卵巢组织冷冻，人类可根据自身状态灵活制定不同的生育力保存策略（图 1-4）。

（1）胚胎冷冻：胚胎冷冻保存已经成为临床治疗中常规开展的生育力保存方法，解冻胚

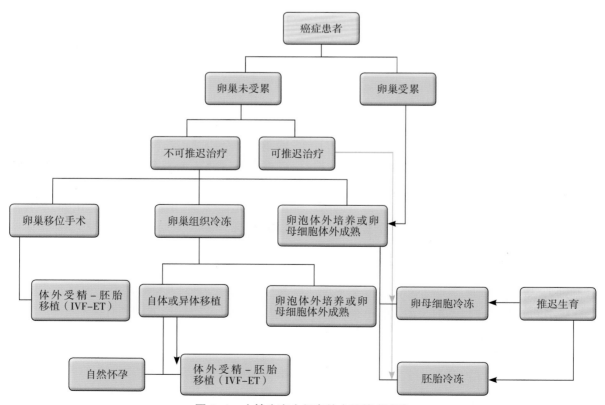

图 1-4　女性生育力保存的主要技术路线

胎临床妊娠率达到 50%，是目前唯一被北美生殖医学委员会认可的临床可应用的生育力保存方法（图 1-5）。

（2）卵母细胞冷冻：目前在我国，卵母细胞冷冻技术主要面向不孕症人群开放。首先，卵母细胞冷冻避免了胚胎冷冻所带来的伦理、宗教或法律问题。其次，接受赠卵治疗的患者，通过卵母细胞冻存技术调整赠者、受者的月经周期同步而有助于胚胎移植、成功受孕。通过建立卵母细胞冷冻保存库——"卵母细胞库"，可以缓解卵源不足的问题，帮助更多的不孕患者通过赠卵 –

体外受精重新获得生育能力。目前意大利、西班牙等国家均已建立自己的"卵母细胞库"，而国内尚未建立规范的"卵母细胞库"。

对于某些需要保存生育力的女性，卵母细胞冷冻是目前唯一可行的方法（图 1-6）。例如，青春期女孩、无生育伴侣的女性，或者由于个人、宗教、道德伦理等因素，无法选择体外受精 – 胚胎冻存方法保存生育力的女性。另外，辅助生殖治疗首先需要 2 周时间应用激素刺激卵巢排卵，而一些癌症患者不适合激素刺激或癌症治疗时间紧迫，无法选择胚胎冷冻来保存

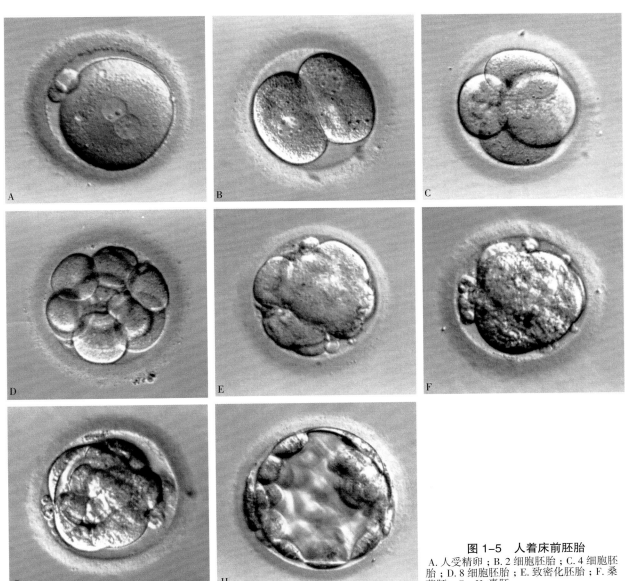

图 1-5　人着床前胚胎
A. 人受精卵；B. 2 细胞胚胎；C. 4 细胞胚胎；D. 8 细胞胚胎；E. 致密化胚胎；F. 桑葚胚；G、H. 囊胚

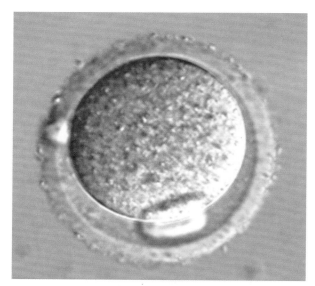

图 1-6　人成熟卵母细胞

生育力。健康人群中因个人、职业或经济因素而推迟生育的女性，随着年龄的增加，生育力逐渐下降，35 岁以后下降尤为明显，而且流产、染色体异常、妊娠并发症、胚胎停育等发生率增加[3-4]。因此，提前冷冻保存卵母细胞，为女性高龄生育提供一份保障。

（3）未成熟卵母细胞冷冻与卵母细胞体外成熟培养技术（in vitro maturation，IVM）的联合应用：GV 期（germinal vesicle stage）卵母细胞染色质疏松，外周有核膜包被，可保护染色体耐受冷冻损伤[5-6]，从而提高未成熟卵母细胞解冻后存活率和卵母细胞质量。然而，由于体外成熟培养体系并不完善，未成熟卵母细胞解冻后很难在体外发育成熟为优质卵母细胞。因此，尽管未成熟卵母细胞解冻后存活率不断提高，但是面临着成熟和受精差等问题[7-10]。迄今为止，仅有 1 例成功报道。目前生育力保存技术冻存人成熟卵母细胞优于未成熟卵母细胞，主张对人未成熟卵母细胞行体外培养成熟后再冻存[9, 11-12]（图 1-7）。

采取先 IVM 后玻璃化冷冻方法保存卵母细胞，已经取得了成功。癌症患者因治疗禁忌不能选择卵巢超排卵刺激而取卵，只能选择自然周期取卵，此时，卵母细胞多为未成熟卵母细胞。将这些患者的未成熟卵母细胞体外培养成熟后，采用玻璃化冷冻方法保存，需要时进行解冻，然后行体外受精 – 胚胎移植，这是重要的生育力保存方法之一，不仅为癌症患者保存生育力提供了行之有效的方法，同时避开了激素刺激过程，减少激素对癌症病情的过度刺激。

（4）卵巢组织冷冻：癌症患者因治疗时间紧迫或禁忌证等原因不能接受超排卵而冻卵或冻胚，可选择冻存卵巢组织方法保存生育力。冻存卵巢组织则可以通过自体原位或异位移植，恢复患者内分泌功能和（或）排卵功能（图 1-8）。

人卵巢组织冷冻保存联合自体原位或异位

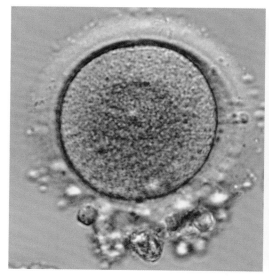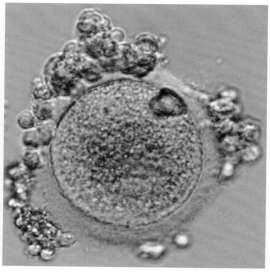

图 1-7　人未成熟卵母细胞

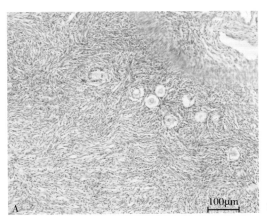
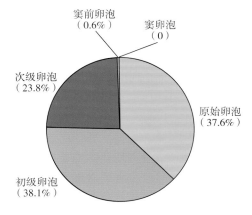

窦前卵泡
（0.6%）
窦卵泡
（0）
次级卵泡
（23.8%）
原始卵泡
（37.6%）
初级卵泡
（38.1%）

图 1-8　成人卵巢组织皮质中含有各生长阶段的卵泡（HE 染色）
A. 在皮质中卵泡分布不均匀，单个或呈簇状分布；B. 以早期生长卵泡为主，原始卵泡和初级卵泡约 75.7%，是卵巢组织冷冻保护的主体

移植恢复生育力。目前冻存人卵巢组织主要采用慢速冷冻方案，已有 20 余例健康婴儿分娩。研究表明，玻璃化冷冻方案可有效保存动物卵巢组织，应用在人卵巢组织冻存还未见成功报道。玻璃化冷冻方案能否有效保存人卵巢组织，需要进一步研究证实。

无论是慢速冷冻还是玻璃化冷冻卵巢组织，目前进展缓慢，没有突破性进展，主要是因为两个关键问题始终未得到很好的解决：一是冷冻保护剂在卵巢组织块内渗透性差和细胞毒性，二是移植后组织缺血损伤和血供重建[13-14]。此外，冻存卵巢组织中是否携带肿瘤细胞，关系到移植的安全性问题。目前这些问题尚未有效解决。

（5）卵巢组织异体移植：目前只有在同卵双生的姐妹间进行卵巢原位移植的报道，姐妹一方卵巢功能早衰，另外一方生育功能正常，进行卵巢组织移植后，已有孩子出生。

（6）卵巢组织异种移植：解冻后卵巢组织移植面临卵巢活性和安全性问题。卵巢组织冻融过程损伤大量卵泡，解冻后卵泡存活数量是否足以支持后期移植？移植后存活卵泡是否具有生长成熟的潜能？移植前需要判断卵巢组织的活性，评估移植价值。此外，人卵巢组织冷冻保存和移植涉及医学安全性问题。卵巢组织来源于癌症患者，可能携带肿瘤细胞，回输体内后，可能造成潜在的风险；此外，若卵巢组织直接接触液氮，有可能发生微生物感染。因此及时有效地检出肿瘤细胞浸润和微生物感染，才能提高患者卵巢自体或异体移植的安全性。

重度联合免疫缺陷（severe combined immuno-deficiency disease，SCID）鼠作为卵巢移植受体可避免异种移植排斥反应等损伤。人冻存卵巢组织移植到 SCID 鼠体内，卵巢组织能够生长，卵泡能够生长发育[15-16]。人卵巢组织异种移植至 SCID 鼠，不仅可作为评价卵巢组织活性和安全性的手段之一，也是开发利用人冻存卵巢组织的重要途径。

（7）卵泡体外成熟培养技术：从新鲜或冻存卵巢组织获得不成熟的卵泡并进行体外成熟培养，再将成熟卵母细胞用于体外受精（图 1-9）。

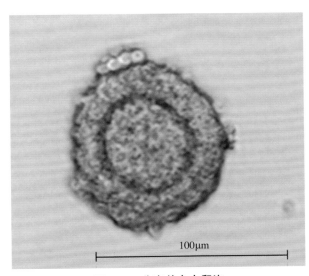

图 1-9　分离单个人卵泡

尽管该技术能够避免肿瘤细胞回输体内等问题，但是仍处于实验阶段，卵泡体外生长尚不能达到成熟卵母细胞阶段。

（8）卵巢组织冷冻与卵母细胞冷冻和IVM的联合应用：相比卵母细胞冷冻和胚胎冷冻，卵巢组织冻存效果尚不理想。在取出患者卵巢皮质时，首先进行针刺取卵，所得成熟卵母细胞或未成熟卵母细胞体外成熟后玻璃化冷冻保存，同时所剩卵巢皮质也被冻存。患者要求助孕时，首先选用冻存的卵母细胞，目前通过此方法已成功保存生育力并有活婴分娩[17]。必要时，冻存的卵巢组织也可被解冻移植，辅助患者生育。该方法可灵活地充分保存女性的生育力。

（9）精液冻存：目前我国已经建立起多家"精子库"，可为青春期后男性冷冻保存精液，为男性建立"生殖保险"（图1-10）。

（10）睾丸组织冷冻：对于某些无精症患者，虽然精液中没有精子，但睾丸附睾组织中会存在成熟的精子，可以通过冷冻睾丸或附睾组织来保存生育力。癌症患者放化疗之前可以冷冻保存组织，复苏后获得精子，为不育患者提供了新的治疗途径（图1-11）。

对于不适宜精子冷冻的癌症、无精症及隐睾等患者，可通过冻存不成熟及成熟的睾丸组织保存其生育力，包括胎儿睾丸组织冷冻、青春期前睾丸组织冷冻和成人睾丸组织冷冻，结合睾丸组织培养来促进精子发生，以期获得接近成熟或成熟精子，通过辅助生殖技术获得后代。

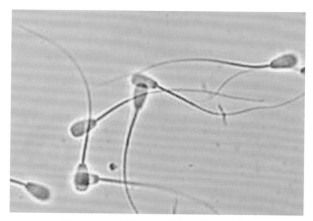

图 1-10　人精子（倒置显微镜观察）

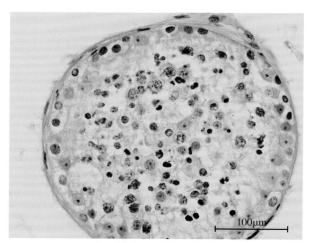

图 1-11　睾丸组织活检生精小管（HE 染色）

（11）生殖干细胞研究：近期研究发现成年和新生小鼠卵巢组织中存在雌性生殖干细胞，可被诱导分化为卵泡，以此推测在人卵巢组织中也可能存在雌性生殖干细胞，通过诱导雌性生殖干细胞分化，可不断补充卵巢储备，使之耗之不竭，从而延长女性生育期。然而，目前尚无任何直接证据证实人卵巢存在雌性生殖干细胞的假说。

精原干细胞体外分化研究已取得实质性进展，可以产生圆形精子细胞，为通过显微注射技术治疗男性不育提供可能性。因而，将来研究需继续完善现有培养技术，提高培养效率，为治疗男性不育开创新途径。

（12）胚胎干细胞研究：小鼠实验已经证实胚胎干细胞可在体外诱导分化为卵母细胞和成熟精子。而人胚胎干细胞体外诱导分化为生殖细胞的过程更为复杂和微妙，尚未建立稳定的培养体系。从人胚胎干细胞获得具有功能的精子或卵母细胞，可为女性或男性不育提供新的治疗方法，为人类生殖细胞的研究提供新的方法。

（三）生育力保存的生物安全性

目前，已知冷冻保护剂毒性体外操作的过多干预均会对卵母细胞、精子、胚胎和卵巢或睾丸组织产生化学毒副作用和物理损伤，这些短时效应在分子生物学水平影响细胞的结构和功能，可能导致遗传物质和表观遗传修饰的异常。此外，深低温保存的长期效应，包括硬件设施储存时间、运营管理等因素是否影响生育力保存效果，目前的研究尚无定论。生育力保存技术的生物安全性不止局限于活婴分娩率，还包括出生后婴儿及后代的发育成长和遗传学特征。目前，相关研究还不充分，在临床进行生育力保存的同时，仍需要大量基础研究及临床随访数据论证其长期安全性，以指导和规范生育力保存技术的实施。

（四）医疗咨询

目前，患者及家属对保存生殖能力的研究知之甚少，甚至癌症专科医生也缺乏此方面的知识。患者想了解保存生殖能力的治疗措施，需要相关指导，而目前患者获取此方面知识的途径非常有限。癌症专科医生和生殖专科医生应该把生育力保存咨询和治疗纳入患者的诊疗计划，协助患者做好生育力保存计划，这就要求医生不仅掌握生育力保存相关知识，还要了解宗教法律等知识，以进行正确有效的指导。癌症治疗目标，将不止局限于挽回患者的生命，还要改善患者愈后生命质量，建立和谐家庭，构建和谐社会。

综上所述，生理性、医源性和社会性因素导致女性和男性生殖能力的整体下降，各种保存女性或男性生育力的技术利弊并存。人类在改进生育力保存技术方法，提高临床成功率的同时，必须重视各种技术的长期安全性研究。此外，通过普及生育力保存知识，提高非生殖专科医生、患者和家属的保存生殖能力的意识，并开展医疗咨询，将有助于指导和规范生育力保存有效安全地实施。

第3节　生育力保护与社会发展

男性和女性双方建立家庭，构成人类社会的基本单位。从生理学角度讲，生殖是生命的基本功能活动之一。从社会学角度讲，生殖是家庭的基本功能活动之一。由于人本身具有自然属性和社会属性的双重性，生殖这一人类活动也必然具有自然性和社会性的双重特性。从自然属性来讲，生殖使人类种族延续，继续维持物种优势，有助于人类社会持续发展。从社会属性来讲，生殖给家庭带来和谐，给社会带来和谐，有助于人类社会稳定发展。

生殖是男女双方共同参与的过程，任何一方或双方的生殖健康缺陷均可导致生育力下降，甚至不孕不育。由于受到地方风俗以及家庭伦理等各方面的社会压力，不孕不育患者心理和精神受到严重的创伤，在现实生活中备受煎熬，甚至面临家庭破裂、危及生命安全的风险。在文化教育水平落后的地方，人们常把不孕不育的原因一概归咎于女方，而没有认识到男性生殖的重要性，这是有悖于科学、有悖于人类文明的。无论是在家庭中还是在社会上，男女双方均是同等重要的成员。当然，从医学角度来讲，女性在生育中所承担的角色比男性更加多样，这就使得女性在维持家庭幸福、美满方面的作用显得更为突出。然而，随着人类文明的进步，女性社会地位逐渐提高，社会责任越来越多，颠覆了女性以往"相夫教子"的传统形象，打破了"男耕女织"的生活模式，使得女性有更多的精力投入到社会工作中。女性健康则家庭稳定、社会稳定。目前，女性生殖健康、生育力保护和保存已成为生命科学关注的一个重要话题。同时，男性生殖问题也越来越突出，男性不育症患者不断增加，男性生育力保护和保存，成为生命科学关注的另一个重要话题。通过生殖健康教育普及不孕不育知识，通过发展生育力保护技术和辅助生殖技术，人们保护自己生育力的途径逐渐增多，受保护的人群不断扩大。尤其通过对不孕不育高危人群实施生育力保护，提高了生育概率。对于生育年龄的推迟引起卵母细胞和精子质量的下降的人群，可以借助现有的生育力保存技术，在年轻的时候提前把卵母细胞和精子冻存起来，建立"生殖保险"，从而使双方可以全身心地投入工作，有生育计划时可以使用冻存的卵母细胞和精子来生育。如此一来，既不耽误事业的发展，又不影响家庭的和谐。对于癌症患者，可借助于辅助生育技术获得愈后生育力，提高生活质量和幸福指数，更加积极乐观地融入到生活中，在家庭和社会上传播积极情绪，减少了社会的不良情绪和不安定因素，有助于提高家庭和社会和谐程度。从这个意义上来说，辅助生殖技术平衡了人口的架构。现代城市人群生育力低下，而经济条件、教育条件良好，社会资源丰富，辅助生育技术帮助这些唯独缺少孩子的人群有了孩子，那么孩子就可以在良好的环境里成长，有助于人口素质的提高。辅助生殖技术可以解决意外失去孩子的家庭的再生育问题，如汶川地震后许多家庭失去了孩子，也失去了自然生育的能力，这时辅助生育技术就可以帮助这些人群生育，帮助他们灾后重建幸福家园，促进家庭和社会的稳定。

生殖活动与社会发展息息相关，二者相互依赖，相互影响。社会的发展提高了人类生活质量，同时也对人类生活产生负面影响。而社会的发展，科学的进步，又不断地开发出新的辅助生育技术。保护生育力，提高生育力，在一定程度上弥补了人类生殖缺陷问题。若人类生育力下降的问题得不到解决，则人类物种繁衍受到削弱，不利于人类的延续，不利于社会的持续发展。同时，人类生育力下降，会导致家庭不和睦，社会不和谐，不利于社会的稳定发展。人类应该有意识地、自觉地、科学地维持生殖健康，掌控自己的生育行为，优生优育，使得自身能够更健康地发展。而社会的发展也要兼顾人类健康，保持生态平衡，改善人类的生存环境，引导健康的生活方式，保护人类生殖健康，提高生育力，与人类生殖形成良性循环。

（严 杰）

参考文献

[1] Huang JY, Tulandi T, Holzer H, et al. Cryopreservation of ovarian tissue and in vitro matured oocytes in a female with mosaic Turner syndrome: Case Report. Hum Reprod, 2008, 23(2):336–339.

[2] Elizur SE, Chian RC, Pineau CA, et al. Fertility preservation treatment for young women with autoimmune diseases facing treatment with gonadotoxic agents. Rheumatology (Oxford), 2008, 47(10):1506–1509.

[3] Heffner LJ. Advanced maternal age-how old is too old? N Engl J Med, 2004, 351(19):1927–1929.

[4] Hook EB, Cross PK, Schreinemachers DM. Chromosomal abnormality rates at amniocentesis and in live-born infants. JAMA, 1983, 249(15):2034–2038.

[5] Cooper A, Paynter SJ, Fuller BJ, et al. Differential effects of cryopreservation on nuclear or cytoplasmic maturation in vitro in immature mouse oocytes from stimulated ovaries. Hum Reprod, 1998, 13(4):971–978.

[6] Isachenko EF, Nayudu PL. Vitrification of mouse germinal vesicle oocytes: effect of treatment temperature and egg yolk on chromatin and spindle normality and cumulus integrity. Hum Reprod, 1999, 14(2):400–408.

[7] Toth TL, Baka SG, Veeck LL, et al. Fertilization and in vitro development of cryopreserved human prophase I oocytes. Fertil Steril, 1994, 61(5):891–894.

[8] Toth TL, Lanzendorf SE, Sandow BA, et al. Cryopreservation of human prophase I oocytes collected from unstimulated follicles. Fertil Steril, 1994, 61(6):1077–1082.

[9] Son WY, Park SE, Lee KA, et al. Effects of 1,2-propanediol and freezing-thawing on the in vitro developmental capacity of human immature oocytes. Fertil Steril, 1996, 66(6):995–999.

[10] Menezo Y. Cryopreservation of IVF embryos: which stage? Eur J Obstet Gynecol Reprod Biol, 2004, 113(Suppl 1):28–32.

[11] Shaw JM, Oranratnachai A, Trounson AO. Fundamental cryobiology of mammalian oocytes and ovarian tissue. Theriogenology, 2000, 53(1):59–72.

[12] Cao YX, Xing Q, Zhang ZG, et al. Cryopreservation of immature and in-vitro matured human oocytes by vitrification. Reprod Biomed Online, 2009, 19(2):369–373.

[13] Israely T, Dafni H, Granot D, et al. Vascular remodeling and angiogenesis in ectopic ovarian transplants: a crucial role of pericytes and vascular smooth muscle cells in maintenance of ovarian grafts. Biol Reprod, 2003, 68(6):2055–2064.

[14] Gook DA, Edgar DH, Stern C. Effect of cooling rate and dehydration regimen on the histological appearance of human ovarian cortex following cryopreservation in 1, 2-propanediol. Hum Reprod, 1999, 14(12):2061–2068.

[15] Oktay K, Newton H, Gosden RG. Transplantation of cryopreserved human ovarian tissue results in follicle growth initiation in SCID mice. Fertil Steril, 2000, 73(3):599–603.

[16] Gook DA, McCully BA, Edgar DH, et al. Development of antral follicles in human cryopreserved ovarian tissue following xenografting. Hum Reprod, 2001, 16(3):417–422.

[17] Chian RC, Gilbert L, Huang JY, et al. Live birth after vitrification of in vitro matured human oocytes. Fertil Steril, 2009, 91(2):372–376.

第1篇 女性生育力保存

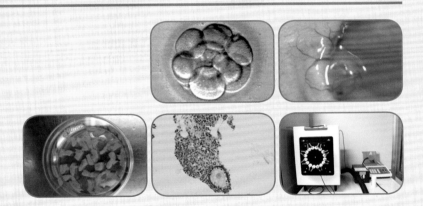

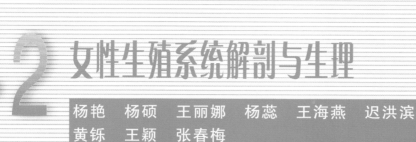

2 女性生殖系统解剖与生理

杨艳　杨硕　王丽娜　杨蕊　王海燕　迟洪滨
黄铄　王颖　张春梅

第 1 节　卵巢

一、卵巢解剖结构

卵巢位于骨盆侧壁髂总动脉的分叉处，是女性的生殖腺，为一对扁椭圆形、灰白色、表面不平滑的实性组织，体积取决于生命阶段和生殖细胞的生殖能力，成人约 4cm×3cm×1cm，重 5～6g；绝经后逐渐萎缩，变小，变硬。

卵巢可分为前、后两面，上、下两缘，内、外两端。外侧端靠近输卵管伞，内侧端依靠卵巢固有韧带与子宫角相连；下缘隆凸、游离，上缘较直，以卵巢系膜连接于阔韧带后叶的部分，称为卵巢门，骨盆漏斗韧带的血管及神经由此进入卵巢。卵巢表面无腹膜遮盖，为单层立方上皮，下面有一层厚的纤维组织膜，称为卵巢白膜。白膜下方的卵巢组织分为皮质和髓质，外侧为皮质，含有始基卵泡及发育程度不同的囊状卵泡，髓质在卵巢的中心，无卵泡，含有丰富的血管、淋巴管、神经及疏松的结缔组织，与卵巢门相连。

卵巢除借助卵巢系膜固定于子宫阔韧带外，还借卵巢悬韧带和卵巢固有韧带与盆腔侧壁及子宫相连。卵巢悬韧带（suspensory ligament of ovary）是腹膜皱襞，其内含有卵巢动静脉、淋巴管、卵巢神经丛、少量平滑肌纤维和致密的结缔组织等，此韧带起自骨盆入口、髂总血管的分叉处，居于骶髂关节前方，向下连于卵巢的输卵管端。卵巢固有韧带（proper ligament of ovary）是卵巢与子宫底外侧角间的索条，由平滑肌和纤维组织构成，其内含有血管（图 2-1）。

二、卵巢血液供应

卵巢的血液供应来自卵巢动脉及子宫动脉的上行支，卵巢动脉来源于腹主动脉（左侧来自肾动脉）。卵巢动脉自腹主动脉分出后，在腹膜后沿腰大肌前下行至骨盆腔，跨过输尿管及髂总动脉下段，经骨盆漏斗韧带向内横行，经卵巢系膜进入卵巢门。卵巢动脉同时在输卵管系膜内分出若干支，其末梢在子宫角处与子宫动脉上行支的卵巢支吻合。子宫和卵巢血管的吻合处形成弓形血管，因为它们具有高度弯曲的结构，故称为螺旋血管，其穿过卵巢系膜进入髓质，并通过卵巢系膜内可见的静脉丛使髓质静脉回流，在输卵管切除手术时，应十分小心，避免出血及损伤卵巢功能。

淋巴管：卵巢皮质内有丰富的淋巴管互相连接成网。在髓质内，淋巴毛细管集合成较大的淋巴管出卵巢门，有三条通路：①经卵巢骨盆漏斗韧带入卵巢淋巴管，向上回流至腹主动脉旁淋巴结；②沿卵巢门淋巴管达髂内、髂外淋巴结，再经髂总淋巴结至腹主动脉旁淋巴结；沿卵巢血管行走，注入腰淋巴结；③偶沿圆韧带入髂外及腹股沟淋巴结。

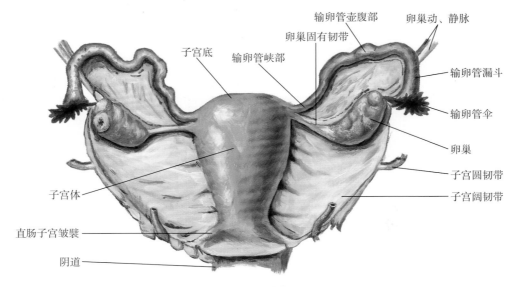

输卵管壶腹部　卵巢动、静脉
卵巢固有韧带
子宫底　输卵管峡部
输卵管漏斗
输卵管伞
卵巢
子宫圆韧带
子宫阔韧带
子宫体
直肠子宫陷襞
阴道

图 2-1　女性内生殖器

神经：卵巢的神经来自卵巢神经丛和子宫神经丛，与动脉一同由卵巢门进入髓质，在髓质内形成神经丛，再由该丛发出神经纤维进入皮质内，多分布于血管壁上，在次级卵泡内形成末梢感受器，终止于黄体细胞之间。在闭锁卵泡的内膜中可见神经纤维，另外，生殖上皮和白体都有极细的神经纤维分布。

三、卵巢的功能

卵巢的功能包括生殖功能和内分泌功能。前者指卵泡的发育成熟、排卵及黄体的形成和退化，后者指卵巢分泌雌激素、孕激素和少量雄激素。在妇女的一生中，从出生到发育期、育龄期，最后到绝经期和老年期，卵巢经历了一系列变化，这些变化影响生殖功能、性特征和心理变化。

（一）生殖功能

1. 卵泡发育成熟形成卵母细胞的过程　人类卵巢中卵泡的发育始于胚胎时期。原始生殖细胞源于卵黄囊的内胚层，在受精后 5~6 周达到生殖嵴，不断地进行有丝分裂，细胞数目增多，体积增大，称为卵原细胞。自胚胎 3 个月起，卵原细胞先后进入第一次减数分裂，成为初级卵母细胞。初级卵母细胞第一次减数分裂，就停留在减数分裂前期双线期，直到青春期后、排卵前、

LH 峰后，第一次减数分裂才完成，形成第一极体，初级卵母细胞转变为次级卵母细胞。当排卵发生时，次级卵母细胞及其周围的颗粒细胞排出，进入输卵管。精子进入卵细胞后，次级卵母细胞进行第二次减数分裂，并释放出第二极体，单倍体的卵母细胞形成。

妇女的卵细胞储备在胎儿期已经形成，出生后不再增加。进入第 6 周时，生殖嵴内约有 1000~2000 个原始生殖细胞。3 个月时分裂形成始基卵泡。卵巢中的生殖细胞在胎儿 5 个月时最高，卵细胞有 600 万~700 万个，其中约 200 万个为卵原细胞，500 万个为初级卵母细胞，它们大多数逐渐闭锁。此后，生殖细胞发生了迅速和不可逆转的减少，出生时已耗竭了 80%，至新生儿出生时，卵巢大部分为皮质，有原始卵泡 70 万~200 万个，7~9 岁时约有 30 万个。青春期在促性腺激素作用下原始卵泡生长发育，但因促性腺激素比例失调或不足而很少成熟，大部分萎缩退化成闭锁卵泡。卵巢中有许多始基卵泡，从开始到排卵共需 85 天，在育龄期大约仅有 300~400 个卵泡发育成熟并能排出成熟的卵细胞，绝大部分卵泡在不同阶段闭锁。一般情况下，正常妇女生育期每个周期只有一个卵泡发育成熟并排卵，其余卵泡在开始发育不久后相继退化成为闭锁卵泡，卵泡发育到最后成熟阶段，直径可达 18~20mm，卵泡突出于卵巢表面，卵泡

内类固醇激素（雌二醇等）显著升高，同时水解酶、前列腺素等也开始出现，黏多糖分解使其胶体渗透压升高，这些变化将为排卵及黄体期分泌黄体做好准备。

2.卵泡发育及排卵 卵泡是卵巢的基本功能单位，是由一系列高度协调的过程推动发育的，其发育始于始基卵泡到初级卵泡的转化，始基卵泡可以在卵巢内处于休眠状态数十年，当始基卵泡进入生长轨道，其大小、结构及在卵巢皮质中

的位置发生显著变化，始基卵泡发育远在月经周期起始之前，从始基卵泡生长为窦前卵泡需9个月以上时间，从窦前卵泡发育到成熟卵泡经历持续生长期和指数生长期，共需85天，实际上跨越了3个月经周期，而卵泡生长的最后阶段约需15天，是月经周期的卵泡期。

根据卵泡的形态、大小、生长速度和组织学特征，可将其生长过程分为以下几个阶段（图2-2）。

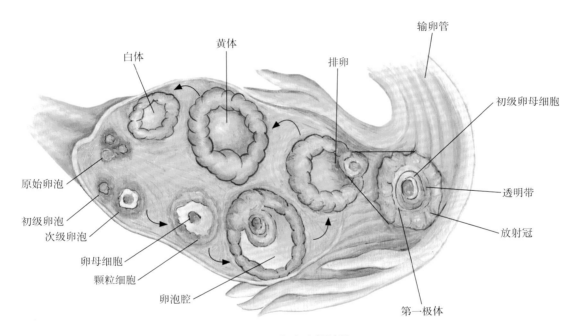

图2-2 卵泡生长过程

（1）始基卵泡（primordial follicle）：在胚胎期即存在，在卵原细胞周围有1层扁平上皮细胞，外面有基底膜，直径0.03～0.06mm。

（2）初级卵泡（primary follicle）和次级卵泡（secondary follicle）：单层上皮细胞转变为立方形的颗粒细胞（granulosa cell），其中含初级卵母细胞，卵泡直径大于0.06mm，次级卵泡直径可达0.12mm。

（3）窦前卵泡（preantral follicle）：颗粒细胞增生达6～7层，直径为0.12～0.2mm，垂体促性腺激素对窦前卵泡无作用，颗粒细胞分泌黏多糖形成透明带，颗粒细胞出现卵泡刺激素（follicle-stimulating hormone，FSH）、雌激

素（estrogen，E）和雄激素（androgen，A）的三种受体，具备了对上述激素的反应性，卵泡基底膜附近的梭形细胞形成2层卵泡膜，即卵泡内膜和卵泡外膜，卵泡内膜出现黄体生成素（luteinizing hormone，LH）受体，具备了合成甾体激素的能力。

（4）窦卵泡（antral follicle）：卵泡直径0.2～0.4mm，颗粒细胞间产生液体，堆积形成腔，卵泡腔将颗粒细胞分为卵丘颗粒细胞和壁颗粒细胞，卵丘颗粒细胞围绕着卵母细胞在一个基底膜内，在卵泡周围基底膜外的是卵泡内膜细胞，从窦卵泡后发育的排卵前卵泡主要依靠FSH的刺激。

（5）成熟卵泡：为卵泡发育的最后阶段，卵泡液急剧增加，卵泡腔变大，卵泡体积显著增大，直径可达18～23mm，卵泡向卵巢表面突出，其结构由外向内依次为：①卵泡外膜：为致密的卵巢间质；②卵泡内膜：从卵巢皮质层向间质细胞衍化而来，细胞呈多边形，较颗粒细胞大，此层还有丰富的血管；③颗粒细胞：细胞呈立方形，细胞间无血管存在，营养来自外周的卵泡内膜；④卵泡腔：腔内充满大量清澈的卵泡液和雌激素；⑤卵丘：呈丘状突出于卵泡腔，卵细胞深藏其中；⑥放射冠：直接围绕卵细胞的一层颗粒细胞，呈放射状排列。⑦透明带：在放射冠与卵细胞间还有一层很薄的透明膜，称透明带。

（6）排卵：卵母细胞及其周围的颗粒细胞一起被排出的过程称为排卵。排卵前增大的卵泡接近卵巢皮质，卵泡壁和腹腔仅有1层上皮细胞，此时卵泡壁变薄，水肿，血液循环增加，卵泡张力增加，纤溶酶、活化胶原酶及前列腺素消化卵泡壁蛋白并使周围平滑肌收缩，上皮细胞坏死，释放水解酶、蛋白酶，排卵孔形成，卵泡壁破裂，卵细胞、小部分卵丘内颗粒细胞与放射冠一起称为卵丘复合物。

排卵前血LH/FSH峰的出现是排卵与卵泡成熟的必要条件。优势卵泡分泌的大量E_2对垂体下丘脑的正反馈调节作用、促性腺激素释放激素的作用及孕酮的协同作用使排卵前血LH/FSH峰形成。在该峰刺激下卵泡壁生成纤溶酶原激活物，激活纤溶酶原、纤溶酶、活化胶原酶等，导致成熟卵泡排卵。

卵母细胞排出到腹腔后，经输卵管伞端拾卵，在输卵管壁平滑肌的蠕动以及输卵管黏膜纤毛活动等协同作用下通过输卵管，并被运送到子宫腔。

人的卵巢一般隔28天排卵一次，排卵多发生在下一次月经来潮前14天左右，卵母细胞可由两侧卵巢轮流排出，也可由一侧卵巢连续排出。

3. 黄体的形成和退化 排卵后卵泡液流出，卵泡腔内压下降，卵泡壁塌陷，形成许多皱襞，卵泡壁的卵泡颗粒细胞和内膜细胞黄素化形成颗粒黄体细胞及卵泡膜黄体细胞，黄体细胞的直径明显增大，周围结缔组织形成的卵泡外膜及向内

侵入卵泡壁的卵巢颗粒细胞和内膜细胞，共同形成黄体。黄体在排卵后7～8天，即规律月经的第22天左右，体积达到最大，黄体外观呈黄色，直径1～2cm，若未受精，黄体在排卵后9～10天开始退化，黄体细胞逐渐萎缩变小，周围的结缔组织及成纤维细胞侵入黄体，形成外观白色的纤维化组织，成为白体。

黄体在正常排卵周期黄体功能仅限于14天内，黄体衰退后月经来潮，卵巢中又有新卵泡发育，开始新的周期。如果未发生妊娠，黄体产生的雌激素、孕激素及抑制素对下丘脑-垂体轴产生负反馈作用，从而抑制FSH和LH的产生，黄体退化，并引发新的月经周期。相反，如果发生妊娠，黄体功能是维持妊娠必需的，胚胎滋养细胞分泌hCG，同LH一样支持黄体功能，使其继续分泌孕酮。孕6周时因颗粒细胞及卵泡膜黄体细胞增殖，结缔组织及血管增生，妊娠黄体的体积可以比非妊娠黄体大1倍。胎盘形成后接替黄体功能，产生甾体激素。黄体萎缩，足月妊娠时黄体体积仅为月经周期黄体的1/2。

（二）卵巢的内分泌功能

卵巢主要产生类固醇激素，包括雌激素、孕激素及少量雄性激素，蛋白类物质如类固醇激素合成酶、细胞表面的受体蛋白等。

1. 甾体激素的合成 甾体激素的基本化学成分是多氢环戊烷烯菲，多数甾体激素环系碳原子的第10、13位上常有1个甲基，第17位上有1个羟基。体内合成分泌的甾体激素按碳原子的数目分为3组：雌激素含18个碳原子，如雌二醇（estradiol，E_2）、雌酮（estrone，E_1）以及雌三醇（estriol，E_3），为雌烷衍生物；雄激素含19个碳原子，如T，为雄烷衍生物；孕激素含21个碳原子，如P，为孕烷衍生物。

卵巢能利用经血运而来的胆固醇合成孕烯醇酮，再经两种途径合成雄烯二酮，雄烯二酮经17β-羟类固醇脱氢酶的催化生成睾酮（T），雄烯二酮和T在P450芳香化酶的作用下，转化为E_1和E_2。

2. 甾体激素的作用机制 甾体激素为小分子物质，脂溶性，在发挥生物作用时主要通过扩散进入细胞内，与细胞质受体结合，形成激素-细

胞质受体复合物。靶细胞细胞质中存在的甾体激素受体是蛋白质，相应激素结合的专一性强、亲和性高。当激素进入细胞内与细胞质受体结合后，受体蛋白发生构型变化，从而使激素－细胞质受体复合物获得进入细胞核的能力，并由细胞质转移至核内与核内受体相互结合，形成激素－核受体复合物，从而激发DNA的转录过程，生成特异的mRNA，在核糖体内翻译，生成蛋白质，发挥相应的生物效应。近年来已明确核内受体是特异性对转录起调节作用的蛋白质，其活性受自体激素的控制。

3. 甾体激素的作用

（1）雌激素：卵巢是分泌雌激素的主要器官，此外，睾丸、胎盘和肾上腺也能分泌少量雌激素。卵泡开始发育时，只分泌少量雌激素，至月经第7天卵泡分泌雌激素量迅速增加，于排卵前形成高峰，排卵后稍减少，在排卵后1～2天，黄体开始分泌雌激素，使血循环中雌激素又逐渐上升，在排卵后7～8天黄体成熟时，形成血循环中的雌激素第二高峰，此峰低于排卵前第一高峰，此后黄体萎缩，雌激素水平急剧下降，于月经前达最低水平。

卵巢主要合成 E_2 和 E_1 两种激素，在血液循环中尚有雌三醇，它是雌二醇和雌酮的降解产物，雌二醇生物活性最强，雌三醇活性最弱。

雌激素在月经周期与妊娠期间的主要作用是：①能促进子宫肌细胞增生、肥大，子宫肌层增厚；②增加子宫的血供；③增加子宫肌层对缩宫素的敏感性；④促进子宫内膜增殖，腺体增多、变长，增加子宫内膜间质增殖修复；使宫颈口松弛、扩张，宫颈黏液分泌增加，变稀薄，易拉成丝状，以利于精子的通过；⑤雌激素还可增加输卵管节律性收缩的振幅，以利于受精卵向子宫内运行；⑥雌激素可使阴道黏膜上皮细胞的糖原增加，糖原分解时，阴道内液成酸性（pH 4～5），有利于阴道乳酸菌的生长，不利于其他细菌生长繁殖，故可增加局部抵抗力；⑦雌激素还能刺激阴道上皮细胞分化，使上皮细胞增生并发生角质化的脱落，雌激素量越多，角质化程度也越高；⑧调节卵母细胞的成熟和颗粒细胞的增殖与分化，促进卵泡发育；⑨通过对下丘脑－垂体的正负反馈双重调节，控制促性腺激素分泌。

雌激素还可刺激乳腺腺管增生，乳头、乳晕着色；促进肝内多种蛋白质的合成，使体内脂肪呈女性分布，通过刺激肝胆固醇代谢酶的合成，改变血脂成分；雌激素能促进肾小管对钠的重吸收，同时增加肾小管对抗利尿素的敏感性，因此具有保钠、保水作用，从而增加血量和细胞外液，某些妇女月经期前水肿可能与此有关；雌激素促进抗甲状旁腺激素的骨吸收作用，维持促进骨基质代谢；雌激素在青春期与生长激素协同加速骨骼发育；雌激素还可降低胆固醇，可能对动脉粥样硬化有一定缓解作用，它还促进肌肉蛋白质合成，对青春期发育与成长起促进作用。

（2）孕激素：在卵巢内孕激素主要在LH的作用下由黄体产生，主要为孕酮。体内的孕激素在肝中灭活，转变为孕二醇再与葡萄糖醛酸结合后由尿和胆汁随粪便排出。卵泡期卵泡不分泌孕酮，排卵前成熟卵泡的颗粒细胞在LH排卵高峰的作用下黄素化，并开始分泌少量孕酮，排卵后，黄体分泌孕酮增加，至排卵后7天黄体成熟时达高峰，以后逐渐下降，到来月经时降至卵泡期水平。

孕酮是卵巢分泌的具有生物活性的主要孕激素，它在血液中主要以和蛋白质结合的状态存在，在肝内降解为孕二醇，从尿中排除。

孕激素作用于子宫内膜，使已受雌激素作用后的增生期内膜变为分泌期，内膜血供充沛，糖原积聚，碱性磷酸酶增高，碳酸酐酶增加，有利于受精卵着床；作用于宫颈管内膜，使腺体分泌的黏液量减少，变得黏稠、不透明，无结晶形成；促使宫颈口收缩，宫颈黏液减少，防止细菌入侵；抑制输卵管蠕动，峡部扩展，出现分泌细胞；抑制子宫收缩，降低子宫肌的兴奋性和对缩宫素的敏感性，防止流产、早产，维持正常妊娠；抑制母体的免疫反应，保护胎儿不被排斥。

孕激素能促使乳腺腺泡进一步发育成熟，为怀孕后分泌乳汁准备条件；促使体内钠和水的排出；中枢系统兴奋作用，基础体温在排卵后上升 0.3～0.5℃，故可将这一基础体温改变作为判定排卵日期的标志之一。

雌激素和孕激素的协同作用：促进女性生殖器官和乳房的发育，孕激素在雌激素作用的基础上，进一步促进它们的发育，为妊娠做准备。

雌激素和孕激素的拮抗作用：雌激素促进子宫内膜的增殖及修复，孕激素限制子宫内膜增殖，并使增殖期内膜转化为分泌期，并且在子宫收缩、输卵管蠕动、宫颈黏液变化、阴道上皮细胞角化和水钠排泄方面有拮抗作用。

（3）雄激素：雄激素主要来源于肾上腺，卵巢也能分泌部分雄激素，包括睾酮、雄烯二酮和脱氢表雄酮。卵巢内泡膜层是合成和分泌雄烯二酮的主要部位，卵巢间质细胞和门细胞主要合成和分泌睾酮，排卵前循环中雄激素升高，一方面促进非优势卵泡闭锁，另一方面可提高性欲。

雄激素主要作用包括：提供合成雌激素的原料，可能与女性性欲及阴毛、腋毛的生长与分布有关；减缓子宫及其内膜的生长及增殖；抑制阴道上皮的增生和角化，促进阴蒂及阴唇的发育；促进蛋白质合成，促进肌肉生长，促进骨髓中红细胞增生，在性成熟前，促进长骨基质生长和钙的保留。

（4）卵巢内多肽激素：①松弛素：卵巢内分泌的松弛素是一种多肽激素，在妊娠期主要起松弛骨盆韧带，减少子宫收缩的作用。②卵泡抑制素：含315个氨基酸的单链多肽，经FSH诱导在颗粒细胞内合成，主要生理作用是抑制腺垂体FSH的分泌，对卵泡发育产生影响，并参与排卵过程。此外，卵巢还分泌激活素、抑制素、卵巢的生长因子如表皮生长因子、碱性成纤维细胞生长因子和胰岛素样生长因子等。

（杨艳　张春梅）

第2节　输卵管

女性内生殖器包括生殖腺（卵巢）、输送管道（输卵管、子宫和阴道）以及附属腺（前庭大腺）。外生殖器即女性外阴。卵巢产生的卵母细胞成熟后，突破卵巢表面的生殖上皮排至腹膜腔，再经输卵管腹腔口进入输卵管，在输卵管内受精后游移至子宫，植入子宫内膜发育成胎儿。由此不难看出，输卵管在生殖过程中肩负着运送配子及胚胎的重要功能，并且是卵母细胞受精的场所，具有特殊的重要性。

随着生殖医学研究的日趋深入，人们逐渐认识到输卵管不单纯只起到通道的作用，而是在内分泌及神经控制下发生周期性的形态、生理及生物化学的相应变化，以完成卵母细胞摄取、精子获能、卵母细胞受精、受精卵发育及运输等一系列有规律的生物学效应，从而保证妊娠正常进行[1]。

一、输卵管结构

输卵管在胚胎时期由中肾旁管上段和中段分化形成，为一对细长而弯曲的肌性管道，左右各

一。输卵管位于子宫底的两侧，子宫阔韧带的上缘内，由卵巢上端连于宫底的两侧，内侧以输卵管子宫口与子宫腔相连通，外端游离呈伞状，与卵巢相近，以输卵管腹腔口开口于腹膜腔，全长8~14cm，是精子和卵母细胞相遇受精的场所，也是向宫腔运送受精卵的通道。

输卵管较为弯曲，根据输卵管的形态，由内向外分为4部分：输卵管子宫部、输卵管峡部、输卵管壶腹部、输卵管漏斗部。

1. 间质部（interstitial portion） 又称子宫部或称壁内部：为输卵管潜行于子宫壁内的部分，长约1cm，是输卵管腔最细的一段，以输卵管子宫口通子宫腔。

2. 峡部（isthmic portion） 在间质部外侧，细而较直，管腔较窄，长2~3cm。壁较厚，血管较少，水平向外移行为壶腹部。峡部是精子获能、发生顶体反应和储存的主要部位。当排卵发生时，储存于峡部的精子便缓慢地释放至壶腹部受精。

3. 壶腹部（ampulla portion） 在峡部外侧，壁薄，管腔宽大且弯曲，约占输卵管全长的2/3，

长 5～8cm，血管丰富，内含丰富皱襞。壶腹部是精子和卵母细胞受精的场所，与精子结合后的受精卵，经输卵管子宫口入子宫，植入子宫内膜中发育成胎儿。若受精卵未能迁移入子宫而在输卵管或腹膜腔内发育，即成为异位妊娠。

4. 漏斗部（infundibulum portion） 为输卵管外侧端呈漏斗状膨大的部分，向后下弯曲覆盖在卵巢后缘和内侧面。漏斗末端的中央有输卵管腹腔口开口于腹膜腔，卵巢排出的卵即由此进入输卵管。腹腔口周围，输卵管末端的边缘形成许多细长的指状突起，成为输卵管伞（fimbrial portion），覆盖于卵巢表面，长 1～1.5cm，开口于腹腔，开口处有许多指状突起，有"拾卵"作用，其中一条较大的突起连于卵巢，称为卵巢伞，有人认为此伞有引导卵进入输卵管漏斗的作用。

输卵管壁由 3 层构成，外层为浆膜层，为腹膜的一部分；中层为平滑肌层，该层肌肉的收缩有协助拾卵、运送受精卵及一定程度地阻止经血逆流和宫腔内感染向腹腔内扩散的作用；内层为黏膜层，由单层高柱状上皮覆盖。

1. 输卵管浆膜层 输卵管浆膜层由间皮和富含血管的疏松结缔组织构成。输卵管除间质部外，其前、上、后均被阔韧带上的腹膜所覆盖。输卵管与卵巢之间的阔韧带部分称为输卵管系膜。

2. 输卵管肌层 输卵管肌层为平滑肌，是子宫肌层的延续，它具有内脏平滑肌和子宫平滑肌的收缩功能。输卵管的收缩活动有助于输卵管内容物的混合，增加卵母细胞和精子的接触，从而增加受精的机会，同时调整卵母细胞的运输。

输卵管肌层由三层无明显分层的平滑肌组成，结构及厚度因输卵管部位不同而有所差别，但输卵管 - 子宫连接部内层仍为纵行肌束。输卵管肌层分为内环行、外纵行两层，内层为最厚的固有肌层，肌束呈螺旋形交织，其下无基底膜，直接与黏膜细胞下的纤维结缔组织膜接触。中层交错呈网状，血管穿插其中。浆膜下的外层为纵行，此层仅在输卵管上方较明显。

输卵管间质部位于肌壁内，外层被子宫的纵行皱褶肌层包围，此肌束环具有括约肌功能，除间质部外以输卵管峡部肌层最厚，其肌层完

整、稍硬、皱少而管腔也最狭窄。由峡部到壶腹部，肌肉逐渐由厚变薄。壶腹部纵行皱褶较峡部明显增厚、复杂，肌层较薄，内纵行肌丧失，环行肌明显，纵行肌散在分布，环行肌与纵行肌纤维交错，肌层变薄变软。漏斗部肌层最薄，伞端分层不清，肌纤维呈交织的网状，无纵行肌分布。

输卵管肌肉活动呈节段性收缩和蠕动，有助于生殖细胞和受精卵的输送。纵行肌收缩可使输卵管腔扩张，环行肌收缩可使输卵管腔狭窄。输卵管肌层在月经周期和妊娠的不同时段节律收缩发生改变，输卵管收缩主要由伞部向峡部方向蠕动，但在增生期也可出现逆蠕动。而且输卵管各部的收缩频率和强度也明显不同，月经期间收缩强而且频率高，排卵前减弱，收缩频率和强度在卵母细胞转送时最大，而到妊娠期则最慢、最弱。特别是峡部 - 壶腹部连接处，在排卵后数日内处于环行肌收缩狭窄的状态，可暂时阻止卵母细胞过快地向子宫腔移行。

3. 输卵管黏膜层 输卵管黏膜沿输卵管长轴，向管腔突出许多皱襞。由于部位不同，皱襞高低、多少均不相同。在输卵管子宫端仅有 3～4 个纵行嵴，所以输卵管在间质部、峡部横断面上略呈十字样的狭小管腔。纵行皱襞达峡部远端 1/2 时开始增高、增多，越往输卵管远端移行，皱襞一分再分，数目增多并增高，壶腹部的皱襞最发达，高大而且分支多，故管腔极不规则。

输卵管黏膜的上皮细胞分为纤毛细胞、无纤毛细胞、楔状细胞和未分化细胞 4 种。纤毛细胞的纤毛摆动能协助运送卵母细胞；无纤毛细胞有分泌作用，又称分泌细胞；楔形细胞可能是无纤毛细胞的前身；未分化细胞又称游走细胞，是上皮的储备细胞[1-3]。

纤毛细胞大量存在于黏膜皱襞顶部，因输卵管的部位不同，纤毛细胞的数量也有所不同，从伞部到间质部逐渐减少，伞部上皮纤毛细胞百分比最高，壶腹部其次，间质部最低。而分泌细胞则在伞部最少，向峡部数量逐渐增多。输卵管间质部纤毛细胞最少，峡部纤毛细胞仅占上皮细胞总数的 20%～30%；壶腹部纤毛细胞占 40%～60%，含有丰富的微纤毛；伞端黏膜上

皮细胞的纤毛细胞占60%以上，纤毛的运动朝向宫腔，有助于卵母细胞的输送。输卵管纤毛细胞表面有纤毛和微绒毛，纤毛细胞比较集中分布于皱襞嵴，沿皱襞斜面向下逐渐减少，至皱襞沟底，主要由无纤毛细胞分布。纤毛细胞细胞核呈圆形或卵圆形，染色浅，细胞游离面有纤毛。纤毛向子宫方向摆动，有助于卵母细胞向子宫移动，并可阻止病菌侵入腹膜腔。分泌细胞位于纤毛细胞之间，染色较深，核呈长椭圆形，染色也较深。细胞游离面有大量的微绒毛覆盖，顶部细胞质内有分泌颗粒，细胞的高度和分泌功能在邻近排卵期时达到高峰，其分泌物构成输卵管液。

在卵巢分泌雌激素和孕激素的作用下，输卵管肌肉的收缩和黏膜上皮细胞的形态、分泌及纤毛摆动，随着月经周期而发生周期性的变化。雌激素可促进纤毛细胞的生长，孕激素则可拮抗雌激素的作用。增生早期，输卵管上皮纤毛细胞百分比增加。在子宫内膜增生中晚期，伞部、壶腹部上皮纤毛细胞百分比最高，增生晚期（卵巢排卵前），纤毛细胞变成高柱状，纤毛增多，此后细胞逐渐变矮，纤毛减少。排卵期分泌细胞具有发达的微绒毛，分泌功能旺盛；分泌早期，峡部纤毛细胞百分比达最高，壶腹部、伞部纤毛细胞数量下降。分泌中晚期，壶腹部、伞部输卵管上皮纤毛细胞数量进一步下降，峡部纤毛细胞数量明显下降。纤毛的摆动也受卵巢激素的影响，在排卵期和排卵后摆动幅度最大，此时伞部的纤毛朝向开口处摆动，这种与排卵期的同步摆动有利于卵母细胞的捡拾。

卵泡期细胞内的分泌颗粒聚集，到分泌期释放出来，分泌细胞的功能和颗粒的量受卵巢激素的调节。从增生晚期至分泌晚期，分泌细胞的分泌功能旺盛，细胞增高，顶部细胞质充满分泌颗粒。分泌细胞以顶浆分泌方式释放分泌物后，细胞变矮。在月经期和妊娠期，上皮细胞矮小。卵泡期细胞的变化可预示其分泌活性，此种颗粒常出现在卵细胞和发育中胚胎的表面，说明输卵管上皮在生殖和胚胎发育中的重要性。

利用常规电镜和外源凝集素金组化观察分泌颗粒，发现有两种不同的颗粒，一种为均匀的电子浓缩基质，一种为电子透明基质，颗粒内含有丰富的糖类、氨基酸和各种营养物质。电镜下可见细胞内质网溢出，线粒体膨胀，基质内充满颗粒物质，高尔基体充分发育。分泌期出现大量分泌小滴，细胞内质网扩张，线粒体减少，高尔基体进一步膨胀。超微结构示细胞质内充满细小颗粒，内含小空泡状细胞内质网和大的线粒体，并可见约800nm直径大小的胞浆小滴[3]。

二、输卵管血液供应及淋巴循环

输卵管壁的血液供应是相当丰富的，输卵管的动脉来源于子宫动脉的输卵管支、峡支和卵巢动脉的输卵管支，其中子宫动脉的峡支通常为2～3支，卵巢动脉的输卵管支1～2支。子宫脉和卵巢动脉的血管各发出20～30小支，分布于输卵管管壁。输卵管的血管以峡部最少，越向伞端越丰富。

子宫动脉峡支主要分布于输卵管峡部，子宫动脉的输卵管支和卵巢动脉的输卵管支分别由输卵管内、外侧下缘的系膜中走向输卵管中段的下方并相互吻合，沿途分支分布于输卵管各部。输卵管外侧端是卵巢动脉、卵巢静脉进入处，并行走于系膜内，于卵巢门进出于卵巢后，卵巢动脉分出终末支在输卵管峡部下与子宫动脉的终末支吻合，它们不仅提供子宫、卵巢的血供，还供应输卵管的血供。输卵管的静脉与动脉伴行，内侧部分汇入子宫阴道丛，外侧部分汇入卵巢静脉丛。

了解输卵管的血液供应对于妇科手术中保护输卵管及卵巢功能十分重要。虽然输卵管的血液供应十分丰富，但在术中仍应尽量减少对于血管的损伤，以有助于修复及输卵管功能的恢复。输卵管系膜内的输卵管动脉、静脉与子宫及卵巢的动、静脉相连，因此行输卵管切除术时应尽量保留输卵管系膜，以免损伤卵巢动脉的输卵管支，从而影响卵巢功能。异位妊娠输卵管开窗术中，在清除输卵管内血肿块时，勿损伤输卵管黏膜，以利于术后输卵管功能的恢复，增加术后自然妊娠率。

输卵管淋巴管丰富，相互吻合沟通，于系膜内汇合于卵巢下静脉丛，再上行可直达主动脉旁淋巴结[3]。

三、输卵管功能

前文提到，输卵管在生殖过程中肩负着运送配子及胚胎的重要功能，并且是卵母细胞受精的场所，具有特殊重要性。下面我们详细介绍输卵管的各项功能及其可能的调节机制。

1. 输卵管摄取和输送卵的作用　输卵管活动极其复杂，除本身肌肉自发的节段收缩和蠕动功能外，还包括输卵管系膜、卵巢悬韧带、子宫等的收缩。排卵期由于输卵管系膜、卵巢悬韧带的收缩，使伞部和卵巢接近，伞端大量纤毛与卵巢表面直接接触，通过纤毛摆动而将卵吸入伞部开口，从而成功拾卵。

此外，输卵管既有由伞部向峡部扩散的蠕动，也有相反方向的逆蠕动。输卵管活动基本为反复的规律性弱收缩和偶尔出现一次强收缩。月经期至增生早期输卵管活动为散在且强度不规则的收缩，排卵期收缩逐渐增强，至雌激素高峰期收缩活动则更为强烈而规律，以后随孕酮分泌增多，收缩活动相应减弱，由此证明雌激素促进而孕酮抑制输卵管的收缩功能。

输卵管黏膜上皮细胞纤毛的摆动对摄取和输送卵有重要作用。纤毛活动受卵巢分泌雌激素及孕激素的影响，雌激素可促进纤毛细胞的分化、成熟和增生，孕酮则提供三磷酸腺苷（adenosine triphosphate，ATP），使纤毛细胞的活动力加强，但若孕酮长期作用，由于其对雌激素的拮抗作用，可导致纤毛细胞最终发生衰退。同时，输卵管黏膜或卵丘细胞可产生前列腺素，使纤毛细胞释放钙离子，因而促进纤毛摆动频率增加。纤毛活动性分泌期比增生期明显，这可能与前列腺素周期性变化的影响有关。

排卵时，卵细胞周围被颗粒细胞围绕，形成卵丘，并由一层非细胞成分（糖蛋白）形成的透明带包绕，将卵母细胞与卵丘分开。颗粒细胞与卵细胞通过卵细胞膜与卵丘之间的空隙连接（gap junction）进行代谢交换。黄体生成素达高峰时卵细胞进行第二次减数分裂。排卵前卵丘细胞与卵细胞脱离接触，以利于排卵。排卵后，卵母细胞捡拾的机制主要靠输卵管肌肉的收缩使伞向卵巢排卵部位移动，通过输卵管肌肉的收缩及输卵管伞端的摆动产生负压将卵母细胞吸入输卵管，加上刚排出的卵母细胞表面的黏性较强，可黏附于伞端纤毛上，随纤毛的摆动移向输卵管口。

摄像分析发现，这一运动速度主要靠输卵管黏膜纤毛活动及输卵管蠕动和节段性收缩。多数学者认为在纤毛运动和肌肉收缩中，以肌肉收缩的作用为主。例如切除一侧输卵管和对侧卵巢的妇女仍然可能妊娠，说明输卵管肌肉的收缩，使伞部可从子宫直肠陷凹或腹腔内拾获卵母细胞，同时临床患纤毛不动综合征的妇女，卵母细胞仍可进入输卵管。输卵管伞端成形复通术后的妇女也可妊娠，说明伞端在捡拾卵母细胞过程中起重要作用，但不是唯一的因素。而将动物输卵管部分行反向吻合后，卵母细胞的运输受阻，表明了纤毛对卵母细胞正向运动的重要性。

卵母细胞在输卵管内的运动速度因动物的种属不同而异，人卵巢在黄体生成素达高峰后 28 ~ 36 小时即可发生排卵，96 ~ 120 小时之后便可在子宫内发现卵母细胞，提示卵母细胞在输卵管中的运输可达 80 小时。排卵后 30 小时卵母细胞到达峡部 - 壶腹部连接处，在此停留 30 小时后迅速到达宫腔。卵母细胞在输卵管内的停留对卵母细胞的发育有重要作用，但卵巢子宫角部移植获得妊娠以及配子子宫内移植获得妊娠的事实又证明卵母细胞在输卵管内的停留并非必不可少的过程。

卵母细胞的运输受激素的调节，并存在较大的种属差异。例如猴和人的卵母细胞在输卵管中的运输，发生在孕激素水平持续上升时，而兔的卵母细胞在输卵管中的运输开始于孕激素水平很低时。相同剂量的雌二醇能阻断小鼠的卵母细胞在输卵管的运输而加速大鼠卵母细胞的运输，但对人卵的运输则无影响。除种属差异外，激素给予的时间也很重要。如在排卵前 3 天给兔注射雌二醇和孕酮，卵母细胞的运输可加速。但在排卵时和排卵后给予相同剂量的雌孕激素，则延缓卵母细胞的运输。此外，α 受体阻断药可阻止兔卵母细胞的运输，但对人和其他动物则无效。前列腺素 F_{2a} 和前列腺素 E_1 可刺激输卵管收缩，使兔卵母细胞运输显著加快，而前列腺素 E_2 能显著抑制输卵管的收缩，但并不能阻止卵母细胞的运输。在人类，前列腺素 E_2 虽有收缩输卵管的作用，但对卵母细胞运输无影响。

2. 输卵管液的作用　输卵管管腔中含有由输卵管上皮细胞分泌和输卵管血管渗透的混合液，也可渗入少量的腹腔液、滤泡液和子宫内液体。输卵管液对精子获能、精子和卵母细胞的进一步成熟、卵母细胞受精、受精卵的早期分裂、受精卵的发育和运输均有极重要的作用。

用结扎伞端或在伞端及子宫－输卵管连接处插管的方法，可在不同状态下连续收集输卵管液。输卵管液由输卵管上皮细胞渗出和分泌产生，是一种含有相同蛋白质成分的血浆渗出液。

输卵管液是一种透明、无味、稍混浊的液体，有时略带黄色。人输卵管液的 pH 为 7.28～7.7，这是由于输卵管液内含有较多的碳酸氢盐。且其中含有多种维生素、无机盐、糖、氨基酸和各种酶，并具有特有的蛋白质成分。与血清相比，钠含量和血清大致相同；而钙、葡萄糖、赖氨酸、脯氨酸、鸟氨酸及蛋白质的含量低于血清；但甘氨酸、丙氨酸、丝氨酸及甾体激素浓度则远高于血清。输卵管液内的蛋白质有清蛋白、球蛋白和糖蛋白，其中糖蛋白是输卵管液内特有的蛋白质。输卵管液体为浆液性的漏出液，含有优质蛋白质，其含量和质量受卵巢激素平衡的调节。输卵管液量可随月经周期而变化，一般在排卵前后雌激素水平较高时输卵管液量最多，分泌期逐渐减少，人输卵管液量在增生早期每天不足 1ml，排卵期则增至 20ml。输卵管液中有些成分为卵母细胞受精所不可缺少的成分，其中的高钾离子能防止精子内钾离子的丢失，从而维持精子的氧化代谢。已有实验证明，重碳酸盐是兔输卵管液中使放射冠细胞分散的因素，放射冠细胞分散在体内受一种碳酸酐酶抑制剂乙酰唑胺所抑制，在兔交配时或交配 10 小时内给予此制剂能延缓兔卵的分裂期。下文将详述输卵管液在人生殖过程中所起的重要作用。

（1）输卵管液的营养作用：输卵管液中含有多种氨基酸，这些氨基酸为卵裂和受精卵的生长提供了极为丰富的营养条件。平时绝大部分输卵管液是由壶腹部流入腹腔的，但在排卵后 3～6 天内输卵管液是经峡部向宫腔方向流动的，在此期内输卵管液的流动可能有助于孕卵进入宫腔。

卵细胞进入输卵管后悬浮于由输卵管上皮分泌细胞所分泌的液体内，这种液体也是精子获能和桑葚胚成熟的介质。输卵管上皮组织学及生物化学的周期性变化，提供了配子受精前和受精时以及受精后桑葚胚所需的营养，发育中的胚胎与其相接近的输卵管上皮相互作用，绝大多数的输卵管液由壶腹部流向腹腔，但当受精卵进入子宫时液体容量减少并向相反方向流动而进入子宫，这是由于峡部和子宫输卵管交界处肌肉和黏膜的缩窄所致。输卵管液体帮助受精卵由峡部向子宫运输的机制尚不完全清楚，其流动动力学可能受下列因素的影响：月经周期中液体在质和量上面的变化、纤毛的摆动、肌肉的收缩和黏膜皱襞方向的不同使不同输卵管节段的管腔直径大小不一。

输卵管液的滋养功能和黄体酮的作用有密切关系。有研究表明，在发情兔交配后，将母兔双侧卵巢切除，结果所有排出的卵母细胞在受精前均死于输卵管内而不能受精，即使受精也不能着床。这时若立即补充黄体酮则受精与着床又可进行。

（2）对精子的作用：精子进入阴道后经过宫颈黏液、宫腔和输卵管间质部，最后到达输卵管峡部，大部分停留在输卵管峡部的近端获能并发生顶体反应，等待排卵和受精。精子在输卵管和输卵管液内能够存活并具有受精能力，完全是输卵管液提供了适宜的微环境。输卵管液中的葡萄糖、乳酸盐、丙酮酸盐对精子的运动和呼吸均有直接作用。人的滤泡液中的脂类可促进精子获能。少部分在数分钟内便被运送到输卵管伞部，这可能与生殖道储存部位发生饱和有关。一旦发生排卵，精子即从峡部达到壶腹部受精。

输卵管峡部控制精子释放和促进精子获能的机制尚不清楚，可能与下列因素有关：排卵期输卵管近端血中孕酮、雄烯二酮和雌二醇以及前列腺素 $F_{2\alpha}$ 浓度升高，可调节峡部平滑肌的收缩和通透性；排卵期峡部分泌细胞的分泌功能也最活跃，可分泌多种蛋白质如白蛋白、γ-球蛋白、C 球蛋白以及各种各样的酶，例如淀粉酶和乳酸脱氢酶等，而这些酶能使糖原分解为丙酮酸和葡萄糖，丙酮酸是受精卵分裂和生长必需的底物，葡萄糖则是精子和受精卵的主要能源；子宫输卵管连接处和峡部分泌细胞膜上的碳酸酐酶，通过调节管腔的酸碱平衡，使碳酸根离子增加，将输卵管 pH 由 7.1～7.3 升高到 7.5～7.8，更有利于精子活动；输卵管峡部的钾离子影响丙酮酸盐的合成也对精子的活动力有作用；排卵期输卵管峡部管腔内儿茶酚胺，如多巴胺、去甲肾上腺素和肾上腺素的含量比输卵管壶腹部高，从而调节输卵管峡部平滑肌的张力以控制储存精子的释放。

（3）对受精的影响：输卵管液内的碳酸氢盐能维持输卵管液内的 pH。人输卵管液中的输卵管素可能是精子顶体的一种稳定因子，在排卵期人输卵管素在输卵管液内的浓度增加，故认为人输卵管素可预防精子过早进行顶体反应。

（4）对卵裂和胚泡的作用：输卵管为卵正常受精及早期胚胎发育提供了一个最适宜的独特环境。输卵管液与卵裂有密切关系，受精卵在培养液中的发育要比在输卵管液内的发育推迟，并且早期胚胎可能无法完成从受精卵到囊胚的发育全过程，而是停顿在 4 细胞或 8 细胞期，即发生所谓的早期胚胎发育阻滞。将胚胎于输卵管液中培养，或与输卵管组织或上皮细胞共同培养，有助于克服早期胚胎发育阻滞，从而证明输卵管对胚胎卵裂具有重要作用。国内外的实验人员通过不断调整、改善培养条件，已能够克服早期胚胎发育阻滞，改善胚胎培养成功率，同时能够使胚胎透明带变薄，使移植后的囊胚易于孵出及着床，提高了胚胎移植成功率及妊娠率。

上述研究提示，在输卵管液中存在某些成分，对胚胎有营养作用，有利于精卵结合及受精卵发育，例如输卵管上皮细胞分泌的生长因子、细胞因子及一些特异糖蛋白，特别是胰岛素样生长因子、转化生长因子 A 及人输卵管特异性蛋白。这些物质通过改变细胞内离子流，增加葡萄糖及其他营养成分的合成和转运、提高磷脂转化、提高蛋白激酶 C 及蛋白激酶 G 的活性及增加生长调控基因 mRNA 的转录，来促进胚胎细胞的有丝分裂。

因此，输卵管不仅是早期胚胎发育的场所，还能分泌某些因子参与克服胚胎发育阻滞，对受精卵初期的发育是不可缺少的。许多动物的输卵管蛋白均含有一个几丁质酶样和黏蛋白样的保守序列，据此推测它们可能对输卵管中的生殖细胞、受精卵和着床前胚胎有屏障保护作用。输卵管液内的清蛋白和糖蛋白对胚泡的发育均有促进作用。在受孕的 1～3 天，输卵管壶腹部蛋白质分泌增加，而且糖蛋白在壶腹部的分泌高于峡部。在输卵管液内含有胎盘蛋白，这种蛋白对受精和胚泡的发育均有作用，其是否有输送精子和受精卵的作用，还需进一步研究。钠离子含量在输卵管壶腹部和峡部有小的差异，这种差异可影响胚泡早期对氨基酸的摄取。

（5）对受精卵和胚泡运输的作用：受精卵和胚泡在输卵管内的移动除平滑肌和纤毛的协作运输外，输卵管液也是一个不可忽视的因素。输卵管液平时由输卵管流向腹腔方向，但排卵期却又大部分流向子宫，而且受精卵在运输时是漂浮在输卵管液中的。

（6）抑制细菌的功能：输卵管液除有上述作用外，还有抑制细菌的功能，免疫球蛋白 A（IgA）和免疫球蛋白 G（IgG）在抑制细菌的过程中发挥重要作用。输卵管液在腹腔和子宫之间构成了一道天然屏障。

四、输卵管功能的调节

1. 输卵管运动的调节　输卵管壁上有自主神经分布，某些动物的输卵管壶腹部 - 峡部连接部、输卵管间质部交感神经纤维的数量明显增加。输卵管肌肉活动主要受交感神经支配，并受性激素和前列腺素的影响。人类和猴的输卵管峡部，特别是环行肌层的交感神经支配非常丰富，而壶腹部的交感神经支配则较少见。输卵管肌层具有 α 和 β 两种肾上腺素能受体，刺激 α 受体引起肌肉收缩，刺激 β 受体则引起肌肉松弛，而受体的兴奋程度受性激素的影响。

当月经周期中雌激素占优势时，输卵管肌肉对去甲肾上腺素是兴奋性的，孕酮占优势时则为抑制性的。因此排卵期由于雌激素水平高，α 受体活性增强，可使峡部肌肉收缩，以使卵母细胞暂时停留在壶腹部。而排卵后数天，因孕酮水平上升，β 受体增加，使输卵管肌肉松弛，孕卵随之进入输卵管峡部。研究表明，小剂量雌激素即可使兔的卵母细胞加速运行，而将受精卵迅速送入子宫，由于输卵管的活动和子宫内膜不同步，导致被送入子宫的受精卵不能着床而死亡；而大剂量的雌激素则可使壶腹部 – 峡部连接处"封闭"，导致受精卵无法继续运行入宫腔而无法着床。

前列腺素对输卵管的活动也有重要影响。前列腺素 F_{2a} 促进输卵管活动，前列腺素 E_2 则抑制其活动。前列腺素 F_{2a} 在输卵管峡部较多，前列腺素 E_2 在输卵管壶腹部较多。现已知输卵管液中的前列腺素 F_{2a} 有周期性变化，在排卵前为 7.12ng/ml，排卵后则为 5.0ng/ml，均高于血清中的浓度。孕酮有减少前列腺素 F_{2a} 的作用，雌激素则有促进前列腺素 F_{2a} 的作用。

输卵管运动主要有如下形式：

（1）蠕动：输卵管的蠕动一般从输卵管的卵巢端向子宫端运动，但也有反方向的蠕动——逆蠕动。在月经期间观察不到逆蠕动，而在增生期和排卵后期约 40% 的收缩为逆蠕动。这可能是雌激素诱发输卵管收缩频率全面增加的结果。

（2）分节运动：输卵管的分节运动是一种以环行肌为主的节律性收缩和舒张运动，分节运动的向前推进作用很小，它的作用主要是增加卵母细胞和精子接触的机会，以便于受精。

痉挛性收缩：输卵管的痉挛性收缩是以环行肌为主的收缩性活动，能起到括约肌的作用，使整个峡部收缩，可阻止卵和受精卵的运行。

弯曲运动：输卵管的弯曲运动是输卵管系膜和卵巢系膜内平滑肌收缩的结果，利用输卵管的扭曲来推动和阻止卵的运行。

输卵管平滑肌收缩的频率和振幅是随着月经周期而变化的，排卵前肌肉收缩是迟缓的，而排卵时收缩最有力，肌肉收缩的形式和速度存在个体差异。除卵巢激素、前列腺素等调节输卵管肌收缩的主要体液因素外，还和输卵管平滑肌对神经递质的敏感性有关。研究在体和离体输卵管的收缩时，同时记录细胞外电活动和管腔内压，证明了输卵管具有起搏区，这个起搏区主要局限在输卵管壶腹部 – 峡部连接处很小的区域内，收缩从这个起搏区直接向子宫和卵巢方向传递。

有学者利用输卵管结扎绝育手术的育龄妇女的离体输卵管，对输卵管峡部的自发收缩活动进行了研究。发现增生期和哺乳期输卵管峡部收缩频率比分泌期和妊娠期高。前者收缩波形多数呈双相或单相阵发性收缩波，而后者多数呈单收缩波，峡部环行肌收缩振幅比纵行肌收缩振幅高。

2. 输卵管液分泌的调节　一些学者提出，输卵管液分泌分为主动分泌和被动漏出，ATP 在主动分泌中起着能量泵的作用。输卵管液分泌受卵巢分泌雌孕激素影响。孕激素可抑制输卵管液分泌，雌激素则刺激其分泌。激素状态可影响输卵管液中电解质成分的含量。卵巢切除后输卵管液分泌减少，注射雌激素分泌量又可增加，交配能触发兔的输卵管液达最高产量 [4]。

综上，大量事实表明，输卵管在生殖过程中起了重要作用，不仅能够拾卵、运送配子，而且为受精和受精卵的早期发育提供了必要条件，并最终在神经、体液调节下将受精卵在适当的时机送入宫腔以使胚胎着床。充分了解输卵管的解剖结构、功能及其调节机制，有助于了解人类的生殖过程，帮助更多输卵管性不孕患者获得成功妊娠。

（杨硕　王丽娜　张春梅）

第3节 子宫

一、子宫的形态与结构

子宫（uterus）为一壁厚而腔小的中空器官，位于骨盆腔中央，呈倒置的梨形，前面扁平，后面稍突出，成年女性的子宫长7～8cm，宽4～5cm，厚2～3cm，非孕期子宫腔容量约5ml。子宫为胚胎着床、发育及生长之处，其位置、大小、形状与结构随年龄的不同而异，并且受月经周期和妊娠的影响而发生改变。性交时，子宫为精子到达输卵管的通道。受孕后，子宫为胚胎发育、成长的场所。分娩时，子宫收缩，使胎儿及其附属物娩出。

（一）子宫大体解剖

子宫可分为子宫底、子宫体、子宫峡部及子宫颈四部分（图2-3）。

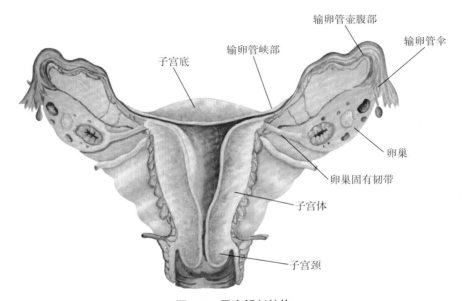

图2-3 子宫解剖结构

子宫底（fundus of uterus）是两侧输卵管入口以上的部分，其上端隆起突出，子宫腔的两侧上端与输卵管相通处，称为子宫角。子宫体（uterine body）介于子宫底与峡部之间，前后略扁，又分为前后两面、左右两缘，前与膀胱相邻，后与直肠相邻。子宫峡部是子宫体与子宫颈之间的狭窄部，长约1cm，在妊娠期间子宫峡部逐渐扩展，拉长，临产后，可以扩张达10cm左右，形成子宫下段；子宫颈占子宫的下1/3，长2～4cm，呈圆柱状，插入阴道，故又分为子宫颈阴道上段和子宫颈阴道段。子宫体与子宫颈的比例随女性年龄改变而改变，婴儿期为1:2，青春期为1:1，生育期为2:1，老年期又为1:1。

子宫腔为一上宽下窄的三角形，全长约7cm，分体腔和颈管两部。子宫体腔呈一上宽下窄三角形，由底、体部的子宫内膜围成，借两侧输卵管可通入腹膜腔。子宫颈管呈梭形，内口连接子宫体腔，称为子宫颈内口；外口通入阴道，称为子宫颈外口，呈圆形。分娩后的子宫颈外口，因产时受到损伤而形成大小不等的横裂，而分成前后两唇。子宫颈内口直径 4~6mm。子宫颈内口又分为解剖学内口（anatomical internal os）和组织学内口（histological internal os）。在子宫颈峡部上口，是子宫颈与子宫体的相接处，在解剖学上较为狭窄，称解剖学内口。组织学内口位于子宫峡部内膜与子宫颈内膜交界处。通常解剖时内口高于组织学内口，在病理解剖时以组织学内口为准。子宫颈组织学内口和外口之间的管道称为子宫颈管，子宫颈管内膜表面覆以数条纵行黏膜皱襞，皱襞之间的裂隙形成腺样隐窝。子宫颈上端通过子宫峡部与子宫体相连。阴道上端包绕子宫颈周围的腔隙部分称为阴道穹隆（vaginal fornix），分为前、后、左、右四部分。以阴道穹隆为界将子宫颈分为两部分，子宫颈下端在阴道穹隆突入阴道上部，组成子宫颈阴道部或外宫颈，占子宫颈三分之一，其上未被阴道所包绕部分为子宫颈阴道上部。

正常情况下子宫颈阴道部方向是向后下，子宫体与子宫颈呈钝角。子宫前面近子宫颈峡部处，腹膜与子宫壁结合较疏松，向前反折覆盖膀胱，形成膀胱子宫陷凹。子宫颈阴道上部在其下与膀胱三角相连，二者之间由结缔组织分隔。阴道前壁近子宫颈处有一横沟，称膀胱沟，为膀胱附着于子宫颈的地方，即子宫颈阴道部与膀胱交界处，是经阴道手术切开阴道前壁的主要标志。耻骨膀胱宫颈韧带前端起于耻骨内侧，后端与子宫颈阴道上部紧密相连，中间与膀胱底部密切相连，分为膀胱宫颈韧带和耻骨膀胱韧带，有加强盆底肌肉及对阴道前壁和膀胱的支持作用。

子宫位于小骨盆腔内，在正常情况下，子宫体稍向前，与阴道几乎以直角相连，称为子宫前倾。子宫底在膀胱上，子宫颈向后，接近坐骨棘水平。在子宫后方，腹膜覆盖子宫颈阴道上部、阴道后穹隆、直肠表面，形成直肠子宫陷凹（又称为道格拉斯窝，pouch of Douglas），是盆腹腔最低部分，具有重要临床意义。

（二）子宫组织学解剖

子宫体壁由内膜层、肌层及浆膜层组成。

1. 内膜层　较软且光滑，呈蔷薇色，绒样。内膜由上皮和固有膜构成。上皮是单层柱状上皮，由两种细胞构成：一种是有纤毛的细胞；一种无纤毛，可以分泌黏液。固有膜由较密的结缔组织构成，含有各种细胞成分、血管、淋巴管和神经。固有膜内有子宫腺，是上皮凹入而形成的管状腺。子宫内膜分为基底层和功能层，功能层又分为致密层和海绵层。表面部分是功能层，约占子宫内膜厚度的 2/3，受卵巢激素的影响，呈周期性变化。靠近子宫肌层的子宫内膜，称为基底层，无周期性变化。

2. 肌层　肌层很厚，由平滑肌构成，肌纤维排列很不规则，有环形、纵行、螺旋形等。肌束之间有许多弹性结缔组织，并含有大量血管。子宫收缩时血管受压迫，能有效制止流产及足月产后的子宫出血。

3. 浆膜层　子宫底部及体部的外面被浆膜层所覆盖，与肌层紧贴不能分离。子宫峡部的腹膜比较疏松，手术时易于剥离。此处腹膜向前覆盖于膀胱顶部，形成一反折，称为膀胱子宫反折；向后覆盖于直肠前壁，形成直肠子宫凹陷。子宫前后壁的腹膜向两侧延伸至子宫两旁会合而成阔韧带。

子宫颈也由内膜层、肌层及浆膜层组成。子宫肌层较厚，由平滑肌束和弹力纤维组成。子宫颈主要由结缔组织组成，质坚韧，含有少量平滑肌纤维、弹力纤维和血管。子宫颈壁从外向内是外膜、肌层、黏膜。外膜是结缔组织构成的纤维膜，肌层由平滑肌和含丰富弹性纤维的结缔组织构成，平滑肌的数量从子宫颈的上端至下端逐渐减少。子宫颈由上皮和固有层组成，固有层由纤维结缔组织构成，子宫颈黏膜被覆上皮有两种：子宫颈阴道部分被覆复层鳞状上皮，子宫颈管内膜为单层柱状上皮。

1. 复层鳞状上皮　子宫颈阴道部分覆盖着非角化、复层鳞状上皮，与阴道黏膜鳞状上皮相似。光学显微镜下由深至浅分为：①基底层：又称生发层或圆柱形层，通过半桥粒固定于基底膜之上，由单层低柱形细胞组成，称为基底细胞。细胞核为椭圆形，深染，细胞质较少，细胞核的长轴与基底膜垂直，其产生上皮细胞；②旁基底层：在基底层之上，由 2~3 层小细胞组成。小细胞的细胞核为泡状细胞核，占细胞直径一半；③中间层：细胞较大，含不同数量的糖原。由深层至浅层，细胞体积逐渐增大，细胞质糖原含量增加；④浅表层：细胞大而扁平、多角，细胞核固缩，含大量细胞质。以上逐渐过渡，并无截然分界。不同学者对其分层和命名不尽相同。

2. 柱状上皮　子宫颈管腔面为单层柱状上皮。子宫颈阴道上部的单层柱状上皮沿黏膜皱襞陷入间质并分支形成腺样隐窝。如果腺样隐窝开口处堵塞，腔内充满分泌物而扩张呈囊状，则称纳囊。柱状上皮由分泌细胞、纤毛细胞和储备细胞组成。

分泌细胞细胞质透明，核大，深染，位于底部，排列整齐呈栅栏状，数目较多。细胞分泌黏液，在排卵期，分泌黏液多，稀薄，黏性低，有利于精子通过。与此同时，精子还能从子宫颈黏液中摄取养分，增加其活力，促进精子与卵母细胞结合。而排卵后，在孕激素作用下，宫颈黏液减少而黏稠，并可在子宫颈管内形成黏液栓，使宫颈与外界分开，产生保护作用，同时，不利于精子通过子宫颈。纤毛细胞数量少，成群或单个位于分泌细胞之间，表面有典型的动纤毛，纤毛向子宫颈方向摆动，帮助黏液流向阴道。储备细胞位于子宫颈管及腺样隐窝的柱状上皮细胞与基膜之间，散在分布，细胞小，圆形或椭圆形，细胞核大，核膜有凹陷，染色质呈细颗粒状。储备细胞分化较低，有较强的分裂能力，在柱状上皮受损伤时可增生修复，其具有双向分化能力，既可分化为柱状上皮，也可分化为鳞状上皮。在某些情况下，如慢性炎症时储备细胞增殖分化为复层鳞状上皮样细胞，上皮出现鳞状化生。储备细胞在增生过程中也可发生癌变。

3. 子宫颈间质　由纤维组织、弹力纤维和平滑肌构成，其中纤维结缔组织是主要成分。子宫颈表面被覆的上皮可衬托出间质毛细血管的变化和结构，这与阴道镜的应用密切相关。当鳞状上皮较薄只有 3～4 层时，可观察到间质中毛细血管襻及其之间的距离，以及血管的走向。正常血管襻之间的距离是 0.1～0.2cm。血管正常是斜行或放射状走向表面。

4. 子宫颈移行带（transformation zone），子宫颈外口，柱状上皮与复层鳞状上皮移行处分界清晰，此交界的解剖位置在不同人中不同，在一个妇女一生中也是有变化的，随年龄、内分泌、病理状态等不同。转化过程开始于月经初潮。两种上皮交界处的变动主要取决于柱状上皮生长能力的优势，而上皮的生长受激素的影响。在年轻妇女可见鳞柱交界的部位多位于解剖学外口以下，绝经后妇女中，移行带内移，通常位于子宫颈管的高处。移行带是子宫颈上皮内瘤变和癌的好发部位，因此细胞学检查必须包括这一部位，阴道镜检查的原则之一就是要了解移行带的情况。

柱状上皮转化为鳞状上皮存在两种不同转化机制，即鳞状上皮化和鳞状上皮化生。鳞状上皮化是指成熟的鳞状上皮直接向邻近的柱状上皮内生长，是成熟的鳞状上皮保护层取代子宫颈管细胞；鳞状上皮化生是由子宫颈管基底膜上面具有双向功能的储备细胞增生而来。一旦受到刺激，这些细胞开始分层和分化，最后分化为成熟的鳞状上皮，这种分化而来的鳞状上皮与子宫颈原来的鳞状上皮无区别。

二、子宫生理性变化

子宫及阴道上段由苗勒管融合而成。在胎儿期子宫颈和子宫体等长，甚至更长。胚胎早期，阴道和子宫颈均为柱状上皮所覆盖。经鳞状上皮分化，阴道和子宫颈表面逐渐为鳞状上皮覆盖，大约于孕 5 个月停止。

新生儿与幼儿子宫颈细长。出生 1 周内，婴儿仍受母体残余激素的影响，子宫颈复层鳞状细胞层数多，此后随母体激素作用消失，细胞层数减少，黏膜变薄，直至青春期后才逐渐转为成人型。正常月经周期中子宫颈管的长度、直径和外口可发生改变。子宫颈管内膜的分泌活动有明显的周期性变化，在排卵期黏液分泌增多，涂片观察可见羊齿结晶。孕激素则抑制分泌细胞的分泌活动，涂片观察为无定型物质和结晶碎片，可见少量细胞。检查黏液涂片结晶的形态特点可判断有无排卵和激素分泌情况。妇女在育龄期，子宫颈管内柱状上皮向鳞状上皮转化是正常生理性的动态过程，局部激素环境和 pH 变化均可使这个过程有所改变。

妊娠可引起子宫颈明显变化，子宫颈变大，质软，呈紫褐色，固有层血管增多并扩张充血，组织水肿，白细胞浸润，浆细胞增多，结缔组织细胞肥大，呈蜕膜样变。妊娠期子宫颈内膜增厚，子宫颈管黏膜皱襞增多，腺体增生并扩张，分泌旺盛，黏液黏稠度增加，形成一层防止精子和细菌进入子宫的屏障。子宫颈阴道部复层鳞状上皮增厚，基底层细胞增生活跃。绝经后，子宫颈变小，质硬，子宫颈内膜萎缩，皱襞变平，腺样隐窝减少，上皮细胞呈立方形，分泌功能低下。

三、子宫韧带

正常的子宫有较大的活动性，但一般呈前倾前屈位。这主要依赖于子宫的圆韧带、阔韧带、主韧带和子宫骶骨韧带的依托作用及骨盆底肌肉和筋膜的支托作用。子宫位置的异常往往会降低女性的受孕率，甚至导致女性不孕。

子宫共有四对韧带，固定子宫于一定的位置。

1. 子宫阔韧带　覆盖子宫前后壁的腹膜在子宫两侧合拢，形成阔韧带，终止于骨盆侧壁。此韧带呈四边形，左右各一，每侧韧带由两层腹膜组成，其间为疏松结缔组织，其上缘游离；上缘内 2/3 包绕输卵管形成输卵管系膜，外 1/3 称为骨盆漏斗韧带，内有卵巢血管通过。在子宫体、子宫颈两侧的阔韧带内有大量疏松结缔组织和丰富的血管及淋巴组织，因此感染或恶性肿瘤易通过阔韧带扩散。阔韧带的底部，纤维组织加强，称为主韧带，使子宫维持在一定的水平高度，是固定子宫颈位置的主要力量。子宫血管及输尿管都从阔韧带底部穿过。卵巢借系膜悬挂在阔韧带后叶。

2. 子宫主韧带　由子宫颈外侧阴道穹隆部向后外延伸至盆侧壁，位于阔韧带的基底，由纤维结缔组织和平滑肌构成，是维持子宫颈正常位置的主要结构。主韧带呈立体楔形，近子宫壁处宽，近盆侧壁狭窄，主韧带表面有子宫动静脉的分支，深部有阴道上部静脉丛。输尿管盆段中部位于子宫主韧带内，向前内经子宫阔韧带基部，距子宫颈内口水平 2~2.5cm 交叉在子宫动脉后下方。

3. 子宫圆韧带　起于子宫角下方两侧，向下、向前穿过腹股沟管，终止在大阴唇上端，作用是使子宫维持前倾位。

4. 子宫骶韧带　起自子宫颈后面，由子宫颈伸向两旁，绕过直肠终止在第二、第三骶椎筋膜上，作用是使子宫颈向后上拉，使子宫保持前倾位。

四、子宫血管、淋巴及神经

子宫动脉为营养子宫的主要动脉，起自髂内动脉的前干，沿盆侧壁向前内下方走行，进入子宫阔韧带基底部，在距子宫颈外侧约 2cm 处，横向越过输尿管盆部的前上方，继而在阴道穹隆侧部上方行向子宫颈，分为上、下两支，即子宫体支和子宫颈 - 阴道支。子宫颈 - 阴道支供应宫颈和阴道上段。至子宫颈侧缘迂曲上行，沿途分支进入子宫壁。主干行至子宫角处即分为输卵管支及卵巢支，后者在子宫阔韧带内与卵巢动脉分支吻合，故子宫的血液供应也有一部分来自卵巢动脉。子宫动脉与输尿管盆部交叉后，向下发出阴道支，分布于阴道上部。子宫静脉丛位于子宫两侧，由该静脉丛发出的小静脉常汇合成两条子宫静脉，最后汇入髂内静脉。子宫静脉丛前接膀胱静脉丛，后连直肠静脉丛，向下与阴道静脉丛相续，合成子宫阴道静脉丛。

输尿管盆段前部位于膀胱宫颈韧带内，与子宫动脉交叉后，经阴道侧穹隆顶端绕向阴道前面，穿过膀胱宫颈韧带及阴道旁结缔组织围绕而成的输尿管隧道达膀胱底部。妇科恶性肿瘤手术范围广泛，常需分离输尿管盆段的中部和前部。子宫骶韧带从子宫颈上面的后侧方（相当于组织学内口水平）向后绕过直肠侧面到第二、三骶椎前面的筋膜，内有大量平滑肌束和结缔组织，有牵引子宫颈向后上的作用，与子宫圆韧带共同构成维持子宫前倾前屈的主要结构。

子宫颈的血供主要来自子宫动脉的宫颈分支，部分来自髂内动脉的分支——阴道动脉。在行广泛子宫切除、子宫颈或阔韧带肿瘤手术时应注意避免损伤上述部位的血管或输尿管。静脉引流进入与动脉走向一致的静脉内，也可进入蔓状静脉丛。子宫阴道静脉丛接受子宫体、子宫颈和阴道静脉等回流血液，以子宫颈两侧和阴道后侧壁最为丰富。

子宫底和子宫体上部的多数淋巴管，沿卵巢血管上行，注入腰淋巴结和髂总淋巴结。子宫底两侧的一部分淋巴管，沿子宫圆韧带注入腹股沟浅淋巴结。子宫体下部及子宫颈的淋巴管，沿子宫血管注入髂内淋巴结或髂外淋巴结，一部分淋巴管向后沿骶子宫韧带注入骶淋巴结。盆腔内脏器的淋巴管之间均有直接或间接的吻合，因此，如患子宫癌时，可有广泛转移。

子宫颈淋巴组织分布于黏膜下和深部纤维间质内。它的淋巴引流分为3个主干，即侧主干、后主干和前主干。侧主干又可分为上、中、下3支。上支收集子宫颈上部的淋巴液，注入髂内动脉、髂外动脉之间的髂间淋巴结，当经过子宫动脉和输尿管交叉处时还注入子宫旁淋巴结。中支收集子宫颈中部淋巴液，注入髂间淋巴结、髂外淋巴结和髂总淋巴结；在闭孔处还注入闭孔淋巴结。下支收集子宫颈下部淋巴液，当经过输尿管时转向后方注入臀上淋巴结、臀下淋巴结以及骶淋巴结和主动脉旁淋巴结。后主干注入主动脉下淋巴结、髂总淋巴结及主动脉旁淋巴结。前主干注入髂间淋巴结。简而言之，主要的淋巴引流是流向盆腔淋巴结，包括子宫旁淋巴结、闭孔淋巴结、髂内淋巴结和髂外淋巴结。继发的引流是流向骶前淋巴结、髂总淋巴结和主动脉旁淋巴结。

淋巴转移是子宫颈浸润癌的主要转移途径。恶性肿瘤从原发肿瘤转移至特定的淋巴结。第一级转移淋巴结也称为前哨淋巴结（sentinel lymph node，SLN）。子宫颈癌 SLN 或第一级淋巴结包括：①宫旁淋巴结、细小淋巴结；②子宫颈旁淋巴结、尿道旁淋巴结；③闭孔淋巴结、髂内淋巴结；④髂外淋巴结。现多以髂内淋巴结、髂外淋巴结或闭孔淋巴结为 SLN。其应用及意义：① SLN 阳性时，避免根治性手术，不行淋巴结清除术，而施行放疗；② SLN 阴性时，根据期别，考虑 Wertheim 手术；③锥切术史、肿瘤分期和肿瘤大小与 SLN 定位成败无关。

子宫的神经来自盆腔神经丛分出的子宫阴道丛，随血管分布于子宫和阴道上部。子宫颈感觉神经分布来自 Frankenhauser 丛，是上腹神经丛与下腹（骶前）神经丛的末端。神经丛背部进入子宫颈下段和两侧宫颈上部，并形成两侧半圆形神经丛，在子宫颈后部较致密。来自 L4~S3 的副交感神经也有神经分布于子宫颈。子宫颈痛觉不敏感。

（杨蕊　王海燕）

第 4 节　下丘脑 – 垂体 – 卵巢轴

下丘脑 – 垂体 – 卵巢轴（hypothalamic-pituitary-ovarianaxis，HPOA）是一个完整而协调的神经内分泌系统，它的每个环节均有独特的神经内分泌功能，并且互相调节、互相影响。它的主要生理功能是控制女性发育、正常月经和性功能，因此又称性腺轴。此外，它还参与机体内环境和物质代谢的调节。HPOA 的神经内分泌活动还受到大脑高级中枢调控。在下丘脑促性腺激素释放激素（gonadotropic hormone releasing hormone，GnRH）的控制下，腺垂体分泌 FSH 和 LH。卵巢性激素依赖于 FSH 和 LH 的作用，而子宫内膜的周期变化又受卵巢分泌的性激素调控。下丘脑的神经分泌细胞分泌卵泡刺激素释放激素与黄体生成素释放激素，二者可通过下丘脑

与脑垂体之间的门静脉系统进入腺垂体，垂体在下丘脑所产生的激素控制下分泌 FSH 与 LH。能刺激成熟卵泡排卵，促使排卵后的卵泡变成黄体，并产生孕激素与雌激素（图 2-4）。

此外，腺垂体嗜酸性粒细胞能分泌一种纯蛋白质，称为催乳激素，其功能与刺激泌乳有关；其分泌的调节与下丘脑有关；下丘脑分泌的催乳激素抑制激素能抑制催乳激素的分泌，而促甲状腺激素释放激素除能促使垂体分泌甲状腺激素外，还能刺激催乳激素的分泌。性腺轴的功能调节通过神经调节和激素反馈调节实现。卵巢性激素对下丘脑 – 垂体分泌活动的调节作用称为反馈性调节作用。下丘脑的不同部位对性激素作用的反应性不同。使下丘脑兴奋，分

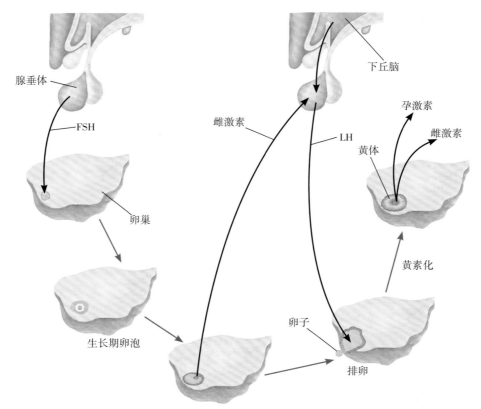

图 2-4　下丘脑 – 垂体 – 卵巢轴

泌性激素增多者称正反馈；反之，使下丘脑抑制，分泌性激素减少者称负反馈。大量雌激素抑制下丘脑分泌卵泡刺激素释放激素（follicle stimulating hormone releasing hormone，FSHRH）（负反馈）；同时又兴奋下丘脑分泌黄体生成素释放激素（luteinizing hormone releasing hormone，LHRH）（正反馈）。大量孕激素对 LH–RH 有抑制作用（负反馈）。当下丘脑因受卵巢性激素负反馈作用的影响而使卵巢释放激素分泌减少时，垂体的促性腺激素释放也相应减少，黄体失去促性腺激素（gonadotropic hormone，Gn）的支持而萎缩，由其产生的两种卵巢激素也随之减少。子宫内膜因失去卵巢性激素的支持而萎缩、坏死、出血、剥脱，促使月经来潮。在卵巢性激素减少的同时，解除了对下丘脑的抑制，下丘脑得以再度分泌相关释放激素，于是又开始另一个新的周期，如此反复循环。下丘脑、垂体与卵巢激素彼此相互依存，又相互制约，调节着正常的月经周期，其他内分泌腺及前列腺素与月经周期的调节

密切相关。而所有这些生理活动并非孤立的，均受大脑皮层调控，可见神经系统在月经周期的调节中起重要作用。

一、下丘脑

下丘脑形成了第三脑室的底部和侧壁下部，重量大约为 10 克。下丘脑明确地分为 8 个特异的神经核群（包括数组神经）以及 3 个区（较少的神经核群，不容易区分各神经）。从生殖角度来说，这些核中最重要的是弓状核和室前核，是产生 GnRH 的神经元所在的主要部位[5]。弓状核位于下丘脑基底部的中部，是所有下丘脑核团中与视交叉和垂体柄最接近的神经核团。弓状核也是分泌抑制垂体分泌催乳素的多巴胺神经元和分泌生长激素释放激素神经元所在的部位。

在下丘脑产生的神经内分泌细胞产物包括 GnRH，从中间隆突也就是第三脑室基底部垂体

柄的突出部位，释放到门静脉系统。门静脉系统作为一条主要通道联系下丘脑和垂体前叶。相反，垂体柄（漏斗部）直接联系下丘脑内的神经细胞体和垂体后叶。垂体柄正好位于视交叉的后方。

GnRH 是下丘脑调节垂体生殖功能最基础的物质。已经确定人类有两种形式的 GnRH（GnRH-Ⅰ 和 GnRH-Ⅱ）[6]。二者均为十肽，有不同的基因编码。GnRH-Ⅰ 在 1971 年由 Andrew Schally 和 Roger Guillemin 第一次被定性并合成，这两位研究者也因此最终获得了诺贝尔奖[7]。GnRH-Ⅰ 在所有的哺乳动物中广泛存在，在男性和女性体内作用相似。GnRH-Ⅰ 从包含 GnRH 相关肽的 92 个氨基酸的肽前体合成[8]。之后 GnRH-Ⅰ 沿着结节漏斗部的神经轴突前行，到达下丘脑的中央隆突，并且以脉冲式的分泌方式释放到门静脉循环。因为能快速地在第 5～6 位、6～7 位和 9～10 位裂解，GnRH-Ⅰ 半衰期很短（2～4 分钟）。由于半衰期很短并且很快被周围循环所稀释，因此血清中 GnRH-Ⅰ 很难测到，并且与垂体功能无法联系起来。

GnRH-Ⅰ 对腺垂体促性腺激素有三种基本作用：①合成和储存促性腺激素；②能将促性腺激素从储备池中移动到容易释放的地点；③直接释放促性腺激素。GnRH-Ⅰ 脉冲由于弓状核中的 GnRH 神经元本身的节律活动而产生。GnRH-Ⅰ 从中央隆突脉冲式释放，其脉冲的频率和幅度是分泌促性腺激素的关键因素。GnRH-Ⅰ 作用导致 FSH 和 LH 分泌以及促性腺激素基因转录受到抑制[9]。

当性腺反馈消失时，GnRH 脉冲频率为几乎每小时一次。在月经周期中 GnRH 的频率和幅度受到下丘脑的反馈而变化。一般来说在卵泡期脉冲的特点是高频率、低幅度而在黄体期为低频率、大幅度[10]。但不同的个体其变化也不相同。人类的 GnRH 脉冲的频率和幅度可以用测量 LH 的脉冲频率和幅度来最大限度地获得。

GnRH-Ⅱ 在大脑外最高表达，包括肾、骨髓和前列腺。相对于 GnRH-Ⅰ，GnRH-Ⅱ 主要表达于脑外器官。尽管 GnRH-Ⅱ 可以促使 FSH 和 LH 释放，但它在脑外有更广泛的生理功能，包括调节细胞的增殖、调控卵巢和胎盘的激素分泌[11]。

在二十世纪九十年代中期，最初尝试在 GnRH 神经元上确定雌激素受体失败。然而随后应用更复杂的技术确定在弓状核上存在雌激素受体 α 和 β。在体内两种受体均可以介导雌激素在 GnRH 神经元上的作用[12-13]。GnRH 基因包括对雌激素－雌激素受体复合物的激素反应元件。GnRH-Ⅰ 和 GnRH-Ⅱ 基因的转录受到雌激素不同程度的调节。雌激素对 GnRH 的调节作用很复杂。雌激素抑制 GnRH 基因表达和生物合成，但对 GnRH 的分泌可以是增加、降低或是无作用[14-15]。

下丘脑的活性更进一步受到大脑神经中枢神经刺激的调控。GnRH 神经元自身与其他神经元有许多联系。调控 GnRH 分泌的神经介质包括多巴胺、内啡肽、血清素、去甲肾上腺素、肾上腺素。

产生 GnRH 的细胞最初在胚胎时期从嗅板发源。GnRH 神经元像鼻腔中的嗅觉上皮细胞一样有纤毛。在胚胎发生时期，GnRH 神经元从嗅板中央迁移到下丘脑的弓状核。GnRH 和嗅神经元有共同的起源，这一点在 Kallmann 综合征中得到证实，这种综合征的特点是 GnRH 缺乏并且伴有嗅觉丧失，目前被认为是由于多种原因的基因异常导致神经元细胞的迁移受阻所致[16]。

GnRH 和嗅神经元共同起源的学说也支持信息素和月经周期的关系。信息素是一种小的、空气传播的化学物，由一个个体释放出来又被另一个同种个体接受，影响性行为或社会行为。人所共知，一起工作或生活的女性经常有同步化的月经周期。另外，已经证实处于月经期的妇女腋下可释放出无味的混合物，能改变接受者的周期特点。推测这些改变是通过嗅觉 GnRH 介导机制来完成的。

GnRH-Ⅰ 受体是一种 G 蛋白偶联蛋白，可以应用三磷酸肌醇和甘油作为第二信使来刺激蛋白激酶、释放钙离子和环磷酸腺苷（cAMP）的活性。GnRH-Ⅰ 受体由 14 号染色体的长臂 21.1 的基因编码，在脑外的许多组织中表达，包括卵泡和胎盘。在人类，GnRH-Ⅱ 信号转导要通过 GnRH-Ⅰ 的受体来进行。尽管 GnRH-Ⅱ 受体存在于许多哺乳动物中，但它的功能由于结构变化和中止信号而受到限制。GnRH 受体受到许多物质的调节，包括 GnRH 本身、抑制素、激活素、雌激素和孕激素。

GnRH 氨基酸序列的变化能够延长它的半衰期到几小时或几天，并且从激动剂到拮抗剂，其生物活性发生改变。目前所有应用的 GnRH 激动剂半衰期延长是由于天然 GnRH 的第六位（有时第十位）的氨基酸被取代。受体的磷酸化和构象的改变，从 G 蛋白上解偶联，由于细胞的内吞作用使受体内部发生改变，以及受体合成下降等均可使 GnRH 受体在持续激活时导致降调节。所有的 GnRH 激动剂应用时都可以增加促性腺激素的释放（the flare effect）。然而，7~14 天之后，GnRH 受体脱敏，垂体受到抑制。

相反，GnRH 拮抗剂可以直接抑制促性腺激素的分泌。在结构上，GnRH 拮抗剂的特点是天然 GnRH 10 肽上有多个氨基酸被取代。商业应用的 GnRH 拮抗剂西曲瑞克（Cetrorelix）和加尼瑞克（Ganirelix）在天然 GnRH 第一位氨基酸的位置上有大片段的氨基酸加入。GnRH 拮抗剂竞争性占据垂体 GnRH 的受体，竞争性阻断内源性 GnRH 与 GnRH 受体的结合。与 GnRH 激动剂不同，应用 GnRH 拮抗剂没有促性腺激素上升的作用。由于没有发生受体减少，持续给予拮抗剂来保持所有的 GnRH 受体持续被占据是必需的。这样 GnRH 拮抗剂的治疗剂量范围明显较激动剂增加（毫克对微克）。

二、垂体

垂体体积大约 15mm×10mm×6mm，重量为 500~900mg。垂体位于第三脑室的正下方，正好在蝶窦上方蝶鞍窝（Turkish saddle）的骨腔里。包括腺垂体（垂体前叶）和神经垂体（垂体后叶），二者有着不同的胚胎来源、功能和调控机制。垂体分泌激素主要受下丘脑的调控。但下丘脑和垂体的活性受到更高的神经中枢的神经刺激和循环中的激素水平来调控。在下丘脑和腺垂体间没有直接的神经联系，但他们之间的交流借助下丘脑 - 垂体门脉系统进行。

垂体的动脉血液供应源自颈内动脉的分支。所有哺乳动物的腺垂体血供都很丰富。供应腺垂体的血液来自垂体上动脉。垂体上动脉形成了

下丘脑中央隆突的毛细血管网并重组形成了从垂体柄到腺垂体的长长的门静脉，然后再分成另一个毛细血管网。神经垂体的血液供应来自垂体中动脉和下动脉。静脉汇流到筛窦，在那里最终会聚，到达岩窦后抵达颈静脉。

神经垂体作为下丘脑的延续，是下丘脑通过垂体柄直接向下生长的神经组织。神经垂体（包括神经胶质和神经元终末端）分泌缩宫素（催产素）和血管升压素（又称抗利尿激素，antidiuretic hormone，ADH）。缩宫素在下丘脑的室旁核合成，ADH 在视上核合成，位于弓状核的正上方。缩宫素和 ADH 沿着长的垂体柄下行，在神经垂体的神经元的终末端储存。缩宫素和 ADH 均包含 9 个氨基酸残基（9 肽）。缩宫素和 ADH 的释放由下丘脑的神经元神经刺激下传调控。

腺垂体由原始口腔上皮顶部的上皮囊（Rathke 窝）向上生长形成。腺垂体包围着神经垂体，占垂体体积的 2/3。Rathke 窝刚好贴近神经垂体，因此没有腺垂体其他部分那样分布广泛，被称为媒介部分。

腺垂体主要的细胞种类包括泌乳细胞、生长激素细胞、促性腺激素细胞、促甲状腺激素细胞、促肾上腺皮质激素细胞。腺垂体是传统的内分泌腺，包括上皮来源的分泌细胞，由富含毛细血管和毛细淋巴管的结缔组织来支持。与他们活跃的合成功能相一致，内分泌细胞以突出的细胞核和丰富的线粒体、内质网组织、高尔基体和分泌小泡为主要特征。促性腺激素在粗面内质网合成，之后激素在高尔基体中包装储存于分泌颗粒中。负责分泌 GnRH 的分泌颗粒从细胞膜向外突出。内皮细胞有缝隙地排列在毛细血窦内，促进垂体激素进入这些血窦。

腺垂体分泌两种激素——FSH 与 LH，皆为糖蛋白激素，刺激性腺的生长和活动，又称为促性腺激素，它们共同合作，刺激卵巢分泌甾体类激素。

（一）卵泡刺激素

卵泡刺激素（FSH）是一种糖蛋白类激素，分子量大约为 29 000。包含 α、β 两个亚单位。α 亚单位含有 92 个氨基酸，靠 5 个二硫键结合

来稳定结构，与 LH、甲状腺刺激素（TSH）和人绒毛膜促性腺激素（hCG）的 α 亚单位属同一结构。β 亚单位包含 118 个氨基酸和 5 个硅酸残基。任何一个亚单位本身没有任何生物活性。在 FSH、LH、TSH 和 hCG 的结构中硅酸含量不同，这些不同很大程度上决定了糖蛋白的半衰期的异同。肝是清除促性腺激素的主要部位。硅酸防止肝清除；因此硅酸含量越高，半衰期越长。hCG 有 20 个硅酸残基，因此半衰期最长（24 小时）。LH 仅有 1～2 个硅酸残基，半衰期最短（20～30 分钟）。在尿源性商品化的促性腺激素（如 hMG）加上硅酸残基，使他们的半衰期延长到 30 小时。

在腺垂体分泌的促性腺激素中，GnRH 信号导致 FSH 和 LH 中的 α 和 β 亚单位转录。依赖 GnRH 的 β 亚单位是合成促性腺激素的限速步骤。尽管 FSH 和 LH 都需要 GnRH 的刺激，但 FSH 中 β 亚单位的合成同样也需要激活素的存在[17]。

卵泡刺激素在卵泡募集和优势卵泡选择的过程中起到相当重要的作用。FSH 对窦卵泡中的颗粒细胞有营养作用，包括诱导芳香化酶的活性，抑制合成，以及表达 LH 受体。一定量的 FSH（FSH 阈值）在特定卵泡中是诱导这些变化所必需的。对于卵泡继续生长来说 FSH 必须保持在阈值以上。

在正常月经周期中，血清 FSH 的浓度在月经发生的前几天开始上升。FSH 水平在中卵泡期处于高水平，而到了晚卵泡期由于雌激素和抑制素 B 的水平升高而下降。这种下降促使了优势卵泡从卵泡群中选择出来。FSH 水平在排卵期促性腺激素峰值中有很短促的峰值，之后在黄体期下降到最低点。

（二）黄体生成素

黄体生成素也是一种糖蛋白类激素，分子量大约在 29 000，跟 FSH、TSH 和 hCG 一样，它包含了 α 和 β 亚单位。α 亚单位与 FSH、TSH、hCG 的 α 亚单位相同。LH 的 β 亚单位有 121 个氨基酸和 2 个硅酸残基。

LH 在腺垂体的促性腺细胞中合成。LH 与 FSH 相比含有很少的硅酸残基。LH 很快在循环中被肝和肾清除。由于 LH 快速的生物合成，LH 峰远高于 FSH 峰。血清 LH 水平在月经开始前几天开始上升。在卵泡期逐渐上升。与 FSH 不同，血清 LH 值在晚卵泡期升高，在月经的 9～10 天超过 FSH 值。在月经中期 LH 出现峰值，之后在黄体中期持续降低至最低水平。

（三）FSH 和 LH 受体

FSH 和 LH 的作用是由在细胞膜上的 G 蛋白受体来介导的。LH 受体是卵巢的卵泡膜细胞所特有的。增加卵泡膜细胞上的细胞色素 P450c17 酶（17- 羟化酶、17，20- 裂解酶）的活性可以刺激这些受体，导致腺苷酸环化酶和 cAMP 依赖性蛋白激酶生成增加，导致雄烯二酮和睾酮生成增加。

相反，FSH 受体发现仅存在于卵巢的颗粒细胞上。FSH 结合窦卵泡期颗粒细胞膜上的受体。与 LH 一样，FSH 通过 cAMP 依赖性蛋白激酶途径发挥作用。在 FSH 作用下，由于 LH 的作用而产生的雄激素在颗粒细胞中通过芳香化酶转化为雌激素。

（四）阿片调节垂体激素

阿片（内源性鸦片）是大脑产生的天然催眠镇静剂，其结构和功能与鸦片相似。阿片包括脑啡肽、内啡肽以及 dynorphins；它们作用于下丘脑来调节垂体分泌的每一种激素。阿片一个很重要的作用是通过抑制 GnRH 的释放来抑制促性腺激素的分泌[18]。阿片的强度是月经周期中重要的调节因子。内啡肽在早卵泡期处于最低水平，后逐渐升高，在黄体期达到高峰是由于雌激素和孕激素达到高峰。研究认为阿片介导了卵巢激素对促性腺激素释放的负反馈，特别是在黄体期。

内源性阿片在下丘脑闭经中起着核心作用。这样的患者应用阿片类受体拮抗剂（如 naltrexone）可以恢复排卵型月经，甚至有些人可以妊娠[19]。由精神压力引起的闭经已证明为下丘脑促肾上腺皮质激素释放激素以及垂体促性腺激素增加，因而表现为高肾上腺皮质激素血症。促性腺皮质激素的前体肽阿片甲基可的松原，也同样是内啡肽合成的前体。有一种假设是精神压力引起的闭经是因继发性 GnRH 抑制而使内源性阿片产生增加。在运动（过度长跑）时阿片水平增加，这是运动员产生下丘脑闭经的原因。

（五）卵巢肽类激素对促性腺激素分泌的反馈作用

卵巢分泌两种肽类激素，抑制或刺激腺垂体分泌FSH。抑制素和激活素作为对抗的非甾体性腺激素来调节垂体合成和分泌。卵巢通过旁分泌作用调节卵泡的生长和甾体激素的合成。卵泡抑素是一种结合蛋白，调控激活素（而非抑制素）的作用。

1. 抑制素和激活素　抑制素和激活素是转化生长因子配体超家族的成员，包括苗勒管抑制因子。与促性腺激素类似，抑制素和激活素含有两个亚单位。抑制素由α和β两个亚单位组成，由于β亚单位的差异，可分为抑制素A和抑制素B两种形式。激活素是由两个β亚基通过二硫键连接而成的双链蛋白。

抑制素是颗粒细胞受到FSH的作用而分泌的。但是抑制素的mRNA同样在垂体的促性腺激素的细胞中被发现。抑制素选择性抑制FSH而不抑制LH。由此，FSH刺激抑制素的产生，抑制素反过来抑制FSH，形成负反馈环。

抑制素B主要在月经周期的卵泡期产生，而抑制素A主要在月经周期的黄体期产生[20]。卵泡期抑制素B的峰值水平在50~100pg/ml。抑制素A在黄体期的水平在40~60pg/ml。

激活素同样也由颗粒细胞分泌。激活素提高了垂体GnRH受体的形成而增加了FSH的分泌。激活素是FSH的β亚单位合成时所必需的。在卵巢内激活素通过旁分泌作用增加了FSH的作用，刺激卵泡抑素的生成。同时，由于增加了GnRH的刺激，激活素愈加被FSH拮抗，并被卵泡抑素结合。

2. 卵泡抑素　卵泡抑素是激活素结合蛋白，可使激活素活性消失。卵泡抑素与激活素有相同的分泌组织（包括垂体），调节局部激活素的自分泌和旁分泌作用。在循环中，卵泡抑素结合大部分的激活素来抑制FSH的分泌。这支持了在自然状态下激活素的主要作用是通过旁分泌途径发挥的观点。卵泡抑素不与抑制素结合，使之除了局部的卵巢作用外，可像传统的内分泌激素一样作用在卵巢和垂体。

（迟洪滨）

第5节　女性外生殖器

女性生殖系统包括内生殖器和外生殖器，外生殖器（external genitalia）指生殖器官的外露部分，又称外阴（vulva），包括两股内侧从耻骨联合到会阴之间的组织，分别为阴阜、大阴唇、小阴唇、阴蒂、阴道前庭（图2-5）。

一、阴阜

阴阜（mons pubis）即耻骨联合前隆起的脂肪垫，皮下富有脂肪，用以保护女性内生殖器。青春期该部皮肤开始生长阴毛，分布呈尖端向下的三角形，其色泽、疏密因种族和个体差异而不同，是第二性征之一。

二、大阴唇

大阴唇（labium major）为柔软丰厚的皮肤组织，为外阴两侧、靠近两股内侧的一对长圆形隆起的皮肤皱褶。起自阴阜，止于会阴，两侧大阴唇前端为子宫圆韧带的终点，后端在会阴体前相融合，各形成阴唇前后联合。大阴唇外侧面与皮肤相同，青春期长出阴毛，皮层内有皮脂腺和汗腺，皮下为脂肪组织、弹性纤维及静脉丛，受伤后容易发生血肿。未婚妇女的两侧大阴唇自然合拢，遮盖阴道口及尿道口。经产妇的大阴唇由于分娩影响而向两侧分开。绝经后大阴唇呈萎缩状，阴毛也变稀疏。

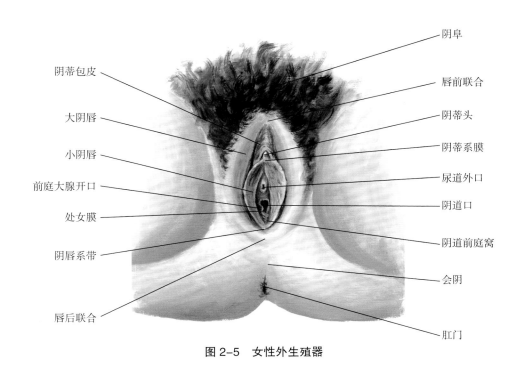

阴蒂包皮
大阴唇
小阴唇
前庭大腺开口
处女膜
阴唇系带
唇后联合

阴阜
唇前联合
阴蒂头
阴蒂系膜
尿道外口
阴道口
阴道前庭窝
会阴
肛门

图 2-5　女性外生殖器

三、小阴唇

小阴唇（labium minor）是一对柔软的薄皱襞，位于大阴唇的内侧，表面色褐，湿润，无毛，黏膜下有丰富的神经末梢分布，故感觉敏锐。小阴唇左右两侧的上端分叉相互联合，分为两叶，包绕阴蒂，前叶形成阴蒂包皮，后叶形成阴蒂系膜。小阴唇和大阴唇的后端在阴道口底下会合，在正中线形成一条横行皱襞，称为阴唇系带。

四、阴蒂

阴蒂（clitoris）位于两侧小阴唇顶端，在阴道口和尿道口的前上方，具有勃起性，与男性阴茎海绵体相似。分为阴蒂头、阴蒂体、阴蒂脚三部分。后者附着于两侧耻骨支上，仅阴蒂头显露，富于神经末梢，感觉特别敏锐。

五、阴道前庭

两侧小阴唇所圈围的菱形区称阴道前庭（vaginal vestibule），表面有黏膜遮盖，前端是阴蒂，后为阴唇系带，两边是小阴唇。尿道开口在前庭上部，阴道开口在它的下部。阴道口周围有处女膜或处女膜痕。阴道口后外侧，在小阴唇内侧与处女膜之间，左右各有一前庭大腺开口。阴道口与阴唇系带之间有一浅窝，称为舟状窝（fossa navicularis），即阴道前庭窝。此区域内还有尿道旁腺、前庭球和前庭大腺。

尿道旁腺（paraurethral）位于尿道后壁，其分泌物可润滑尿道口。

前庭球（vestibular bulb）为一对海绵体组织，又称球海绵体，有勃起性，位于阴道口两侧。前与阴蒂静脉相连，后接前庭大腺，表面为球海绵体肌所覆盖。受伤后易出血。

前庭大腺（major vestibular glands）又称巴氏腺。位于阴道口两侧，大阴唇后部，也被球海绵体肌所覆盖，是左右各一如黄豆大小的腺体。它的腺管很狭窄，为 1.5～2cm，开口于阴道前庭、小阴唇中下 1/3 交界处与处女膜之间的沟内。腺管的表皮大部分为鳞状上皮，仅在管的最里端由一层柱状细胞组成。性兴奋时分泌黄白色黏液，起润滑阴道口的作用，正常检查时摸不到此腺体，如因感染，腺管口闭塞可形成脓肿或囊肿，则能看到或触及。

六、阴道口

阴道口（vaginal orifice）为阴道对外的出口，是排出经血和阴道分泌物的位置，也是生产时胎儿娩出的地方。阴道口由一个不完全封闭的黏膜遮盖，叫处女膜（hymen），膜的两面覆盖鳞状上皮，其间含有结缔组织、血管与神经末梢。处女膜中间有一孔，经血即由此流出，处女膜孔的大小及膜的厚薄因人而异。处女膜破后，黏膜呈数个小隆起状物，称为处女膜痕。

七、会阴

会阴（perineum）是阴唇后联合至肛门间的区域，会阴体深 3 ~ 4cm，在肛管与阴道之间，由外向内呈楔形的矢状隔，表面为皮肤及皮下脂肪，内层为会阴中心腱，分娩时会产生非常大的延展，能让胎儿头部顺利露出阴道口。

（黄铄　王颖）

参考文献

[1] 丰有吉, 沈铿. 妇产科学. 2版. 北京: 人民卫生出版社, 2010.

[2] 金海燕, 王自能, 唐薇. 输卵管的结构与功能研究进展. 重庆医学, 2006, 35(18):1716-1718.

[3] 罗丽兰. 输卵管的解剖和功能. 中国实用妇科与产科杂志, 2000, 16(4):213-214.

[4] 刘爱军, 罗善云, 孟运莲. 雌、孕激素对输卵管结构和功能的影响. 国外医学·妇产科学分册, 2000, 27(3):140-142.

[5] Rance NE, Young WR, Mcmullen NT. Topography of neurons expressing luteinizing hormone-releasing hormone gene transcripts in the human hypothalamus and basal forebrain. J Comp Neurol, 1994, 339(4):573-586.

[6] Cheng CK, Leung PC. Molecular biology of gonadotropin-releasing hormone (GnRH)-I, GnRH-II, and their receptors in humans. Endocr Rev, 2005, 26(2):283-306.

[7] Schally AV, Arimura A, Kastin AJ, et al. Gonadotropin-releasing hormone: one polypeptide regulates secretion of luteinizing and follicle-stimulating hormones. Science, 1971, 173(4001):1036-1038.

[8] Nikolics K, Mason AJ, Szonyi E, et al. A prolactin-inhibiting factor within the precursor for human gonadotropin-releasing hormone. Nature, 1985, 316(6028):511-517.

[9] Haisenleder DJ, Dalkin AC, Ortolano GA, et al. A pulsatile gonadotropin-releasing hormone stimulus is required to increase transcription of the gonadotropin subunit genes: evidence for differential regulation of transcription by pulse frequency in vivo. Endocrinology, 1991, 128(1):509-517.

[10] Hall JE, Schoenfeld DA, Martin KA, et al. Hypothalamic gonadotropin-releasing hormone secretion and follicle-stimulating hormone dynamics during the luteal-follicular transition. J Clin Endocrinol Metab, 1992, 74(3):600-607.

[11] Kauffman AS. Emerging functions of gonadotropin-releasing hormone II in mammalian physiology and behaviour. J Neuroendocrinol, 2004, 16(9):794-806.

[12] Abraham IM, Han SK, Todman MG, et al. Estrogen receptor beta mediates rapid estrogen actions on gonadotropin-releasing hormone neurons in vivo. J Neurosci, 2003, 23(13):5771-5777.

[13] Dorling AA, Todman MG, Korach KS, et al. Critical role for estrogen receptor alpha in negative feedback regulation of gonadotropin-releasing hormone mRNA expression in the female mouse. Neuroendocrinology, 2003, 78(4):204-209.

[14] Matagne V, Lebrethon MC, Gerard A, et al. In vitro paradigms for the study of GnRH neuron function and estrogen effects. Ann NY Acad Sci, 2003, 1007:129-142.

[15] Krajewski SJ, Abel TW, Voytko ML, et al. Ovarian steroids differentially modulate the gene expression of gonadotropin-releasing hormone neuronal subtypes in the ovariectomized cynomolgus monkey. J Clin Endocrinol Metab, 2003, 88(2):655-662.

[16] Waldstreicher J, Seminara SB, Jameson JL, et al. The genetic and clinical heterogeneity of gonadotropin-releasing hormone deficiency in the human. J Clin Endocrinol Metab, 1996, 81(12):4388-4395.

[17] Besecke LM, Guendner MJ, Schneyer AL, et al. Gonadotropin-releasing hormone regulates follicle-stimulating hormone-beta gene expression through an activin/follistatin autocrine or paracrine loop. Endocrinology, 1996, 137(9):3667-3673.

[18] Goodman RL, Parfitt DB, Evans NP, et al. Endogenous opioid peptides control the amplitude and shape of gonadotropin-releasing hormone pulses in the ewe. Endocrinology, 1995, 136(6):2412-2420.

[19] Wildt L, Leyendecker G, Sir-Petermann T, et al. Treatment with naltrexone in hypothalamic ovarian failure: induction of ovulation and pregnancy. Hum Reprod, 1993, 8(3):350-358.

[20] Groome NP, Illingworth PJ, O'Brien M, et al. Measurement of dimeric inhibin B throughout the human menstrual cycle. J Clin Endocrinol Metab, 1996, 81(4):1401-1405.

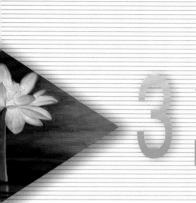

3 女性生殖细胞发育

朱锦亮　李敏　林胜利　刘娜娜　卢翠玲

第1节　雌性原始生殖细胞迁移与形成

生殖细胞系的建立包括原始生殖细胞（primordial germ cell，PGC）与体细胞分离、迁移到生殖嵴、在生殖嵴中的增殖和在性腺中向配子的分化。从5.5天的小鼠胚胎，生殖细胞系从上胚层开始分化，到12.5天PGC完成向生殖嵴的迁移，整个过程历时7天。人类22天的胚胎，于内胚层尿囊和间充质叶柄开始出现PGC。妊娠4.5周，PGC已经开始向生殖嵴迁移。妊娠7周，睾丸和卵巢开始分化。生殖细胞此时处于快速增殖期，被称为卵原细胞和精原细胞。

一、PGC的分化

（一）小鼠PGC的分化

与低等模式生物的PGC分化不同的是，小鼠PGC的分化是不依赖于特定"生殖决定因子"的诱导过程。最初的几次卵裂，所有细胞均有发育为个体的能力。然而在线虫、果蝇和爪蟾中只有含有"生殖质"的细胞才能发育成为生殖细胞。囊胚形成后细胞分化为滋养层和内细胞团，具有形成生殖细胞能力的细胞处于内细胞团中。内细胞团进一步分化为原始外胚层和原始内胚层，具有形成生殖细胞能力的细胞处于原始外胚层中。然而在原肠胚形成期，在6.0天小鼠胚胎向单细胞中注射追踪分子，被标记的细胞除了可以产生PGC外还可以产生其他类型的细胞，说

明此时PGC还没有从体细胞中分化出来。在小鼠胚胎7.5天，尿囊的基底处可以检测到40～50个细胞表达非组织特异性的碱性磷酸酶（tissue nonspecific alkaline phosphatase，TNAP），碱性磷酸酶是PGC分子标记。因此PGC的分化发生于胚胎6.5～7.5天。细胞之间的相互作用在PGC的分化中起重要作用，胚外外胚层和上胚层的相互作用提供了PGC分化的必要条件。PGC的前体细胞定位于上胚层右侧，紧邻胚外外胚层，作用于5.5天原肠胚期胚胎的上胚层近端的BMP4\BMP8b\BMP2对于PGC的分化起到重要的诱导作用。Saitou等[1]比较了PGC的前体细胞和周围体细胞的基因表达（图3-1），发现在高浓度的BMP4下，干扰素诱导的Fragilis基因表

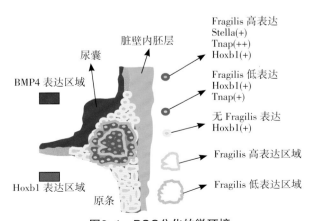

图3-1　PGC分化的微环境

达，这种蛋白在上胚层所有细胞中均有低水平的表达，但是只有上胚层中 PGC 的前体细胞对干扰素做出反应时才上调表达 Fragilis，同时开始表达另一个基因 Stella。Stella 在迁移的 PGC 中表达。另外 PGC 的分化包括特异的生殖细胞转录程序的建立和体细胞转录程序的抑制。Blimp1 是 PGC 分化过程中的关键转录因子，Blimp1 包括 PR/SET 域、脯氨酸富集区、5 个 C_2H_2 锌指和 C 末端酸性区域。6.75 天起源于近端上胚层的细胞早期表达 Blimp1，同时表达 Hoxb1 和其他中胚层基因，包括 T、Fgf8 和 Snail。T、Fgf8 和 Snail 在周围中胚层的体细胞中继续上调表达。但是在 Blimp1 阳性的 PGC 中，随着 PGC 的分化，这些基因的表达被抑制。PGC 的中胚层基因下调表达，同时 Sox2 表达被上调，Nanog 基因重新表达。Blimp1 基因突变小鼠的 PGC 前体细胞发育异常显示了 Blimp1 在 PGC 分化过程中的重要性。Blimp1 基因突变的细胞形成紧密的 PGC 样的细胞团，但是这些细胞停止了增殖并且不能迁移出细胞团。在 Blimp1 基因突变的细胞中，Hoxb1（PGC 分化过程的标志性基因）被抑制，同时 Stella 和 Sox2 停止了在正常 PGC 发育过程中的持续上调表达。

（二）人类 PGC 的分化

人类 PGC 最早出现在 21 ~ 22 天胚胎的靠近尿囊的卵黄囊壁上，最初大概有 50 ~ 90 个细胞。人类 PGC 与小鼠 PGC 类似，表达碱性磷酸酶和 SSEA-1 抗原。人类 PGC 还含有糖原和脂滴，所以人类 PGC 可以被碘酸染色，糖原和脂滴的作用可能与 PGC 向生殖嵴迁移过程中能量储备有关。与小鼠 PGC 分化有关的基因在人类 PGC 也有表达，例如 Oct4 和 Vasa。

二、PGC 增殖

（一）小鼠 PGC 的增殖

在迁移过程和到达生殖嵴后 2 ~ 3 天内，PGC 经过了活跃的增殖过程。PGC 从开始迁移的 50 ~ 100 个细胞增殖到 13.5 天的 20 000 个细胞。体外将 8.5 ~ 13.5 天的 PGC 分离出来在不同条件下进行体外培养，检测不同的分子对 PGC 增殖

的作用。不同胚胎组织用条件培养液培养的实验证明生殖嵴释放某些分子促进了 PGC 的增殖。目前很多生长因子体外影响 PGC 的增殖：KL、bFGF、TNF-α 和 BMP4 促进 PGC 的增殖；Gas6 抑制 PGC 的增殖；LIF、IF4、IF6、IF11、CNTF 和 SDF-1 抑制 PGC 的凋亡。众多研究显示 PGC 的增殖依赖于 KL-Kit 的相互作用[2]，同时 Steel-W 基因突变可以引发小鼠不育，而这两个基因位点的产物分别是酪氨酸激酶受体 Kit 和其配体 Steel 因子（也被称为 KL 或 SCF）。bFGF、LIF、Activin 和 TGF-β 基因敲除的小鼠体内未显示有明显的 PGC 形成缺陷和数量的改变。

对细胞生长起重要作用的信号通路的抑制因子影响 PGC 的增殖，包括 PI3K（Wortmannin 和 LY294002）、Src（PP2 和 SU6656）、MEK/MAP（PD98059 和 U0126）和 mTOR/FRAP（rapamycin）。除 PI3K 的抑制因子外，其他因子都显著降低了 PGC 的增殖。利用基因定点突变技术发现了很多影响 PGC 增殖和存活的信号通路关键分子，例如：BMP4、BMP2、BMP8b、Smad1、Smad5、Fanconi、PTEN 和整合素β1（integrin β1）等。

体外实验显示 PGC 可以自发调节生长时间。体外培养 PGC 停止增殖的时间相当于体内 12 ~ 13 天。而且在生长因子刺激下 PGC 的增殖速度没有超过体内的增殖速度，说明正常情况下 PGC 可以将体外信号与体内的生长时钟整合以调节自身的增殖速度。

（二）人类 PGC 的增殖

人类 PGC 在迁移阶段就开始了活跃的增殖，主要的增殖阶段是在到达生殖嵴后。在人类胚胎中，当 PGC 到达生殖腺后即被称为卵原细胞和精原细胞。卵原细胞和精原细胞的有丝分裂持续 3 ~ 4 周。在 16 ~ 20 周时每个卵巢中大约含有 3 000 000 个卵原细胞。在这个时期卵原细胞发育的特点是不同步性。事实上，在胎儿 3 个月卵原细胞和处于减数分裂各个时期的卵母细胞同时存在于卵巢中。在为数不多的人类 PGC 体外培养实验中发现诱导小鼠 PGC 增殖的化合物（forskolin, retinoic acid）和生长因子（KL, bFGF, LIF）也可以刺激人类 PGC 的增殖[3]。

分析人类 PGC 的基因表达和导致不育的相关基因突变可以显示哺乳动物 PGC 调控机制的异同。c-Kit 在人类妊娠 13 ~ 21 周的雌性和雄性生殖细胞中均有表达，人类 c-Kit 突变影响造血细胞系和黑色素细胞系，但是没有在小鼠上所见到的不育表型。在人类的范可尼贫血中同时伴有生育力的降低，在小鼠中 Francc 基因突变显著降低了 PGC 的增殖速度[4]，说明小鼠和人的 PGC 有部分相似的增殖调控机制。

三、PGC 的迁移

PGC 形成于原肠胚时期，然后运动到性腺形成的地点。运动能力是 PGC 的一个显著特点。当 PGC 到达性腺形成的地点后与来源于中胚层的体细胞组装成有功能的细胞团，配子在其中

进行分化和发育。小鼠胚胎的 PGC 第一次出现在原肠胚尿囊憩室的原条后部（7.5 天）。在此处 PGC 被动地被吸收入正在发育的后肠中。9.5 天时 PGC 从后肠中迁移出来，进入周围的结缔组织。当 PGC 出现在肠壁上时，结缔组织拉长形成肠系膜。肠系膜的不断拉长使得后续出现的 PGC 的迁移路程变长。从胚胎 8.5 天后肠分离出的 PGC 在体外可以进行活跃的迁移。据推测在 9.5 天之前，PGC 或还没有迁出后肠或在此时正在离开后肠。研究证实 PGC 迁入原始性腺是被性腺的体细胞调控的。将生殖细胞移植到原始性腺，发现生殖细胞具有趋化运动的特点并且数量在不断增加。原始性腺的化学趋化性被 TGF-β1 抗体所解除。10.5 天时 PGC 在迁移过程中相互连接成广泛的网状。11.5 天之前 PGC 被合并成紧密的一组细胞即生殖索的前体（图 3-2）。

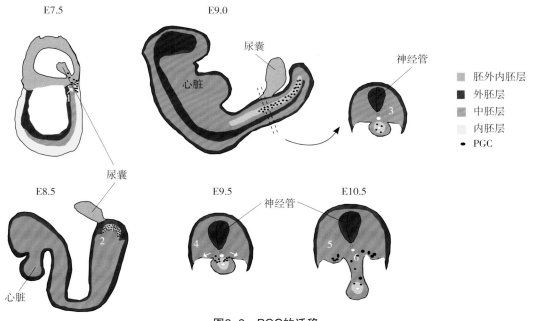

图3-2 PGC的迁移

PGC 的迁移受到周围环境释放的信号分子的调控。PGC 在迁移过程中可以被分离出来，在体外进行短时间的培养，使我们可以检测外源因子对 PGC 运动、增殖和生长的影响。目前很多因子被证实在体外影响 PGC 的上述过程，包括 TG-Fβ1、bFGF 和 EGF 等。问题是这些分子在体内是否具有生理功能？缺乏整合素 β

的 PGC 不能迁移到生殖嵴，说明细胞外基质也是 PGC 迁移的必要条件。Steel/Kit 相互作用和白细胞介素 /LIF 家族在体内被证实具有生理功能。Steel/Kit 相互作用对于 PGC 的存活和迁移至关重要。Steel 突变的胚胎观察 PGC 的定位显示 Steel 与 PGC 的迁移有关。其他实验还发现 Steel 与细胞黏附和化学趋化有关。Steel 因子的

释放控制了 PGC 的定位（如果 PGC 不靠近 Steel 信号，PGC 将发生凋亡），这种控制的丢失是导致人类性腺外生殖细胞肿瘤的一个原因。LIF 与 Steel 共同作用增强了 PGC 的增殖能力。白细胞介素 /LIF 家族成员抑瘤素 M（oncostatin M）在体外可以模拟 LIF 对 PGC 的作用，与 PGC 的 gp130 受体有很高的亲和性，调控 PGC 的存活和增殖。另外，SDF-1 也是诱导 PGC 向生殖嵴迁移的重要信号分子。小鼠生殖细胞表达 SDF-1 的受体分子，然而 SDF-1 在生殖嵴和性腺高表达。在 SDF-1 受体或配体基因敲除的小鼠模型中，到达生殖嵴的 PGC 数量显著减少。说明 SDF-1 除了影响 PGC 的迁移外还影响 PGC 的增殖和存活。SDF-1 影响 PGC 迁移的最直接的证据来自于体外活体培养小鼠胚胎的后肠部分，发现添加外源 SDF-1 抑制了 PGC 向生殖嵴的迁移，据推测可能是干扰了内源 SDF-1 所产生的位置效应。

四、调控 PGC 增殖或迁移的信号通路

（一）LIF/STAT3/ERK/PI3K

与 ES 细胞类似，PGC 可以在细胞滋养层上培养。但是与 ES 不同的是，PGC 需要滋养层产生大量的膜结合因子 Steel 和其他的可溶性因子。LIF 就是其中之一。LIF 促进 PGC 的生长，抑制 PGC 的凋亡并且抑制 PGC 进入减数分裂。PGC 表面具有 GP130/LIFR 受体，LIF 可以激活 ERK 通路。因此 RAS/RAF/MEK/ERK 通路可能与 PGC 的存活或分化有关。

（二）BMP4/Smad/ID 蛋白 /MAPK

BMP 在生殖细胞的发育过程中起到很重要的作用。BMP2、BMP4 和 BMP8b 控制 PGC 前体细胞的形成和增殖。BMP 由胚外组织分泌至上胚层中，产生了诱导 PGC 前体形成的环境。之后 BMP4 可能与其他未知因子共同调控 PGC 在尿囊基处的胚外中胚层分化。BMP 诱导的 PGC 分化依赖 ALK2 和转录因子 Smad1 和 Smad5。实验证据表明 BMP 诱导 PGC 分化可以在体外实现，例如体外培养上胚层，BMP4 和 BMP8b 可以诱导 PGC 的形成。

根据基因芯片和 RT-PCR 的分析[4-5]显示，中晚期的 PGC 表达 ALK3 和 BMPR2 的 mRNA。12.5 天雌性性腺中高表达 BMP4、BMP2 和 BMP7。BMP5、BMP6、BMP8a 和 BMP8b 在雌性和雄性性腺中有相同水平的表达。免疫化学和免疫印记显示晚期 PGC 表达 Smad1、Smad5 和 Smad4 蛋白。PGC 和性腺体细胞中均产生 BMP，说明在这两种细胞中有复杂的旁分泌相互作用[5]。磷酸化的 Smad1/Smad5/Smad8 在晚期 PGC 周围的体细胞中比在 PGC 中信号强烈[5]，这个时期的 PGC 通过 BMP 依赖的旁分泌途径作用于性腺体细胞。体外实验表明，BMP4 可以提高 PGC 的 Smad1/Smad5/Smad8 的磷酸化水平[5]，并且促进 PGC 的增殖。BMP 的拮抗剂 Noggin 则可以抑制此过程并可以抑制 PGC 的运动能力[5]。以上实验证据表明 PGC 具有 BMP 受体和 Smad 蛋白，BMP4 可以作用于不同时期的 PGC，影响其分化过程。

（三）FGF/FGFR

许多研究者检测了不同时期的小鼠 PGC 的 FGFR 的表达情况[6-7]。Resnick 等发现 FGFR1/FGFR2/FGFR4 在 11.5 天 PGC 表达。Durcova-Hills 等发现 11.5 天 PGC 表达 FGFR1/FGFR3，12.5 天 PGC 表达 FGFR1/FGFR3/FGFR4，10.5 天 PGC 中检测到了 FGFR1-Ⅲc 和 FGFR2-Ⅲb。通过免疫荧光的方法在 8.5 天 PGC 中检测到 FGFR2/FGFR3 蛋白。以上结果说明 FGF 可能参与调控不同时期 PGC 的形成和分化。

BFGF 可以结合所有的 FGF 受体，BFGF 在晚期的 PGC 和周围的体细胞中表达。FGF9 和 FGF4 在同一时期的生殖嵴中表达。BFGF 刺激不同时期的 PGC 的增殖[7]和 10.5 天 PGC 的运动。当 BFGF 与 LIF 和 Steel 同时添加时这种刺激 PGC 增殖的效果更加明显。BFGF 促进了 PGC 的内源 BFGF 和大量 FGFR3 的表达。BFGF 促进了 PGC 中 ERK1、ERK2 的磷酸化水平上升[6]。

（四）KL/KIT/PI3K/AKT

PGC 表达 KIT，PGC 迁移路程的体细胞和生殖嵴的体细胞表达 Steel，Steel/W 基因位点分别

突变的小鼠引起 PGC 数量的显著下降。体外实验表明 KIT/Steel 可以抑制 PGC 的凋亡并促进其增殖，Steel 对小鼠的 PGC 具有化学趋化作用。De Miguel 等发现应用 KIT 效应因子的抑制剂（两个 PI3K 抑制因子 LY294002 和 Wortmannin）不影响 8.5 天 PGC 的生长，说明 PGC 的存活不依赖于 PI3K 信号通路。与这个结论一致的是，突变 KIT 受体分子上的 PI3K 的调节亚基 p85 的结合位点 Tyr719 并不影响 PGC 的发育[8]，尽管之后的精子发生和卵母细胞发生过程受到抑制。Farini 等发现 LY294002 或 Wortmannin 处理 PGC，虽然不能显著影响 PGC 的存活，但是可以完全消除 Steel 对 PGC 的趋化反应，说明 Steel 调控 PGC 的迁移依赖于 PI3K 信号通路[9]。

Moe-Beherens 等发现 Steel 刺激 11.5 天 PGC 引起 AKT 的快速磷酸化[10]。其他研究也表明 AKT 的活性对于 PGC 的存活非常重要，AKT 在 PGC 中主要是由 SRC 激酶激活。Farini 等发现对于 11.5 ~ 12.5 天的 PGC，Steel 可以激活 KIT 的自身磷酸化，并伴随 PI3K、SRC 和 ERK 激酶介导的 AKT 磷酸化水平的增强。

（朱锦亮　卢翠玲）

第2节　卵泡发育

卵泡是哺乳动物卵巢中由颗粒细胞群围绕卵母细胞构成的结构。卵巢的皮质由大量的卵泡和结缔组织构成；髓质范围窄小，为富有血管的疏松结缔组织。进入青春期后，卵泡由自主发育推进至发育成熟的过程依赖于促性腺激素的刺激。伴随着卵泡发育成熟，直至排卵，完成卵母细胞成熟，内分泌、旁分泌和自分泌等信号在卵子成熟过程中均发挥重要作用。每个月经周期卵泡经过募集、选择，一般只有一个优势卵泡可发育至完全成熟，并排出卵母细胞。没有发育到成熟的卵泡会退化成为闭锁卵泡。排卵后的卵泡发育为黄体，黄体退化后由结缔组织代替，成为白体。出生后卵泡在卵巢组织内分布的密度与年龄相关，3 ~ 9 岁女孩卵泡密度明显高于 10 ~ 35 岁女性[11]。到绝经期，卵泡不再成熟和排卵，卵巢内结缔组织增生，最后卵巢组织几乎全部由结缔组织代替。

卵泡的发育伴随着卵母细胞的生长和成熟。组织学上将卵泡发育分为四个阶段，即原始卵泡、初级卵泡、次级卵泡和成熟卵泡，初级卵泡和次级卵泡又合称为生长卵泡。目前趋向于根据卵泡发育的形态学变化将卵泡发育划分为：始基卵泡、窦前卵泡、窦状卵泡和排卵前卵泡。

原始卵泡（primordiol follicle，又称始基卵泡）为非激素依赖性，受遗传因素和局部调节因子的影响，进行分化、增殖。从始基卵泡发育到初级卵泡（primary follicle）的机制还不十分清楚，可能跟很多因子和通路有关；窦前卵泡（preantral follicle）的卵母细胞直径为 100 ~ 130μm，已达成熟期大小；成腔以后形成窦卵泡（antral follcile），直径 2mm 的窦卵泡颗粒细胞 FSH 受体充足，已具备了体外成熟的条件。窦卵泡从 2mm 到 18mm 需要 25 天时间，后 15 天相当于月经周期的卵泡期。窦卵泡生长至直径 10 ~ 14mm 时卵母细胞重新启动减数分裂，但仍停留在生殖泡期，发育至排卵前卵泡，直径为 15 ~ 25mm 时受黄体生成素（luteinizing hormone，LH）作用，卵泡发生生殖泡破裂（germinal vesicle breakdown，GVBD），并成为成熟卵母细胞（metaphase II，M II），发生排卵。卵泡进入生长状态（次级卵泡 2 层壁颗粒细胞出现）至发育成熟共需 85 天时间。卵泡发育的过程如图 3-3、图 3-4 所示。

在卵泡发育的各个阶段中，均发生着一系列复杂的变化。每个阶段都有相应的因子调控（图 3-5）[12]。

（一）初始卵泡池形成

初始卵泡池（initial follicle pool）是生殖细

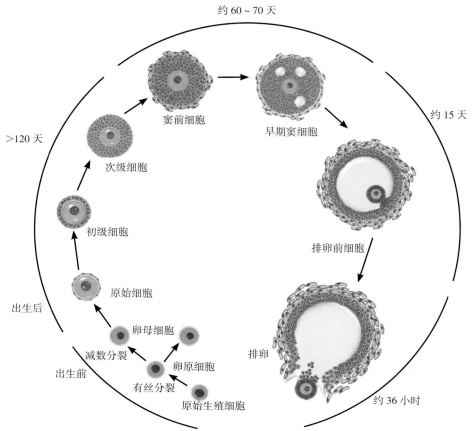

图 3-3　卵泡发育过程（PGC：原始生殖细胞）

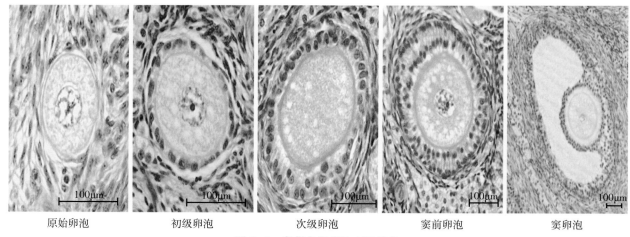

| 原始卵泡 | 初级卵泡 | 次级卵泡 | 窦前卵泡 | 窦卵泡 |

图 3-4　卵巢各级卵泡 HE 染色

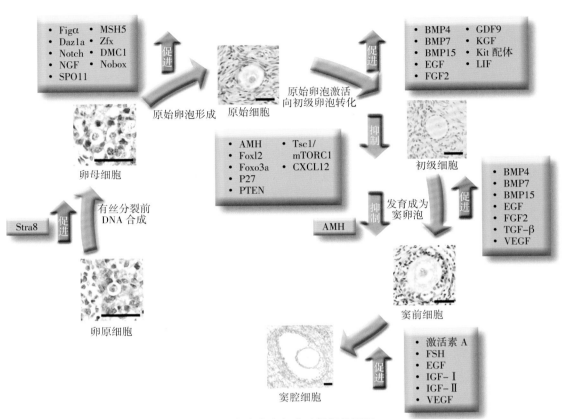

图 3-5　卵泡发育各个阶段相关因子

胞巢崩解后，由最初的原始卵泡形成的卵泡池。初始卵泡池是动态变化的，通过调控生殖细胞的丢失，大部分卵泡会闭锁，只有少部分卵泡能继续保留下来，这些卵泡或者静止，或者在青春期被选择进入生长和发育进程。给予激活素的小鼠出生时原始卵泡数目明显，但到了出生后 19 天时，激活素处理过的小鼠与对照组小鼠卵巢内卵泡数目基本一致。同样的结果也发生在 BCL-2 过表达的转基因小鼠卵巢上，其出生时原始卵泡数量明显增多，但出生后 27～60 天转基因小鼠与野生型小鼠卵巢内的卵泡数目相同。说明卵巢内卵泡数目总是趋于一定的固定数量。目前，对于固定卵泡数目的卵巢储备机制尚不明确，有人提出了原始卵泡"法定数目感知（quorum-sensing）"学说，即卵巢内的原始卵泡数目在生殖细胞巢崩解的时候就被决定了，如果要形成的卵泡数目超过了法定点，则在细胞巢崩解时，这些本应该消失的多余卵

泡将被标记为不健康的卵泡，卵巢会识别这些废卵泡，并最终消除它们。在这个过程中细胞死亡基因 BAX 可能参与其中。敲除 BAX 基因，将可以使这些额外的卵泡能顺利进入青春期的卵巢储备当中。"法定数目感知"不仅能使卵巢内增多的卵泡数量能降回到正常的法定点，也能在初始卵泡池内卵泡数目不足时，通过细胞巢崩解产生更多的原始卵泡而补充进入初始卵泡池。

（二）原始卵泡的形成

原始卵泡池由大量的原始卵泡组成。女性的原始卵泡是与生俱来的，新生儿两侧卵巢就有 70 万～200 万个原始卵泡，到青春期约有 4 万个原始卵泡。原始卵泡在孕 15 周的时候开始出现，到出生后 6 个月才完成。

原始卵泡的中央是一个大的初级卵母细胞（primary oocyte），周围是单层扁平的卵泡细胞

（follicular cell），卵泡细胞外侧有薄层的基膜。初级卵母细胞较大，直径30～40μm，细胞核大而圆，染色质细小分散、着色浅、核仁大而明显（图3-6A）。此时卵母细胞已进入第一次减数分裂前期，由于染色体已复制，但并没有从着丝点处分离，因此细胞内的染色体数量仍为2倍体，而DNA总量已达4倍。

在人和猴原始卵泡的集聚过程中有一系列的变化发生，如出现转录因子、透明带蛋白、减数分裂特异酶和神经生长因子。卵原细胞的减数分裂启动是为了保护卵母细胞不闭锁，但孕7个月后它们就不再减数分裂而失去这个作用。因此，在出生后卵巢中通常没有卵原细胞。妇女的育龄期的长短取决于卵巢中原始卵泡的数目。但是目前临床上还没有激素或是其他标志物来检测原始卵泡以预测卵巢储备。

（三）原始卵泡向初级卵泡转化（卵泡生长的开始）

原始卵泡在转化到初级卵泡开始生长期之前一直处于休眠状态。在胎儿时期原始卵泡就开始向生长池中募集，转化为初级卵泡，出生后一直继续，直到卵巢储备枯竭，到绝经的时候仅剩约1000个原始卵泡。一般来说，大家都认为从原始卵泡到初级卵泡转化的过程是一个卵和体细胞（颗粒细胞和卵泡膜细胞）之间非常复杂的多通路的相互作用，而不是单信号通路的作用。它是由卵、体细胞和基质共同完成的过程。因此单个原始卵泡体外培养可能不能存活。不过在这个过程中不需要FSH，因为原始卵泡还未表达FSH受体。在这个过程中，细胞外基质成分和生长因子等也通过自分泌和旁分泌通路发挥重要作用[13]。这些物质中，一部分可以促进原始卵泡的转化，而另一些则抑制其激活，将其维持在原始卵泡池中，二者达到一个动态平衡。

对于激活的因子，通过转基因动物和人卵巢的研究发现TGF-β家族的许多成员如BMP4、BMP7（在卵巢基质细胞或卵泡膜细胞中表达）和GDF9（在卵中表达）发挥重要作用。不过GDF9基因敲除的小鼠表现为不孕是由于所有的卵泡都处于初级卵泡阶段而不再生长。GDF9对于体内原始卵泡向初级卵泡转化的作用还有争议。一个以兔作为模型的研究认为其可以加快转化，而其他使用相同模型的研究却没有发现这一点。

对于TGF-β家族各成员在原始卵泡向初级卵泡的转化中的作用在不同物种的研究中差异较大。比如BMP6和BMP15，在小鼠的研究中这两个基因敲除后卵泡发育正常并且生育力正常。而BMP15的变异会导致羊的不孕以及人的卵巢功能早衰[14]。

除了TGF-β家族还有其他许多生长因子和细胞因子通过旁分泌通路来影响原始卵泡的形成。如Kit配体[5]（kit-ligand，也称壁颗粒细胞表达的干细胞因子，它的受体是卵母细胞和卵胞膜细胞上表达的c-kit）和白血病抑制因子（LIF，表达在壁颗粒细胞上）。LIF也可以刺激原始卵泡颗粒细胞的增殖、卵母细胞生长和卵胞膜细胞从周围基质细胞的募集[15]。

另外，卵胞膜细胞和基质细胞来源的角质化细胞生长因子（KGF，也被称为纤维生长因子7，FGF7）和FGF2目前被认为是促进原始卵泡向初级卵泡转化的调节因素，它们通过上调壁颗粒细胞的KL的表达而起作用[16]。胰岛素也被认为是有促进作用的因子，在以兔作为模型的研究中发现它可以加强KL和LIF的作用。其他一些被发现有卵泡生长启动作用的基因还有Nobox和Foxo3[17-18]。在抑制因子的研究方面，首先从基因修饰的小鼠的实验中大家发现还存在一些维持原始卵泡休眠状态的抑制信号通路。任何抑制信号分子的功能缺失都可能导致卵泡的激活，使得原始卵泡提前从卵泡池中成熟。这些抑制分子包括结节性硬化症蛋白1（tumor suppressor tuberous sclerosis complex 1，Tsc1）、磷酸酯酶活性抑癌基因（phosphatase and tensin homolog deleted on chromosome 10，PTEN）、Foxo3a，p27 and Foxl2等[19-21]。若所有的原始卵泡均提前成熟将必然导致原始卵泡池的枯竭，最终导致卵巢功能早衰（premature ovarian failure，POF）。对于Foxo3a与卵泡的研究发现其敲除的小鼠卵泡全部缺失而致不孕[9]，但是其基因的突变或单个多态性与人的卵巢功能早衰无关[22]。在人的研究中，也没有发现p27与POF相关。只有Foxl2的突变才与人的卵巢功能早衰有关[23]。Foxl2 在原始卵泡向初始卵泡的转化过程中发挥重要作用，主要表现为促使原始卵泡的单层扁平的壁颗粒细胞向柱状细胞转化，以及促进卵母细胞生长和透明带的形成。在小鼠的实验中，Foxl2 突变时原始卵泡形成正常，但其扁平壁颗粒细胞不能完成向柱状细胞的转化。在 Foxl2 缺失的小鼠卵巢中也没有颗粒细胞的分化。这些结果均表明 Foxl2 在原始卵泡激活过程中的重要性。而在这些小鼠中，所有的原始卵泡在出生后 2 周均生长，并且在各级卵泡中均有 GDF9 的表达，这也从另一方面表明了 GDF9 的作用[24]。

PTEN 是一个肿瘤抑制基因，位于人 10 号染色体上，这个基因在许多肿瘤中都缺失。干细胞系上 PTEN 的突变会导致多发性错构瘤综合征（Cowden's disease, multiple hamartoma and neoplasia syndrome），这是一种罕见的自发性疾病，主要表现为皮肤、肠、乳腺和甲状腺的多发性错构瘤，并且乳腺、子宫、甲状腺和脑部肿瘤的发病风险增高。在这些患者中并没有 POF 的发生。

与抑制相关的还有抗苗勒管激素（anti-Mullerian hormone，AMH），它是转化生长因子β（transforming growth factor-beta，TGF-β）家族的成员，是一种双糖蛋白，由生长卵泡的颗粒细胞所分泌[25]。在小鼠的研究中，AMH 缺陷的小鼠原始卵泡的募集加速，提示 AMH 可能对原始卵泡向初级卵泡的转化有抑制作用。36 周的胎儿窦前卵泡的颗粒细胞中开始可以检测到 AMH，青春期浓度最高，到了绝经期则检测不到。而 AMH 在细胞内外的敏感性很高，血液标本就可以得到较好的结果，并且可以反映窦卵泡和卵母细胞的数目。所以现在 AMH 已经成为预测卵巢储备功能的重要标志物。并且有越来越多的证据表明它不仅可以预测卵巢储备功能还可以预测 IVF 结局[26]。

（四）初级卵泡到窦前卵泡和窦卵泡的生长过程

原始卵泡形成之后，卵泡进一步生长。从直径为 40～60μm 的原始卵泡生长为 120～150μm 的窦前卵泡，再继续生长到 >200μm，同时开始在壁颗粒细胞之间出现液体，成为窦卵泡。这个过程的变化主要表现为壁颗粒细胞的扩张——由一层到多层，卵母细胞直径增加，以及基质、透明带和膜细胞的形成。

人的卵泡从初级卵泡的单层颗粒细胞发育到次级卵泡的多层颗粒细胞需要经历很长的时间。而这个过程似乎也是不需要促性腺激素调节的，尽管窦前卵泡上可能会表达 FSH 受体。FSH 可能对窦前卵泡发育有作用，但不是必需的。在促性腺激素缺乏的妇女中很少会发现卵泡颗粒细胞不能从单层变多层。从另一个角度来说，FSH 可以提高移植到免疫缺陷并去势小鼠的卵巢组织的存活率并能够诱导其中的卵泡形成窦卵泡。不过在窦前卵泡体外培养中发现，当培养液中无血清时，FSH 不能发挥这样的作用。这可能与在体内时 FSH 可以与许多内分泌因子相互作用有关。

虽然 FSH 对窦前卵泡发育的作用还有争议，TGF-β 超家族的作用还是比较肯定的。TGF-β 超家族由壁颗粒细胞分泌（激活素），或膜细胞分泌（BMP3 和 BMP7），或两种细胞均分泌（TGF-β），或卵母细胞分泌（GDF9 和 BMP15），在促进原始卵泡发育成窦前卵泡和窦卵泡的过程中起重要作用。

在体外培养实验中，将 GDF9 作用在卵巢皮质上可以显著增加人和猴初级卵泡和次级卵泡的数量，这更说明了 GDF9 在这个阶段的作用。GDF9 基因缺陷的小鼠、GDF9 基因突变的羊中所有的卵泡均停滞在初级卵泡阶段，更进一步说明了 GDF9 对初级卵泡之后的卵泡发育的作用。卵母细胞分泌的另一个促进原始卵泡发育到窦前卵泡和窦卵泡的因子是 BMP15，它主要有促进壁颗粒细胞增殖的作用，其为非 FSH 依赖的过程。大家都知道，BMP15 mRNA 首先在初级卵泡向次级卵泡转化时开始表达，而 GDF9 是在原始卵泡中就有表达。目前，我们还不知道 BMP15 是否可以调节窦卵泡和排卵前卵泡壁颗粒细胞的增殖，但是它可以明显抑制 FSH 受体的表达。有趣的是，卵泡抑素可以中和 BMP15 的作用，而在主导卵泡中有大量卵泡抑素表达，这表明卵泡抑素起到保证主导卵泡壁颗粒细胞中有足够 FSH 受体的作用。

激活素由壁颗粒细胞分泌，有三种形式，即激活素 A、激活素 AB 和激活素 B，其中有生物活性的为激活素 A。研究表明其可以促进小鼠和兔的窦前卵泡的生长和壁颗粒细胞的增殖。

TGF-β 是由壁颗粒细胞和膜细胞共同分泌的。也有三种形式：TGF-β1、TGF-β2 和 TGF-β3。其中 TGF-β3 的表达形式还没有确定。TGF-β1 表达在人原始卵泡的卵母细胞、窦卵泡的膜细胞和壁颗粒细胞中，而 TGF-β2 表达在窦前卵泡/窦卵泡的膜细胞中，以及晚期窦卵泡的壁颗粒细胞中[27]。在壁颗粒细胞、膜细胞和卵母细胞中均有两种受体的表达。这使得很难准确地阐述其在卵泡发育中的作用。不过它至少可以促进猴的壁颗粒细胞增殖、孕激素和雌二醇的产生，以及窦前卵泡的生长，但在人中还没有相关研究。在人的黄素化颗粒细胞的实验中，TGF-β1 和 TGF-β2 可以促进抑制素/激活素 βB 亚单位 mRNA 的表达。另外，TGF-β 在大多数物种有抑制膜细胞甾体激素的作用[27]。小鼠模型表明，AMH 在窦前卵泡中的作用也是抑制其生长。在人类，AMH 首先在初级卵泡中表达，一直持续到窦卵泡中期。次级卵泡、窦前卵泡和 <4mm 的窦卵泡中表达量最多[28]。

窦前卵泡的发育还伴随着卵母细胞和颗粒细胞间缝隙连接的形成。壁颗粒细胞没有直接的血供。基底膜就像一个血-卵泡屏障将卵泡和血管分离开来，壁颗粒细胞的物质交换就要依赖这些缝隙连接。卵泡募集后，卵母细胞就开始表达连接蛋白 37（Cx37），形成缝隙连接，将颗粒细胞与卵母细胞连接起来，小分子的营养物质和信号分子借助缝隙连接在两种细胞之间传递。来源于颗粒细胞的物质不仅对于卵母细胞生长起调节和营养的作用，也可能是促进卵母细胞减数分裂恢复的物质。而卵母细胞产生的信号分子，也可以通过缝隙连接传递给颗粒细胞，促进颗粒细胞增殖，防止颗粒细胞过早分化，维持颗粒细胞的发育。在实验动物中，Cx37 对于卵泡发生和雌性的生育能力是必需的。Cx37 基因突变常造成小鼠雌性不育，卵泡发生会阻滞在初级卵泡阶段，不能发育成熟，颗粒细胞在很早阶段就黄素化，卵母细胞不能发育到具有恢复减数分裂能力的状态。

（五）窦卵泡

随着卵泡内颗粒细胞数目继续增多，开始大量表达促性腺激素受体，卵泡腔出现，卵泡膜细胞形成，这样就形成了窦卵泡。其卵泡腔内含卵泡液，卵泡液由血浆渗出物和卵巢局部分泌物如氨基多糖和类固醇激素等组成。随着卵泡液分泌量增加，卵泡腔进一步扩大，包绕卵母细胞的颗粒细胞被挤到卵泡的一侧，形成突于卵泡腔中的半岛，称为卵丘（cumulus），围绕在卵母细胞周围的几层颗粒细胞呈放射状，称为放射冠（coronal）。初级卵母细胞及其外面的透明带、放射冠和卵丘共同形成卵冠丘复合体（oocyte corona cumulus complex，OCCC）。其余的颗粒细胞则紧贴在卵泡腔周围，形成卵泡壁层颗粒细胞。从窦前卵泡到生长完全的窦卵泡过程，是一个卵巢细胞自分泌/旁分泌和内分泌的调节过程。

卵泡腔形成的早晚与卵泡的发育程度有关。发育快的卵泡，卵泡腔形成较早，而发育晚的卵泡，卵泡腔形成较晚。因此，卵泡腔是否形成以及形成后的大小可作为评定卵泡发育程度的依据。在实验动物中，有两种蛋白质对卵泡腔的形成是必需的，分别是颗粒细胞产生的 SCF 和卵母细胞产生的 Cx37，这两种蛋白缺少任何一种，都不会有卵泡腔形成，这样的雌性也是不育的。通常卵泡腔的大小是与卵泡的大小成比例的。

膜细胞的发生最早出现在初级卵泡阶段，在基膜周围的一些基质细胞开始表达 BMP4，这是分化的膜细胞的标记。随着卵泡发育，膜细胞随后分成两层：内膜细胞和外膜细胞。内膜细胞分化成膜间质细胞，外膜细胞分化成平滑肌细胞。膜细胞的发育还伴随着许多小血管的生成，形成内膜细胞之间丰富的毛细血管网，负责把营养物质和促性腺激素通过基膜运送到正在发育的卵泡，同时把卵泡产生的废物和分泌的物质运送出卵泡。膜细胞在卵巢卵泡发育中的重要作用主要有：①是雄激素合成的主要来源，为颗粒细胞提供合成雌激素的前体；②在猴的模型中，膜细胞来源的 BMP4 和 BMP7 可以促进体内及体外的原始卵泡之后的卵泡生长；③膜细胞通过产生定向生长因子（HGF）和 KGF 与壁颗粒细胞相互作用，这两个因子可以刺激壁颗粒细胞产生 KL。而 KL 又可以反过来促进膜细胞 HGF 和 KGF 的表达[16]；④在窦前卵泡到窦卵泡的快速发育过程中，BMP4 和 BMP7 通过调节 FSH 通路促进雌二醇的合成，同时抑制孕酮合成。但是在无 FSH 时它们没有这个功能。

为了使卵泡发育越过窦前卵泡阶段，颗粒细胞和膜细胞开始表达促性腺激素受体。卵泡刺激素（FSH）和黄体生成素（LH）受体分别表达在颗粒细胞和膜细胞上，通过 FSH 和 LH 的作用协同作用，促进卵泡发育。①FSH 的作用：直接刺激颗粒细胞增殖分化，分泌卵泡液使卵泡生长；刺激自身受体及晚卵泡期颗粒细胞 LH 受体生成；激活颗粒细胞芳香化酶，使雄烯二酮转化为雌二醇，增加雌激素的产生；刺激颗粒细胞分泌胰岛素样生长因子（IGF）及其受体、抑制素（inhibin）、激活素（activin）以及卵泡抑制素（follistatin）等。IGF-Ⅰ和 IGF-Ⅱ被证实可促进体外培养的卵泡发育；激活素和抑制素分别促进和抑制垂体分泌 FSH，卵泡抑制素通过与激活素的 β 亚基相连阻断其与受体的作用，从而抑制激活素的生理作用。②LH 的作用：刺激膜细胞合成雄烯二酮；诱发排卵，促进卵母细胞成熟。

促性腺激素受体在颗粒细胞和膜细胞上的出现导致了雌激素合成的细胞间相互作用的形成，即"双细胞双促性腺激素"学说。首先膜细胞在 LH 的作用下分泌雄激素（睾酮和雄烯二酮），雄激素通过基底膜到达颗粒细胞，在这里雄激素在芳香化酶的作用下被转化成雌激素（雌酮和雌二醇）。雌激素对颗粒细胞有正反馈作用，可刺激颗粒细胞有丝分裂，进而促进卵泡生长。随着卵泡的进一步发育，颗粒细胞 FSH 受体进一步增加，使得窦卵泡对 FSH 变得格外敏感，有利于卵泡生长发育。

每周期募集的窦卵泡，最终只能形成一个优势卵泡。优势卵泡的选择和发育与颗粒细胞分泌的激活素、抑制素以及卵泡抑制素等局部因子和雌激素水平有关。激活素不但能刺激 FSH 分泌，还可以降低卵泡膜细胞雄激素的分泌和颗粒细胞黄体酮分泌，有助于防止不成熟卵泡的黄素化；抑制素通过促进雄激素分泌，间接地增加卵泡雌激素的分泌量，促进分泌雌激素高的卵泡被优势

选择；随着优势卵泡的进一步发育，卵泡抑制素和雌激素分泌增加，进而降低 FSH 的分泌水平，并且优势卵泡还会分泌抑制素，以旁分泌方式作用于周围卵泡，使得未被优势化的卵泡成熟发育受阻，由此参与卵泡选择。实验证明，雌激素在决定优势卵泡形成的过程中起决定性作用。雌激素与 FSH 协同，一方面增加颗粒细胞中 LH 受体分化，同时它又促进颗粒细胞芳香化酶的合成，后者进一步促进颗粒细胞雌激素的合成，形成良性循环。故如果同时启动的一组原始卵泡，其中有一个卵泡比其他卵泡分泌更多的雌激素，这个优势卵泡将进入良性生长的循环，表达较多的 LH 受体，应答垂体 LH 分泌峰的作用，发育为成熟卵泡直至排卵。

卵泡的细胞外基质在卵泡发育过程中起重要作用。内分泌和旁分泌信号可以通过卵泡的细胞外基质（extracellular matrix，ECM）到达卵泡细胞，同时，ECM 分泌的Ⅰ型胶原、Ⅳ型胶原、纤粘连蛋白、层粘连蛋白也通过旁分泌和自分泌的方式来影响颗粒细胞形态、细胞聚集、细胞间通信、细胞增殖、存活及固醇类激素合成，从而调节卵泡发育和维持卵泡空间结构。

（六）成熟卵泡

成熟卵泡即格雷夫卵泡（graafian follicle）。在人类，生长卵泡一般经 12～14d 发育为成熟卵泡，成熟卵泡形成后会很快发生排卵，B 超下观察到的排卵前卵泡形态近似于成熟卵泡。卵泡的成熟受腺垂体分泌 LH 的影响。由于卵泡液的激增，成熟卵泡的体积显著增大，直径可达 20mm 以上，向卵巢表面隆起。核仁逐渐增大、增多、合成活跃，细胞核膨大，称为生发泡（germinal vesicle，GV）（图 3-6A）。成熟卵泡内的卵母细胞在排卵前重新进入减数分裂进程，表现为 GVBD，随后进入第一次减数分裂中期（metaphase Ⅰ，M Ⅰ）（图 3-6B）。

从原始卵泡到优势卵泡的成熟过程可能需要大约 1 年的时间。卵泡在这漫长时期的大部分时间内是以促性腺激素非依赖的方式生长，如前所述，这段时期旁分泌和自分泌细胞因子对卵泡生长起重要作用。卵泡募集后，卵泡细胞受体种类和分布也随之发生变化，受体对激素的反应能力

增强，这个阶段卵泡成熟的推动力来源于内分泌信号。

（七）排卵及调控

随着垂体促性腺激素的大量分泌，窦卵泡进入成熟阶段。此时，卵泡芳香化酶活性进一步增强，雌激素分泌达高峰，它可对大脑神经内分泌中枢产生正反馈效应，使促性腺激素释放增加，从而形成排卵前 LH 峰，LH 峰的形成是促进卵母细胞成熟和卵泡破裂的决定性因素。当 FSH 下降和 LH 上升达到适当浓度和比例时，便引发成熟卵泡的排卵过程。

1. 排卵　排卵前卵泡结构发生明显改变，包括：①卵泡液积聚，卵泡肿胀；②卵泡壁扩张，细胞间质分解；③卵泡膜血管充血，毛细血管通透性增强；④甾体激素、前列腺素产生，并激活蛋白水解酶。此时，OCCC 已从颗粒层脱离，悬浮在卵泡液中，直径约 2 ~ 3mm。排卵时卵泡小斑破裂，OCCC 随着卵泡液缓慢地流出，被输卵管伞端捕获后，进入输卵管壶腹部等待受精。

排卵后卵母细胞旋即完成第一次减数分裂，由一个二倍体细胞变成两个单倍体细胞。卵母细胞的细胞质分裂是不均等的，形成一个大的、与初级卵母细胞形态相似的次级卵母细胞，以及一个小的只有极少细胞质的第一极体（first polar body）。当卵母细胞排出第一极体后，即进入第二次减数分裂，并停留于第二次减数分裂中期（metaphase Ⅱ，M Ⅱ），排卵后的卵母细胞为成熟的卵子，细胞核消失，极体位于卵母细胞与透明带之间的卵周隙内（图 3-6C）。排出的卵子若受

精，方能完成第二次减数分裂，同时排出第二极体。

2. 排卵调控

（1）促性腺激素和甾体激素的作用：LH 峰的出现终止了 FSH 依赖的甾体激素的生成及颗粒细胞的增殖。LH 通过激活 LHR，促进排卵和颗粒细胞黄素化，其分子调控机制涉及卵母细胞内一系列相关激酶的激活。

LH 受体（luteinizing hormone receptor，LHR）表达在卵泡膜细胞和壁层颗粒细胞上，是鸟苷酸结合蛋白（G 蛋白）偶联受体（G protein coupled receptor，GPCR），LH 与受体结合后，与 G 蛋白相互作用，激活腺苷酸环化酶（adenylyl cyclase），产生 cAMP。cAMP 作为第二信使可以激活一系列信号反应和相关激酶，促进排卵相关基因表达，发生卵泡壁溶解，卵泡破裂。

此外，LH 还可能通过激活其他信号途径参与排卵。LH 的刺激可使颗粒细胞内磷酸化水平增加，从而激活了丝氨酸 – 苏氨酸蛋白激酶（serine threonine kinase，AKT）。已经证实，LH 介导的 AKT 磷酸化不依赖于细胞内 cAMP 水平；LH 可以激活 MA10 小鼠 GTP 结合蛋白激酶（全称 RAS），若颗粒细胞 RAS 基因被敲除，则会破坏排卵进程。因此推测 LH 激活 ASK 和 RAS 可能是通过直接或间接激活受体酪氨酸激酶（RTK）系统，从而激活了 PI3K–AKT、RAS–MAPK–RSK 等丝氨酸 – 苏氨酸蛋白激酶信号通路实现的。PI3K（phosphatidylinositol 3–kinase，磷脂酰肌醇 –3 激酶）是生长因子超家族信号转导过程中的重要分子，特异催化磷脂酰肌醇的 3

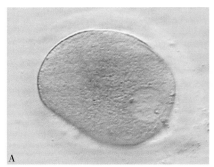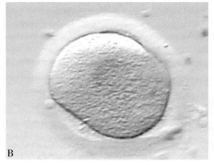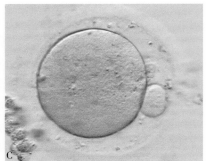

图 3-6　卵母细胞
A. GV 期；B. M Ⅰ 期；C. M Ⅱ 期

位羟基磷酸化，产生具有第二信使作用的肌醇脂物质。该通路的信号转导由 PI3K 始动，AKT 处于该通路的中心环节。下游信号是 RAS 激活的 ERK、RSK 和 mTOR 激活的 S6。FSH 被证实可能参与 RAS 下游激酶信号的激活。

LHR 激活后，还可以与 Gq 结合，激活磷酸酯酶（phospholipase，PLC），增加卵母细胞内 Ca^{2+} 浓度，这个作用现已证实与小鼠的卵母细胞成熟无关，主要与壁层颗粒细胞向黄体细胞分化有关，从而使孕酮分泌增加，进一步加速排卵进程。

（2）神经肌肉机制的作用：在卵泡壁上存在特殊平滑肌和功能性自主神经受体，它们主要分布在成熟卵泡的卵泡外层细胞上。这些特殊平滑肌的细胞质内含有收缩蛋白、肌动蛋白、肌球蛋白。在卵泡破裂部位还可形成微丝、致密体和吞噬体，在人和其他哺乳类的卵巢中有交感神经末梢分布，它们可与特殊平滑肌发生联系，两者间隙小于 100nm。去甲肾上腺素可能是这种神经末梢的递质，它可促使卵泡壁的平滑肌收缩而触发排卵，由此推测自主神经系统可能参与排卵的调节。

（3）前列腺素的作用：在 LH 作用下，成熟卵泡可分泌前列腺素。有实验表明，在兔交配后 8 小时给予吲哚美辛（前列腺素合成抑制剂）可阻断排卵，而注入外源性前列腺素可反转吲哚美辛的抑制作用。前列腺素可能仅与排卵的机械性因素有关，而不影响卵母细胞成熟和甾体激素的合成。

（4）酶性溶解：在卵泡液中可能存在蛋白水解酶、淀粉酶、胶原酶、透明质酸酶等。当卵泡成熟时，这些酶的活性增加，使卵泡在内压恒定的情况下溶解破裂。兔卵泡的超微结构研究表明，在卵泡破裂部位，可形成较多的溶酶体，它可消化细胞外基质。目前还发现排卵前的卵泡中含纤溶酶原，促性腺激素可促使颗粒细胞产生纤溶酶原激活物，使无活性的纤溶酶原变成有活性的纤溶酶，后者作用于基底膜和卵泡膜，催使其溶解。有人认为胶原酶、尿激酶也参与排卵过程。在大鼠的实验中可以得到证实，大鼠卵泡颗粒细胞含有组织型纤溶酶原激活因子；而卵泡膜细胞分离培养时，可以合成尿激酶型纤溶酶原激活因子。

（李敏　卢翠玲）

第3节　减数分裂与卵母细胞成熟

一、卵母细胞减数分裂前的准备

卵母细胞发生是一个复杂的、受各种因子调控的生理过程；卵母细胞发生起始于原始生殖细胞（primordial germ cell，PGC），其来源于胚胎器官形成早期向原始生殖嵴迁移的细胞。原始生殖细胞向原始生殖嵴定向迁移，到达生殖嵴后的原始生殖细胞称为卵原细胞（oogonia）。卵原细胞最显著的特点是同步化程度很高，卵原细胞之间存在细胞间桥，使卵原细胞之间形成一个多核的合胞体。研究发现原始生殖细胞发育过程中胚胎外胚层起源的骨形成蛋白（bone morphogenetic protein，BMP）起重要作用，包括 BMP4、BMP8b、

BMP2。胎儿发育第 3 周时大约存在 100 个左右的原始生殖细胞，这些原始生殖细胞聚集在一起；随后表达 Fragilis 蛋白。Fragilis 进一步诱导 Stella 蛋白大量表达；Stella 蛋白的表达促使原始生殖细胞向生殖嵴迁移，使原始生殖细胞向卵原细胞转化。原始生殖细胞到达生殖嵴时在胎儿发育第 6 周，仅有 10 000 个细胞，随后开始有丝分裂进行增殖；第 8 周时有 600 000 个细胞，第 20 周时达 6 000 000 个细胞，第 28 周时原始生殖细胞停止有丝分裂。婴儿出生时，每侧卵巢大约有 1 000 000 个卵原细胞，青春期时 3000~4000 个细胞具有发育潜能，但是仅有 300~400 个被选择发育为卵母细胞[29]（图 3-7）。

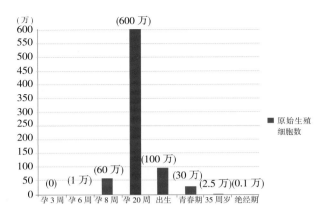

图 3-7　原始生殖细胞的发育变化

减数分裂前的卵原细胞通过细胞间桥连接在一起，8 ~ 13 孕周时开始减数分裂。研究发现 Stra8 基因在卵原细胞有丝分裂向减数分裂过渡过程中起重要作用，敲除 Stra8 基因的小鼠不能开始减数分裂前的 DNA 复制、染色体凝集、联会、重组[30]。开始减数分裂的卵原细胞通常被称为原始卵泡。第一批原始卵泡出现在孕 15 周。原始卵泡由 30 ~ 60μm 的双线期卵母细胞和扁平的前颗粒细胞组成。原始卵泡形成需要大量的转录因子、zona 蛋白、减数分裂特异性酶、神经生长因子等。研究发现 Tsc1（tumor suppressor tuberous sclerosis complex 1）、PTEN（phosphatase and tensin homolog deleted on chromosome 10）、Foxo3a、p27、Foxl2 抑制原始卵泡的持续发育，使其维持在卵母细胞的特定阶段；动物模型实验证实缺失这些蛋白诱导卵泡池（primordial follicles pool）内的卵泡提前发育而导致卵巢功能早衰（premature ovarian failure，POF）。PTEN 是定位于人类 10 号染色体的肿瘤抑制因子，在多种肿瘤内常发现其缺失。PTEN 基因突变引起 Cowden 综合征，其为一种皮肤、消化系统、甲状腺、大脑多发错构瘤的疾病；最新研究提示敲除 PTEN 基因的雌鼠卵泡发育提前。

原始卵泡发育时颗粒细胞分泌 AMH（Anti-

Mullerian hormone，AMH）。AMH 是转化生长因子 β（transforming growth factor-beta，TGF-β）成员之一，36 孕周时窦前卵泡的颗粒细胞内可以检测到 AMH 表达。多中心研究证实 AMH 是评估卵巢储备和预测卵巢功能早衰的标志之一，血液中 AMH 的含量与卵巢内窦前卵泡数目和 IVF 时获卵数有一定相关性[31]。

原始卵泡向初级卵泡（primary follicle）过渡时除了卵母细胞直径的增加（>60μm），颗粒细胞也从扁平颗粒细胞向立方颗粒细胞变化。Foxl2 在颗粒细胞的分化过程中起重要作用。小鼠模型中利用 knock-in 的方式改变 Foxl2 基因的 62 ~ 375 氨基酸序列，尽管原始卵泡可以正常形成，但是颗粒细胞不能向立方颗粒细胞过渡，导致次级卵泡缺失[32]。原始卵泡发育的过程主要是积累各种营养物质，合成储存大量的 RNA 以满足受精后胚胎发育早期的需要。生长卵泡发育时完成第一次减数分裂，排卵前停留在第二次减数分裂中期。生长卵泡发生过程主要包含次级卵泡、窦前卵泡、早期窦卵泡、分泌卵泡等阶段，然后开始第一次减数分裂。

二、MPF 促进卵母细胞细胞周期转换

减数分裂时 DNA 复制一次，细胞分裂两次，是生殖细胞特有的过程（图 3-8）。卵母细胞成

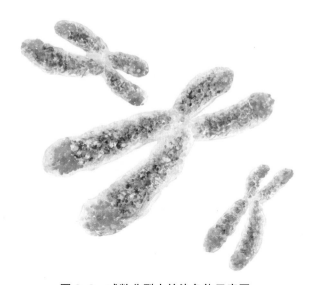

图 3-8　减数分裂中的染色体示意图

熟过程中 GV 期→M I 期和 M I 期→M II 期转换需要成熟促进因子（maturation-promoting factor, MPF）参与。MPF 由催化亚基 P34^{cdc2} 和调节亚基 cyclin B 组成。磷酸化的 P34^{cdc2} 和 cyclin B 组成没有活性的 MPF；当需要 MPF 起作用时，蛋白 cdc25 使 MPF 去磷酸化而变成有活性的 MPF；蛋白 Wee1 可以使 MPF 再次磷酸化。MPF 的合成与降解、活性的增加与减少调节卵母细胞细胞周期进程。研究发现卵母细胞未成熟时 MPF 活性很低，在促性腺激素 FSH、LH 作用下优势卵泡发生生发泡破裂时（germinal vesicle breakdown，GVBD）时 MPF 活性增加并达到最大值；随后卵母细胞进入中期 I（metaphase I，M I）和后期 I（anaphase I），这时的 MPF 活性降低，接着卵母细胞排除第一极体，达到 M II 期（metaphase II，M II），MPF 活性又随之增加，并且维持数小时。卵母细胞受精时，MPF 活性在合子第一次有丝分裂和第二次有丝分裂时达到峰值。

研究发现卵母细胞胞质内存在 cdc2 蛋白，其 161 位的苏氨酸在 cdc2 激酶作用下发生磷酸化，磷酸化的 cdc2 与 cyclin B 结合形成 cdc2-cyclin D 复合物。随后 Wee1 蛋白使 cdc2 蛋白的第 14 位的苏氨酸和 15 位的酪氨酸发生磷酸化，cdc2-cyclin D 复合物处于失活状态[33]。随着卵母细胞发育，失活状态的 PMF 不断积累，当达

到一定程度时开始抑制 Wee1 蛋白活性，同时活化磷酸化酶 cdc25；活化的 cdc25 使 cdc2 蛋白的第 14 位的苏氨酸和 15 位的酪氨酸发生去磷酸化，从而激活 PMF，卵母细胞发生 GVBD，完成 GV 期到 M I 期的过渡。进一步的实验证实 PMF 活化过程中也需要 cyclin B 的磷酸化，抑制 cyclin B 的磷酸化导致卵母细胞 GVBD 严重降低。MAPK、cdc2、c-mos 均可以使 cyclin B1 Ser94、Ser94 和 cyclin B2 Ser90 磷酸化。

在 M I→M II 转换过程中需要 cylclin B 的降解和 MPF 失活，而 cylclin B 降解是 MPF 失活的前提。cylclin B 蛋白 N-末端存在"降解盒"（destruction box，D box），保守性很强。当卵母细胞进入 M I 期后，后期促进复合体（anaphase-promoting complex/cyclosome，APC/C）使泛素化酶结合到 cyclin B 蛋白的"降解盒"，通过泛素化降解系统使 cyclin B 降解。随着 M I 期向后末期的进展，卵母细胞排出第一极体；染色体仍然处于凝集状态，进入第二次减数分裂中期，这时的 MPF 水平逐渐升高，并在 M II 期达到峰值。卵母细胞维持在 M II 期需要细胞静止因子（cytostatic factor，CSF）的参与；研究发现小鼠 M II 期的卵母细胞含有 CSF，CSF 抑制 cyclin B 的降解，使 M II 期的 cyclin B 处于合成与降解的动态平衡状态，从而维持高活性的 MPF 状态（图 3-9）。

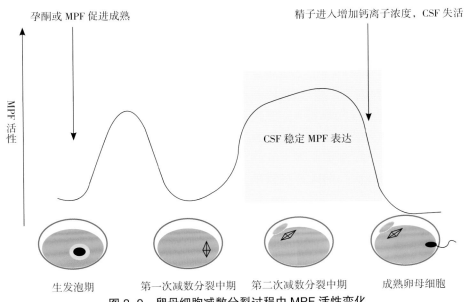

图 3-9　卵母细胞减数分裂过程中 MPF 活性变化

三、卵母细胞减数分裂过程中纺锤体迁移和染色体分离

（一）纺锤体迁移

卵母细胞减数分裂伴随着纺锤体迁移和染色体分离。最近研究表明纺锤体迁移具有肌动蛋白依赖性，尤其需要 Formin 2 和 Arp2/3 蛋白的参与。肌动蛋白聚合抑制剂细胞松弛素 B（cytochalasin B）和 latrunculin 处理卵母细胞阻止了染色体迁移；进一步用肌动蛋白聚合抑制剂 jasplakinolide 处理卵母细胞，同样发现染色体不能向卵母细胞皮质区迁移。敲除 Formin 2（Fmn2-/-）基因的小鼠卵母细胞存在纺锤体迁移缺陷[34]。研究发现 F- 肌动蛋白也参与纺锤体迁移，用 F- 肌动蛋白特异性探针［只能识别肌营养不良蛋白相关蛋白质（Utrophin）的肌动蛋白结合区域，不能识别 G- 肌动蛋白］通过实时成像技术观察到减数分裂时聚集的 F- 肌动蛋白形成网络结构[35]。cdc42 是属于 Rho GTP 酶家族成员的小 G 蛋白，调控细胞内信号转导途径，影响细胞形态、流动性和 DNA 合成。最近研究发现 cdc42 在肌动蛋白的组装和运动过程中发挥作用[36]：cdc42 激活肌球蛋白的轻链激酶（myosin light chain kinase, MLCK），随后磷酸化肌球蛋白调节轻链（regulatory light chain, RLC），促使肌动蛋白 - 肌球蛋白移动。实验证实第一次减数分裂时纺锤体两极可以检测到肌球蛋白的表达，把 cdc42 突变体的 mRNA 注射到卵母细胞，发现阻断了纺锤体的迁移[37]。MAPK/ERK 信号通路也参与纺锤体的迁移，并且具有一定保守性。MAPKKK（MAPK kinase kinase）激酶在卵母细胞内表达，MAPKKK 表达缺失抑制纺锤体迁移；过表达 MAPKKK 导致卵母细胞减数分裂时大极体的形成；MEK1/2 是 MAPKKK 下游激酶，用其特异性抑制剂 U0126 处理卵母细胞，出现大极体排出和纺锤体定位在卵母细胞中间的特异现象[38]。

第一极体排出后，纺锤体需要锚定在卵母细胞皮质区等待受精和第二极体排出。研究发现纺锤体在皮质区锚定需要 Rac 和 Arp2/3 蛋白。Rac 是一种小 GTP 酶蛋白，M I 期和 M II 期在卵母细胞纺锤体与皮质区结合区均可以检测到 Rac 表达。过表达失活的 Rac 蛋白导致了纺锤体从皮质区脱离。同样，M I 期和 M II 期在卵母细胞纺锤体与皮质区结合区也检测到 Arp2/3 复合物的表达。皮质区 Arp2/3 蛋白驱使卵母细胞细胞质内产生"肌动蛋白流"（actin flow），"肌动蛋白流"进一步导致纺锤体向皮质区移动，然后锚定在皮质区。

纺锤体移动过程中伴随着卵母细胞极性的产生。GVBD 发生前皮质颗粒均匀分布在卵母细胞皮质区；GVBD 后伴随着纺锤体的形成，肌动蛋白向皮质区聚集，形成"肌动蛋白帽"（actin cap），标志着卵母细胞出现极性。同时 Rac-GTP、Myo II 和 mPar6 蛋白在"肌动蛋白帽"区聚集，进一步驱使纺锤体向皮质区迁移。

（二）姐妹染色单体分离

纺锤体迁移促使姐妹染色单体分离，异常分离会导致非整倍体产生从而引起不孕不育、自发流产或者先天出生缺陷。姐妹染色单体正确分离需要纺锤体组装检验点（spindle assembly checkpoint，SAC）参与。1989年 Hartwell 和 Weinert 首次提出 SAC 的概念，1991年在出芽酵母中首次发现 SAC 表达，具有特定种属保守性。SAC 由 Mad（mitotic-arrest deficient，Mad）和 Bub（budding uninhibited by benzimidazole，Bub）两个家族组成：Mad 家族成员有 Mad1 和 Mad2，Bub 家族成员有 Bub1、Bub3、BubR1 和 MpsI。SAC 通过 APC/C 的 cdc20 起作用。SAC 主要功能是控制着丝点与纺锤体微管正确连接和张力形成。第一次和第二次减数分裂前中期（pre-metaphase，pre-M I）激活 SAC，进入后期时 SAC 失活，保证染色体的正确分离。SAC 的作用详见图 3-10。

在酵母、线虫、爪蟾、小鼠卵母细胞内均可以检测到 Mad1 蛋白表达。实验发现纺锤体检验点信号从动粒产生，动粒与着丝粒结合并与纺锤体相互作用。减数分裂前中期 Mad1 是第一个定位在动粒的纺锤体检验点蛋白，主要感受微管张力。Mad1 的定位是判断卵母细胞质量的敏感指标。当微管张力消失时，在动力蛋白（dynein）作用下 Mad1 从动粒离开，导致 SAC 激活。减数分裂过程中 Mad1 可以抑制 APC/C 导致中期延迟

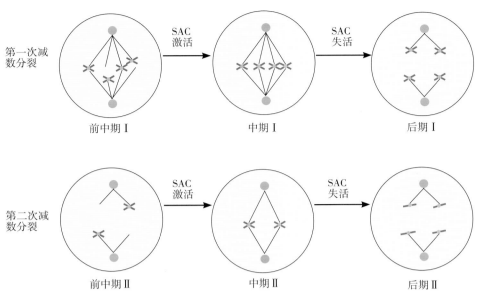

第一次减数分裂   SAC激活 →   SAC失活 →

前中期 I   中期 I   后期 I

第二次减数分裂   SAC激活 →   SAC失活 →

前中期 II   中期 II   后期 II

图3-10   SAC在卵母细胞减数分裂中的作用

（metaphase delay），从而为同源染色单体或者姐妹染色单体分离提供足够时间。注射 Mad1 抗体或者用 RNAi 方法抑制 Mad1 表达，可导致染色体错配和加速中后期转换[39]。

    Mad2 在细胞质和动粒上均有定位，随着减数分裂周期的进程和微管与动粒之间的联系而发生相应变化。当微管与染色体之间的联系受到破坏时，细胞质中的 Mad2 能够被招募到动粒上。人和爪蟾的 Mad2 蛋白均可以结合未与微管附着的动粒，当染色体正确排列后，Mad2 从动粒消失；因此 Mad2 主要感受微管与动粒的黏附。Mad2 动粒的定位需要 Mad1、Bub1 和 BubR1 等蛋白参与。Mad2 是监控减数分裂纺锤体分离最重要的检验点蛋白之一。可通过抗体注射、RNAi 和吗啉代（morpholino，MO）注射的方法来研究 Mad2 功能。当卵母细胞缺失 Mad2 表达时，M I 期时间缩短，纺锤体异常，染色体出现错配，单倍体增加，卵母细胞出现死亡；卵母细胞注射 Mad2 mRNA 诱导 Mad2 过表达时，导致了 M I 期捕获、同源染色体分离受到抑制。Mad1 和 Mad2 通常组成复合物起作用，当着丝点与纺锤体微管正确连接并且在姐妹染色单体之间产生合适张力后，动力蛋白（dynein）驱使 Mad1-Mad2 复合物离开动粒，同时使 cdc20 从 C-Mad2-cdc20 复合物上释放出来；游离的 cdc20 与 APC/C 结合使之活化，活化后的 APC/C 泛素化 Securin；Securin 降解激活了 Separase，进一步导致连接姐妹染色单体着丝粒的 Cohesin 蛋白 1（sister chromatid cohesion protein 1，SCC1）降解，姐妹染色单体之间黏合消失，引发染色体分离和后期启动。

    Bub1 和 BubR1 主要作用是感受姐妹染色单体上着丝点间的张力，促使与纺锤体微管连接的姐妹染色单体上的着丝点分别与来自纺锤体两极的微管连接，从而保证后期染色体能正确分配。Bub3 动粒定位需要 Bub I 参与，Bub I 表达缺失导致微管与动粒之间不能结合和非整倍体产生。MpsI 在精确调控姐妹染色单体分离过程中也起着重要作用，MpsI 作用发挥需要 cyclin E-cdk2 参与。

    第二次减数分裂中期 SAC 蛋白再次定位于动粒，确保姐妹染色单体的正确分离。SAC 作用发挥需要微管与动粒的连接，在两者连接过程中需要 Ndc80 复合物、CPC（chromosomal passenger complex，CPC）、MCAK（mitotic centromere-associated kinesin，MCAK）、KNL1（kinetochore null 1，KNL1）和 Misl2 等蛋白。SAC 在动粒上的定位详见图 3-11。

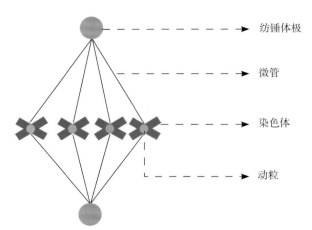

纺锤体极 —— ERK3、Mad1、MCAK、P38、Nedd1、Spindly、Dgrip84、BRCA1

微管

染色体

动粒 —— Bub1、Mad2、MCAK、Bub3、Mis12、Spindly、Survivin、BubR1、INCENP、Ndc80、Spc25

图 3-11 SAC 蛋白动粒定位

四、LH 促进卵母细胞成熟

卵泡发育成熟过程受 FSH、LH 以及众多旁分泌、自分泌生长因子共同调节，是颗粒细胞和卵细胞之间信号交流的结果。正常女性每个月经周期只有一个优势卵泡发育成熟。黄体期末卵巢卵泡池中大约有 5～10 个卵泡被募集，在卵泡刺激素（follicle stimulating hormone，FSH）作用下开始发育。早卵泡期，FSH 诱导卵泡直径增长，卵泡颗粒细胞数量增多，雌激素水平上升，进而颗粒细胞开始表达 LH 受体（LH receptor，LHR），此时 FSH 水平逐渐下降，LH 水平逐渐上升，只有颗粒细胞 FSH 受体和 LH 受体敏感性最强的卵泡被选择出来继续生长（直径 10mm 左右），其他卵泡退化凋亡；优势卵泡选择的过程，是 FSH 和 LH 水平出现变化的时刻，颗粒细胞上 LH 受体表达量是其中的关键因素。中晚卵泡期，优势卵泡主要在 LH 及卵巢内多个生长因子的旁分泌和自分泌共同作用下继续生长并成熟。排卵前高水平的雌激素反馈促进 LH 峰出现，LH 峰诱导卵细胞恢复减数分裂、卵丘复合体扩张、卵泡壁塌陷、颗粒细胞分泌孕激素等，最终排卵发生，黄体形成。LH 及其 LHR 在卵泡发育、优势卵泡选择、卵泡成熟及黄体形成过程中起关键作用。

最近研究发现除了 FSH 和 LH，表皮生长因子（epidermal growth factor，EGF）能够模拟 LH 作用，诱发卵母细胞成熟与排卵。EGF 是含有 53 个氨基酸残基的多肽，包括转化生长因子 α（TGF-α）、双向调节蛋白（amphiregulin，AREG）、表皮调节素（epiregulin，EREG）、β-动物纤维素（betacellulin，BTC）、epigen 和神经调节蛋白（neuregulin）等。hCG 注射或者 LH 处理后 3h 可以诱导卵泡内 EREG、AREG 或者 BTC mRNA 水平升高；进一步用 EREG、AREG 或者 BTC 处理颗粒细胞 - 卵母细胞复合物（cumulus-oocyte complex，COC），发现 EREG、AREG 或者 BTC 可以模拟 LH 作用，诱导颗粒细胞扩张和卵母细胞成熟。MAPK（mitogen-activated protein kinase）是细胞中关键的信号转导蛋白，MAPK 信号通路参与细胞的增殖、分化和凋亡，在细胞应激反应中发挥作用。Fan 等发现 EGF 与 EGFR 受体结合后启动 MAPK 信号通路，诱发卵母细胞成熟和排卵发生；敲除 MAPK3/1（ERK1/2）基因的小鼠颗粒细胞，给予 LH 或者 hCG 刺激小鼠时不能发生排卵，体外培养的卵母细胞不能发生 GVBD[40]。因此 EGFR 调节的 MAPK/ERK 信号通路在卵母细胞发育成熟过程中起重要作用（图 3-12）。

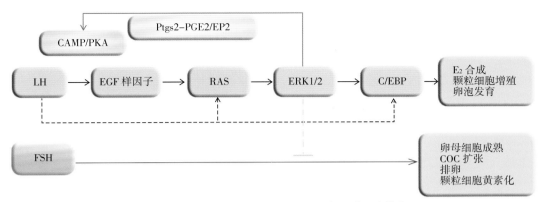

图 3-12　LH 和 EGF 在卵母细胞发育成熟过程中的作用

（林胜利　卢翠玲）

第 4 节　女性生殖细胞的分子调控

一、卵泡发育的分子调控

卵泡发育的调节需要卵母细胞和周边围绕的颗粒细胞之间进行双向信息交流与沟通，卵母细胞合成分泌生物分子来调节颗粒细胞的增生和分化，而颗粒细胞则将促性腺激素的调节作用与身体机能相结合，以调节卵母细胞发育。这些生物分子是卵母细胞和周边体细胞的重要交流纽带，通过内分泌、旁分泌和自分泌的途径发挥作用[41-42]。胰岛素样生长因子家族（insulin-like growth factor family，IGF）、生长激素（growth hormone, GH）、转移生长因子β家族（transforming growth factor-β family，TGF-β）、血管内皮生长因子家族（vascular endothelial growth factor family，VEGF）、表皮生长因子家族（Epidermal growth factor family，EGF）、成纤维细胞生长因子家族（fibroblast growth factor family，FGF）、神经因子家族（neurotrophins family，NT）、细胞因子家族（cytokine family，CK）、脂肪因子家族（adipokine）、内皮素系统（endothelin，EDN）和其他卵巢分泌因子。

（一）卵泡发育生理过程

从始基卵泡募集发育到优势卵泡和排卵的整个过程需要 3~6 个月的时间，分为两个阶段：非促性腺激素（gonadotropin，Gn）依赖期和促性腺激素依赖期[43]。

第一阶段即非 Gn 依赖期。始基卵泡中的卵母细胞停滞于第一次减数分裂期，周边围绕单层扁平颗粒细胞。始基卵泡的生长发育主要依赖于旁分泌和自分泌途径；颗粒细胞产生的许多旁分泌因子，如 kit ligand（KL）、转移生长因子（transforming growth factor，TGF）、表皮生长因子（epidermal growth factor，EGF）、抗苗勒管激素（anti-mullerian hormone，AMH）和卵母细胞产生的自分泌因子如生长分化因子（growth differentiation factor 9，GDF9）、骨形态形成蛋白（bone morphogenetic protein 15，BMP15）等，对卵泡发育起促进或抑制作用[44]。在旁分泌、自分泌和卵母细胞 - 颗粒细胞间的信息传递的共同作用下，始基卵泡的颗粒细胞增殖逐渐增加，依据颗粒细胞层形态分为初级卵泡、次级卵泡和窦前卵泡；卵泡周边的卵巢基质细胞也逐渐分化为围绕卵泡的卵泡膜细胞，建立起间质-上皮细胞联系。卵泡发育非 Gn 依赖期可能需要几个月的时间[45]。

第二阶段即 Gn 依赖期。随着窦前卵泡继续发育，卵泡直径增大，颗粒细胞层数增加，颗粒细胞和卵泡膜细胞等开始表达出卵泡刺激素（follicle stimulating hormone，FSH）受体、黄体生成素（luteinizing hormone，LH）受体、雌激素（estrogen，E）受体和雄激素（androgen）受体[46]。卵母细胞联合 Gn、EGF、生长因子（growth factor，GH）和胰岛素样生长因子（insulin-like growth factor，IGF）等对颗粒细胞进行调节，促使窦前卵泡加快向窦卵泡转变，主要变化特征是颗粒细胞分化为围绕卵母细胞的丘颗粒细胞和壁颗粒细胞[47]；当窦卵泡直径达到 2～5mm 时，Gn 已占调节卵泡发育的主导位置。通常所说的黄体期卵泡募集指的便是此时期的卵泡，在女性的黄体中期，每侧卵巢约有 5～10 个窦卵泡进入下一步发育阶段。卵泡在不断上升的 FSH 刺激下继续发育，同时 LH 刺激卵泡膜细胞合成雄激素，雄激素转运到颗粒细胞。在 FSH 刺激下，芳香化酶将雄激素合成雌激素，此即"双细胞双性腺激素学说"（图 3-13）。早卵泡期，随着窦卵泡逐渐增长，合成雌激素水平升高，反馈性抑制垂体分泌 FSH，使 FSH 减少，FSH 水平略高于阈值水平。只有颗粒细胞表达 FSH 受体占优势的卵泡才能继续发育，其他卵泡因相对缺乏 FSH 刺激而闭锁，即优势卵泡选择。晚卵泡期，在 FSH 诱导下，优势卵泡的颗粒细胞开始表达 LH 受体，此后在 LH 和多种旁分泌因子如 IGF、TGF、EGF、FGF 和 VEGF 的共同作用下，卵泡发育成熟。排卵前，垂体在雌激素正反馈作用下出现 LH 峰，LH 峰诱导卵母细胞恢复减数分裂、卵丘复合体扩张、卵泡壁塌陷，最终排出成熟卵母细胞[48]。卵泡发育 Gn 依赖期约 2 周左右。

（二）胰岛素样生长因子家族

1. 胰岛素样生长因子家族（IGF 家族）、受体及相关蛋白 IGF 家族包括 IGF-Ⅰ、IGF-Ⅱ、IGF 受体Ⅰ/Ⅱ、IGF 结合蛋白（IGF binding protein，IGFBP）以及 IGF 相关的特殊酶类。IGF

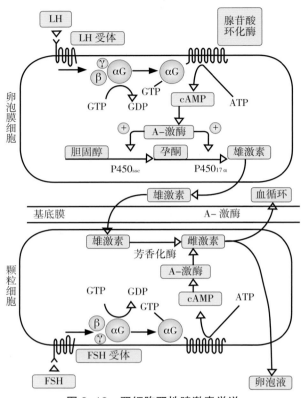

图 3-13 双细胞双性腺激素学说

是具有胰岛素样活性的多功能多肽，IGF-Ⅰ 和 IGF-Ⅱ 分别为 70 个氨基酸和 67 个氨基酸的单链多肽，结构与胰岛素前体类似，血液循环中的 IGF 主要由肝合成，其他器官和组织如卵巢内卵泡膜细胞合成 IGF-Ⅰ，颗粒细胞合成 IGF-Ⅱ。IGF 受体属于跨膜的酪氨酸激酶受体，由 α 和 β 两个亚单位组成，与 IGF 有高度亲和性，介导 IGF 的信号转导。IGFBP 有 6 种分子形式即 IGFBP 1～IGFBP 6，在卵泡膜细胞和颗粒细胞及卵泡液中均有表达，它们也与 IGF 有高度亲和性，是调节 IGF 活性的重要因子，通过与 IGF 结合可以延长 IGF 的半衰期，平衡 IGF 的循环水平，在不同组织细胞中直接调节 IGF 与受体的结合，增强或削弱 IGF 效应。

2. IGF 家族与卵泡发育的关系 IGF 家族是重要的卵巢局部旁分泌和自分泌调节因子。在牛、羊和小鼠等动物的窦前卵泡、窦卵泡和排卵前卵泡的颗粒细胞及卵泡膜细胞均发现 IGF 家族的细胞因子表达，如 IGF-Ⅰ、IGF-Ⅱ 和 IGFBP 等，包括 mRNA 水平和蛋白质水平；人卵巢中小窦卵泡的卵泡膜细胞表达 IGF-Ⅰ和 IGF-Ⅱ。Geisthovel 等报道排卵前卵泡的颗粒细胞 IGF-ⅡmRNA 水平显著上升；Roeiy 等发现优势卵泡的颗粒细胞大量表达 IGF-Ⅱ，未发现 IGF-Ⅰ表达。IGF-Ⅰ受体在颗粒细胞有表达，IGF-Ⅱ受体在卵泡膜细胞和颗粒细胞均有表达。

IGF 可能影响促性腺激素（gonadotropin，Gn）的活性，促进颗粒细胞和卵泡膜细胞的增生和分化，调节激素合成或代谢，参与优势卵泡的选择、卵泡凋亡以及卵母细胞的成熟、卵丘复合体的扩张等过程，通过以上途径调节卵泡发育。同时 IGF 也可以通过调节 GH 的作用间接影响卵泡发育。在原始卵泡活化阶段，当恒河猴受到雄激素刺激后，始基卵泡向初级卵泡转换显著增多，同时始基卵泡中 IGF-Ⅰ表达上升 3 倍，而 IGF-Ⅰ受体表达上升 5 倍；Fortune 等发现在牛卵泡早期发育阶段，对卵泡微环境中 IGF 的浓度呈剂量依赖性，但是当添加 IGF（1ng/ml，10ng/ml 和 100ng/ml）共培养牛卵泡后，未增加始基卵泡向初级卵泡的转换，但是卵泡凋亡的发生率上升；在次级卵泡阶段，将牛、山羊和绵羊等的次级卵泡体外培养时，添加 IGF 可以刺激次级卵泡发育和颗粒细胞或者卵泡膜细胞的激素合成[49]；在窦前卵泡发育阶段，IGF-Ⅰ是卵巢局部重要的调节因子。IGF-Ⅰ基因敲除的小鼠，窦前卵泡 FSH 受体表达显著下降，当连续体外注射 IGF-Ⅰ后，卵泡 FSH 受体表达恢复正常，这提示 IGF-Ⅰ通过促进颗粒细胞 FSH 受体表达上调来放大 FSH 效应；在窦卵泡阶段，IGF 家族同样发挥重要局部调节作用：IGF-Ⅰ敲除的小鼠，大量卵泡停滞在早窦卵泡期，即使给予足量的外源性 FSH，小鼠的卵巢仍没有显著的窦卵泡，不能正常排卵；IGF-Ⅰ可以刺激绵羊直径为 1～3mm 小窦卵泡的颗粒细胞增生，而当窦卵泡直径超过 5mm 时，IGF-Ⅰ刺激颗粒细胞分泌孕酮，由此可见，IGF-Ⅰ针对不同时期不同直径的卵泡作用不同；同时，IGF-Ⅰ能与 FSH 协同促进窦卵泡的发育和激素合成，并且诱导窦卵泡颗粒细胞表面 LH 受体的表达；综上，IGF-Ⅰ对卵泡发育的调节，主要通过激活窦前卵泡的发育，维持小窦卵泡池的数目，募集更多的卵泡进入卵泡发育周期，并且通过降低大的窦卵泡 FSH 敏感性，增加 LH 敏感性来协助优势卵泡的选择过程。IGF-Ⅱ对卵泡发育的调节，主要针对直径大的窦卵泡阶段和优势卵泡期。如 IGF-Ⅱ可以促进牛窦卵泡颗粒细胞的增生，并且促进颗粒细胞雌激素和孕激素的分泌。直径为 8～22mm 的卵泡对 IGF-Ⅱ的反应显著强于直径 1～5mm 的窦卵泡[50]。IGFBP 对调节 IGF 活性发挥重要作用，卵泡微环境内 IGFBP 的变化也会引起卵巢局部 IGF 生物活性的变化，间接影响卵泡发育。如发育正常的 1～2mm 牛卵泡内 IGFBP-2 和 IGFBP-4 水平急剧下降，意味着 IGF 生物活性增强，从而促进卵泡继续生长；而在凋亡的卵泡内，IGFBP-2、IGFBP-4 和 IGFBP-5 表达增加，有活性的 IGF 下降；同时，FSH 能调节 IGFBP 的表达，如在牛卵泡研究中发现 FSH 强烈抑制 IGFBP-2 在颗粒细胞的表达，提示排卵前卵泡 IGFBP 的表达是 FSH 依赖性的。IGF 家族与人类卵泡发育的关联也有较多研究。Young 等将进行 IVF 助孕治疗的女性按照妊娠结局分组，发现成功妊娠的女性卵泡液中 IGF-Ⅰ/IGFBP-3 比值显著高于未妊娠组。Fried 等的研究也同样证实，进行 IVF 助孕获得妊娠的女性，血清和卵泡液中 IGF-Ⅰ/IGFBP-1 比值也显著高于未妊娠女性。Wang 等发现获卵日的卵泡液中 IGF-Ⅱ水平与 D3 胚胎评分呈正相关[51]；这些结论均提示 IGF 家族生物活性升高，有利于提高卵母细胞和胚胎的质量。另外，还有研究发现将人类胚胎与人内膜基质细胞共培养后，胚胎的 IGF-Ⅰ、IGF-Ⅱ和 IGF 受体表达上调，同时囊胚发生率显著升高。

（三）转移生长因子 β 家族

1. 转移生长因子 β 家族（TGF-β 家族）、受体、信号通路及在卵巢的表达　TGF-β 家族是由超过 40 种蛋白分子组成的大家族，它们具有共同的蛋白亚基，参与细胞增殖、分化、黏附、转移和凋亡等过程；TGF-β 家族受体是具有丝氨酸/苏氨酸激酶活性的跨膜糖蛋白，细胞膜内侧富含半胱氨酸；受体分为三类，依次为 1 型、2 型和 3 型，前两类受体参与 TGF-β 家族的信号传递，而 3 型受体不直接参与信号转导，可增强前两种受体与配体的结合能力。当 TGF-β 家族成员与其受体结合后，激活 Smad 信号通路，相关分子依次发生磷酸化，从而使信号持续传递下去；Smad 共有 8 种蛋白结构，不同的 TGF-β 家族配体激活其相应的 Smad 信号分子；TGF-β 家族受体复合体参与调节其他信号通路如 MAPK 通路[52]。

TGF-β 家族中参与卵泡发育调节的分子，近年研究集中在 TGF-β、激活素（activin）、抑制素（inhibin）、生长分化因子（growth differentiation factor，GDF）、骨形态发生蛋白（bone morphogenetic

protein，BMP）和抗苗勒管激素（anti-Müllerian hormone，AMH）等，研究显示多种哺乳动物（包括人类）的卵巢局部（如卵母细胞、卵巢基质细胞等）均表达 TGF-β 家族分子、受体以及 Smad 信号蛋白。这些分子参与始基卵泡募集、激素合成、Gn 受体的表达，卵母细胞成熟、排卵以及黄体形成等卵泡发育的多个过程，不同阶段有不同的 TGF-β 家族分子表达[53]（图 3-14）。TGF-β 家族中多个分子也参与 PCOS 卵泡发育障碍的发病机制。

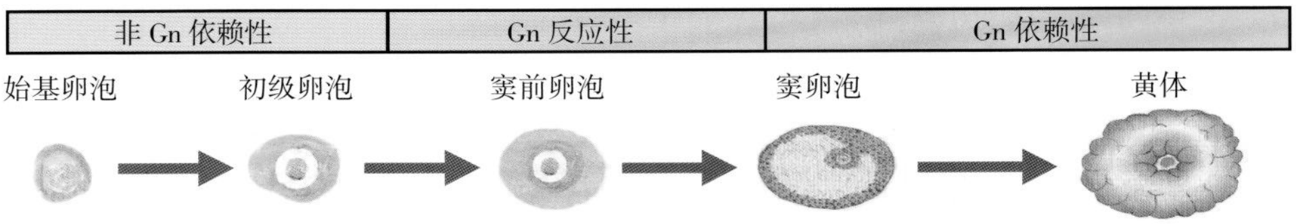

非 Gn 依赖性		Gn 反应性	Gn 依赖性	
始基卵泡	初级卵泡	窦前卵泡	窦卵泡	黄体

配体（主要来源）	始基卵泡	初级-窦前卵泡	窦卵泡	黄体
AMH（初级卵泡到窦卵泡早期阶段的颗粒细胞）	减少始基卵泡的募集	减少颗粒细胞有丝分裂和FSH反应性卵泡生长？	？	？
BMP4 BMP7（间质，卵泡膜细胞）	增加始基卵泡激活	增加颗粒细胞增殖，窦前卵泡生长和卵泡存活	增加基础或FSH诱导的E₂、抑制素和激活素合成；增加颗粒细胞增殖；减少颗粒细胞P4合成；减少基础和LH诱导的卵泡膜细胞雄激素合成	减少颗粒细胞黄素化/闭锁；可能减少排卵
GDF9（始基/初级卵泡阶段卵母细胞）	可能增加始基卵泡形成（羊）？	促进初级卵泡的发育（必需的）	增加颗粒细胞增殖，减少P4合成；增加卵丘扩张；可能调控颗粒细胞对FSH的反应性，影响排卵率（羊）	？
BMP15（始基/初级卵泡阶段卵母细胞）	？	促进初级卵泡的发育（羊中是必需的，但是啮齿类不是必需的）	增加颗粒细胞增殖，减少P4合成；可能调控颗粒细胞对FSH的反应性，影响排卵率（羊）	？
BMP6（始基/初级卵泡阶段卵母细胞和颗粒细胞）	？	？	增加颗粒细胞增殖，减少颗粒细胞P4合成；减少卵泡膜细胞雄激素合成	减少颗粒细胞黄素化/闭锁
TGF-β（卵泡膜细胞、颗粒细胞、卵母细胞）	？	？研究结果有争议	减少卵泡膜细胞LH依赖的雄激素合成；对颗粒细胞作用有争议	在大鼠可能调控催乳素的黄体生成作用；增加人颗粒细胞抑制素/激活素βB亚单位表达
激活素（晚窦前卵泡阶段的颗粒细胞）	？	增加颗粒细胞增殖，增加FSHR和FSH诱导的芳香化酶表达；降低LH诱导的卵泡膜细胞雄激素合成	增加颗粒细胞增殖，增加FSHR和FSH诱导的芳香化酶表达；降低LH诱导的卵泡膜细胞雄激素合成；促进卵母细胞成熟	减少颗粒细胞黄素化/闭锁；减少黄体P4合成
抑制素（窦卵泡阶段的颗粒细胞）	？	？	增加LH诱导的卵泡膜细胞雄激素合成；可能抑制非优势卵泡的生长	可能增加黄体PR合成（只在人/灵长类）

图 3-14　TGF-β 家族在卵泡发育阶段的调控作用

2. TGF-β　TGF-β 包括 3 种分子形式，分别为 TGF-β1、TGF-β2 和 TGF-β3，已有研究证实，三种 TGF-β 分子早在胎儿卵巢组织已出现，早孕期和中孕期胎儿主要在卵母细胞表达，晚孕期的胎儿则出现在前体颗粒细胞，可见 TGF-β 参与极早期的卵泡发育。成人 TGF-β1 首先出现在初级卵泡的卵母细胞上，随后窦前卵泡和窦卵泡的颗粒细胞及卵泡膜细胞也开始表达 TGF-β1，随着卵泡发育长大，表达量增加；TGF-β2 在大的窦前卵泡和窦卵泡的卵泡膜细胞开始出现，窦卵泡直径增大后颗粒细胞才逐渐表达 TGF-β2；TGF-β3 在卵巢的表达规律现在尚未确定。三种形式的 TGF-β 对细胞调节的功能类似。

TGF-β 对不同种属动物的卵泡发育的调节功能不同，起促进或抑制作用。如 TGF-β 可以刺激小鼠颗粒细胞增生，而在牛、羊等动物，TGF-β 对颗粒细胞增生仅有微弱的刺激作用甚至是抑制效果。Roy 等将超促排卵后人颗粒细胞与卵母细胞质量相对应，发现颗粒细胞 TGF-β 受体表达低的卵母细胞质量较好，发育成优质胚胎的概率高，因此作者推测颗粒细胞膜 TGF-β 受体表达下降与 TGF-β 家族对卵泡发育和卵母细胞质量的调节有关。TGF-β 能抑制人的卵泡膜细胞内雄激素合成限速酶 StAR mRNA 和蛋白的表达，使其水平下降，进而使得 LH 刺激雄激素合成的效果减弱，并且这种抑制作用呈现剂量依赖性；但是 TGF-β 对颗粒细胞的效果现在不明确。

3. GDF9 和 BMP15　GDF9 是 TGF-β 的成员之一，它的同类体 GDF9B，又称为 BMP15，与 GDF9 功能接近。多数动物卵巢局部的 GDF9 和 BMP15 只在卵母细胞中合成，有研究报道人的丘颗粒细胞也有少量的 GDF9 mRNA 出现。在人的卵巢中，GDF9 和 BMP15 自初级卵泡阶段出现，后贯穿其后的次级卵泡、窦前卵泡和窦卵泡等卵泡发育阶段。

GDF9 和 BMP15 对卵泡发育的调节，主要体现在窦前卵泡阶段，它们促进卵泡的早期发育。GDF9 基因敲除的小鼠，卵泡发育停滞在初级卵泡阶段，不能继续向前发展，继发性引起血 FSH 和 LH 水平增高，卵巢体积增大，同时出现干细胞因子（SCF）增高、卵泡抑素（follistatin）

和芳香化酶降低等表现，提示 GDF9 是卵泡发育初级阶段重要的局部因素，同时参与下丘脑垂体卵巢轴的反馈活动。BMP15 基因敲除的小鼠，卵泡发育过程相对正常，但是排卵和卵母细胞受精能力损伤，导致不孕；BMP15 基因突变或者蛋白失活的羊卵巢中，卵泡发育停止在初级阶段，血清中 FSH 和 LH 水平略微升高，SCF、follistatin 无显著改变。未成年雌性仓鼠连续注射 7～10 天的重组 GDF9 之后，与对照组相比，卵巢重量增加，同时始基卵泡和窦前卵泡的数量增加 30%～60%，同时卵泡膜细胞数量增多；Wang 等将孕 12 天的仓鼠胎卵巢取出，添加 GDF9 进行体外培养后发现，始基卵泡和初级卵泡的数量显著增加，提示 GDF9 对卵母细胞和卵泡中其他体细胞有积极作用。Hreinsson 等将人卵巢手术过程中的卵巢皮质进行体外培养，添加 GDF9 后，启动发育的始基卵泡比例显著增多，经过 7 天的培养后，约有 53% 的卵泡进入次级卵泡阶段，而对照组仅为 30%。近期，Kedem 取胎儿、青少年和成年女性的卵巢组织后，分为添加 GDF9、BMP15 和两者联合添加三组，体外培养后，三组的始基卵泡募集进入发育期的卵泡显著增多，并且细胞增殖与剂量正相关，其中 GDF9 组与 BMP15 组相比，卵泡凋亡率低，而 17β- 雌二醇释放增加，提示 GDF9 和 BMP15 均参与始基卵泡募集，前者的作用更强[54]。综上，GDF9 和 BMP15 是始基卵泡至窦前卵泡阶段卵母细胞和前体颗粒细胞的重要调节因子。

GDF9 和 BMP15 对窦卵泡直至排卵前卵泡都有促进作用，可以刺激颗粒细胞和卵泡膜细胞的增生、丘颗粒细胞的扩张以及影响 FSH 和 LH 对颗粒细胞的功能。将重组的 GDF9 与大鼠窦卵泡和排卵前卵泡颗粒细胞共培养，可以明显刺激颗粒细胞增殖，使其数目增多。GDF9 有抑制 FSH 刺激颗粒细胞分泌雌激素和孕激素的效果，并且 GDF9 能削减 FSH 诱导颗粒细胞表达 LH 受体的能力，这提示 GDF9 可以直接刺激颗粒细胞增殖，但是减弱 FSH 对颗粒细胞的调节作用。BMP15 可以刺激大鼠颗粒细胞增生，并且这种促增殖能力不依赖于 FSH 独立存在。虽然 BMP15 对颗粒细胞激素合成无影响，但是它可以抑制 FSH 对孕激素合成的效果，对 FSH 刺激雌激素合成效果无影响。Yamamoto 将 IVF 治疗的女性获卵日的黄体颗粒细胞添加重组 GDF9 体外培养后，发现 GDF9 对 8-Br-cAMP 刺激的孕酮产生有抑制作用，同时引起芳香化酶活性下降，导致雌激素合成下降；该研究同时观察到 GDF9 除刺激人卵泡膜细胞增殖外，还能抑制卵泡膜细胞的孕酮、17α- 羟孕酮和脱氢表雄酮的产生；另外在黄体颗粒细胞检测到 GDF9 mRNA 和蛋白表达。Huang 等最近也报道在 IVF 时的人黄体颗粒细胞内发现 GDF9 mRNA 和蛋白表达，并且发现 GDF9 的表达与 hCG 注射日的优势卵泡数目有重要的相关性，提示 GDF9 参与 IVF 周期中卵泡发育的调节 [55]。

4. 抑制素（inhibin）、激活素（activin）和卵泡抑素（follistatin） 抑制素蛋白分子结构由 α 和 β 两个亚基组成，根据 β 亚基不同分为抑制素 A 和抑制素 B，而 β 亚基之间相互结合又构成激活素（activin），也包括两种活性形式激活素 A 和激活素 B。抑制素和激活素自初级卵泡阶段即开始出现，主要由颗粒细胞合成，小直径卵泡主要分泌激活素，而大直径卵泡则合成抑制素为主，它们参与卵泡发育、颗粒细胞增殖和垂体 FSH 分泌的反馈调节 [56]。激活素和抑制素的许多功能相反，如激活素削弱卵泡膜细胞 LH 依赖的雄激素合成、增加颗粒细胞对 FSH 的反应性。而抑制素可以加强 LH 促进卵泡膜细胞合成雄激素的作用，以保证优势卵泡颗粒细胞中有充足的底物来进行雌激素合成，又可以反馈性抑制垂体 FSH 的分泌，有助于优势卵泡的选择。同时抑制素随女性月经周期而规律性波动，晚卵泡期上升后反馈抑制垂体 FSH 的合成与分泌，从而进行优势卵泡的选择，黄体中期时达高峰，随后下降，对 FSH 抑制减少，FSH 重新上升，进行下一个周期的卵泡募集，Schneyer 认为优势卵泡的选择是卵泡微环境从激活素为主过渡到抑制素为主的一个过程。卵泡抑素（follistatin）又称为激活素结合蛋白，能调节激活素的循环游离水平，从而间接影响卵泡发育过程。

（四）表皮生长因子家族

1. 表皮生长因子家族（EGF 家族）、受体、信号通路及在卵巢的表达 EGF 家族除 EGF 外，还包括 amphiregulin（AREG）、epiregulin（EREG）、beta-cellulin（BTC）、epigen 和 neuregulin，这些分子多数由 50～80 个氨基酸残基组成，由各自的前体加工而来，蛋白一级结构上有 30% 左右的同源性，所以又称为 EGF 样（EGF-like）生长因子 [17]。EGF 家族成员都能与 EGF 受体（EGF receptor，EGFR）相结合进行信号传递。EGFR 有四种活性形式，即 EGFR1、EGFR2、EGFR3、EGFR4。其中 EGFR1 能与多数 EGF 家族结合；EGFR 属于跨膜酪氨酸激酶受体，分为细胞外区、跨膜区及细胞内区，其中胞外区与配体结合后引起 EGFR 结构改变，形成同源二聚体后激活胞内区的酪氨酸激酶，后者与 ATP 结合发生受体酪氨酸底物自身磷酸化后，引起下一级多种效应蛋白和酶的活化，激活多个信号通路，如 RAF-MEK-MAPK 和 PAK-JNKK-JNK 通路，进而发挥生物作用。EGF 家族具有相似的生物学功能，即参与细胞增殖、迁移和分化等，与细胞再生、肿瘤的发生和转移关系密切。近年发现 EGF 家族在生殖系统同样发挥重要作用，如调节卵泡发育和维持生精功能等 [57]。人的 EGF 家族及 EGFR 从始基卵泡到排卵前卵泡的整个发育阶段均有表达，并且随着卵泡直径增大表达逐渐增强。颗粒细胞与卵泡膜细胞均可以合成与分泌 EGF，提示 EGF 家族可能参与调节整个阶段的卵泡发育。但是凋亡卵泡的颗粒细胞不再表达 EGF，仅在卵泡膜细胞表达。早孕期和中孕期胎儿卵巢的 EGF 和 EGFR 免疫组化均呈阳性，卵母细胞的染色强于卵巢基质，提示 EGF 参与极早期的卵泡发育调节。

2. LH、FSH 与 EGF 家族的联系及在卵泡发育中的作用 近年来关于 EGF 样生长因子在卵泡发育过程中尤其是排卵时的功能有些重要发现和新认识。LH 峰是诱发卵母细胞成熟、卵丘复合体扩张、卵泡壁塌陷等排卵一系列事件的主要因素，但是丘颗粒细胞 LHR 表达很少或没有 LHR 的表达，那么需要一种或几种因子作为中间信息传递物质。2004 年 *Science* 的一篇报道发现 LH 首先引起小鼠壁颗粒细胞分泌 EGF 家族中的 AREG、EREG 和 BTC，后者继续作用于丘颗粒细胞，将 LH 峰的效应传递下去，诱发排卵，并且单独的 AREG 等 EGF 样生长因子能模拟 LH 的功能，促卵泡成熟，由此可见 EGF 样生长因子是 LH 峰和卵泡成熟之间的重要桥梁，但是 EGF 本身并无此作用[48]。同年发现人 IVF 取卵时的黄体颗粒细胞在 LH 刺激下，AREG 和 EREG 与孕酮同步分泌增加。FSH 也能引起上述因子上升但是幅度弱于 LH。当给予毛喉素（forskolin）激活 cAMP 后，同样出现 AREG 和 EREG 的增加，因此推测 AREG 和 EREG 是人类排卵和黄体形成的信号通路中的重要参与因子。当给予体外培养的大鼠卵泡 LH 时，AREG、EREG 和 BTC mRNA 水平上升且在 3h 到达高峰，且排卵相关的基因如大鼠乙酰透明质酸合酶 2（hyaluronan synthase-2）和环氧化酶 2（cycloxygenase-2）等表达上调，但是若 LH 与 EGFR 受体阻断剂同时添加时，上述现象消失；直接在培养体系中添加这三种 EGF 样因子时，均能模拟 LH 峰的效应，BTC 的效果略微弱于前两者，因此作者推测 LH 通过某种机制引起

卵泡胞膜上的 EGF 样因子释放增加。Jamnongjit 则通过小鼠卵泡复合体研究推测 LH 激活 MMP 介导的相关酶类，后者对卵泡膜细胞细胞膜上的 EGF 家族前体剪切后释放 EGF 家族成员，激活颗粒细胞 EGFR，引起合成激素如孕酮和其他生长因子增加，才能继续诱发卵母细胞成熟（图 3-15）。Romero 将小鼠窦前卵泡进行体外培养（这些窦前卵泡可以表达 LHR），分为两组，一组添加 LH 与加拉定（galardin，可以抑制内源性 EGF 样生长因子释放），另一组添加 LH、加拉定与 EGF 后，发现未添加 EGF 组 LH 诱导的卵母细胞成熟不充分，同时丘颗粒细胞的 Hsd3b1、Adamts1 和 Has2 基因表达也与 EGF 组不同，因此提示 EGF 家族除能作为 LH 重要的传递因子外，还可以保护丘颗粒细胞不被 LH 提前黄素化[58]。Reizel 发现 EGFR 呈持续的活性形式，不断激活下游的 ERK 信号通路是 LH 促进卵母细胞减数恢复的必需条件之一[59]。

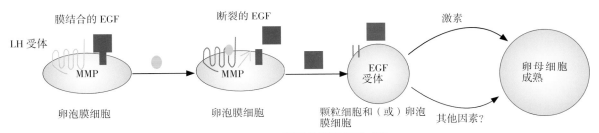

图 3-15　Gn 诱导的卵母细胞成熟

　　FSH 也通过 EGF 信号通路来促进卵泡成熟。当给予 FSH 或者 AREG 时，COC 的老鼠 GV 期卵母细胞能继续发育成熟，但是裸卵无显著变化。若先加入 EGFR 阻断剂再添加 FSH 或者 AREG 时，不能诱发 COC 的 GV 期卵母细胞成熟，PKC 和 cAMP 的效果也同样被抑制，因此推测 EGF 信号通路是 FSH、PKC 和 cAMP 促卵母细胞成熟的重要途径。猪的卵丘复合体（cumulus-oocyte complex，COC）体外培养时，添加 FSH 后 AREG 和 EREG 分泌显著上升，在 2～4 个小时到达高峰，BTC 无显著变化；FSH、AREG 和 EREG 均能刺激 COC 内卵丘扩张相关基因表达增加，并促进卵母细胞成熟。FSH 的刺激效果更为强烈，但是经 AREG 和 EREG 刺

激后的卵母细胞发育成为优质囊胚的概率要大于 FSH 或 FSH 与 LH 联合刺激，然而 AREG 和 EREG 并不能刺激丘颗粒细胞产生 CYP11A 和孕酮，因此作者推测 AREG 和 EREG 具有部分 FSH 的功能但不是全部[60]。Negishi 培养早卵泡期的未成熟人颗粒细胞时，发现 FSH 刺激 AREG mRNA 上升的首要条件是 LHR 的表达，并且 AREG 可以刺激孕酮的合成，这也提示 AREG 也有促颗粒细胞分化的功能。另一研究提示 FSH 促牛卵母细胞成熟时，需要先激活 PKC 信号通路，进而才能激活 EGF 信号[61]。

　　AREG 和 EGFR 同时突变的小鼠在给予 LH 后卵母细胞成熟的规律消失，卵丘扩张和排卵的基因也不再表达，小鼠表现为不孕[62]。EREG 突

变的小鼠经 Gn 诱发的卵母细胞减数分裂显著下降，卵丘扩张数及排卵数目也显著减少，Gn 刺激 AREG mRNA 及 EGFR 的磷酸化也同样减少，因此推测 EREG 是 AREG 发挥作用的必要因素[63]。

关于 LH 与 FSH 激活 EGF 家族的中间信号传递过程及激活后的效应，也有很多研究。Panigone 发现在添加 LH 后 30 分钟，小鼠卵泡 AREG 和 EREG mRNA 水平开始上升，到 2 小时达到高峰，EGFR 的磷酸化也是 30 分钟后开始上升，2 小时达到高峰[64]。近期进一步的研究提示 LH 激活小鼠颗粒细胞释放 EGF 样后，后者激活 EGFR 后的效应是关闭缝隙连接并降低卵泡的 cGMP 水平，这两种改变均是卵母细胞减数分裂恢复的必要因素[65]。羊 COC 体外成熟时添加 EGF 后，丘颗粒细胞的 EGFR 磷酸化和 MAPK 激酶活性形式显著增多，并且呈 EGF 培养时间和添加剂量依赖性，当给予 EGFR 阻断剂后再添加 EGF 上述现象消失，卵母细胞 EGFR 无变化，提示 EGF 的主要作用对象是丘颗粒细胞。Shimada 发现 FSH 刺激 Ptgs2 突变和孕酮受体突变的小鼠时，EGF 样生长因子上升不明显，认为 Ptgs2 突变和孕酮受体是调节 EGF 样生长因子的重要的旁分泌和自分泌因子[66]。

3. EGF 家族对卵泡体外培养的影响　体外实验中，EGF 样生长因子促进卵泡的发育和成熟。Ben-Ami 在 IVM 的人 GV 期卵泡培养液中加入 AREG 和 EREG 共培养 24 小时后 MⅡ期的卵细胞显著多于未添加组，虽然两组的卵裂率、受精率和胚胎评分相似，但是添加 AREG 组 GV 期卵母细胞在 D2 和 D3 发育为胚胎的数目显著增多，提示 EGF 样生长因子对 GV 期卵泡的成熟有重要的促进作用[67]。有研究者在恒河猴的 IVM 培养体系中单纯添加 EGF 卵母细胞变化不明显，若加入 EGFR 阻断剂后发现 MⅡ期卵母细胞减少，卵丘扩张下降并且胚胎率降低，提示 EGFR 活化是卵泡成熟的重要因素，同时提取颗粒细胞发现 EGF 样生长因子表达增加，认为 EGF 样生长因子而非 EGF 引起的 EGFR 活化促进了卵泡的成熟[68]。

关于卵泡液中 EGF 样生长因子的研究，现在尚无明确定论。1989 年发现人排卵前的卵泡液中的 EGF 浓度约为血清浓度的 50%，推测

卵泡液中的 EGF 多数是由血清中扩散入内的。Andersen 曾报道随着卵泡直径增长，卵泡液中 EGF 浓度逐渐下降。卵泡液 EGF 浓度与 IVF 临床妊娠的关联报道不一，有研究认为负相关而另有研究提示无显著相关性[69]。随着 EGF 样生长因子的功能逐渐被认识，在卵泡液中的角色也逐渐被发掘。Inoue 首次发现经 IVF 治疗过程中，注射 hCG 诱导卵泡成熟后的人卵泡液中富含 AREG，约为血清的 3000 倍以上，浓度也显著高于 EGF，同时报道卵泡液中 AREG 浓度与受精率和卵泡液 hCG 水平负相关，与胚胎质量无相关性[70]。Zamah 报道经 IVF 超促排卵后获得的卵泡液中，注射 hCG 诱发卵泡成熟前几乎检测不到 AREG，注射 hCG 后 AREG 浓度显著升高至血清的上千倍，AREG、EREG 和 BTC mRNA 在壁颗粒细胞和丘颗粒细胞均能检测到，但是前者的表达量远远高于后者；将富含 AREG 的人卵泡液添加到小鼠 COC 培养体系中，显著促进 COC 扩张率和卵母细胞成熟；与 Inoue 不同的是，该研究发现卵泡液中 AREG 浓度高则人的卵母细胞发育成为优质胚胎的可能性增大，两者呈正相关[71]。Humaidan 则报道 IVF 末期，诱发卵泡最终成熟的方式会影响卵泡液中 AREG 的浓度，如 hCG 模拟 LH 峰组的卵泡液 AREG 浓度显著高于 GnRH-a 诱导组，也高于自然卵泡成熟组[72]。本实验室的研究数据提示不同的超促排卵方案可能会影响卵泡液中 AREG 的浓度，如超长方案和长方案的卵泡液中 AREG 浓度高于拮抗剂方案和短方案，并且 AREG 的浓度与可抑制胚胎数正相关，未发现与卵泡液 hCG 的相关性[73]。

（五）成纤维细胞生长因子家族

1. 成纤维细胞生长因子家族（FGF 家族）、受体、信号通路及在卵巢的表达　FGF 家族至少包括 23 个因子或癌基因的产物，多数由 150 ~ 200 个氨基酸组成，它们在一级的氨基酸序列上有 20% ~ 50% 的同源性及类似的生物学功能，在促进胚胎发育、细胞生长、组织形成与修复、炎症、血栓形成、肿瘤发生与转移等生理及病理过程中起重要作用。对成纤维细胞、上皮细胞、血管内皮细胞有促增殖和分裂作

用。FGF 受体（FGFR）包含六种活性形式，即 FGFR1~FGFR6，其中 FGFR1~FGFR4 属于酪氨酸激酶型受体，有细胞内酪氨酸蛋白激酶活性结构域、跨膜区以及细胞外区 3 个片段，当 FGFR 与配体结合引发结构二聚体化，导致二聚体复合物中的特定酪氨酸残基发生自体磷酸化，进一步激活细胞内信号级联反应，如 Ras 途径、Src 家族的酪氨酸激酶、磷脂酶（PLC）途径、磷脂酰肌醇 3 激酶系统（IP3 K）和 Ca^{2+} 途径向细胞内传递信号。

现今发现 FGF 系列中，与卵泡发育关系比较密切的有 FGF2、FGF8 和 FGF10，其中 FGF2 又称为碱性 FGF（bFGF）。bFGF 主要在卵母细胞合成，胎儿和成人的始基卵泡、初级卵泡、次级卵泡至窦卵泡都有表达，另外在成人初级和次级卵泡的颗粒细胞也发现 bFGF。FGFR2、FGFR3 和 FGFR4 在始基卵泡至窦卵泡阶段的颗粒细胞表达，bFGF 和 FGFR2、FGFR3、FGFR4 在卵巢髓质都有出现，但是 FGFR1 在卵巢髓质、卵母细胞和颗粒细胞均未出现。Quennell 发现成人卵巢皮质表达 bFGF，随着小卵泡直径增长，bFGF 在卵泡中的表达逐渐下降。

2. FGF 家族与卵泡发育的关联 bFGF 促进早期卵泡发育。Garor 将胎儿和成人卵巢组织与 bFGF 共培养 4 周后，无血清培养液的组别中进入发育期的卵泡数显著增多，高浓度（100ng/ml 和 300ng/ml）bFGF 的效果更加明显。培养 2 周时雌激素含量显著升高，但是当加入 bFGF 抑制剂后雌激素水平下降，这提示 bFGF 能促进卵泡发育过程和雌激素合成[74]。Nilsson 等发现卵母细胞产生的 bFGF 作用于周边的体细胞，如 bFGF 可以明显刺激牛颗粒细胞和卵泡膜细胞的增生，并且 bFGF 也能刺激大鼠始基卵泡募集进入卵泡发育阶段，经 bFGF 刺激的大鼠卵巢含 85% 的发育期卵泡而对照组只有 50%，因此认为 bFGF 在早期卵泡募集和发育中发挥重要作用。在鸡卵泡颗粒细胞层 FGFR1 表达丰富，加入 bFGF 共培养 8~24 小时后颗粒细胞增生显著，并且呈剂量和时间依赖关系，另外 PKC 途径是 bFGF 发挥此项功能的重要途径。

bFGF 在卵泡发育晚期也发挥一定作用。Berisha 选 10~20mm 的牛晚期卵泡，发现随着卵泡增长，卵泡膜细胞上大量表达 bFGF 和 FGFR，两者在颗粒细胞表达较弱且与卵泡直径无关联，因此作者推测 bFGF 也参与优势卵泡选择和生长。Zhang 等发现牛 IVM-COC 培育时，加入 FGFR 拮抗剂阻断信号通路，虽然卵裂率不受影响，但是 D3 胚胎数和 D7 囊胚数显著下降，提示 FGF 信号是保证卵母细胞完整性的重要参与因子。bFGF 也影响颗粒细胞 LHR 的表达，高浓度如 10^{-10}mol/L 到 4×10^{-8}mol/L 的 bFGF 能抑制 FSH 诱导大鼠颗粒细胞 LHR，并且在 24~96 个小时的颗粒细胞增生期都表现为抑制现象，提示 bFGF 在卵泡成熟时可能参与颗粒细胞分化，影响其对 FSH 和 LH 刺激的反应。Seli 等未发现女性围排卵期的卵泡液和腹腔体液中的 bFGF 与生育结局无联系，腹腔体液中 bFGF 的浓度在月经周期中变化不大，但是卵泡液中 bFGF 却抑制鼠的胚胎发育和孵化。

FGF10 也能促进卵泡发育。牛晚卵泡期的丘颗粒细胞主要表达 FGFR1，而卵母细胞表达 FGFR2。牛 COC 体外成熟时，添加 FGF10 后卵母细胞减数分裂和丘颗粒细胞扩张显著增加，虽然胚胎的卵裂率无变化，但是 D3 胚胎和 D7 囊胚数目显著增加，同时 FGF10 还能影响卵母细胞 BMP15 的合成与分泌，这些结果提示 FGF10 在卵泡发育中也发挥重要作用[75]。FGF10 同样能促进羊的始基卵泡募集进入卵泡发育程序和窦卵泡的发育。近期发现卵母细胞分泌的 FGF8，与卵母细胞分泌的其他因子如 BMP 系列协同合作来调整卵泡发育[76]。FGF8 通过激活 ERK 通路，抑制大鼠颗粒细胞中 FSH 诱导的雌激素合成过程，同时能促进颗粒细胞 BMP-Smad 信号来协同调节颗粒细胞激素合成，最终影响卵泡发育[77]（图 3-16）。FGF 家族与人卵泡发育的关系需要进一步研究。

（六）血管内皮生长因子家族

1. 血管内皮生长因子家族（VEGF 家族）、受体、信号通路及在卵巢的表达 VEGF 是一种二聚体糖蛋白，包括 7 个成员，VEGF-A、VEGF-B、VEGF-C、VEGF-D、VEGF-E、VEGF-F 和胎盘生长因子（placeta growth factor, PIGF），它们的相对分子量 34 000~45 000，它

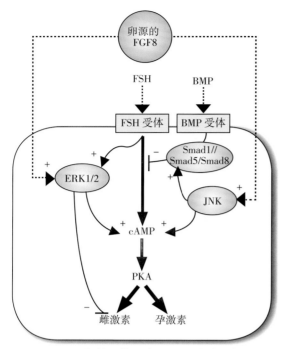

图 3-16　FGF8 调控颗粒细胞 FSH 诱导的激素合成机制

们能特异性作用于血管内皮细胞，诱导血管生长、血管形成、内皮细胞增殖迁移，增加血管通透性。血管内皮生长因子受体（VEGF receptor，VEGFR）是细胞膜受体，有两种活性形式 VEGFR1 和 VEGFR2，VEGFR1 又称为 fms 样酪氨酸激酶受体（fms-like tyrosine kinase-1，Flt-1），VEGFR2 又称为胎肝激酶-1/ 激酶插入区受体（fetal liver kinase-1/kinase insert domain-containing receptor，Flk-1/KDR），属于酪氨酸激酶亚家族。同 EGFR 和 FGFR 一样，分为胞外区、跨膜区及膜内区三部分，当与配体结合后引起胞内酪氨酸激酶激活，从而激活胞内多条传导通路。VEGF 家族与肿瘤生长及转移、创伤愈合和组织器官的发育密切相关，如与生殖相关的胚胎组织、胎盘、增殖期的子宫内膜、黄体等。由于这些组织生长发育和血管生成的需要，VEGF 的表达呈较高水平。VEGFA、VEGFR1 和 VEGFR2 在胎儿、青少年和成年女性窦前卵泡的卵母细胞、颗粒细胞和基质细胞均表达，提示 VEGF 家族可能在早期卵泡发育中起作用[78]。

2. 内分泌源性 VEGF（endocrine gland-derived VEGF）　2001 年发现一种新的内皮细胞促有丝分裂素 EG-VEGF，它具有组织特异性，属于

prokineticin（PK）家族成员，也称为 PK1，主要表达在分泌类固醇激素的器官，如卵巢、睾丸、肾上腺和胎盘组织。EG-VEGF 也有两种受体——EG-VEGFR1 和 EG-VEGFR2，两者具有 80%～90% 的同源性，皆属于 G 蛋白偶联受体，与配体结合后引发 MAPK 和 PIP-3 信号等途径。EG-VEGF 选择性地作用于内分泌腺的毛细血管内皮组织，诱导内皮细胞增殖、迁移和形成膜孔，加速激素流入血液，便于发挥激素的全身或者局部的内分泌功能。人卵巢类固醇激素合成细胞——颗粒细胞大量表达 EG-VEGF。人卵泡和黄体 EG-VEGF 的表达时间与 VEGF 互补，共同协调卵泡发育和黄体形成时的血管生成。

3. VEGF、EG-VEGF 与卵泡发育的关系　VEGF、EG-VEGF 可能通过影响卵巢血液供应来影响卵泡发育过程。如前所述，卵泡发育需要血管构建和血液供应，因此 VEGF 与卵泡发育密切相关。人卵泡直径增长，卵泡液中 VEGF 浓度同时上升，卵泡直径达到 18～20mm 时卵泡液中 VEGF 也同时达到浓度顶峰，提示 VEGF 参与卵泡发育调节[79]。Gutman 等发现 IVF 治疗的女性卵泡发育到晚卵泡期时，给予 FSH，同时加基因重组 LH 促排卵，结果发现卵泡液中 VEGFA/sFlt-1 显著上升，但是血清 VEGFA/sFlt-1 并无变化，这提示 LH 可能通过促进 VEGF 活性，促进局部血管建立，有助于诱发排卵[80]。将人卵泡液与颗粒细胞分泌液分别培养血管内皮细胞后发现，两种液体均能抑制内皮细胞 VEGF 受体 sFlt-1 的表达，因而 Gruemmer 推测卵泡颗粒细胞通过控制 sFlt-1 的表达来增加 VEGF 的活性形式。

VEGF、EG-VEGF 与 OHSS 的发生有显著的正相关性。增高的 VEGF 增加血管通透性，渗出增多。体外培养 OHSS 患者的黄体颗粒细胞，添加 hCG 刺激产生的 VEGF 显著高于无 OHSS 者，同时 OHSS 卵泡液与血清中 VEGF 浓度也显著高于未发生 OHSS 者。多数研究发现 OHSS 与 VEGF 浓度正相关，但也有不同观点。Gao 等报道与非 OHSS 患者相比 OHSS 患者卵泡液和血清中 VEGF 和 EG-VEGF 浓度低，且与血清雌激素水平负相关，同时卵泡液 EG-VEGF 浓度在轻度 OHSS 和中度 OHSS 中存在区别，而 VEGF 无差异，因此作者推测卵泡液 EG-VEGF 浓度更能准

确预测 OHSS 发生[81]。最新研究显示 VEGF 在生育力保存行卵巢再移植时发挥重要功能，VEGF 与维生素 E 可以显著提高供体卵巢组织再移植回受体后的存活率[82]。

（七）神经因子家族

1. 神经因子家族（NT 家族）、受体及卵巢表达　神经因子家族包括 NGF、脑源性神经营养因子（brain derived neurophic factor，BDNF）和胶质细胞源性神经营养因子（glial cell line-derived neurotrophic factor，GDNF）。NGF 是一种含有 α、β 和 γ 三种亚基的多聚体，其中 β 亚基有 NGF 生物学活性，α 和 γ 亚基维持 β 亚基的稳定性。NF 受体（NT receptor）有两种，即高亲和力的 Trk 和低亲和力的 P75。具有高度亲和性的 Trk 又包括三种形式：TrkA、TrkB 和 TrkC，与 NT 家族一部分成员如 NGF、BDNF、NT3 和 NT4/5 等选择性结合，如 TNF 与 TrkA 结合，BDNF 与 TrkB 结合等。Trk 为具酪氨酸激酶活性的膜受体，激活后可以激活细胞内后续的 RAS/MAPK 通路等；P75 属于肿瘤坏死受体家族，与 NT 家族成员普遍具有相同程度的低亲和力。NT 除在神经系统发挥功能外，与肿瘤的增殖、分化、凋亡和血管再生等也有密切关系。

近年发现 NT 家族也在生殖系统起作用。自胎儿至成人卵巢中均可以见到 NGF、受体 TrkA 和 P75 的表达。NGF 主要表达在卵母细胞和颗粒细胞。后来发现 NGF 及其受体 TrkA 在人窦前卵泡、窦卵泡的卵泡膜细胞也有表达。BDNF 在人丘颗粒细胞和卵泡液中出现，并且 BDNF 能促进卵母细胞成熟，它的特异性受体 TrkB 表达在卵母细胞膜。后期研究提示 BDNF、NT4/5 及受体 TrkB 主要在卵母细胞表达，颗粒细胞也有出现[83]。NGF、BDNF、NT4/5 和 NT3 及受体 TrkA、TrkB 和 TrkC 在排卵前卵泡的壁颗粒细胞和丘颗粒细胞均呈阳性表达，Trk 还在未受精的卵母细胞表达[84]。NT4/5 和 NT3 也在进行 IVF 治疗的女性卵泡液中出现。胎儿、青少年和成人卵巢中均可见到 GDNF 及其受体 GDNF-α1 的表达，GDNF 主要是在胎儿卵母细胞和青少年、成人的卵母细胞和颗粒细胞表达[85]。这些均提示 NT 家族参与卵泡发育的旁分泌和自分泌调节。

2. NT 家族与卵泡发育的关系　NT 家族能促进卵泡非 Gn 依赖期的发育，如促进始基卵泡早期发育和募集等[86]。近期发现胎儿卵巢中 GDNF 表达随着孕周增大而上调，尤其在始基卵泡形成阶段显著增加。早孕期胎儿卵巢 GDNF 在围绕原始生殖干细胞的体细胞内表达，后来孕 20 周时胎儿卵巢始基卵泡出现 GDNF[87]。BDNF 能增加人窦卵泡 IVM-COC 时发育成 MⅡ期卵母细胞和优质胚胎的概率[88]。NGF 与颗粒细胞共培养 18 小时后，颗粒细胞 FSHR mRNA 出现上调，同时颗粒细胞分泌雌激素显著增多，NGF 可能直接促进雌激素合成或者间接增加 FSHR，同时 NGF 还能抑制孕酮合成，防止卵泡提前黄素化[89]。NT 家族与卵巢卵泡储备相关，IVF 治疗子宫内膜异位症和卵巢功能减退患者的卵泡液 BDNF 水平低于正常女性，卵泡液 NGF 水平恰恰相反[90]。另一研究显示壁颗粒细胞和丘颗粒细胞 TrkA mRNA 水平与获卵数和 AMH 水平呈正相关，同时 BDNF 和 TrkB 在丘颗粒细胞表达高于壁颗粒细胞，提示低 TrkA mRNA 水平反映卵巢功能减退[91]。北京大学第三医院生殖医学中心研究发现 FSH 和 hCG 能促进人颗粒细胞 BDNF 和 GDNF 的分泌，并且 BDNF 和 GDNF 能促进卵泡发育到 MⅡ期[92]。

（八）脂肪因子家族

脂肪组织是全身重要的内分泌和免疫器官，可分泌多种分子如瘦素、脂联素、抵抗素、内脂素、内脏脂肪特异性丝氨酸蛋白酶抑制剂、肿瘤坏死因子 α 和白介素 6 等，统称为脂肪因子，广泛调节机体的糖脂代谢、血压和炎性反应等多种功能，同时参与卵泡发育过程中的营养和能量提供。

1. 瘦素（leptin）　瘦素由肥胖基因编码 167 个氨基酸组成，主要功能是促使食欲降低，增加机体能量消耗，从而减轻体重，同时增加交感神经活性，使大量的储存能量转变成热能释放[93]。瘦素能调节垂体 FSH 和 LH 的分泌，同时在卵泡局部也有瘦素受体的表达，提示瘦素也直接参与卵泡发育和成熟调控。敲除瘦素基因的小鼠，窦前卵泡和早期窦卵泡的颗粒细胞凋亡显著增加，凋亡因子 Fas 和 FasL 表达增加，阻碍卵泡发育，导致卵泡闭锁。瘦素能通过促进卵巢局部血管生成，促进卵泡发育。研究证明小鼠促排卵时，给予瘦素注射后胚胎数目和质量显著上升，卵巢局部血管生成的重要因子 VEGF 表达量上调[94]。

2. 脂联素（adiponectin）　脂联素是迄今为止唯一一种在脂肪容量增大时分泌反而减少的白色脂肪组织蛋白产物。脂联素能增加胰岛素敏感性，促进糖脂代谢，抑制糖异生和肝糖输出，促进葡萄糖向肌肉细胞内转运和脂肪酸的摄取代谢，并且降低游离脂肪酸的水平。低脂联素血症与胰岛素抵抗、炎症、脂代谢紊乱和心血管疾病相关，脂联素是有益于人体代谢的脂肪因子。现在发现人颗粒细胞表达脂联素受体。脂联素能加强 IGF-Ⅰ诱导颗粒细胞分泌雌激素和孕激素的能力[95]。脂联素能协同胰岛素和 Gn 促进排卵前卵泡发育和卵母细胞成熟[96]。

3. 肿瘤坏死因子 α（TNF-α）　脂肪组织中巨噬细胞是脂肪组织 TNF-α 的主要来源。巨噬细胞的含量与脂肪细胞体积、体质指数呈正相关。肥胖患者和肥胖动物模型的脂肪组织 TNF-α 均过度表达，TNF-α 能调节骨骼肌和肝胰岛素代谢的信号通路，还能促进颗粒细胞增生。

（九）内皮素系统

内皮素（endothelin，EDN）是由 21 个氨基酸残基组成的生物活性多肽，有三种活性形式：EDN1、EDN2 和 EDN3。EDN 能强烈收缩血管，还可促进细胞有丝分裂、抗凋亡和调节神经生长因子表达等，同时参与胚胎的发育。EDN 受体（endothelin receptor，EDNR）有两种：EDNRA 和 EDNRB。EDN1 主要在颗粒细胞、黄体细胞和卵巢内皮细胞表达，而 EDN2 主要在颗粒细胞表达，它们的受体 EDNRA 和 EDNAB 主要在颗粒细胞、卵泡膜细胞和平滑肌细胞表达。EDN 家族参与卵泡发育过程，包括：①参与卵泡发育和募集；②参与排卵这一动作，即卵泡肌肉收缩过程[97]。排卵前卵泡表达 EDN1、EDN2、EDNRA 和 EDNRB 的 mRNA，未见 EDN3 的表达。EDNRA 主要表达在卵泡膜细胞内外层的肌肉细胞，而 EDNRB 主要表达在卵泡膜层，这些提示 EDN 家族参与排卵这一过程[98]。

在 LH 峰刺激后，EDN1 能够促进排卵前卵泡 GVBD 的形成，有利于卵母细胞减数分裂的启动，同时发现 EDN1 受体在壁颗粒细胞和丘颗粒细胞均有表达，内皮素通过 MAPK/ERK 信号通路起作用，提示 EDN1 参与了 LH 诱导的卵母细胞成熟过程。进行 IVF 治疗的女性成功妊娠组卵泡液中 ET-1 的浓度低于未妊娠组，卵泡液 ET-1 与窦卵泡数目和卵巢体积成反比。

二、小结

综上所述，从始基卵泡启动，到初级卵泡、次级卵泡、窦前卵泡、窦卵泡直至成熟卵泡并排卵的发育过程中，多种生长家族分子参与其中的调控。随着科技发展和研究的深入，会发现更多参与卵泡发育的因子，为更好地理解卵泡发育过程和体外模拟、体外培养卵泡发育提供有力依据。

（刘娜娜　卢翠玲）

参考文献

[1] Saitou M, Barton SC, Surani MA. A molecular programme for the specification of germ cell fate in mice. Nature, 2002, 418(6895):293-300.

[2] DeFelici M. Regulation of primordial germ cell development in the mouse. Int J Dev Biol, 2000, 44(6):575-580.

[3] Nadler JJ, Braun RE. Fanconi anemia complementation group c is required for proliferation of murine primordial germ cells. Genesis, 2000, 27(3):117-123.

[4] Molyneaux KA, Wang Y, Schaible K, et al. Transcriptional profiling identifies genes differentially expressed during and after migration in murine primordial germ cells. Gene Expr Patterns, 2004, 4(2):167-181.

[5] Dudley BM, Runyan C, Takeuchi Y, et al. BMP signaling regulates PGC numbers and motility in organ culture. Mech Dev, 2007, 124(1):68-77.

[6] Takeuchi Y, Molyneaux K, Runyan C, et al. The roles of FGF signaling in germ cell migration in the mouse. Development, 2005, 132(24):5399-5409.

[7] Kawase E, Hashimoto K, Pedersen RA. Autocrine and paracrine mechanisms regulating primordial germ cell proliferation. Mol Reprod Dev, 2004, 68(1):5-16.

[8] Blume-Jensen J, Jiang G, Hyman R, et al. Kit/Stem Cell Factor receptor-induced activation of phosphatidylinositol 3-kinase is essential for male fertility. Nat Genet, 2000, 24(2):157-162.

[9] Farini D, La Sala G, Tedesco M, et al. Chemoattractant action and molecular signaling pathways of Kit ligand on mouse primordial germ cells. Dev Biol, 2007, 306(2):572–583.

[10] Moe-Behrens H, Klinger FG, Eskild W, et al. Akt/PTEN signaling mediates estrogen-dependent proliferation of primordial germ cells in vitro. Mol Endocrinol, 2003,17(12):2630–2638.

[11] Kristensen SG, Rasmussen A, Byskov AG, et al. Isolation of pre-antral follicles from human ovarian medulla tissue. Hum Reprod, 2011, 26(1):157–166.

[12] Oktem O, Urman B. Understanding follicle growth in vivo. Hum Reprod, 2010, 25(12):2944–2954.

[13] Eppig JJ. Oocyte control of ovarian follicular development and function in mammals. Reproduction, 2001, 122(6):829–838.

[14] Galloway SM, McNatty KP, Cambridge LM, et al. Mutations in an oocyte-derived growth factor gene (BMP15) cause increased ovulation rate and infertility in a dosage-sensitive manner. Nat Genet, 2000, 25(3):279–283.

[15] Nilsson EE, Skinner MK. Kit ligand and basic fibroblast growth factor interactions in the induction of ovarian primordial to primary follicle transition. Mol Cell Endocrinol, 2004, 214(1–2):19–25.

[16] Kezele P, Nilsson EE, Skinner MK. Keratinocyte growth factor acts as a mesenchymal factor that promotes ovarian primordial to primary follicle transition. Biol Reprod, 2005, 73(5):967–973.

[17] Rajkovic A, Pangas SA, Ballow D, et al. NOBOX deficiency disrupts early folliculogenesis and oocyte-specific gene expression. Science, 2004, 305(5687):1157–1159.

[18] John GB, Gallardo TD, Shirley LJ, et al. Foxo3 is a PI3K-dependent molecular switch controlling the initiation of oocyte growth. Dev Biol, 2008, 321(1):197–204.

[19] Castrillon DH, Miao L, Kollipara R, et al. Suppression of ovarian follicle activation in mice by the transcription factor Foxo3a. Science, 2003, 301(5630):215–218.

[20] Reddy P, Liu L, Adhikari D, et al. Oocyte-specific deletion of Pten causes premature activation of the primordial follicle pool. Science, 2008, 319(5863):611–613.

[21] Adhikari D, Zheng W, Shen Y, et al. Tsc/mTORC1 signaling in oocytes governs the quiescence and activation of primordial follicles. Hum Mol Genet, 2010, 19(3):397–410.

[22] Gallardo TD, John GB, Bradshaw K, et al. Sequence variation at the human FOXO3 locus: a study of premature ovarian failure and primary amenorrhea. Hum Reprod, 2008, 23(1):216–221.

[23] Crisponi L, Deiana M, Loi A, et al. The putative forkhead transcription factor FOXL2 is mutated in blepharophimosis/ptosis/epicanthus inversus syndrome. Nat Genet, 2001, 27(2):159–166.

[24] Schmidt D, Ovitt CE, Anlag K, et al. The murine winged-helix transcription factor Foxl2 is required for granulosa cell differentiation and ovary maintenance. Development, 2004, 131(4):933–942.

[25] Visser JA, Themmen AP. Anti-Mullerian hormone and folliculogenesis. Mol Cell Endocrinol, 2005, 234(1–2):81–86.

[26] Ebner T, Sommergruber M, Moser M, et al. Basal level of anti-Mullerian hormone is associated with oocyte quality in stimulated cycles. Hum Reprod, 2006, 21(8):2022–2026.

[27] Juengel JL, McNatty KP. The role of proteins of the transforming growth factor-beta superfamily in the intraovarian regulation of follicular development. Hum Reprod Update, 2005, 11(2):143–160.

[28] Weenen C, Laven JS, Von Bergh AR, et al. Anti-Mullerian hormone expression pattern in the human ovary: potential implications for initial and cyclic follicle recruitment. Mol Hum Reprod, 2004, 10(2):77–83.

[29] Oktem O, Oktay K. The ovary: anatomy and function throughout human life. Ann NY Acad Sci, 2008, 1127:1–9.

[30] Baltus AE, Menke DB, Hu YC, et al. In germ cells of mouse embryonic ovaries, the decision to enter meiosis precedes premeiotic DNA replication. Nat Genet, 2006, 38(12):1430–1434.

[31] Ebner T, Sommergruber M, Moser M, et al. Basal level of anti-Mullerian hormone is associated with oocyte quality in stimulated cycles. Hum Reprod, 2006, 21(8):2022–2026.

[32] Schmidt D, Ovitt CE, Anlag K, et al. The murine winged-helix transcription factor Foxl2 is required for granulosa cell differentiation and ovary maintenance. Development, 2004, 131(4):933–942.

[33] Tang W, Wu JQ, Guo Y, et al. Cdc2 and Mos regulate Emi2 stability to promote the meiosis I–meiosis II transition. Mol Biol Cell, 2008, 19(8):3536–3543.

[34] Dumont J, Million K, Sunderland K, et al. Formin-2 is required for spindle migration and for the late steps of cytokinesis in mouse oocytes. Dev Biol, 2007, 301(1):254–265.

[35] Burkel BM, von Dassow G, Bement WM. Versatile fluorescent probes for actin filaments based on the actin-binding domain of utrophin, Cell Motil Cytoskeleton, 2007, 64(11):822–832.

[36] Matsumura F. Regulation of myosin II during cytokinesis in higher eukaryotes. Trends Cell Biol, 2005, 15(7):371–377.

[37] Na J, Zernicka-Goetz M. Asymmetric positioning and organization of the meiotic spindle of mouse oocytes requires CDC42 function. Curr Biol, 2006, 16(12):1249–1254.

[38] Yu L-Z, Xiong B, Gao WX, et al. MEK1/2 regulates microtubule organization, spindle pole tethering and asymmetric division during mouse oocyte meiotic maturation. Cell Cycle, 2007, 6 (3):330–338.

[39] Tunquist BJ, Eyers PA, Chen LG, et al. Spindle checkpoint proteins Mad1 and Mad2 are required for

cytostatic factor–mediated metaphase arrest. J Cell Biol, 2003, 163(6):1231–1242.

[40] Fan HY, Liu Z, Shimada M, et al. MAPK3/1 (ERK1/2) in ovarian granulosa cells are essential for female fertility. Science, 2009, 324(5929):938–941.

[41] Qiao J, Feng HL. Extra– and intra–ovarian factors in polycystic ovary syndrome: impact on oocyte maturation and embryo developmental competence. Hum Reprod Update, 2011, 17(1):17–33.

[42] Matzuk MM, Burns KH, Viveiros MM, et al. Inter cellular communication in the mammalian ovary: oocytes carry the conversation. Science, 2002, 296(5576): 2178–2180.

[43] Dumesic DA, Padmanabhan V, Abbott DH. Polycystic ovary syndrome and oocyte developmental competence. Obstet Gynecol Surv, 2008, 63(1):39–48.

[44] Hutt KJ, McLaughlin EA, Holland MK. Kit ligand and c–Kit have diverse roles in mammalian oogenesis and folliculogenesis. Mol Hum Reprod, 2006, 12(2):61–69.

[45] Franks S, Stark J, Hardy K. Follicle dynamics and anovulation in polycystic ovary syndrome. Hum Reprod Update, 2008, 14(4):367–378.

[46] Rice S, Ojha K, Whitehead S, et al. Stage–specific expression of androgen receptor, follicle–stimulating hormone receptor, and anti–mullerian hormone type II receptor in single, isolated, humanpreantral follicles: relevance to polycystic ovaries. J Clin Endocrinol Metab, 2007, 92:1034–1040.

[47] Silva JR, Figueiredo JR, Van den Hurk R. Involvement of growth hormone (GH) and insulin–like growth factor (IGF) system in ovarian folliculogenesis. Theriogenology, 2009, 71(8):1193–1120.

[48] Park JY, Su YQ, Ariga M, et al. EGF–Like Growth Factors As Mediators of LH Action in the Ovulatory Follicle. Science, 2004, 303(5658):682–694.

[49] Thomas FH, Campbell BK, Armstrong DG, et al. Effects of IGF–I bioavailability on bovine preantral follicular development in vitro. Reproduction, 2007, 133(6):1121–1218.

[50] Spicer LJ, Aad PY. Insulin–like growth factor (IGF) 2 stimulates steroidogenesis and mitosis of bovine granulosa cells through the IGF1 receptor: role of follicle–stimulating hormone and IGF2 receptor. Biol Reprod, 2007,77(1):18–27.

[51] Wang TH, Chang CL, Wu HM, et al. Insulin–like growth factor–II (IGF–II), IGF–binding protein–3 (IGFBP–3), and IGFBP–4 in follicular fluid are associated with oocyte maturation and embryo development. Fertil Steril, 2006, 86(5):1392–1401.

[52] Derynck R, Zhang YE. Smad–dependent and Smad–independent pathways in TGF–b family signalling. Nature, 2003, 425(6958):577–584.

[53] Knight PG, Glister C. TGF–beta superfamily members and ovarian follicle development. Reproduction, 2006, 132(2):191–206.

[54] Kedem A, Fisch B, Garor R, et al. Growth diffe–rentiating factor 9 (GDF9) and bone morphogenetic protein 15 both activate development of human primordial follicles in vitro, with seemingly more beneficial effects of GDF9. J Clin Endocrinol Metab, 2011, 96(8):1246–1254.

[55] Huang HY, Wang HS, Chan SH, et al. Granulosa–lutein cell growth differentiation factor–9 (GDF–9) messenger RNA and protein expression in in vitro fertilization (IVF) cycles: relation to characteristics of ovulation induction and IVF. Fertil Steril, 2009, 91(Suppl 4):1583–1585.

[56] Pangas SA, Jorgez CJ, Tran M, et al. Intraovarian activins are required for female fertility. Mol Endocrinol, 2007, 21(10):2458–2471.

[57] Conti M, Hsieh M, Park JY, et al. Role of the epidermal growth factor network in ovarian follicles. Mol Endocrinol, 2006, 20(4):715–723.

[58] Romero S, Sánchez F, Adriaenssens T, et al. Mouse cumulus–oocyte complexes from in vitro–cultured preantral follicles suggest an anti–luteinizing role for the EGF cascade in the cumulus cells. Biol Reprod, 2011, 84(6):1164–1170.

[59] Reizel Y, Elbaz J, Dekel N. Sustained activity of the EGF receptor is an absolute requisite for LH–induced oocyte maturation and cumulus expansion. Mol Endocrinol, 2010, 24(2):402–411.

[60] Procházka R, Petlach M, Nagyová E, et al. Effect of epidermal growth factor–like peptides on pig cumulus cell expansion, oocyte maturation, and acquisition of developmental competence in vitro: comparison with gonadotropins. Reproduction, 2011, 141(4):425–435.

[61] Chen X, Zhou B, Yan J, et al. Epidermal growth factor receptor activation by protein kinase C is necessary for FSH–induced meiotic resumption in porcine cumulus–oocyte complexes. J Endocrinol, 2008, 197(2):409–419.

[62] Hsieh M, Lee D, Panigone S, et al. Luteinizing hormone–dependent activation of the epidermal growth factor network is essential for ovulation. Mol Cell Biol, 2007, 27(5):1914–1924.

[63] Kim K, Lee H, Threadgill DW, et al. Epiregulin–dependent amphiregulin expression and ERBB2 signaling are involved in luteinizing hormone–induced paracrine signaling pathways in mouse ovary. Biochem Biophys Res Commun, 2011, 405(2):319–324.

[64] Panigone S, Hsieh M, Fu M, et al. Luteinizing hormone signaling in preovulatory follicles involves early activation of the epidermal growth factor receptor pathway. Mol Endocrinol, 2008, 22(4):924–936.

[65] Norris RP, Freudzon M, Nikolaev VO, et al. Epidermal growth factor receptor kinase activity is required for gap junction closure and for part of the decrease in ovarian follicle cGMP in response to LH. Reproduction, 2010, 140(5):655–662.

[66] Shimada M, Hernandez-Gonzalez I, Gonzalez-Robayna I, et al. Paracrine and autocrine regulation

of epidermal growth factor—like factors in cumulus oocyte complexes and granulosa cells: key roles for prostaglandin synthase 2 and progesterone receptor. Mol Endocrinol, 2006, 20(6):1352—1365.

[67] Ben—Ami I, Komsky A, Bern O, et al. In vitro maturation of human germinal vesicle—stage oocytes: role of epidermal growth factor—like growth factors in the culture medium. Hum Reprod, 2011, 26(1):76—81.

[68] Nyholt De Prada JK, Lee YS, Latham KE, et al. Role for cumulus cell—produced EGF—like ligands during primate oocyte maturation in vitro. Am J Physiol Endocrinol Metab, 2009, 296(5):1049—1058.

[69] Hsieh M, Zamah AM, Conti M. Epidermal growth factor—like growth factors in the follicular fluid: role in oocyte development and maturation. Semin Reprod Med, 2009, 27(1):52—61.

[70] Inoue Y, Miyamoto S, Fukami T, et al. Amphiregulin is much more abundantly expressed than transforming growth factor—alpha and epidermal growth factor in human follicular fluid obtained from patients undergoing in vitro fertilization—embryo transfer. Fertil Steril, 2009, 91(4):1035—1041.

[71] Zamah AM, Hsieh M, Chen J, et al. Human oocyte maturation is dependent on LH—stimulated accumulation of the epidermal growth factor—like growth factor, amphiregulin. Hum Reprod, 2010, 25(10):2569—2578.

[72] Humaidan P, Westergaard LG, Mikkelsen AL, et al. Levels of the epidermal growth factor—like peptide amphiregulin in follicular fluid reflect the mode of triggering ovulation: a comparison between gonadotrophin—releasing hormone agonist and urinary human chorionic gonadotrophin. Fertil Steril, 2011, 95(6):2034—2038.

[73] Liu N, Ma Y, Li R, et al. Comparison of follicular fluid amphiregulin and EGF concentrations in patients undergoing IVF with different stimulation protocols. Endocrine, 2012, 42(3):708—716.

[74] Garor R, Abir R, Erman A, et al. Effects of basic fibroblast growth factor on in vitro development of human ovarian primordial follicles. Fertil Steril, 2009, 91(Suppl 5):1967—1975.

[75] Zhang K, Hansen PJ, Ealy AD. Fibroblast growth factor 10 enhances bovine oocyte maturation and developmental competence in vitro. Reproduction, 2010, 140(6):815—826.

[76] Su YQ, Sugiura K, Eppig JJ. Mouse oocyte control of granulosa cell development and function: paracrine regulation of cumulus cell metabolism. Semin Reprod Med, 2009, 27(1):32—42.

[77] Miyoshi T, Otsuka F, Yamashita M, et al. Functional relationship between fibroblast growth factor—8 and bone morphogenetic proteins in regulating steroidogenesis by rat granulosa cells. Mol Cell Endocrinol, 2010, 325(1—2):84—92.

[78] Abir R, Ao A, Zhang XY, et al. Vascular endothelial growth factor A and its two receptors in human preantral follicles from fetuses, girls, and women. Fertil Steril, 2010, 93(7):2337—2347.

[79] Nishigaki A, Okada H, Okamoto R, et al. Concentrations of stromal cell—derived factor—1 and vascular endothelial growth factor in relation to the diameter of human follicles. Fertil Steril, 2011, 95(2):742—746.

[80] Gutman G, Barak V, Maslovitz S, et al. Regulation of vascular endothelial growth factor—A and its soluble receptor sFlt—1 by luteinizing hormone in vivo: implication for ovarian follicle angiogenesis. Fertil Steril, 2008, 89(4):922—926.

[81] Gao MZ, Zhao XM, Sun ZG, et al. Endocrine gland—derived vascular endothelial growth factor concentrations in follicular fluid and serum may predict ovarian hyperstimulation syndrome in women undergoing controlled ovarian hyperstimulation. Fertil Steril, 2011, 95(2):673—678.

[82] Friedman O, Orvieto R, Fisch B, et al. Possible improvements in human ovarian grafting by various host and graft treatments. Hum Reprod, 2012, 27(2):474—482.

[83] Harel S, Jin S, Fisch B, et al. Tyrosine kinase B receptor and its activated neurotrophins in ovaries from human fetuses and adults. Mol Hum Reprod, 2006, 12(6):357—365.

[84] Seifer DB, Feng B, Shelden RM. Immunocytochemical evidence for the presence and location of the neurotrophin—Trk receptor family in adult human preovulatory ovarian follicles. Am J Obstet Gynecol, 2006, 194(4):1129—1134.

[85] Farhi J, Ao A, Fisch B, et al. Glial cell line—derived neurotrophic factor (GDNF) and its receptors in human ovaries from fetuses, girls, and women. Fertil Steril, 2010, 93(8):2565—2571.

[86] Dissen GA, Garcia—Rudaz C, Ojeda SR. Role of neurotrophic factors in early ovarian development. Semin Reprod Med, 2009, 27(1):24—31.

[87] Childs AJ, Bayne RA, Murray AA, et al. Differential expression and regulation by activin of the neurotrophins BDNF and NT4 during human and mouse ovarian development. Dev Dyn, 2010, 239(4):1211—1219.

[88] Anderson RA, Bayne RA, Gardner J, et al. Brain—derived neurotrophic factor is a regulator of human oocyte maturation and early embryo development. Fertil Steril, 2010, 93(5):1394—1406.

[89] Salas C, Julio—Pieper M, Valladares M, et al. Nerve growth factor—dependent activation of trkA receptors in the human ovary results in synthesis of follicle—stimulating hormone receptors and estrogen secretion. J Clin Endocrinol Metab, 2006 , 91(6):2396—2403.

[90] Buyuk E, Seifer DB. Follicular—fluid neurotrophin levels in women undergoing assisted reproductive technology for different etiologies of infertility. Fertil Steril, 2008, 90(5):1611—1615.

[91] Buyuk E, Santoro N, Cohen HW, et al. Reduced neurotrophin receptor tropomyosin—related kinase A

expression in human granulosa cells: a novel marker of diminishing ovarian reserve. Fertil Steril, 2011, 96(2):474-478.

[92] Zhao P, Qiao J, Huang S, et al. Gonadotrophin-induced paracrine regulation of human oocyte maturation by BDNF and GDNF secreted by granulosa cells. Hum Reprod, 2011, 26(3):695-702.

[93] Tam CS, Lecoultre V, Ravussin E. Novel strategy for the use of leptin for obesity therapy. Expert Opin Biol Ther, 2011, 11(12):1677-1685.

[94] Joo JK, Joo BS, Kim SC, et al. Role of leptin in improvement of oocyte quality by regulation of ovarian angiogenesis. Anim Reprod Sci, 2010, 119(3-4):329-334.

[95] Chabrolle C, Tosca L, Ramé C, et al. Adiponectin increases insulin-like growth factor I-induced progesterone and estradiol secretion in human granulosa cells. Fertil Steril, 2009, 92(6):1988-1996.

[96] Campos DB, Palin MF, Bordignon V, et al. The 'beneficial' adipokines in reproduction and fertility. Int J Obes (Lond), 2008, 32(2):223-231.

[97] Bridges PJ, Cho J, Ko C. Endothelins in regulating ovarian and oviductal function. Front Biosci (Schol Ed), 2011, 3:145-155.

[98] Choi DH, Kim EK, Kim KH, et al. Expression pattern of endothelin system components and localization of smooth muscle cells in the human pre-ovulatory follicle. Hum Reprod, 2011, 26(5):1171-1180.

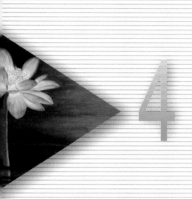

4 女性生育力评估

李莉　傅莉　刘艳玲

第1节　女性生育力评估的定义

100多年前的人口学研究明确地描述过，人类的生育力随年龄的增长而降低。当今，社会结构改变、女性地位提高、工作压力增大，生育年龄从20多岁推迟至30多岁，甚至40多岁，呈现逐渐推迟的趋势。加拿大一项调查显示，在过去的20年间，女性的首次生育平均年龄从27岁推迟至29.3岁[1]。

女性生育力在35岁以后开始自然衰退。高龄女性不仅生育力低下，妊娠率降低，生育平均间隔时间延长，而且损害生育力的疾病如子宫肌瘤、子宫内膜异位症（endometriosis，EM）的发生率、自然流产率以及唐氏综合征风险均升高，>40岁女性妊娠期产科并发症的发生率高，包括剖宫产、妊娠期糖尿病、先兆子痫、胎儿宫内发育迟缓、低出生体重儿。因此，有必要对育龄期女性，尤其是推迟生育的高龄女性进行生育力评估。

女性生育力评估，即对女性的生育潜能进行评估，包括卵巢储备功能、解剖因素、全身因素、精神因素以及环境因素的综合评估。卵巢功能减退、子宫发育异常、宫腔及内膜病变、输卵管异常会导致不孕；全身性疾病，如糖尿病、高血压、免疫性疾病会导致女性生育力下降；而精神类疾病、长时间有害物质暴露史亦会影响女性的生育力。其中，卵巢储备功能是女性生育力评估的核心。

卵巢储备功能即卵巢储备，是指卵巢皮质内存留卵泡产生一定数量和质量的卵母细胞的能力，反映了女性的生育能力。卵巢产生卵子的能力减弱，卵母细胞质量下降，导致生育能力下降。卵巢内皮质区卵泡池的大小决定了卵巢的储备功能，女性自胎儿形成至出生及绝经后，卵巢内的卵泡经历着发生、生长、发育、成熟、凋亡、闭锁直至耗竭的过程。

卵巢储备功能降低包括年龄相关生理性卵巢储备功能降低和与年龄无关非生理性卵巢储备功能降低[2-3]。

（1）生理性因素：年龄可以作为卵巢储备功能的预测因子，20~30岁卵巢储备最佳，30岁以后卵巢储备逐渐下降，35岁以后明显下降，41~44岁不能生育的概率达43%~64%。根本原因与卵巢内存留的可募集卵泡数目减少及卵子质量下降有关。Pellestor等报道IVF周期中，卵子非整倍体发生率随年龄升高。<35岁者为10%，40岁增至30%，43岁为40%，>45岁者发生率为100%[4]。而子宫内膜在整个生育期会持续有妊娠能力，年龄并不影响内膜对激素刺激的反应。

（2）非生理性因素：①年龄<35岁，不明原因出现卵巢储备功能降低。②有明确病因，卵巢输卵管手术、化疗、放疗史、严重的EM、吸烟、盆腔感染史和有提前绝经家族史等，均可增

73

加卵巢储备功能提前下降和生育力低下的风险。与年龄无关的非生理性卵巢储备功能降低者，主要原因是卵巢内存留的可募集卵泡数目减少致获卵数减少，卵子质量则可能仍然保持在相应年龄的水平。

卵巢储备功能降低可能在出现临床症状如月经周期改变时就已经开始了。卵巢储备实验，包括基础状态窦卵泡数、FSH、FSH/LH、E_2等，能够对卵巢储备功能进行评估，可以作为确定女性生育潜能的方法。

月经 2~4 天，即基础状态下 B 超对卵巢窦卵泡（直径 2~8mm）计数，作为单个预测卵巢储备的指标，是目前最为敏感、特异性最高的预测手段。双侧卵巢基础窦卵泡数 ≤ 5 个，提示卵巢功能减退。基础状态下的卵巢体积以及卵巢动脉血流也可以作为反映卵巢储备功能的指标。

酶联免疫吸附测定或电化学发光免疫分析法进行基础状态（月经 2~4 天）性激素的测定，是应用最广泛、最经典的卵巢储备功能评估方法。基础促卵泡激素（FSH）、基础雌二醇（E_2）、FSH/LH 比值，都可以在一定程度上反映卵巢的储备情况。

当卵巢储备下降时卵巢产生的抑制素减少，对垂体抑制作用减弱，垂体分泌 FSH 增高，因此基础 FSH 的上升预示了卵巢储备的下降。然而以基础 FSH 作为预测卵巢储备的指标假阴性的发生率较高，临床常发现基础 FSH 正常者，卵巢反应低下或无反应，这是由于垂体 – 卵巢轴的反馈机制，在卵巢储备下降的早期，卵巢分泌的 E_2 抑制垂体分泌 FSH，使周期第 2~3 天血 FSH 水平在正常范围内。而基础 LH 上升前几年即有 FSH 的轻度上升，基础 FSH/LH 比值上高，预示卵巢储备下降。基础 FSH/LH 比值可能较基础 FSH 能更敏感地反映卵巢储备。

体内 E_2 水平标志着下丘脑 – 垂体 – 卵巢轴处于一定的活动状态，然而基础 E_2 值的升高往往预示卵巢储备的下降，这是由于随着卵巢储备的降低，颗粒细胞凋亡增加，抑制素生成减少，晚黄体期及下个月经周期早卵泡期 FSH 水平上升，刺激卵巢产生 E_2，从而使基础 E_2 上升。但是单纯以基础 E_2 水平作为卵巢储备的指标，预测卵巢低反应则假阳性率高。

基础抑制素 B 与卵巢储备密切相关，当卵巢储备下降时，首先是颗粒细胞产生的抑制素减少，再反馈性地引起垂体促性腺激素分泌增加。因此，测定基础抑制素 B 的下降较基础 FSH、基础 E_2 更敏感。

血清 AMH 水平在 18~29 岁维持在一个相对静止的水平（20~25pmol/L），30 岁以后开始快速下降，37 岁时血清浓度大致在 10pmol/L，近绝经期几乎为 0，而与之相比，FSH 浓度在 29~37 岁没有明显变化，因此 AMH 较 FSH 能更好地评估卵巢储备。

对卵巢储备功能的评估，目前尚无直接的金标准，只是根据上述各类参数对卵巢储备做预测，其中对卵巢基础状态各指标的测定较为敏感的方法为窦卵泡计数和 AMH 测定，结合抑制素 B、FSH 和 E_2 水平则敏感性更高。

尽管辅助生殖技术可以帮助那些有生育问题的夫妇怀孕，但对于推迟生育而导致生育力下降的高龄夫妇，其成功率依然是有限的[5]。因此，生育年龄的女性应该意识到不论是自然生殖还是辅助生殖技术，>35 岁女性的妊娠率都是明显降低的。20~35 岁的女性，当她们依然将性健康或避孕作为首要问题进行医疗咨询时，应建议同时进行年龄相关的生育力评估。>35 岁女性，或 <35 岁但是有卵巢储备下降风险因素的女性应做卵巢储备评估，如单侧卵巢，有卵巢手术史，对于促卵泡激素反应性差的女性，有化疗或放疗史，或不明原因不孕患者[6]。

（李莉）

第2节 女性生育力评估的方法与指标

女性生育能力的总体评估涵盖解剖因素、全身状态（包括内分泌状态及免疫因素）、子宫内膜容受性以及最为重要的因素——卵泡的数量和质量，即卵巢的储备功能。临床上评估女性生育力的技术方法也是围绕这几方面展开，见图4-1。

1. 全身的内分泌及免疫状态从配子产生到妊娠分娩整个生育过程的多个方面影响女性的生育能力。高雄激素血症、高泌乳素血症、甲状腺功能异常、免疫性疾病等降低女性的生育力。体质指数（BMI）是目前国际上常用的衡量人体胖瘦程度以及是否健康的一个标准，反映了个体的代谢状态及生活方式。已有研究表明BMI过大影响卵巢储备和卵巢反应性。肥胖者的流产率增高。

2. 功能健全的女性内生殖器是女性生育力的根本。阴道通畅性、宫颈黏液性状和输卵管的通畅性决定了胚子和受精卵在生殖道中的转运，临床上输卵管通液检查可以初步评估输卵管的通畅性。宫颈口粘连、输卵管粘连、梗阻、积水、输卵管炎或输卵管周围炎所导致的输卵管拾卵能力下降以及宫腔粘连，以及子宫纵隔等解剖因素的破坏是目前最为常见的不孕因素，通过输卵管造影和腹腔镜输卵管检查等方法可以发现这些方面的问题。

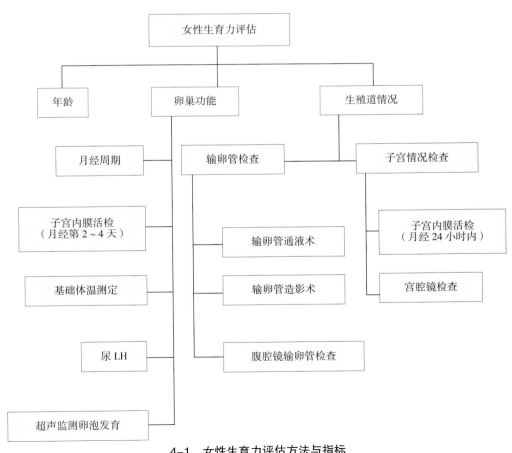

4-1　女性生育力评估方法与指标

3. 子宫内膜容受性是指子宫内膜对胚胎的接受能力，是胚胎着床的关键。判断子宫内膜容受性的金标准是内膜活检，但由于内膜活检是一项侵入性的检查，故应用受限。不孕症患者中常见的子宫内膜异位症、慢性子宫内膜炎和输卵管积水等疾病降低了子宫内膜的容受性。目前临床上最常应用的评价子宫内膜的方法包括：经阴道超声检查子宫内膜的厚度、类型和子宫内膜血流状态，子宫内膜活检可检查子宫内膜的细胞形态学改变，宫腔镜检查则可更为直观地观察子宫内膜的形态和宫腔结构。子宫内膜厚度可反映内膜的功能状态，适当厚度的内膜易于胚胎着床。研究认为，当子宫内膜厚度 <5mm 时则无妊娠发生，A 型较 C 型内膜更利于胚胎着床，内膜血流存在的患者胚胎着床的概率高。

4. 卵巢储备功能是女性生育力的重要因素。卵巢储备的评估包括以下方面。

（1）年龄：随着年龄的增长，卵巢内卵泡逐渐耗竭，数量和质量均下降。卵巢储备下降，表现为妊娠率降低，流产率增加，生育的平均间隔时间长，子代染色体非整倍体率增加，活产率降低。女性自 26 岁起生育能力下降，35 岁以后生育力下降速度加快，自 41 岁以后妊娠率极低。年龄虽然与生育力密切相关，但单纯用年龄评估卵巢储备具有很大的局限性。越来越多的女性受到环境和社会因素的影响，卵巢衰老和激素失衡速度加快，卵巢手术史、放化疗史和子宫内膜异位症等使卵巢受损，功能提早减退。

（2）月经周期：卵泡发育生长的速度决定了月经周期的长度，正常月经周期为 23 ~ 32 天，平均 28 天，月经周期缩短是卵巢功能减退的警惕信号，如果伴随发生基础激素水平的升高则提示卵巢储备功能减退，卵巢反应性和胚胎质量下降。

（3）卵巢超声评估卵巢的体积和窦卵泡计数（antral follicle count，AFC）：经阴道超声检查测量卵巢三个平面的最大经线计算卵巢体积，卵巢体积能在一定程度上反映卵巢储备，但卵巢体积的测量在生育年龄女性中变异较大，因此不能单独用于卵巢功能的评估。窦卵泡在超声显像上表现为直径 2 ~ 9mm 的卵泡，由于窦前卵泡的生长不依赖于 Gn 的刺激，因此窦卵泡数量更能反映卵巢的储备和反应性。对于 AFC 的界定值文献报道不一，有文献报道 AFC ≤ 10 的患者需要更多的 Gn 用量和刺激时间，并且妊娠率降低。

（4）基础激素水平：是指月经周期第 2 ~ 4 天即早卵泡期的血清激素水平，包括基础卵泡刺激素（FSH）、基础雌激素（E_2）、卵泡刺激素与黄体生成素的比值（FSH/LH）。卵泡发育不良患者在早卵泡期卵泡的提前发育可能导致雌激素水平升高；下丘脑垂体轴对卵巢反应能力下降适应性地引发 FSH 代偿性升高，表现为基础 FSH 水平升高，FSH 与 LH 比值升高；基础激素水平升高是卵巢功能衰退的主要标志，是临床最常应用的评估卵巢功能的指标。由于多个卵泡同时发育也能表现出基础雌激素水平高，因此基础 E_2 虽然表现敏感但单独应用于卵巢功能评估时准确率低，需联合其他因素综合考虑。一般认为 FSH>10mIU/ml 和 FSH/LH>3 的情况下，卵巢储备功能下降。

（5）细胞因子水平：包括抑制素（inhibin）、抗苗勒管激素（AMH）、瘦素（LEP）等。其中 AMH 被认为是评估卵巢功能的良好指标。AMH 主要表达在早卵泡期，不受月经周期的调控，与 AFC 相比，AMH 组间和组内差异更小，无操作者测量差异，其检测与月经周期无关。有研究提出卵泡液中的 AMH 浓度更能预测卵子的质量。但因缺乏 AMH 检测的国际化标准和适合我国女性人群特征的 AMH 阈值，从而限制了 AMH 的临床应用。有研究表明在评估卵巢储备功能时，抑制素 B（INH-B）较基础 FSH 和 E_2 更敏感，当 INH-B ≤ 45ng/L 时，即提示卵巢储备的下降。而瘦素对卵巢功能的影响是否独立于其他因素及其具体作用机制尚需进一步证实。细胞因子对卵巢储备功能的评估尚处于研究阶段。

（6）卵巢刺激实验、氯米芬刺激试验（clomiphene citrate challenge test，CCCT）、外源性 FSH 卵巢储备试验（exogenous FSH ovarian reserve test，EFORT）和促性腺激素释放激素激动剂（GnRHa）刺激试验（GnRH-agonist stimulation test，GAST）：由于 GAST 价格昂贵且操作复杂临床应用受限，而 EFFORT 的准确性不优于 CCCT，因此目前临床常用的是 CCCT，即以 CC 刺激试验后的 FSH 水平判断卵巢储备功能。CCCT 是在月经周期第 5~9 天开始口服氯米芬 100mg/d，第 10 天测定 FSH 值，若 FSH 水平升高（>10U/L）则 CC 刺激试验异常。有学者认为 CC 刺激试验可能是评价卵巢反应性的独立预测指标，但 CCCT 预测的准确率及临床应用价值并不比 AFC 联合基础 FSH 强，且其操作较 AFC 等复杂，并且需要考虑患者的依从性，因此在临床上没有广泛应用。

（傅莉）

第 3 节　血清激素水平在女性生育力评估中的价值

卵巢储备能力是指卵巢皮质区卵泡生长、发育、形成可受精的卵母细胞的能力，是由卵巢内存留的卵泡数量和质量决定的，反映女性生育能力。目前用于评价卵巢储备功能的指标较多，与激素相关的主要包括有基础 E_2、基础 FSH、基础 LH、抗苗勒管激素、瘦素、抑制素 B 等。

（一）雌激素

雌激素是一种女性激素，由卵巢和胎盘产生。肾上腺皮质也产生少数雌激素。女性进入青春期后，卵巢开始分泌雌激素，以促进阴道、子宫、输卵管和卵巢本身的发育，同时子宫内膜增生而产生月经。雌激素还能促使皮下脂肪富集，体态丰满；乳腺增生，乳头、乳晕颜色变深，并产生性欲；促使体内钠和水的潴留，骨中钙的沉积等。

雌激素主要来源于卵泡内膜细胞和卵泡颗粒细胞。在卵泡发育过程中，先经 LH 刺激卵泡内膜分泌睾酮，再经颗粒细胞在 FSH 刺激下转化为雌二醇，即"双细胞双促性腺激素作用模式"。此外肾上腺皮质、胎盘和雄性动物睾丸也有分泌。这里雌激素的定义是雌二醇，卵巢功能衰竭后，雌二醇急剧下降引起围绝经期综合征等雌二醇缺乏疾病。

雌激素的生理作用主要包括：

（1）促使子宫发育，肌层变厚，血流增加，并使子宫收缩力增强以及增加子宫平滑肌对催产素的敏感性；

（2）使子宫内膜增生；

（3）使宫颈口松弛，宫颈黏液分泌增加，质变稀薄，易拉成丝状；

（4）促进输卵管发育，加强输卵管节律性收缩的振幅；

（5）促进阴道上皮细胞增生和角化，阴唇发育、丰满；

（6）促进乳腺管增生，乳头、乳晕着色。促进其他第二性征的发育；

（7）雌激素对卵巢的卵泡发育是必需的，从原始卵泡发育到成熟卵泡，均起一定作用，有助于卵巢储存胆固醇；

（8）雌激素通过对下丘脑的正负反馈调节，控制脑垂体促性腺激素的分泌；

（9）促进钠与水的潴留；

（10）促进骨中钙的沉积，青春期在雌激素影响下可使骨骺闭合；绝经期后由于雌激素缺乏而发生骨质疏松。

雌激素临床意义：①升高：卵巢过度刺激综合征、多胎妊娠、卵巢颗粒细胞瘤、肾上腺皮质增生（男）、肝病等。②降低：卵巢功能低下综合征、先天性卵巢发育不全（Turner 综合征）、希恩综合征（产后垂体功能不全综合征）、Sinmond（西蒙）综合征、神经性厌食、胎儿–胎盘功能不全等。

（二）卵泡刺激素（FSH）

卵泡刺激素（FSH）由垂体分泌。在女性，FSH 的功能是促进卵泡发育和成熟，及协同黄体生成素（LH）促使发育成熟的卵泡分泌雌激素和排卵，参与正常月经的形成。它的产生受下丘脑促性腺释放激素的控制，同时受卵巢雌性激素

（E_2）的反馈调控。FSH 对男女两性的性功能和生殖功能起决定性作用。

通过对 FSH 测定，可以了解垂体内分泌功能，也可间接了解下丘脑及卵巢的功能状态。

（1）FSH 水平增高：提示女性卵巢功能高度低下，如先天性无卵巢或卵巢发育不全（如 Turner 综合征等）、原发性闭经、原发性性腺功能低下、中枢神经性及垂体性早熟、卵巢性（性机能减退）肥胖等；围绝经期综合征或绝经期妇女。

（2）FSH 水平降低：提示病变可能在垂体或下丘脑，如席汉综合征、垂体嫌色细胞瘤、嗜碱性细胞瘤（库欣综合征）、嗜酸性粒细胞瘤（肢端肥大症）以及原发性垂体促性腺功能低下等；肥胖性生殖无能综合征、下丘脑病变（如闭经泌乳综合征、多囊性卵巢综合征）等；长期服用避孕药，大量应用性激素。

（三）黄体生成素（LH）

黄体生成素由腺垂体嗜碱性粒细胞分泌。在女性，LH 协同 FSH 共同维持卵巢的月经周期，导致排卵与黄体形成。LH 的产生受下丘脑促性腺激素释放激素的控制，同时受卵巢的正、负反馈调控。LH 与 FSH 联合检测，在女性主要鉴别原发性（卵巢性）或继发性（垂体性）闭经；同时可鉴别青春期前儿童真性或假性早熟。

在月经周期 LH 的释放高峰与卵巢排卵有着密切关系，LH 高峰一经出现，预示 24 ~ 36 小时卵巢排卵，因此可以在月经周期中监测血清 LH 峰值，以确定最佳受孕时间。

LH 水平增高见于：多囊卵巢综合征（持续无排卵及雄性激素过多等）、TUYN-ER 综合征、原发性性腺功能低下、卵巢功能早衰、卵巢切除术后；围绝经期综合征或绝经期妇女。

LH 水平降低见于：下丘脑 - 垂体促性腺功能不足，如下丘脑性闭经；长期服用避孕药；使用激素替代治疗后。

（四）抗苗勒管激素（AMH）

抗苗勒管激素（anti-Müllerian hormone，AMH）是一种由两个分子量为 72 000 的二聚体单体通过二硫键连接组成糖蛋白，是属于 β 转化生长因子（TGF-β）家族分子量为 140 000 的糖蛋白。人类 AMH 基因位于第 19 号染色体短臂（19p13.3），2.4 ~ 2.8 kb，有 5 个外显子，编码 560 个氨基酸的蛋白前体，其羧基端为活性作用端，经水解释放 12kb 的羧基端二聚体，才具有促进苗勒管退化及抑制某些肿瘤生长与分化的生物学活性。AMH 通过和受体结合发挥作用。AMH 受体分为 Ⅰ 型和 Ⅱ 型（AMHR Ⅰ 和 AMHR Ⅱ）两种。这两个受体均为丝氨酸 / 苏氨酸受体，AMHR Ⅱ 起连接 AMHR Ⅰ 和 AMH 的作用，而 AMHR Ⅰ 则负责传递 AMH 的信息。首先 AMH 与 AMHR Ⅱ 连接成一个复合体，磷酸化激活 AMHR Ⅰ，然后 AMHR Ⅰ 磷酸化下游的 Smad 蛋白，磷酸化的受体特异性 Smad 与共同的 Smad4 结合成复合物，进入细胞核，调节基因表达。

基础研究[7-8] 表明 AMH 存在于小鼠所有窦卵泡之前（含窦卵泡）的生长卵泡中或人类所有大小不超过 6mm 的生长卵泡中。在卵巢中，AMH 起初被发现能抑制 FSH 依赖性的优势卵泡选择，进而发现它对原始卵泡募集有抑制作用。在成熟和未成熟的 AMH-/- 小鼠卵巢中均发现生长卵泡的数量较 AMH+/+ 小鼠增加，同时伴随原始卵泡数量明显减少；用 AMH 处理出生 2 天小鼠的卵巢，生长卵泡较对照组明显减少，推测 AMH 对原始卵泡启动有抑制作用。AMH 位于早期发育卵泡的颗粒细胞中，但能作用于静止期的原始卵泡，对其向初级卵泡转化起负调节作用，可见卵巢中发育卵泡对处于休眠状态卵泡具有反馈作用。

对于成年妇女，血清 AMH 含量被认为是卵巢储备的主要预测指标之一，较高的 AMH 含量提示较高的窦卵泡数目、较多的原始卵泡[9]。女性 AMH 含量在经历青春期的轻微波动后，于成年期基本保持稳定。多项研究表明 AMH 含量于 25 岁达到最高峰，之后逐渐下降直到更年期后检测不到。每个妇女的卵巢储备不同，因而 AMH 含量也具有个体差异。25 岁的健康女性，AMH 值的范围为 4 ~ 58pmol/L。血浆 AMH 水平与经阴道超声窦卵泡的数目密切相关，与卵泡液 AMH 的含量密切相关。检测育龄妇女血浆 AMH

的含量，与检测 FSH 及类固醇激素、抑制素相比，其预测卵巢储备功能的准确性更好，灵敏度更高。AMH 不参与下丘脑 – 垂体 – 卵巢轴的反馈性调节，与月经周期不存在明显的依赖性关系，通常检测一次即可。从经济学的角度 AMH 也符合经济高效原则，更容易接受和推广[10]。研究一组 PCOS 接受体外受精（IVF）的患者，发现 AMH 可预测怀孕成功与否，其灵敏度达到 75.6%，特异性达到 77.3%。AMH 可作为早期卵巢功能停止的标志，随年龄增长，初级卵泡和窦前卵泡不断减少，AMH 含量明显下降。较低的 AMH 含量及其在一段时间明显下降的表现，均可作为卵巢功能明显衰退的标志。发达国家越来越多的不孕夫妇以及越来越多的育龄妇女在准备怀孕时，都要求检测 AMH 以便更准确地评估其卵巢功能状态。抗苗勒管激素能反映卵母细胞池窦前卵泡的数量，可作为评价卵巢储备功能的重要指标之一。

Hossein 等研究发现，血清基础 AMH 水平和睾酮水平与卵母细胞质量和 M Ⅱ 期卵母细胞成熟率呈正相关，而血清 T/AMH 和卵泡液 AMH 水平与卵母细胞质量和 M Ⅱ 期卵母细胞成熟率呈负相关[11]。Woo 等研究发现 AMH 与总睾酮、游离睾酮呈正相关，与年龄、雌二醇呈负相关，PCOS 妇女 AMH 明显升高，诊断临界值为 7.82ng/ml（灵敏度 75.9%，特异性 86.8%）[12]。

AMH 的表达不受促性腺激素作用的影响，基础 AMH 水平与患者卵巢的储备功能及卵巢反应性有关，可以作为评价卵巢储备功能及预测促排卵中卵巢反应性的血清学标记物[13]。

（五）瘦素

瘦素是由脂肪细胞分泌的多肽类激素。它不仅是脂肪组织向大脑传递能量储存信号的信使，也是一个循环激素，参与体内包括炎症、血管形成、造血、免疫生殖等一系列生理过程。瘦素是肥胖基因 ob 编码的蛋白质产物，由 166/167 氨基酸组成，参与细胞的成熟与生长，因此近来被称为 I 类细胞因子。原先认为瘦素仅在白色脂肪组织合成分泌，但随后发现下丘脑、垂体、胃上皮基底部、骨骼肌、合体滋养细胞、乳腺上皮等区域也有瘦素合成分泌。瘦素的受体（ob-R）已在下丘脑、腺垂体促性腺细胞、卵巢颗粒细胞、卵泡膜细胞和间质细胞以及睾丸间质细胞中被发现。瘦素调节细胞的成熟，调节摄食和能量平衡。瘦素水平的失衡可以通过改变能量氧化和其他外周过程如胃的排空而影响能量平衡，进而影响生殖功能。

瘦素基因的表达受各种激素、生殖因子、细胞因子的调节。血清瘦素水平具雌雄激素的二态性，雌激素促进瘦素产生，雄激素抑制其产生。胰岛素促进瘦素产生，禁食时血清胰岛素水平下降，瘦素水平也下降；而胰岛素抵抗时血清胰岛素水平升高，血清瘦素水平也升高。糖皮质激素促进瘦素基因的表达，但在胰岛素抵抗时可引起相对的瘦素抵抗。细胞因子如 TNF-α 和 IL-1 参与局部免疫应答，它们可以直接诱导瘦素基因的表达，从而调节局部免疫反应。

瘦素受体为高度特异的跨膜蛋白质，其膜内功能区结构相当保守。瘦素与其受体结合后激活细胞质酪氨酸蛋白激酶（JAK），后者通过磷酸化作用激活信号转导与转录活化因子（STAT），即所谓 JAK-STAT 信号转导通路，从而启动一系列生物学效应。瘦素受体有两种，即瘦素长受体和短受体。长受体具有激活能力，仅在有限的组织表达。短瘦素受体在大量外周组织中高度表达，可能与瘦素的清除或瘦素在血脑屏障的转运有关。

瘦素作用于下丘脑弓状核神经元，调节 GnRH 分泌脉冲，但对分泌幅度无影响，这种调节是瘦素剂量依赖的。虽然只有很少的研究显示 GnRH 分泌神经元表达瘦素受体，但将瘦素加入含 GnRH 分泌神经元的试管内可以刺激 GnRH 的释放。研究发现 ob-R 主要在控制性行为和摄食的下丘脑弓状核表达，瘦素主要经中间神经元分泌的神经肽如可卡因、安非他明等调节转录肽作用于此部位的 ob-R，从而促进 GnRH 分泌。另外，瘦素在下丘脑的作用涉及神经肽 Y（NPY）。瘦素抑制 NPY 在弓状核神经元中的释放及其 mRNA 的表达，从而认为瘦素的许多中枢作用是通过 NPY 来介导的。然而在剔除 NPY 的小鼠中瘦素仍起作用，提示 NPY 并不是瘦素作用的必要介导物。NPY 和瘦素均被剔除的小鼠比单独瘦素缺乏的小鼠更少受影响，提示瘦素和 NPY 可能通过不同的信号通路影响 GnRH 的分泌。

在垂体水平，瘦素通过促进腺垂体分泌细胞中 NO 合成酶的作用或增加对 LHRH 的反应，直接刺激 FSH、LH 的释放，从而发挥刺激下丘脑 – 垂体 – 性腺轴的作用。

瘦素除通过中枢系统调节生殖外，还通过内分泌和旁分泌机制作用于卵巢颗粒细胞、卵泡膜细胞、间质细胞和睾丸间质细胞表面的瘦素受体，在生殖腺水平调节生殖。在活体内和试管内向游离卵巢内注入一定浓度瘦素可以诱导排卵，但卵巢内过高浓度瘦素抑制雌激素产生，干扰优势卵泡发育，致使有排卵月经周期紊乱。IGF–Ⅰ、TGF–β、胰岛素、糖皮质激素与 FSH、LH 的协同作用可以被生理剂量的瘦素拮抗[14]。当小鼠睾丸间质细胞内瘦素在 20 ~ 500ng/ml 时，抑制 hCG 刺激合成睾酮的作用，而且与剂量相关。在 IVF 中，妊娠结局不仅分别和血清瘦素水平及体质指数（BMI）相关，更和 LH/BMI 相关，即比值越低妊娠成功率越高，血清瘦素水平和 BMI 直接正相关[15]。可见高浓度瘦素损害卵细胞质量和（或）影响早期胚胎发育，从而对妊娠产生不良影响。瘦素不仅影响性激素产生，也影响性激素的靶器官如子宫内膜、胎盘和乳腺。研究发现在月经周期中，子宫内膜上皮腺体及腺腔内均有 ob–R，并且 ob–R mRNA 表现出周期性变化[16]。早卵泡期 ob–R 水平最低，随着月经周期其水平逐渐升高，到早分泌期达高峰，和孕酮的周期性变化一致。另外小鼠受精卵体外培养中添加瘦素有利于 2 细胞胚胎发育至胚泡及其进一步孵化，而用抗体中和外源性瘦素后此种结果消失，推测瘦素可能影响受精卵的发育和囊胚的种植，而当子宫内膜缺乏功能性的 ob–R 时，虽然有正常的性激素，但子宫内膜成熟障碍，从而导致生育力低下[17-18]。

（六）抑制素 B（INHB）

抑制素（inhibin）是生殖细胞分泌的糖蛋白激素，属于转化生长因子 β 家族，主要包括 INH–A 和 INH–B（分别由 α 和 βA 或 βB 亚基构成）。女性体内 INH–B 在窦前卵泡期即开始分泌，主要由中、小窦卵泡的颗粒细胞合成，颗粒细胞呈脉冲式（60 ~ 70min/ 次）分泌的 INH–B 进入卵泡液发挥自分泌和旁分泌作用，并由卵巢静脉进入循环。INH–B 的分泌主要受 FSH 的调节，FSH 促进颗粒细胞分泌 INH–B。另外胰岛素样生长因子 Ⅰ（IGF–Ⅰ）、激活素能上调 INH–B 的分泌；而表皮生长因子（EGF）、转化生长因子 α（TGF–α）、IGF–Ⅱ 和卵泡抑素（follistatin，FS）则抑制 INH–B 的分泌[19]。在女性月经周期的卵泡期中，除 E₂ 起关键作用外，孕酮和 INH–B 也分别控制着 LH 及 FSH 的分泌。INH–B 的主要生理作用是反馈性抑制垂体 FSH 的分泌，并通过旁分泌 / 自分泌调节作用增加 E₂ 底物的产生，从而调节 E₂ 的分泌。女性正常月经周期中，血清 INH–B 水平在早卵泡期缓慢而稳定地上升，卵泡中期达到高峰，然后于卵泡晚期和排卵前开始下降。排卵后由于卵泡破裂，INH–B 释放入血，血清 INH–B 再次出现高峰，之后迅速下降，于整个黄体期持续低水平。

INH 水平与卵巢储备功能的关系已越来越受到关注。Seifer 等认为，卵巢窦卵泡颗粒细胞分泌的 INH–B 可作为卵巢储备功能的直接指标，而垂体分泌的 FSH 仅为间接指标。对 109 例非卵巢因素不孕者和 47 例卵巢储备功能下降者研究发现，卵巢储备功能减退妇女的月经第 3 天血清 INH–B 下降先于 FSH 升高，因此可以通过月经第 3 天血清 INH–B 浓度的变化来判断有无卵巢储备功能减退。评价卵巢储备下降的基础 INH–B 值目前尚无统一标准，文献报道大多为 40IU/L。POF 患者卵巢储备降低，表现为卵巢内卵泡数和卵子质量均下降，有学者认为 POF 和卵巢储备功能下降是同一疾病的不同阶段表现。对 49 例 POF 患者的研究发现，24 例有卵泡发育及自发排卵，有排卵组、无排卵但有卵泡发育组和无卵泡发育组的血清 FSH 水平有显著差异。该研究表明，仅依据 FSH 升高确诊 POF 可能有假阴性结果，造成漏诊。由颗粒细胞分泌的 INH–B 能够比基础 FSH（bFSH）值更早、更直接地反映卵巢储备。当 INH–B 水平不足以维持 bFSH 在正常范围时，才表现为血液 bFSH 的升高。因此测定血清 INH–B 水平可作为早期诊断 POF 的一项重要指标。

Laven 等首先发现大多数 PCOS 患者早期血

清 INH-B 水平在正常范围内，此后 Welt 等通过和正常妇女对照研究发现，PCOS 患者卵泡液中 INH-B 水平显著降低。随年龄增长，PCOS 患者血清 INH-B 水平下降，标志着早期健康小窦卵泡数目减少，生育力下降。

当异位的子宫内膜引起卵巢病变时，卵巢颗粒细胞功能受损，致使由颗粒细胞分泌的 INH-B 水平降低。Dokras 等对 20 例 EM 导致的不孕症患者的研究中发现 EM 患者的 INH-B 水平、获卵数和 E_2 水平明显低于输卵管因素不孕者。

在实施辅助生殖技术（ART）过程中，控制性超促排卵（COH）用药方案、剂量选择建立在对卵巢反应能力的合理预测之上。卵巢反应不良者，其早期 INH-B 下降早于 FSH 升高，尤其是月经第 5 天（D5）血清 INH-B 在评价卵巢反应能力上具有高度精确性。Fawzy 等认为决定是否继续治疗应以月经第 5 天 INH-B 140pg/ml 作为起点。而 Penarrubia 等的研究显示 GnRH-a/FSH 治疗周期中，FSH 应用第 5 天 INH-B ≥ 141pg/ml 的患者 86% 完成取卵；INH-B<141pg/ml 的患者仅 7% 完成取卵。Fried 等比较了 62 名年龄相当但卵巢反应能力不同的患者取卵前 2 天 INH-B 水平，认为血清及卵泡液中 INH-B 水平与获卵数显著相关，提出取卵前 2 天血清及卵泡液中 INH-B 水平可预测获卵数。同样，Fawzy 等发现，促排卵治疗月经周期第 5 天血清 INH-B 水平与成熟卵泡（>14mm）取卵数、受精率高度相关。认为 INH-B 对促排卵效果具有预测价值。Eldar-Geva 等发现 INH-B 与取卵数呈正相关，推论在采用固定剂量 FSH 促排卵的早期测定血清 INH-B，能较早推测募集卵泡中发育至成熟卵泡的数目。众多研究表明，基础 INH-B 水平与成熟卵泡数目高度相关，还能预测 IVF 获卵数目，与受精率高度相关。在促排卵早期就可根据 INH-B 的变化预计该周期获卵情况，及时调整 Gn 用量。

Urbancsek 等对 110 名接受 IVF 或 ICSI 助孕的患者进行病例对照研究，认为促排卵日 INH-B 是一个较好的预测 IVF 结局的指标，取卵日高 INH-B 是独立于年龄、E_2 峰、获卵数和胚胎数的较好的预测临床妊娠的指标。而 Hall 等认为年龄和获卵数是妊娠的最强预测指标，INH-B 值在妊娠和非妊娠组有较大重叠，只能反映卵巢储备，不能作为预测妊娠的独立指标，只有较低的基础 FSH 和较高的基础 INH-B 结合起来，才对妊娠有预测价值。另有学者将使用 Gn 3 天后 INH-B 与月经周期第二天 INH-B 的差值作为 ΔINH-B，发现早在促排卵后 3 天，ΔINH-B 即与获卵数呈线性正相关，当 ΔINH-B<100pg/ml 时由于获卵数降低，可移植胚胎数减少导致临床妊娠率显著降低。

（刘艳玲）

第 4 节　细胞因子浓度在女性生育力评估中的价值

细胞因子（cytokine，CK）是免疫原、丝裂原或其他刺激剂诱导多种细胞产生的低分子量可溶性蛋白质，是一类能在细胞间传递信息、具有免疫调节和效应功能的蛋白质或小分子多肽。

一、细胞因子的分类

根据细胞因子主要功能的不同进行分类，可分为白细胞介素、干扰素、肿瘤坏死因子超家族、集落刺激因子、趋化因子、生长因子等。

1. 白细胞介素（interleukin，IL）　IL 是由淋巴细胞、单核细胞或其他非单个核细胞产生的细胞因子，在细胞间相互作用、免疫调节、造血以及炎症过程中起重要调节作用。凡命名的白细胞介素的 cDNA 基因克隆和表达均已成功，目前已报道有三十余种（IL-1 ~ IL-35）。

2. 干扰素（interferon，IFN）　IFN 为 1957 年发现的细胞因子，最初发现某一种病毒感染的细胞能产生一种可干扰另一种病毒感染和复制的物质，因此而得名。根据干扰素产生的来源和结构不同，可分为 IFN-α、IFN-β 和 IFN-γ，他们分别由白细胞、成纤维细胞和活化 T 细胞所产生。各种不同的 IFN 生物学活性基本相同，具有抗病毒、抗肿瘤和免疫调节等作用。

3. 肿瘤坏死因子（tumor necrosis factor，TNF）　最初发现这种物质能造成肿瘤组织坏死而得名。根据其产生来源和结构不同，可分为 TNF-α 和 TNF-β 两类，前者由单核 - 巨噬细胞产生，后者由活化 T 细胞产生，又名淋巴毒素（lymphotoxin，LT）。两类 TNF 基本的生物学活性相似，除具有杀伤肿瘤细胞外，还有免疫调节作用，并参与发热和炎症的发生。大剂量 TNF-α 可引起恶病质，因而 TNF-α 又称恶病质素。

4. 集落刺激因子（colony stimulating factor，CSF）　根据不同细胞因子刺激造血干细胞或分化不同阶段的造血细胞在半固体培养基中形成不同的细胞集落，分别命名为 G-CSF（粒细胞）、M-CSF（巨噬细胞）、GM-CSF（粒细胞、巨噬细胞）、Multi-CSF（多重）（IL-3）、SCF、EPO 等。不同 CSF 不仅可刺激不同发育阶段的造血干细胞和祖细胞增殖分化，还可促进成熟细胞发挥功能。

5. 趋化因子家族（chemokine family）　包括两个亚族：① C-X-C/α 亚族，主要趋化中性粒细胞，主要的成员有 IL-8、黑素瘤细胞生长刺激活性（GRO/MGSA）、血小板因子 4（PF-4）、血小板碱性蛋白、蛋白水解来源的产物 CTAP- Ⅲ 和 β-thromboglobulin、炎症蛋白 10（IP-10）、ENA-78；② C-C/β 亚族，主要趋化单核细胞，这个亚族的成员包括巨噬细胞炎症蛋白 1α（MIP-1α）、MIP-1β、RANTES、单核细胞趋化蛋白 -1（MCP-1/MCAF）、MCP-2、MCP-3 和 I-309。

6. 转化生长因子 β 家族（transforming growth factor-β family，TGF-β family）　由多种细胞产生，主要包括 TGF-β1、TGF-β2、TGF-β3、TGF-β1β2 以及骨形成蛋白（BMP）等。

7. 生长因子（growth factor，GF）　如表皮生长因子（EGF）、血小板衍生的生长因子（PDGF）、成纤维细胞生长因子（FGF）、肝细胞生长因子（HGF）、胰岛素样生长因子 Ⅰ（IGF-Ⅰ）、胰岛素样生长因子 Ⅱ（IGF-Ⅱ）、白血病抑制因子（LIF）、神经生长因子（NGF）、抑瘤素 M（OSM）、血小板衍生的内皮细胞生长因子（PDECGF）、转化生长因子 α（TGF-α）、血管内皮细胞生长因子（VEGF）等。

众多细胞因子在体内通过旁分泌、自分泌或内分泌等方式发挥作用，具有多效性、重叠性、拮抗性、协同性等多种生理特性，形成了十分复杂的细胞因子调节网络。细胞因子不仅作用于免疫系统和造血系统，还广泛作用于神经、内分泌系统，对细胞间相互作用、细胞的增殖分化和效应功能有重要的调节作用。细胞因子发挥广泛多样的生物学功能是通过与靶细胞膜表面的受体相结合并将信号传递到细胞内部。

研究表明细胞因子在生殖细胞的生长、发育、成熟、受精及胚胎着床、发育过程中均起重要的调节作用。这些细胞因子包括 IL-1、IL-6、IL-12、IL-15、IL-18、IL-23、TGF-β、TGF-α、IFN-γ、FGF、IGF、PDGF、TNF-α 等，均由卵巢内巨噬细胞产生并作用于颗粒细胞。卵巢内除此种旁分泌形式外，颗粒细胞本身也产生 IL-1、EGF、IFN-γ、FGF、TNF-α 等因子。这些细胞因子在免疫系统与内分泌系统之间起着信息传递的功能。

二、细胞因子与原始卵泡发育启动

原始卵泡形成后，除了部分卵泡参与了初始启动，剩下的所有原始卵泡或按一定速率被启动进入发育池，或按一定速率死亡，直至原始卵泡池耗竭[20]。原始卵泡是一种处于休眠状态的卵泡，它一旦被启动就是不可逆的，这是卵泡发育过程中一个重要的环节，直接影响女（雌）性的生殖寿命。新的研究发现，原始卵泡发育启动过程不直接受促性腺激素的影响。卵泡刺激素受体（follicle-stimulating hormone receptor，FSHR）和黄体生成素受体（luteotrophic hormone receptor，LHR）基因敲除小鼠卵巢卵泡的发育启动是正常的。目前认为有以下几种细胞因子可能参与了这一调控过程[21-22]。

1. 干细胞因子（stem cell factor，SCF）是一种上皮细胞生长因子，又称 KL，是 c-Kit 的配体，对多种类型细胞有广泛作用，最初发现它能影响干细胞的生长和分化，Kit 是其受体。在卵巢中，KL 由颗粒细胞产生，与位于卵母细胞、卵泡膜细胞和基质细胞的受体结合，发挥调节作用。KL 是第一个被认为可以促进原始卵泡发育的因子。在体外实验中，出生 4 天卵巢存在自发性卵泡发育，KL 可明显增加这种自发性发育，而抗体 ACK-2 可完全阻断这种促发育过程，表明卵巢中有内源性因素促进原始卵泡发育，KL 能在此基础上进一步诱导原始卵泡发育启动[23]。对新生鼠注射 KL 抗体 ACK-2 后，影响原始卵泡的发育启动以及初级卵泡的生长。KL 还能与位于基质细胞的 Kit 结合，促进基质细胞向卵泡膜细胞转化，环绕于卵泡，使原始卵泡向初级卵泡转化。因此，KL 可能是原始卵泡向初级卵泡转化的关键因子。研究表明 KL 是通过 KL/c-kit-FOXO3a 信号通路发挥作用[24-25]。FOXO3a 可通过 p27Kip1 抑制细胞周期蛋白激酶合成酶活性，阻断细胞周期进程，诱导细胞周期停滞[26]。FOXO3a 基因敲除的新生鼠卵巢中卵泡活化过多，原始卵泡发育增加，成年鼠出现卵巢功能早衰，提示 FOXO3a 可能与维持原始卵泡的休眠状态、抑制卵泡发育有关[27]。进一步研究发现，在体外培养的卵母细胞中 KL 能使 PI3K 信号通路中的 Akt 激活，从而使 FOXO3a 磷酸化而抑制其活性，促进卵母细胞的生长。细胞免疫化学检测发现 Akt 和 FOXO3a 主要在原始卵泡和初级卵泡的卵母细胞中表达。这些结果表明 FOXO3a 可能参与卵泡发育启动的调控，KL-kit-PI3K-Akt-FOXO3a 通路可能在原始卵泡向初级卵泡转化过程中起关键性调节作用。

2. 基础成纤维细胞生长因子（basic fibroblast growth factor，bFGF）在卵巢中，bFGF 主要存在于原始卵泡、初级卵泡的卵母细胞，其受体位于颗粒细胞中，bFGF 能影响原始卵泡向初级卵泡转化。同样用 bFGF 作用于体外培养的出生 4 天的大鼠的卵巢，能增加发育卵泡比例，减少静止期卵泡，使颗粒细胞和卵泡膜细胞增生；加入 bFGF 中和抗体能阻断其促卵泡发育作用；显示 bFGF 能诱发卵泡池中原始卵泡发育启动，促进其向初级卵泡转化。同时还发现 KL 中和抗体能阻断 bFGF 诱导的卵泡发育加速；bFGF 中和抗体也能阻断 KL 引起的卵泡启动增加；而且 bFGF 能提高 KL mRNA 的表达水平；这些结果提示卵母细胞产生的 bFGF 刺激颗粒细胞的 KL 表达，两者共同诱导卵泡从休眠状态进入生长状态。

3. 白血病抑制因子（leukemia inhibitory factor，LIF）LIF 是一种诱导分化因子，最早被认识是作为一种能作用于白血病细胞的细胞因子，之后发现其对多个发育系统有影响。它存在于卵巢卵泡液中，各个阶段卵泡的（前）颗粒细胞和窦前卵泡、窦卵泡的卵母细胞中都能表达 LIF。在体外卵巢培养实验中 LIF 能促进原始卵泡向初级卵泡转化，增加颗粒细胞上 KL mRNA 的表达水平，推测 LIF 是通过诱导 KL 的表达，促使颗粒细胞和卵泡膜细胞增殖，并与 KL 相互作用或协同 KL 诱发原始卵泡发育启动[28]。

4. 骨形成蛋白（bone morphogenetic protein，BMP）BMP 属于转化生长因子 β（transforming growth factor-β，TGF-β）超家族的一个亚家族，有 20 个成员，其中 BMP2、BMP3、BMP4、BMP6、BMP7、BMP15 已被证实存在于哺乳动物卵巢中，其中 BMP4 和 BMP7 作用相似，被认为均与原始卵泡向初级卵泡转化有关[29-31]。BMP4 存在于卵巢的卵泡膜细胞和间质细胞中，最初发现其与骨和软骨代谢有关，近几年发现它与原始卵泡形成、存活和发育启动有关。BMP4 能加快新生大鼠卵巢原始卵泡发育启动，增加发育卵泡数，减少静止状态卵泡数量；用 BMP4 中和抗体去除卵巢中内源性 BMP4，结果卵巢缩小，卵母细胞和卵泡数量减少，显示 BMP4 能维持卵母细胞和卵泡的存活，并诱导原始卵泡向初级卵泡转化。来自卵泡膜细胞的 BMP7 在卵巢中的作用与 BMP4 相似，能作用于大鼠和小鼠卵巢原始卵泡中的卵母细胞和颗粒细胞，诱导原始卵泡向初级卵泡转化。

5. 角质化细胞生长因子（keratinocyte growth factor，KGF）KGF 是一种间充质细胞衍生的生长因子，通过与位于上皮细胞的成纤维细胞生长因子受体 2（fibroblast growth factor receptor-2，

FGFR-2）结合，介导间质细胞与上皮细胞的相互作用，能刺激上皮细胞增生。KGF 存在于窦卵泡的卵泡膜细胞中，可作用于（前）颗粒细胞，影响其发育。KGF 在体外培养的卵巢中能刺激原始卵泡向初级卵泡转化，增加 KL 在前颗粒细胞中的表达，KGF 中和抗体能减弱 KL 诱导卵泡的发育。这一作用的产生可能是由于原始卵泡前颗粒细胞的上皮细胞生长因子 KL 诱导基质细胞向前卵泡膜细胞转化，而后者产生间充质细胞因子 KGF，以旁分泌的方式刺激毗邻的前颗粒细胞增生，转变为颗粒细胞，完成原始卵泡发育启动的诱导过程。位于（前）卵泡膜细胞的 KGF 促进原始卵泡向初级卵泡转化，也为前卵泡膜细胞作为卵泡的一部分参与卵泡发育调控提供了一个依据[32]。

6. 神经生长因子　其为神经营养因子（neurotrophic factor，NT）之一，它是维持中枢神经和周围神经中的神经元存活和分化所必需的一种靶向衍生生长因子。NT 存在于非神经细胞中，啮齿类卵巢有多种 NT，包括神经生长因子、NT3 和 NT4/NT5，其中神经生长因子被认为与原始卵泡形成和发育启动有关，P75NTR 和 TrkA 是其受体，表达于间质细胞中。出生 7 天神经生长因子 -/- 小鼠卵巢中发育卵泡数量较神经生长因子 +/+ 中明显减少，裸露的卵母细胞数增加，间质细胞增殖受抑制，推测神经生长因子通过作用位于间质细胞的受体，促进其向前颗粒细胞分化，包绕卵母细胞，形成原始卵泡；同时使间质细胞增生，诱导原始卵泡向初级卵泡和次级卵泡转化[33]。还有实验指出，NT 中的 NT4 及其受体 TrkB（位于卵母细胞）也可促进原始卵泡形成和卵泡发育启动，然而其与神经生长因子之间是否存在相互作用还有待进一步证明。

三、细胞因子与卵泡发育成熟

青春期（或啮齿类动情周期）开始前，原始卵泡发育启动后，由于缺乏促性腺激素类激素的刺激，仅发育到窦前卵泡阶段，不能发育成熟，大多数卵泡最终以闭锁结束。直到月经初潮（首个动情周期）来临，下丘脑 - 垂体 - 性腺轴发育成熟，分泌促性腺激素类激素，特别是 FSH，

能周期性地促进部分停滞在窦前阶段的卵泡继续发育，其中少量卵泡发育迅速，成为优势卵泡。每个月经（动情）周期，人类一般只有一个卵泡能被选择成为优势卵泡，啮齿类可以有多个卵泡同时成为优势卵泡，最终发育成熟，成功排卵。从卵泡发育启动直至发育到窦前卵泡，促性腺激素类激素不是卵泡存活的必需因子，卵泡能在促性腺激素缺乏下继续生长和分化。目前研究发现，卵巢内多种因子（表皮生长因子、bFGF、GDF9、KGF 等）参与了这个阶段的发育，其中以生长分化因子 9（growth differentiation factor，GDF9）的作用尤为显著。GDF9 是 TGF-β 家族成员之一，在人类和啮齿类中，存在于除原始卵泡外所有卵泡的卵母细胞中，它能促进颗粒细胞和卵泡膜细胞增殖。GDF9-/- 小鼠卵巢出现卵泡发育受阻于初级卵泡之前，不能继续发育，闭锁卵泡数增加，这可能是由于 GDF9-/- 小鼠中 KL 高表达，与位于卵母细胞上的受体 c-kit 结合，使卵母细胞体积增大，卵泡膜细胞和颗粒细胞由于缺乏 GDF9 的刺激，增殖受抑制，卵母细胞与周围体细胞发育不协调，最终导致卵母细胞退化，卵泡闭锁。GDF9 在早期卵泡发育过程中起重要作用[34-35]。

除此之外，IL-1 是主要由血液中单核细胞和巨噬细胞及其他多种类型细胞合成和分泌，是重要的细胞因子和多肽调节因子，具有广泛的生物活性。Karagouni 等和 Mendoza 等分别发现，卵泡液中 IL-1 浓度与卵细胞成熟和受精能力有关。Karagouni 等发现，行体外受精（IVF）的患者人绒毛膜促性腺激素（hCG）注射日血清 IL-1β 水平与雌二醇（E_2）水平及卵细胞成熟率呈正相关。

IL-12 是一种具有多种免疫调节功能的细胞因子，可诱导 T 细胞和 NK 细胞生成几种细胞因子，并通过这些介质发挥作用。IL-12 能诱导 IFN-γ 生成，并激活 NK 细胞，促进 T 细胞和 NK 细胞的生长，通过调节 NK 细胞、巨噬细胞介导的非特异性免疫与 Th 细胞、细胞毒性 T 细胞介导的特异性免疫，调节生殖过程。Coshun 等研究发现，未成熟卵子卵泡液中 IL-12 的含量较排卵前卵泡液中高。研究发现，卵子成熟与 IL-12 呈负相关。Gazvani 等也证实同样的结果，

并得出 IL-12 浓度与卵子的受精率呈负相关的结论，建议以 IL-12 作为预测体外受精 - 胚胎移植（IVF-ET）成功与否的指标。Gallinelli 等研究发现，多囊卵巢综合征（PCOS）患者卵泡液内 IL-12 的含量显著低于对照组非 PCOS 患者。Vujisic 等通过研究首次证实，自然月经周期行 IVF-ET 妇女卵泡液中未发现 IL-12 的表达，但有 IL-12/IL-23p40 亚基的表达，并发现在含有卵子的卵泡液中 IL-12/IL-23p40 亚基的水平升高，说明 IL-12/IL-23p40 亚基是影响卵子成熟的因素之一，但其机制尚待进一步研究。

四、细胞因子与卵泡闭锁

卵巢功能衰竭时细胞因子活动也发生相应的变化。Russen 报道，卵泡闭锁是由 IFN-γ 开始激活一系列细胞因子而引起。当机体免疫异常时，卵巢抗原激活 CD+ T 细胞，使 CD+ T 细胞数量增加或功能增强，因此 CD+ T 细胞表达和分泌细胞因子 IFN-γ 的数量增加，这些细胞因子可直接作用于 B 细胞，促进 B 细胞增殖、分化和分泌免疫球蛋白，也可诱导细胞毒性 T 淋巴细胞（eTL）、NK、淋巴因子激活的杀伤细胞（LAK）等多种杀伤细胞分化，导致卵巢的抗原靶细胞（如颗粒细胞、甾体激素产生细胞、黄体细胞和卵细胞）损伤或凋亡。由于卵巢过度损伤及凋亡，造成卵泡过度闭锁，排卵障碍，卵泡数量迅速减少，最后发生不育及 POF[36]。目前研究证实 POF 患者的免疫调节、免疫应答均处于衰老状态而自身免疫性则增强。王一峰等用放射免疫方法探讨细胞因子 TNF-α、IFN-γ 和 IL-2 与自身免疫性 POF 的发病关系，发现 POF 组的 AoAb 明显高于正常对照组，TNF-α 和 IL-2 较低，IFN-γ 明显升高，这些细胞因子的水平与 AoAb 呈高度显著性正相关，细胞因子在自身免疫性 POF 的发生中起着重要作用。杨桂艳等采用流式细胞仪分拣细胞，结合原位杂交的方法研究 POF 患者外周血 CD+ T 淋巴细胞的 Th1/Th2 分布，发现 Th1、Th2 细胞调节失衡，POF 患者外周血 Th1 调节性 T 细胞占明显优势，高于对照组 2 倍多，可能与细胞因子（如 IFN-γ、TNF-α 等）诱导颗粒细胞及黄体细胞主要组织相容性复合物（MHC）11 类抗原表达，诱发机体的自身免疫反应，使颗粒细胞及卵泡受到破坏有关。

五、细胞因子与妊娠

从免疫学角度来讲，妊娠犹如同种异体移植，胚胎与母体之间存在复杂而特殊的免疫学关系。母胎间对话不是简单的母体对外来抗原的免疫耐受，而是一系列错综复杂相互作用的细胞因子进行选择性免疫调节、细胞黏附和血管侵袭，细胞因子网络在母胎联系中发挥了重要作用。免疫系统对异体抗原的反应通过 Th 细胞调节，表现为两种免疫反应类型，即 Th1 型和 Th2 型。Th1 型为排斥免疫反应，表现为免疫杀伤；而 Th2 型为防护免疫反应，表现为防护或免疫营养。生理条件下，两种免疫调节相互协调，维持平衡。若打破这一平衡，将导致不孕或其他病理妊娠的发生，在妊娠早期可导致流产、死胎，妊娠中期可致早产或胎膜早破。近来诸多研究提示，IL 对生殖系统的免疫调节可能是通过这两种免疫反应实现的。

IL-15 是重要的淋巴细胞调节因子，属 Th1 相关性细胞因子。Vujisic 等研究发现，在自然月经周期行 IVF-ET 妇女的卵泡液中可检测出 IL-15，并得出卵泡液中 IL-15 含量与妊娠成功率呈负相关的结论。分析其原因可能为当 IL-15 水平超过正常值时，Th1 型免疫反应增强，滋养层细胞受到免疫损伤以致侵入能力受限，在妊娠早期易导致流产和死胎，使妊娠成功率下降。IL-15 与 IL-2 功能相似。IL-2 由活化的辅助性 T 细胞产生，是保障正常免疫功能的必要因子，具有免疫杀伤作用。IL-15 是 IL-2 的相关因子，是 NK 细胞的关键因子之一，诱导 T 细胞增殖。IL-15 通过 ERK1/2 信号转导通路发挥其促进增殖和杀伤的作用。

IL-18 是与 IL-1 家族相关的细胞因子，具有促炎症反应与肿瘤抑制的特性。Wilson 等研究发现，IL-18 水平与流产有关，认为 IL-18 的含量将决定妊娠结局：是继续妊娠还是以流产告终。这可能与 IL-18 可增强 IL-12 诱导新生 CD4+ 细胞分化为 Th1 细胞，增强 Th1 细胞的应答有关。Wozniak 等研究发现，IL-12、IL-18、

IL-23 和 IL-27 可有助于 CD4+ T 细胞的分化和扩展。Gutman 在对 30 例接受 IVF-ET 卵泡刺激周期的患者的研究中首次证明 IL-18 存在于排卵前的卵泡液，并发现接受卵泡刺激的患者卵泡液中 IL-18 水平较自然排卵患者明显升高，认为 IL-18 的升高与卵巢过度刺激综合征（OHSS）有关。Lédée-Bataille 等通过研究 133 例接受 IVF-ET 的患者发现，子宫分泌物 IL-18 含量与胚胎种植率、临床妊娠率、多胎妊娠率呈负相关。对比 IL-18（＋）组与 IL-18（－）组发现，前者的胚胎种植率、临床妊娠率、多胎妊娠率分别为 6.7%、15% 和 0，而后者分别为 19.4%、37.9% 和 27.7%。Vujisic 等通过检测不孕妇女子宫内膜的细胞因子发现：IL-15 与 IL-18 在 mRNA 水平呈正相关，与之前 Lédée-Bataille 等得出的 IL-15 与 IL-18 在卵泡液中呈负相关的结论不一致。对于这种不一致性，Vujisic 等认为可能是细胞因子的监测是在月经周期的不同阶段进行导致的。Fehniger 等研究表明，IL-12、IL-15 和 IL-18 对 NK 细胞产生 IFN-γ、肿瘤坏死因子 α（TNF-α）及粒细胞 - 巨噬细胞集落刺激因子（GM-CSF）具有协同作用，这种协同作用在体内可能很重要。Bettelli 等研究表明，IL-23 对于致病 Th 细胞的自体反应性增殖有重要作用。Wozniak 等认为 IL-12 和 IL-23 是重要的细胞免疫调节因子。IL-23 与 IL-12 相似，可刺激 IFN-γ 的产生和 T 细胞增殖。IL-12 可促使 Th0 细胞向 Th1 方向分化成熟，诱导 Th1 细胞分泌 IL-2、IFN-γ 等细胞因子，阻止 Th0 细胞向 Th2 方向的发展，抑制 Th2 细胞分泌 IL-4 等。Th1 型免疫反应为排斥免疫反应，表现为免疫杀伤，IL-12 水平增高可使 Th1 型免疫反应增强，致使妊娠成功率下降。Krueger 等研究发现，IL-12 和 IL-23 的单克隆抗体可以增强 Th1 型免疫反应。Wilson 等研究发现，反复自然流产的不孕妇女 IL-12 含量明显高于无自然流产史的不孕妇女。

总之，女性生殖细胞的生长、发育、成熟、受精，直至胚胎着床、发育，是一个多因子参与的复杂调节过程。在整个调控机制中，各种因子之间相互作用，形成一个复杂的网络，不同因子在同一发育阶段中的作用不同，而同一个因子在不同发育阶段中的作用也可能不同，调控能力大小也不同。任何影响卵母细胞凋亡、原始卵泡池大小和卵泡消耗速率的因素都将影响女性的生育能力和生育寿命。

（刘艳玲）

参考文献

[1] Statistics Canada. Ottawa: Statistics Canada. The Daily, 2008-9-24 [2011-8-31]. http://www.statcan.gc.ca/daily-quotidien/080924/dq080924a-eng.htm.

[2] Sun W, Stegmann BJ, Henne M, et al. A new approach to ovarian reserve testing. Fertil Steril, 2008, 90(6):2196-2202.

[3] Maheshwari A, Fowler P, Bhattacharya S. Assessment of ovarian reserve-should we perform tests of ovarian reserve routinely? Hum Reprod, 2006, 21(11):2729-2735.

[4] Pellestor F, Andreo B, Arnal F, et al. Maternal aging and chromosomal abnormalities: new data drawn from in vitro unfertilized human oocytes. Hum Genet, 2003, 112(2):195-203.

[5] Leridon H. Can assisted reproduction technology compensate for the natural decline in fertility with age? A model assessment. Hum Reprod, 2004, 19:1548-1553.

[6] Practice Committee of the American Society for Reproductive Medicine. Aging and infertility in women. Fertil Steril, 2006, 86(5):248-252.

[7] Hampl R, Šnajderová M, Mardešić T. Antimüllerian hormone (AMH) not only a marker for prediction of ovarian reserve. Physiol Res, 2011, 60:217-223.

[8] La Marca A, Broekmans FJ, Volpe A, et al. Anti-Mullerian hormone(AMH): what do we still need to know? Hum Reprod, 2009, 24:2264-2275.

[9] La Marca A, Volpe A. Anti-Müllerian hormone (AMH) in female reproduction: is measurement of circulating AMH a useful tool? Clin Endocrinol (Oxf), 2006, 64:603-610. .

[10] Visser JA, De Jong FH, Laven JS, et al. Anti-Müllerian hormone: a new marker for ovarian function. Reproduction, 2006, 131:1-9.

[11] Hossein G, Arabzadeh S, Hossein-Rashidi B, et al. Relations between steroids and AMH: Impact of basal and intrafollicular steroids to AMH ratios on oocyte yield and maturation rate in women with or without polycystic ovary undergoing in vitro fertilization. Gynecol Endocrinol, 2012, 28(6):413-417.

[12] Woo HY, Kim KH, Rhee EJ, et al. Differences of the association of anti-Müllerian hormone with clinical or biochemical characteristics between women with and without polycystic ovarian syndrome. Endocr J, 2012, 59(9):781-90.

[13] Eman A, Elgindy A, Dahlia O, et al. Anti-Mullerian hormone:correlation of early follicular,ovulatory and midluteal levels with ovarian response and cycle

outcome in intracytoplasmic sperm injection patients. Fertil Steril, 2008, 89 (6):1670–1676.

[14] Kitawaki J, Koshiba H, Ishihara H, et al. Expression of leptin receptor in human endometrium and fluctuation during the menstrual cycle. J Clin Endocrinol Metab, 2000, 85:1946–1950.

[15] Brannian JD, Schmidt SM, Kreger DO, et al. Baseline non–fasting serum leptin concentration to body mass index ratio is predictive of IVF outcomes. Hum Reprod, 2001, 16(9):1819–1826.

[16] Veldhuis JD, Pincus SM, Garcia–Rudaz MC, et al. Disruption of the synchronous secretion of leptin LH, and ovarian androgensin nonobese adolescents with the polycystic ovarian. J ClinEndocrinol Metab, 2001, 86:3772–3777.

[17] Smith GD, Jackson LM, Foster DL. Leptin regulation of reproductive function and fertility. Theriogenology, 2002, 57(1):73–86.

[18] Rajkovic A, Pangas SA, Ballow D, et al. NOBOX deficiency disrupts early folliculogenesis and oocyte–specific gene expression. Science, 2004, 305(5687):1157–1159.

[19] Monniaux D. Oocyte apoptosis and evolution of ovarian reserve. Gynecol Obstet Fertil, 2002, 30(10):822–826.

[20] Pepling ME, Spradling AC. Mouse ovarian germ cell cysts undergo programmed breakdown to form primordial follicles. Dev Biol, 2001, 234(2):339–351.

[21] Morrison LJ, Marcinkiewicz JL. Tumor necrosis factor alpha enhances oocyte/follicle apoptosis in the neonatal rat ovary. Biol Reprod, 2002, 66(2):450–457.

[22] Cunningham MA, Zhu Q, Hammond JM. FoxO1a can alter cell cycle progression by regulating the nuclear localization of p27kip in granulosacells. Mol Endocrinol, 2004, 18(7):1756–1767.

[23] Sui XX, Luo LL, Fu YC, et al. Primary study on the association of FOXO3a expression with oocyte apoptosis in neonatal rat. Rep Con, 2006, 26(9):241–245.

[24] Kezele P, Nilsson EE, Skinner MK. Cell–cell interactions in primordial follicle assembly and development. Front Biosci, 2002, 7:1990–1996.

[25] Pakarainen T, Zhang FP, Nurmi L, et al. Knockout of luteinizing hormone receptor abolishes the effects of follicle–stimulating hormone on preovulatory maturation and ovulation of mouse graafian follicles. Mol Endocrinol, 2005, 19(10):2561–2602.

[26] Hirst RC, Abel MH, Wilkins V, et al. Influence of mutations affecting gonadotropin production or responsiveness on expression of inhibin subunit mRNA and protein in the mouse ovary. Reproduction, 2004, 128(1):43–52.

[27] Parrott JA, Skinner MK. Kit–ligand/stem cell factor induces primordial follicle development and initiates folliculogenesis. Endocrinology, 1999, 140(9):4262–4271.

[28] Parrott JA, Skinner MK. Kit ligand actions on ovarian stromal cells:effects on theca cell recruitment and steroid production. Mol Reprod Dev, 2000, 55(1):55–64.

[29] Nilsson EE, Kezele P, Skinner MK. Leukemia inhibitory factor (LIF)promotes the primordial to primary follicle transition in rat ovaries. Mol Cell Endocrinol, 2002, 188(1–2):65–73.

[30] Brankin V, Quinn RL, Webb R, et al. Evidence for a functional bone morphogenetic protein (BMP) system in the porcine ovary. Domest Anim Endocrinol, 2005, 28(4):367–379.

[31] Nilsson EE, Skinner MK. Bone morphogenetic protein–4 acts as an ovarian follicle survival factor and promotes primordial follicle development. Biol Reprod, 2003, 69(4):1265–1272.

[32] Lee WS, Yoon SJ, Yoon TK, et al. Effects of bone morphogenetic protein–7 (BMP–7) on primordial follicular growth in the mouse ovary. Mol Reprod Dev, 2004, 69(2):159–163.

[33] Kezele P, Nilsson EE, Skinner MK. Keratin ocyte growth factor acts as a mesenchymal factor that promotes ovarian primordial to primary follicle transition. Biol Reprod, 2005, 73(5):967–973.

[34] Dissen GA, Romero C, Hirshfield AN, et al. Nerve growth factor is required for early follicular development in the mammalian ovary. Endocrinology, 2001, 142(5):2078–2086.

[35] Orisaka M, Orisaka S, Jiang JY, et al. Growth differentiation factor 9 is antiapoptotic during follicular development from preantral to early antral stage. Mol Endocrinol, 2006, 20(10):2456–2468.

[36] Knight PG, Glister C. TGF–beta superfamily members and ovarian follicle development. Reproduction, 2006, 132(2):191–206.

[37] Kim H, Yamanouchi K, Nishihara M. Expression of ski in the granulose cells of atretic follicles in the rat ovary. J Reprod Dev, 2006, 52 (6):715–721.

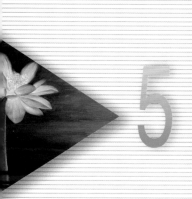

5 影响女性生育力的因素

赵红翠　高江曼　陈诚

第1节　环境因素

随着社会的发展，在西方工业和后工业社会，影响女性生殖健康的危险因素增加。生活方式相关的危险因素，如吸烟、肥胖和高龄，对生育力的影响已知。职业相关的危险因素，包括重体力劳动、麻醉性气体、抗肿瘤药物、重金属和溶剂等，也影响生育力。尽管毒理学的研究已经明确显示，许多化学物质都直接或间接地损害女性生殖健康，但是目前对环境暴露和饮食摄取的化学物质对生育力危害的重视不够，环境因素对生育力的影响及机制仍未完全阐明。食品添加剂以及一些食品的摄入常伴随高含量的植物雌激素的摄入；来源于工业和农业废物中的性激素可能蓄积于工业、农业和城市内，可能是人类和或野生动物的可能环境干扰物。每个人每天都通过不同途径暴露于许多环境干扰物中。

人类总体生殖健康趋势很难确切描述，但是许多研究提示在过去的50年里女性生育力呈现下降的趋势。一方面是由于文化观念变化（如延迟生育年龄，避孕药应用增加等），另一方面胎儿、母亲和父亲环境因素也起重要作用。目前影响女性生殖健康的环境因素现状数据有限。女性生殖健康研究结果显示自1960年以来，丹麦和美国妇女受孕率下降了44%[1-2]。此外，激素相关的疾病如青春期发育紊乱、PCOS、子宫内膜异位症和子宫肌瘤都很常见，尽管没有基于总体的或人群基础趋势的数据。受孕率下降和女性生殖器官疾病发生增加引起了人们对环境因素可能对女性生殖健康产生不良影响的担心。

内分泌干扰物（endocrine disruptor，ED）也称为环境激素（environmental hormone），是一种外源性干扰内分泌系统功能的化学物质或混合物，危害整个机体及其子代，甚至危及整个人群或亚群的健康。性激素和甲状腺内环境的稳态是环境内分泌干扰化学物（ED chemical，EDC）的主要靶目标（图5-1）；因此，生育力极易受到EDC影响[3-4]。

一、EDC 的分类

根据用途、化学结构和作用方式，EDC分类广泛而众多。包括在生物体内累积的永久性污染物（二噁英、DDT和镉），在动植物性食物生产过程中应用的化学物（吡咯或二甲酰亚胺杀菌剂），以及广泛用于工业和消费市场产品中的化合物（邻苯二甲酸盐和双酚A）。还有许多其他物质也可能是EDC。

二、EDC 影响女性生育力的机制

不同的研究表明环境因素对女性生育力的影响程度变异很大，但其对女性生殖系统的影响范围很广泛。EDC暴露可能导致的疾病包

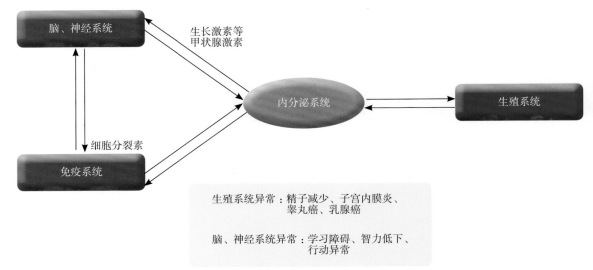

图 5-1　内分泌干扰化学物（EDC）的危害

括：①卵巢功能紊乱：染色体非整倍性、多囊卵巢综合征（PCOS）、子宫内膜异位症和月经周期性改变；②子宫疾病：子宫平滑肌瘤；③胎盘功能障碍和不良妊娠结局：早期妊娠丢失、复发性流产、胎儿生长受限；④乳腺疾病：乳腺癌、哺乳期缩短以及青春期乳腺提前发育[4]。近年研究已提示女性低生育力与生活方式相关。职业暴露与EDC被认为是影响女性生育力的危险因素。在农

业区域通过接触农药而直接暴露于EDC是生殖健康低下的特殊危险因子。流行病学研究已发现农业职业与不孕症、先天性畸形、流产、低出生体重、小于胎龄胎儿出生、早产和死产相关。总之，暴露于农药虽然对甾体激素平衡未观察到显著影响，但是显著影响女性生殖系统[5]，降低生育力。食物和环境中严重影响女性生殖系统和胎儿生长发育的的主要EDC见表5-1和图5-2。

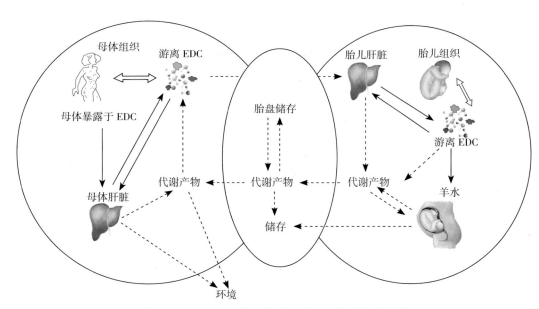

图 5-2　EDC 在母体 – 胎儿 – 胎盘中的分布示意图

表5-1　食物和环境中影响女性生殖系统的主要EDC分类

化学物	暴露途径	作用机制
永久性有机污染物（persistent organic pollutant，POP）		
多氯联苯（PCB）	食物链（含脂类丰富的食物，如牛奶及其衍生物，多脂鱼等），居住环境（润滑油、冷却剂、变压器油、粘合剂、增塑剂）	改变内分泌激素代谢/转运，能与甲状腺素转运蛋白（TTR）结合，与甲状腺素受体相互作用，具有神经内分泌效应
二噁英及二噁英类多氯联苯	食物链（含脂类丰富的食物，如牛奶及其衍生物，多脂鱼等），居住环境	与芳香烃受体相互作用，抑制环氧化酶2，改变内分泌激素的代谢，具有神经内分泌效应，包括作用于甲状腺
DDT及其代谢产物	食物链（含脂类丰富的食物，如牛奶及其衍生物，多脂鱼等），居住环境和工作场所（发展中国家）	主要是雌激素样效应，干扰雌激素生物合成，增强芳香化酶活性
农业及农场动物生产中使用的物质		
有机氯杀虫剂（如林旦）	食物链（含脂类丰富的食物，如牛奶及其衍生物，多脂鱼等），居住环境和工作场所（主要在发展中国家）	类固醇激素稳态（雌激素样和/或抗雄激素效应，与孕激素受体相互作用）
三唑，咪唑	食物链（农业和畜牧业杀真菌剂），居住环境和工作场所（农业区域）	抑制类固醇激素生物合成
三嗪	食物链（除草剂），居住环境和工作场所（农业区域）	作用于下丘脑-垂体-性腺轴
亚乙基硫脲（ETU，乙炔二硫代碳酸酯，如代森猛），苯并咪唑	食物链（农业和畜牧业杀真菌剂），居住环境和工作场所（农业区域）	甲状腺拮抗剂效应
工业和日常用品		
壬基-酚类和辛基酚类	去污剂副产品：食物链（海产品）和消费品	雌激素激动剂——ER-α
双酚A（BPA）	食物链（与食物接触的聚碳酸酯塑料、环氧树脂），消费品（如牙封闭剂，塑料添加剂等）	雌激素激动剂——ER-α
邻苯二甲酸盐	食物链（与食物接触的塑料），消费品（如聚氯乙烯，除臭剂，胶粘剂等）	孕烷X受体（PXR）激动剂，作用于类固醇激素生物合成
多溴化防燃剂	食物链（含脂类丰富的食物，如牛奶及其衍生物，多脂鱼等），居住环境，工作场所，消费品（如电子装置等）	与PXR相互作用，影响类固醇和甲状腺素稳态
有机锡	食物链（海产品），消费品（如防污浊剂等）	芳香化酶抑制剂
全氟辛烷磺酸	食物链（富集于动物组织），消费品（如塑料，地毯类物质）	改变下丘脑-垂体-性腺轴
对羟苯甲酸酯	主要的化妆品，香精和药品保存剂	雌激素激动剂——ER-α和ER-β
紫外线屏蔽剂（苯甲酮2,4-甲基亚苄基樟脑等）	防紫外线辐射的保护物	雌激素激动剂——ER-α
镉	食物链（精制食品，如面粉、大米、糖和海产品），吸烟	雌激素激动剂——ER-α
植物雌激素		
异黄酮，木脂素类等	食物链（如蔬菜，豆制品），消费品（如化妆品）	选择性雌激素受体调节剂（SERM），与ER-β高亲和力

妊娠妇女使用己烯雌酚（diethylstilbestrol，DES）的后果清楚地显示了合成化学物改变生殖功能的能力。己烯雌酚是 1938 年首次合成生产的雌激素化合物，一直至 1971 年都是预防流产的处方药物。母亲孕期服用己烯雌酚出生的女儿易发生罕见的宫颈、阴道肿瘤。自从 1971 年首次报道了子代生殖道肿瘤与母亲孕期使用己烯雌酚相关后，随着其子代（女儿）的成长，观察到其他一些异常，包括生育力下降，异位妊娠发生率增加，乳腺癌和过早绝经发生率也增加。这些异常表现，大多数在用己烯雌酚处理的动物中重复表现出来。近 40 年关于己烯雌酚的研究告诉我们，女性胎儿对环境因素很敏感，易于导致生殖功能异常；性腺发生期是合成激素敏感的重要胎儿暴露窗口期；可能要到暴露后几十年，生殖系统疾病才出现；并且多种女性生殖系统疾病可同时发生。

传统的观点认为生殖系统疾病主要与遗传基因缺陷相关，但是近期的研究表明环境因素在生殖系统疾病表型中起着重要作用，至少可以通过 3 种作用途径发挥作用[6]。①直接作用：环境因素作为激素或者干扰内源性激素的代谢或合成，直接诱导基因的表达。②神经内分泌途径：神经系统通过监控环境，将信号传递给内分泌系统。③表观遗传学途径：环境因素改变 DNA 的转录活性，但是不改变其序列。近年关于环境因素引起疾病的作用途径主要集中在表观遗传学机制上，引起了疾病发生的新观点。在表观遗传学干扰过程中，环境因素通过改变组蛋白（导致 DNA- 核蛋白相互作用的改变），或促进 DNA 的甲基化（通过抑制与特异性的转录因子结合导致转录抑制）改变染色质的组装。在个体发育过程中，环境信号通路导致的染色质的这些改变可以传递给子代，证实了 16 — 17 世纪法国博物学家 Jean-Baptiste Lamarck 的获得性遗传学说。表观遗传学的改变有助于解释生长发育过程中暴露于某种有毒物质，如何增加以后疾病发生的风险，并增加子代疾病发生的可能性。

除了遗传 - 环境相互作用导致成年表型和疾病发生的研究外，许多生殖系统疾病发病机制不清的另一个原因是生殖器官发生的复杂性。由于在不同的发育阶段，组织内激素受体亚型和浓度的改变，EDC 在个体发育过程中具有多种效应。例如葡萄植物雌激素白藜芦醇在许多表达 ER-α 或 ER-β 的细胞内发挥雌激素激动剂的作用，但是在 ER-α 与雌激素反应原件（E response element，ERE）EREc38 和 PR1148 结合时起雌激素拮抗剂的作用。因此，体外实验显示当器官内表达的 ER-α 亚型与 EREc38 或 PR1148 结合时，白藜芦醇发挥抗雌激素作用；但是当其他 ERE 表达时，发挥雌激素样效应[7]。这一结果在大鼠体内实验中也被证实。在性腺中，白藜芦醇发挥雌激素样效应，但是在大脑中起雌激素拮抗剂作用[8-9]。实际上，多种 EDC 的效应都受组织细胞中的 ER 亚型的互补物、共激活物和辅阻遏物的调控，并且这些化合物的浓度在不同阶段是变化的。对发育的可塑性和个体复杂性的理解有助于阐明 EDC 对于生殖功能紊乱的作用。

在男性，精子质量差和睾丸肿瘤都是可计数的，并且是逐年增加的；但是由于男女配子发生过程的差异以及女性生殖器官及其功能在很大程度上是不能获得的，因此卵子的数量和质量的计数相当困难。但是，通过定义被 EDC 暴露干扰的重要发育阶段，我们可以对环境因素如何影响生育力有一些认识。

人类雌性生殖细胞早在妊娠早期就开始分化，原始卵泡在妊娠中期至晚期形成。随后，这些卵泡进入较长的休眠期，可能持续 15 ~ 50 年。实际上，卵母细胞是人体最长寿的非再生细胞，终生暴露于环境因素并且很难定量。因此，由于卵泡形成的时间、卵泡的长寿、用于研究的卵子和卵泡来源的有限性，使测量卵子质量和环境因素对生育力的影响具有重要意义，并富有挑战性。尽管存在这些困难，但是正常卵巢发育、表观遗传学研究以及动物实验的研究都显示女性卵巢对 EDC 的破坏作用非常敏感。

胎儿期卵巢内卵泡的正常形成依赖于全身雌激素和局部抑制素和激活素的平衡，在卵泡形成的关键时期暴露于外源性雌激素，可以导致成年卵泡动力学的改变。啮齿类动物和美国短吻鳄的研究显示在早期发育阶段暴露于雌激素类 EDC，导致一种称为多卵卵泡的特殊的正常卵泡形成障碍。在正常的卵泡形成过程中，一层颗粒细胞包绕一个成熟的减数分裂 I 期的卵母细胞;在多卵卵泡中,单层颗粒细胞包绕的卵母细胞数超过1个。许多种雌激素类EDC可以导致多卵卵泡形成,如DES、染料木黄酮、双酚A(bisphenol A,BPA)、有机氯污染物、杀虫剂等[10]。小鼠在出生后1~5天的卵泡形成期给予DES和17β-E₂后导致的多卵卵泡是由于抑制激活素的表达[11]。因此在卵泡形成过程中保持局部和全身激素的稳态对卵泡正常发育和卵母细胞质量是必需的。EDC改变早期卵泡形成及其对成年卵巢功能影响的具体机制仍需进一步的研究。

EDC对调控卵巢功能的甾体或肽类激素的干扰作用,可能是观察到的卵巢功能障碍的一个比较合理的机制。假设EDC在卵巢疾病中发挥作用并降低受孕率,那么人类卵巢的靶目标是什么?这些相互作用是如何被放大的?生殖功能障碍中的非整倍体性、PCOS、POF、月经周期的改变可提供一些认识。

(一)非整倍体性

非整倍体性(aneuploidy),即染色体数目异常,是流产、先天性缺陷和精神发育迟滞的主要原因。在人类,减数分裂开始于胎儿期卵巢,但是停滞于前期的双线期,直到排卵前才恢复第一次减数分裂,受精后开始第二次减数分裂。尽管已知一些遗传因素可以干扰减数分裂,但是环境因素导致的减数分裂障碍的研究仍不多。10多年前,观察到饲养在有害的聚碳酸酯笼子里的小鼠卵母细胞减数分裂错误比例高的现象,引发了增塑剂BPA对卵母细胞损伤效应的研究。将饲养在有害的笼子里的小鼠水中的BPA滤去,而饲养在无害的笼子里的小鼠水中人为添加BPA,结果两组都诱导出现了相似的减数分裂错误[12]。其中一些减数分裂错误就是非整倍体性。来源于成年雌性小鼠的卵母细胞在减数分裂成熟过程中暴露于BPA,可以观察到减数分裂纺锤体上染色体组装异常,可能是纺锤体微管结构完整性发生改变导致的[13]。近年来,越来越多的体内和体外实验证实BPA暴露可以干扰纺锤体形成,导致染色体异常,但是认为这些缺陷更易于导致细胞周期停滞和卵母细胞死亡而不是形成非整倍体卵子。不论丢失的时期是何时(卵子发生完成前

的配子丢失,或染色体异常的卵子受精时丢失,以及以后的妊娠期间流产丢失),3个不同的研究都证实BPA对卵母细胞成熟有不良影响。除了BPA,发现其他一些EDC也可以导致减数分裂障碍。例如,DES可以导致第二次减数分裂纺锤体缺陷[14]。

除了以上研究提到的BPA可以导致成年动物卵泡减数分裂障碍外,在胎儿期卵子发生过程中,环境中一定剂量的BPA暴露也可以导致减数分裂障碍。将胎儿卵母细胞处于减数分裂前期的妊娠期母鼠暴露于BPA时,胎儿卵巢中可以观察到卵母细胞染色体联会和重组改变,出生的雌性子鼠卵母细胞和胚胎染色体非整倍体性比例增加[15]。推测胎儿发育过程中BPA导致的卵子发生障碍,是通过干扰ER-β作用导致的。因伦理等因素,目前尚无人类BPA或其他EDC子宫内暴露导致的非整倍体性研究。

(二)多囊卵巢综合征和卵巢功能早衰

多囊卵巢综合征(polycystic ovary syndrome,PCOS)是生育期女性中最常见的内分泌异常,是一种生殖功能障碍与糖代谢异常并存的内分泌紊乱综合征。持续无排卵、雄激素过多和胰岛素抵抗是其重要特征,是生育期妇女月经紊乱最常见的原因。PCOS妇女发生胰岛素抵抗、糖尿病、子宫内膜癌和无排卵性不孕风险增加。虽然无排卵性不孕可以通过诱导排卵治疗,但是PCOS妇女发生卵巢过度刺激综合征(ovarian hyperstimulation syndrome,OHSS)风险增加,并且其妊娠合并症(流产、妊娠期高血压疾病、妊娠期糖尿病)发生率较正常排卵妇女高[16]。卵巢功能早衰(premature ovarian failure,POF)指女性40岁之前卵巢功能衰竭,绝经,其发生率大约在1%。

尽管PCOS和POF发病机制仍不清,但都与卵泡形成和激活关键窗口期的内分泌信号改变有联系,并且这两种疾病的卵泡选择和生长机制都失调。PCOS妇女的卵泡由原始卵泡向初级卵泡的转换加速,并且伴随每个初级卵泡的颗粒细胞数目增加。这些卵泡都不向优势卵泡转换或闭锁,而是累积在卵巢皮质中。POF卵巢中卵泡的分布尚不清楚,可能是由于出生时卵巢储备不足

或过早激活，由于无促性腺激素的支持，卵泡通过凋亡机制闭锁。一些 PCOS 和 POF 妇女表现出明显的遗传缺陷。环境暴露通过何种机制改变了卵泡发生动力学？胎儿发育过程中的卵泡形成期和出生后发育过程中的卵泡激活期是激素改变的两个潜在的转换交叉期。研究推测这两个时期的子宫内和新生儿激素失衡都可以导致成年期的疾病发生。

其中的一个 PCOS 病因假说是由于遗传易感性和环境因素导致出生前胚胎和胎儿的高雄激素暴露。已发现 70 多个与 PCOS 发病相关的基因。尽管没有一个基因突变与 PCOS 直接相关，但是可以保护胚胎免于母源性雄激素导致的基因突变，如 21- 羟化酶缺失，可以导致 PCOS。

芳香化酶基因 CYP19 的遗传变异，与青春期雄激素过多和年轻患者的 PCOS 都相关[17]。性激素结合蛋白基因启动子区域的多态性可以导致生物活性雄激素增加，与一些希腊妇女 PCOS 发生率增加相关[18]（图 5-3）。

猕猴和羊的研究都支持环境中过多的雄激素诱导 PCOS 发生。当给予妊娠 40~60 天或 100~115 天的猕猴 10~15mg 睾酮丙酸盐时，出生的雌性子代血浆睾酮浓度增加，PCOS 发生率增加[19]。子宫内暴露于睾酮的雌性羔羊也可以观察到相似的效应。出生前雄激素化的羔羊在 8 个月时，初级卵泡比例增加，表明出生前的雄激素可以直接影响卵泡发生[20]。绵羊和猕猴在子宫内暴露于过量的睾酮导致成年的 PCOS，表明

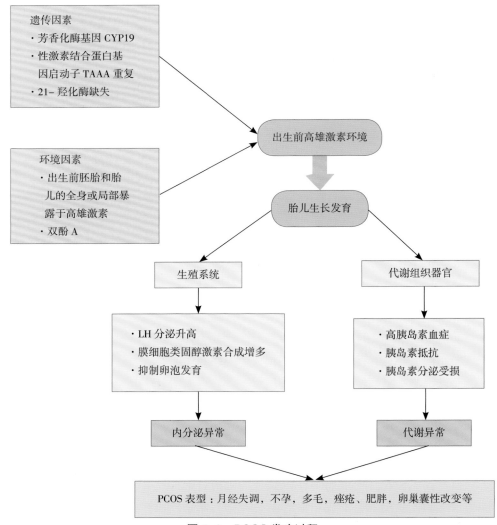

图 5-3 PCOS 发病过程

PCOS 这种疾病状态部分是由于胎儿期固有的发育可塑性导致的。

其中一种与 PCOS 有关的 EDC 是 BPA。通过测量血清、卵泡液、胎儿血清以及足月羊水中的 BPA 含量，证实 BPA 可以通过胎盘传递给胎儿。在妊娠 15～18 周时，羊水中的 BPA 浓度较其他体液大约高 5 倍。此外，PCOS 妇女血清中 BPA 含量显著增加。但是 BPA 浓度增高可能是结果，而不是 PCOS 的原因。PCOS 患者体内睾酮水平较正常妇女高，而高水平的雄激素降低 BPA 的清除率。

推测 POF 是由于发育过程中卵泡池有限，或在妊娠中期、分娩时以及出生后卵泡自然闭锁过程中卵泡丢失加速。染色体核型为 45,XO，性腺发育不全；X 染色体某些特异性片段缺失；X 染色体上某些基因突变；这些都与 POF 相关。此外，FMR1 基因（fragile mental retardation 1）前突变携带者发生原发性卵巢功能不足（卵巢储备功能下降）、过早绝经和卵巢功能不全（生育力下降）的风险增加[21]。除了 X 染色体相关的基因突变、缺失和前突变，卵母细胞毒性可以影响卵泡组成和生育力，因为卵母细胞是卵泡生成的主要调控因素。近年来，卵母细胞特异性的肿瘤抑制基因 PTEN 缺失的小鼠研究模型发现原始卵泡池的过早活动和卵巢早期衰老[22]。理论上，卵母细胞中抑制 PTEN 表达的 EDC 以及接下来的信号通路通过 PI3 激酶途径可以加速卵泡丢失。这在 POF 患者中仍需进一步的研究证实。

（三）月经周期的改变

调节月经周期的激素受到干扰时，可以导致月经周期延长或不规则，降低生育力。EDC 可以通过干扰调节月经周期的激素降低生育力。关于人类胎儿或新生儿暴露于 EDC 改变月经周期的研究数据有限，但是动物实验研究支持这一理论。在子宫内暴露于雌激素类化合物，如增塑剂 BPA、真菌毒素玉米赤霉烯酮、植物雌激素白藜芦醇，增加了小鼠动情周期时间。同样，将新生小鼠暴露于生理剂量相关浓度的植物雌激素染料木黄酮可以导致成年期动情周期延长和不规则。围生期暴露于 BPA，在小鼠中可以导致周期不规则，在大鼠中可以导致周期性活动过早停止。这可能是由于控制 LH 分泌和排卵的下丘脑脉冲改变导致的[23]。

在人类，已发现成年暴露于永久性有机污染物和新型的杀虫剂与月经周期相关，包括永久性有机污染物（POC）、多氯联苯（PCB）、多氯代二苯并呋喃（PCDF）、二噁英及二噁英类多氯联苯、多溴化联苯（PBB）、双对氯苯基三氯乙烷（DDT）、激素活性的杀虫剂、雄激素、乙二醇和三卤甲烷等。有机氯杀虫剂暴露对月经周期和生育力的研究显示有机氯杀虫剂缩短月经周期[24-25]。相反，暴露于激素活性的新型杀虫剂（非有机氯类）的妇女月经周期延长、月经间期出血和月经过期比例增加 60%～100%[26]。

不同的 EDC 导致的月经周期改变不同，是由于月经周期改变可以由多种机制改变引起，除了激素受体识别、结合以及受体后的激活作用的改变，还包括激素合成、释放、储存、转运和生物转化 - 排泄的变化。除了生殖激素如性激素、促性腺激素和抑制 - 激活素系统功能的改变外，甲状腺和中枢神经系统功能的改变也可以导致生殖周期的改变。

许多女性生殖系统疾病都与环境因素相关，胚胎、胎儿、新生儿和青少年对 EDC 暴露都非常敏感。为了减少下一代生殖功能紊乱的风险，我们需要减少空气、水和陆地被我们使用的物质中的 EDC 污染。同时我们需要通过研究、健康教育减少 EDC 污染和暴露，提高妇女和后代的生殖健康。

（赵红翠）

第 2 节　生理因素

影响女性生育力的生理因素主要是年龄。自从 20 世纪 60 年代避孕方法出现以后，伴随社会文明和经济的发展，女性受教育和参加工作的机会增多，许多女性生育第一个孩子的年龄显著延迟。相当一部分人由于生育年龄的推迟，在 12 个月内未妊娠，成为不孕症患者。结果越来越多的夫妇，仅仅因为延迟生育，就变得需要依赖 ART 帮助妊娠。ART 只能部分补偿生育力下降的自然规律，许多夫妇经过长期的 ART 治疗仍不能生育自己的孩子。年龄相关的生育力下降主要是由于卵泡数目的减少和卵母细胞质量的下降。此外，生殖衰老过程在不同妇女中存在一定的变异性。这意味着一些妇女在 50 多岁时仍具有较高的生育力，而另一些妇女早在 30 多岁的中年期就面临丧失自然生育力的风险。

一、女性年龄和生育力及其变异性

生育高峰通常是 20 多岁早期，在 30 多岁后期开始下降。Menken 和 Larsen 早在 1986 年就报道了在晚婚相对常见、未实行避孕和准确的出生数据都记录的人群中，妇女结婚年龄对人群生育力的影响。在这一人群中，生育最后一个孩子的平均年龄为 41 岁；结婚年龄在 20 ~ 24 岁时没有孩子的比例在 6%，而结婚年龄在 40 ~ 44 岁时，没有孩子的比例增加到 64%[27]。年龄对女性生育力影响的进一步研究是关于 2193 个丈夫为无精症患者的妇女供精周期的活产率报道，发现供精人工授精累积妊娠率在 30 岁以后显著下降[28]。ART 周期中年龄大的妇女胚胎种植率和活产率显著下降，也显示了年龄对女性生育力的影响。ART 中胚胎种植率和活产率下降（图 5-4），而自然流产率增加都与年龄直接相关。供卵周期妊娠结局与供者年龄相关，而不是与受者年龄相关。

尽管在女性 30 ~ 40 岁时，卵泡数目和质量发生了显著改变，但是卵巢衰老过程在很大程度

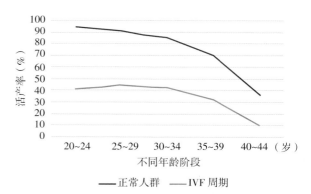

图 5-4　不同年龄阶段人群累积活产率和 IVF 周期活产率

上仍未被注意。很容易观察到的现象是月经周期不规律和绝经。生育力下降以及自然生育力丧失的开始，在个体中不能被直接识别。每个月生育力开始逐渐下降的平均年龄大约在 30 岁以后。需要指出的是自然生育力开始下降的个体变异性需要研究其在 30 多岁早期生育及其以后妊娠时间的改变。这些研究实际上几乎不可行。自然人群研究显示自然生育力丧失开始的平均年龄在 41 岁，变异范围在 23 ~ 51 岁。自然绝经和自然生育力丢失的年龄分布偏向年轻，表明早期生殖衰老确实相对普遍。

自然衰老过程开始的最初临床表现为月经周期缩短 2 ~ 3 天[29]。通常月经周期开始不规则时，人们才开始注意到卵泡数目的减少。有效卵泡的不足导致经期延长，或周期延长，甚至闭经。这一阶段称为绝经过渡期，指卵巢功能开始衰退直至最后一次月经的时期；需要与围绝经期相区别，围绝经期包括绝经后 1 年内的时期。绝经过渡期开始的平均年龄在 46 岁，变异范围在 34 ~ 54 岁。绝经的年龄只能通过回顾性资料识别，平均绝经年龄是 51 岁，变异范围在 40 ~ 60 岁。

生育力低下、不孕、月经开始不规律和绝经这 4 个生殖事件与年龄密切相关，这 4 个生殖事件之间也密切相关。正确预测一个妇女的绝经年

龄也可以为其终身生育力提供有价值的信息[30]。这一假设的证据主要是源于横断面观察研究，而纵向研究几乎没有。

正确预测一个妇女的绝经年龄也可以为其终身生育力提供有价值的信息。通常，影响绝经年龄变异性的因素尚不清楚。研究报道许多环境因素和生活方式影响自然绝经年龄，例如服用口服避孕药、产次、吸烟等。但是这些因素不能完全解释绝经年龄的变异。近年来，遗传因素决定绝经年龄的作用越来越受到关注。母女及姐妹间绝经年龄的相关性提示遗传因素可能在生殖衰老过程中发挥重要作用。据估计遗传因素在绝经年龄中发挥的作用占 30%～85%。

相关研究可用于寻找某一复杂特征的相关遗传决定因子。相关研究的原则是寻找候补标志基因。可以依据这些基因在胎儿卵巢发育、始基卵泡成熟、卵泡凋亡或卵巢血管化过程中的作用选择候补基因，通常包含基因多态性，从而可以导致临床特征变异性。同时，卵巢功能早衰患者的研究也可能提供一些候补基因。例如，研究显示参与始基卵泡转换成早期生长卵泡的 GDF9、BMP15 和 FOXL2 的微缺失能导致卵巢功能早期停滞。所有这些基因的单核苷酸多态性（single nucleotide polymorphism，SNP）信息可以从特定人群中已绘制的单倍型数据库中获得。通过辨认候补基因中可能出现的 SNP，可进一步分析 SNP 和表型变异性的联系。

近年来，人类的这种遗传学研究已开展。凝血因子 V 的 Leiden 和载脂蛋白 E2（APOE2）的至少一个等位基因突变与自然绝经年龄相关[31-32]。同时，高水平的凝血因子Ⅶ与早期绝经相关，表明血管功能障碍可能是早期绝经的原因而不是它的结果。这表明遗传因素改变了血管支持作用，同时伴随氧化应激增加可能对卵巢卵泡衰竭起长期作用。2 型类固醇 5α- 还原酶基因多态性，导致睾酮向 5- 双氢睾酮转变减少，但是似乎与绝经年龄不相关[33]。因此，雄激素下降似乎不影响卵泡生长和损耗。编码雌激素灭活酶的 CYP1B1-4 的基因多态性与自然绝经年龄早有关[34]。这些多态性能导致生育期雌二醇水平增加，但是影响卵泡消耗的机制仍不清。其他一些研究发现，自然绝经年龄与雌激素受体基因多态性相关，含有

纯合等位基因突变妇女的绝经年龄平均推后 1.1 年。但是，这些研究结果在荷兰和日本的人群研究中未得到证实[35-36]。

另一个研究绝经特征相关的基因方法是全基因组关联性研究 GWAS。在一项 165 个荷兰家族 GWAS 研究中，通过 417 个扫描标记确定 2 个染色体区域（9q21.3 和 Xp21.3）可能连锁[37]。发现 X 染色体区域是可预料的，因为它与卵巢功能早衰密切相关。X 染色体微缺失和易位、BMP15 基因的突变或 FMR1 基因启动子区域 CGG 重复序列增加都显示了早期卵巢功能衰竭的风险增加[38]。对 9 号染色体，很有意义的是其连锁区域的其中一个基因编码 BCL2 家族中一个参与凋亡过程的成员。凋亡是卵巢中卵泡最常见的命运，卵泡池凋亡的速率决定绝经的发生。连锁区域的精确定位将是下一步研究的题目，并将为自然绝经年龄提供丰富的信息。

近年来，利用分布于整个基因组的 SNP 的全基因组关联性研究 GWAS 已可以用于研究绝经的变异。这些研究不需要提前假设候补基因或染色体区域就可能识别新的调控卵泡池基因位点。整个基因组内大范围的 DNA 拷贝数变异（copy number variation，CNV）也可能与人类绝经特征相关，因此也是将来研究的方向。随着这些研究技术的发展，生殖衰老的奥秘将越来越清楚。

二、年龄相关的卵泡数量减少

生殖衰老过程是指卵巢皮质内的卵泡数量及卵母细胞质量逐渐下降的过程。很难直接测量卵巢内始基卵泡的数量。现有的女性一生不同时期的始基卵泡的估计数目显示，胚胎 20 周时，始基卵泡数量最多约 700 万个。以后发生退化闭锁，始基卵泡逐渐减少。新生儿出生时卵泡总数下降约 200 万个。经历儿童期直至青春期，卵泡数下降只剩 30 万 ~50 万个。此过程不依赖于促性腺激素的刺激。进入青春期后，卵泡发育成熟的过程则依赖于促性腺激素的刺激。性成熟期每月发育一批卵泡，其中一般只有一个优势卵泡可以完全成熟并排出卵子，其余卵泡在发育不同阶段通过细胞凋亡机制而自行退化。到 37 岁时，大约还剩 25 000 个始基卵泡，而到平均绝经年

龄 51 岁时，只剩 1000 个了。女性生育力随年龄增加而逐渐下降，但是在大约 32 岁时开始显著下降，37 岁时更快速下降。

近年研究开始利用立体模型方法计算卵巢内卵泡数目。尽管其在特定年龄阶段的卵泡数目与原来的研究相似，但是由于利用简单的幂函数，始基卵泡衰退过程被很好地描述，不是衰退比例突然改变，而是随年龄增长，卵泡丢失比例连续

增加。生育力最佳时期是在 20～30 岁，生育力下降时期是在 30～40 岁，40～50 岁是生育力结束时期，在 45 岁后月经开始出现不规律，而 50 岁以后开始绝经（图 5-5）；伴随着年龄的增加，卵母细胞质量差的比例增加，卵泡数目也随之减少[39]。

年龄相关的卵泡数目减少的具体作用机制不清，潜在的机制可能与胎儿期生殖细胞形成及以后的凋亡闭锁等过程相关。

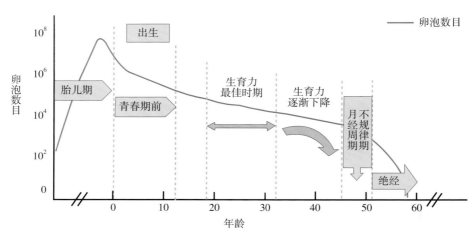

图 5-5 年龄及相关的生殖事件与卵巢内始基卵泡数量和卵母细胞质量的模式图

三、年龄相关的卵母细胞质量下降

随年龄的增长，女性卵母细胞质量下降，分析其机制，主要包括：卵母细胞核、细胞质的异常；非整倍体和其他染色体异常的产生，颗粒细胞的增殖率下降，卵子凋亡率增加，卵子三磷酸腺苷（ATP）含量的降低影响胚胎的着床和发育。很多研究认为卵母细胞老化是生育力下降的主要原因。但是即使在供卵周期，随受者年龄增长，其流产率较年轻者也增加。这表明，除了卵母细胞，胚胎植入以及早期胚胎发育也受到了年龄的影响，尽管影响程度不同。

尽管大量流行病学研究已证实女性年龄的增长与染色体异常，特别是非整倍体发生风险增加的关系。但是由于不同的研究采用的人卵母细胞染色体研究方法不一致，以及用于细胞遗传学研究的人卵母细胞来源困难，这些研究的样本量都比较小，分子和细胞遗传学研究至今尚不能提供年龄与染色体异常相关的直接证据。但是，近年

染色体异常随年龄增长而增加的直接细胞遗传学证据一直在累积。Pellestor 等通过研究 IVF 周期的 1397 个人卵母细胞证实了女性年龄与染色体异常呈正相关[40-42]。从细胞遗传学上分析，非整倍体是由于第一次或第二次减数分裂过程中染色体未分离。减数分裂阶段染色体组装的任何异常或纺锤体异常都可能导致染色体不分离，出现非整倍体。形成的交叉减少导致染色体重组减少或缺失，也可能促使减数分裂不分离。许多机制被认为可能是年龄增长导致的染色体异常风险增加的原因。激素不平衡、卵母细胞周围颗粒细胞老化导致的卵泡发育异常、卵泡周围微环境的损害都可能是年龄对女性生育力影响的潜在机制。

除了不分离理论，Angell 等推测非整倍体的发生还存在另外的机制[43]。根据他们的研究结果，减数分裂过程中染色单体提前分离可能是染色体异常卵母细胞形成的主要影响因素。他们推测内聚蛋白（cohedin）和其他一些将第一次减数分裂过程中 4 个染色单体内聚在一起的因子的

年龄相关的逐渐而持续的降解，是年龄相关的女性生育力下降的主要原因。

许多研究已证实线粒体功能障碍在体细胞衰老过程中的作用。主要是由于活性氧类（ROS）对线粒体 DNA 的损伤导致氧化磷酸化代谢异常和 ATP 生成障碍，进而几乎影响细胞功能的所有方面，包括复制。推测该机制在人卵母细胞衰老过程中同样发挥作用。卵母细胞在胎儿期即形成，此后一直停留于第一次减数分裂的双线期，直到青春期后才分批恢复减数分裂。处于休眠阶段的始基卵泡因周围无血管，处于一个相对低氧的环境中，活性氧类（ROS）产生降低；同时，始基卵泡中的初级卵母细胞对于氧气的需求也较低，这就更加减少了 ROS 的产生。尽管如此，此时的卵母细胞在代谢上并非完全休眠，其合成多种卵母细胞生存所必需的 RNA 和蛋白质。氧化磷酸化是初级卵母细胞能量代谢的主要方式，而 ROS 和自由基则是氧化磷酸化的副产品。因此，处于休眠状态的初级卵母细胞，仍然持续产生低水平的 ROS 和自由基。随年龄的增长，卵母细胞持续暴露于这些内源性有害因子之中，更易造成其线粒体 DNA 聚集突变，损伤卵母细胞。同时，由于线粒体 DNA 自身特点，即缺乏组蛋白的保护功能和核 DNA 的修复机制，修复能力有限，进一步增加了线粒体 DNA 突变的发生率。这可能导致纺锤体结构和功能异常，进而染色体不分离或分离异常。

随年龄增长导致的女性生育力下降的最新研究认为其机制是端粒缩短[44]。端粒是染色体末端重复的 DNA 序列，覆盖染色体，使正常染色体端部间不发生融合，保证每条染色体的完整性。随着细胞的分裂，端粒逐渐缩短；一旦端粒长度缩短至一定阈值水平时，将导致细胞周期停滞，凋亡和基因组不稳定随之发生。在不分裂细胞中，ROS 导致的损害是端粒缩短的主要诱因。连续细胞分裂或暴露于 ROS 导致的端粒缩短也有其自然防御机制，即通过端粒酶的作用维持端粒的长度，发挥其维持基因组稳定性的功能。减数分裂中期染色体的正确组装以及纺锤体的完整功能是正常减数分裂过程必需的，而充足的端粒长度似乎又在这些过程中都起重要作用[45]。尽管在胎儿期卵子发生早期阶段的女性原始生殖细胞中有显著的端粒酶活性，胎儿期后的卵母细胞直至囊胚期端粒酶活性都非常有限[46-47]。端粒酶缺乏，伴随 ROS 的延长暴露导致的端粒缩短和减数分裂异常可能是年龄相关的生育力下降的生物学基础。

社会文明的发展，现代女性受教育、参加工作机会增多，学历和社会地位提升，生育年龄也相应延迟。而安全可靠的避孕方法更促进了生育年龄的延迟。这些社会性及医源性因素使年龄相关的生育力下降导致的不孕症患者逐年增多。尽管随着生殖理论的基础研究和 ART 技术的发展，年龄大的不孕症患者妊娠结局得到了提高，但是并不能完全补偿年龄相关的生育力下降。对期望推迟生育年龄的夫妇，需提供咨询，正确评估生育力，以减少年龄相关的生育力下降。

（赵红翠　高江曼）

第3节　病理因素

影响女性生育力的病理因素及其机制至今仍未明，可能与遗传、自身免疫性异常、放化疗、盆腔手术、感染和代谢异常（半乳糖血症）等多种因素相关。卵巢功能早衰（premature ovarian failure，POF）指妇女在 40 岁以前发生卵巢功能的衰竭，既可表现为性腺发育不全的原发性闭经，也可表现为卵巢功能提前衰竭所致的继发性闭经。POF 是妇科疾病中的疑难病症之一，也是常见的严重影响妇女生育力的病理因素。因此，本节将主要以 POF 的病因研究进展阐述女性生育力影响的病理因素（图5-6）。

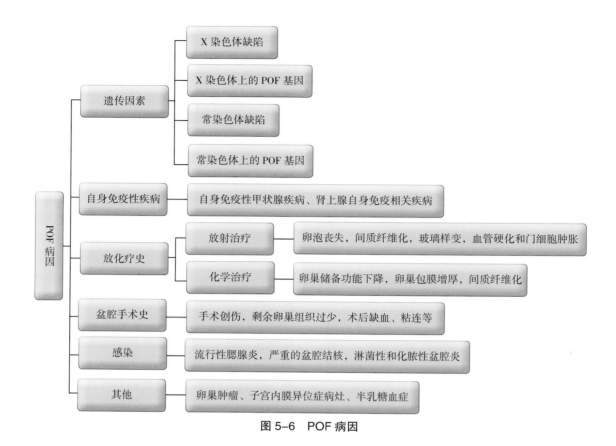

图 5-6　POF 病因

一、遗传因素

大部分 POF 发病的潜在机制都是未知的。但是其家族聚集现象显示遗传异常可能在其发病机制中起作用。尽管大多数遗传缺陷是在 X 染色体上，但是越来越多的研究发现常染色体异常（表 5-2）也可导致 POF。POF 发生的可能遗传机制有许多种，包括基因剂量效应减少和非特异性染色体效应对减数分裂的损害作用。这些因素可以减少原始卵泡池，增加凋亡或卵泡成熟障碍导致的闭锁，从而引起卵巢功能衰竭[48]。

（一）X 染色体缺陷

POF 的家系研究显示其可能是性别作用有限的常染色体显性遗传或 X 连锁的不完全显性遗传。在 30 个原发性 POF 患者家族发现了女性性别优势，表明 X 染色体缺陷可能是卵巢功能衰竭的主要原因[49]。家族性和非家族性 X 染色体异常在 POF 患者中都有报道。这些异常包括数

量异常（如 Turner 综合征的 X 染色体缺失和 X 三体综合征）和结构异常（缺失和易位）。

如 Turner 综合征中所观察到的一条 X 染色体的完全缺失或几乎完全缺失可以导致卵巢发育不全，表现为原发性闭经、身材矮小等特征性表型。为了在剂量上补偿雌雄间 X 连锁基因，所有雌性哺乳动物细胞中的一条 X 染色体都失活。详尽的家族史可以区分家族性和散发性 POF。相对于散发性 POF，家族性 POF 患者的女性亲戚发生 POF 的风险可能要高些。早期诊断 POF 的家族性可以预测即将到来的绝经，而易感的女性通过适时的计划妊娠指导能完成他们生育目标。但是，许多 X 连锁基因逃避了失活作用，而这对 X 染色体的正常功能很重要。因此，两条功能性 X 染色体对正常卵巢功能是必需的。只有一条 X 染色体的 Turner 综合征患者卵巢内的卵泡在出生时就退化。这可能是由于在卵子发生过程中缺乏一个或多个活化的重要基因的二倍体剂量效应作用的原因。组织学研究显示这些患者的

表5-2　卵巢功能早衰相关的基因

类型	染色体	基因	基因位点
经鉴定的突变	X染色体基因	BMP15	Xp11.2
		FMR1	Xq27.3
		FMR2	Xq28
	常染色体基因	FOXL2	3q22~q23
		FOXO3	6q21
		ERα	6q25
		ERβ	14q23.2
		SF1	11q13
		CYP19A1	15q21.1
		FSHR	2p21~p16
		LH受体	2p21
		BFSH变异体	11p13
		Blh	19q13.32
		抑制素A	2q33~q36
		GALT	9p13
		AIRE	21q22.3
		EIF2B2，EIF2B 4和EIF2B 5	14q24.3, 2p23.3, 3q27
		NOGGIN	17q22
		POLG	15q25
候补基因	X染色体基因	DIAPH2	Xq22
		DFFRX	Xp11.4
		XPNPEP2	Xq25
		ZFX	Xp22.3~p21.3
		FSHPRH1	Xq22
		XIST	Xq13.2
	常染色体基因	WT1	11p13
		ATM	11q22.3
未经鉴定的突变	X染色体基因	AT2	Xq22~q23
		c-kit	4q12
		SOX3	Xq26~q27
	常染色体基因	MIS	19p13.3~p13.2

卵子发生过程都是正常的，直到双线期卵母细胞开始组装形成初期卵泡。后续的卵泡形成阻滞，表现为胎儿卵泡闭锁。80% 患者的父系来源的 X 染色体丢失了。细胞遗传学研究显示大多数 Turner 表型映射到 X 染色体和 Y 染色体短臂上，是由于 X 染色体短臂上这些基因的剂量效应的下降。进一步的研究将受影响的染色体片段缩小至 2.6Mb Xp~Yp 拟常染色体区域[50]。Zinn 等利用统计学方法检测 Turner 综合征样表型与 Xp11.2~p22.2.X 和 Y 重复区域的相关性，发现这个区域内的所有基因都逃避了 X 失活作用[51]。

通常认为 X 三体综合征在普通人群中每

900 个妇女中就有 1 个，其不影响生育力；但是 Jacobs 在 1959 年首次报道了 X 三体综合征与高促性腺激素性卵巢功能早衰相关[52]。以后进一步有这种少见的染色体非整倍体性与卵巢功能衰竭相关性的个案报道[53]。它在卵巢功能早衰女性患者中发病率相对较高的原因未知。Goswami 等报道，52 例卵巢功能早衰患者中有 2 例是 X 三体综合征（3.8%）[54]。也有研究报道一名卵巢功能早衰女孩的染色体为 48,XXXX[55]。潜在的机制可能与 Klinefelter 综合征中所观察到的现象相似。

45,X/46,XX 和 45,X/47,XXX 嵌合体患者携带混合的生殖系，表现为与 X 单体相似的表型异常和卵巢功能早衰，但是报道有 12% 的患者有月经来潮[56]。

与卵巢功能早衰相关的 X 染色体缺失比易位更常见。染色体缺失必然导致正常 X 染色体的一部分不配对，并具有同形双着丝粒，可能干扰同源染色体配对，导致卵母细胞闭锁。尽管常见的缺失在 X 染色体短臂上，但是在 Xq13~q25 区域内的片段缺失发生卵巢功能早衰的风险更高。Xp11 的缺失导致 50% 的原发性闭经和 50% 的继发性闭经。Xq13 的缺失通常导致原发性闭经。远端和近端缺失导致的表型不同，远端缺失与卵巢功能的保护相关，而近端缺失与卵巢功能的衰竭相关。但是这种相关性并不完全，因为 Xq21 内的卵巢功能早衰的整个临界区域被移除形成的大范围缺失与卵巢功能衰竭不相关。

与通常的常染色体平衡易位的中性效应相反，X 染色体 / 常染色体平衡易位常可导致卵巢功能早衰，已报道 100 多例 X 染色体 / 常染色体平衡易位者青春期后发生卵巢功能早衰[57]。卵巢功能严重受损是由于 X 染色体长臂 Xq13 和 Xq26 之间的断点导致的。因此 Xq13~q26 被认为是正常卵巢功能的"关键区域"[57-58]。这个区域内最常见的断点包括 2 个特异性的区域，定义为 POF 基因位点，分别是 POF1 Xq26-qter] 和 POF2 Xq13.3~q21.1。这些区域被 Xq22 内较短的区域分隔开。已有的研究认为这个区域内的染色体动力学对结构改变很敏感，形成的未配对染色体在减数分裂过程中引起粗线期检查点，导致卵母细胞凋亡。POF1 基因位点内包含的远端缺失与 24~39 岁患者的 POF 相关。许多

分子和生物信息学技术已被用于绘制 POF1 基因位点和辨别公认的 POF 基因。POF2 基因位点包含的易位导致的 POF 年龄较早，主要在 16~21 岁。Sala 等绘制了 11 例 X 染色体 / 常染色体易位的 POF 患者包含 15Mb YAC 重复序列的 POF2 基因位点，发现大多数断裂点定位在 DXS233 和 DXS1171 基因位点之间的 Xq21 的整个区域内[59]。他们认为卵巢发育和或卵子发生过程不是单独一个基因起作用，而可能是关键区域内出现的多个基因共同起作用，而平衡易位可能破坏这一作用。但是，值得注意的是 X 染色体上的许多断裂点与 POF 并不相关。

（二）X 染色体上的 POF 基因

POF 患者的分子生物学研究和转基因动物模型研究已发现许多 POF 的候补基因。这些基因的突变可能导致 POF。这些突变在 POF 人群中发生率 <10%，并且其中许多基因的功能都是未知的。因此，这些候补基因都不能作为 POF 的遗传标记物。

1. FMR1 FMR1 基因定位于 Xq27.3，在 Xq 的 POF 关键区域外侧。FMR1 基因的突变可以导致 5' 不翻译区域内的三核苷酸串联重复序列的扩张。依据重复的数目分为 4 种等位基因类型：正常（6~40），临界性（41~60），前突变（61~200）和完全突变（>200）。完全突变与最常见的遗传性精神发育迟滞，即脆性 X 综合征相关。

FMR1 基因在卵母细胞内表达，编码翻译过程中的一种 RNA 结合蛋白。Rife 在一名完全突变的女性胎儿中进行了 FMR 蛋白（FMRP）的免疫组化研究。在卵巢标本中发现，FMRP 在所有的生殖细胞中都表达，而周围的颗粒细胞和间质细胞都不表达。胎儿输卵管的苗勒管上皮细胞在对照组中持续阳性表达，而在完全突变者呈间断斑点形式表达[60]。小鼠的 FMR1 表达类型研究发现，胎儿卵巢呈高水平表达，而成熟卵巢内无特异性的 FMR1 表达信号。由于胎儿卵巢内发生卵原细胞增殖，因此推测 FMR1 在生殖细胞增殖过程中可能发挥特殊功能。

在 20 世纪 90 年代，POF 作为脆性 X 前突变杂合子携带者预期的表型被首次注意。以后的研究发现 RMR1 三核苷酸扩张，在前突变中大约有

50～200 个重复序列，但不是完全突变，而是前突变与 POF 相关。其相关的潜在机制仍不清。

2. 罕见的叶酸型脆性位点（fragile site, folic acid type, rare, FRAXE 或 RMR2） 脆性 X 综合征患者具有遗传学改变，但是 FMR1 基因未突变。Sutherland 等发现了另一个脆性位点，命名为 FRAXE[61]。FRAXE 定位于 Xq28 区域内 FRAXA 远端大约 150～600kb，对叶酸盐敏感。POF 患者中发现 FRAXE 基因位点内少于 11 个重复序列的小等位基因过量。POF 人群中 FMR2 的微缺失发生率为 1.5%，而普通人群中仅 0.04%，因此推测 FMR2 的微缺失可能是 POF 发生的原因。

3. 骨形态发生蛋白 15 基因（bone morphogenetic protein 15 gene, BMP15） 或 GDF9B BMP 家族是细胞外信号蛋白，属于包括生长 / 分化因子（growth/differentiation factor, GDF）的转化生长因子 β 超家族。BMP15 是卵母细胞特异性的 GDF，可以刺激卵泡发生和颗粒细胞生长，在早期卵泡生成阶段表达于卵母细胞。BMP15 基因定位于 Xp 的 POF 关键区域内的 Xp11.2。推测卵母细胞的 2 条 X 染色体都表达 BMP15，可能存在基因剂量效应。Pasquale 等在 2 名原发性闭经的 POF 姐妹中发现了 BMP15 的杂合突变[62]。BMP15 基因的 704 碱基对 A/G 突变导致 235 位的酪氨酸置换成半胱氨酸（Y235C）。该姐妹的父亲是杂合子携带者，而其母亲含有野生型 BMP15 编码序列。该突变位于 BMP15 基因编码前肽的高度保守区域，在对照组的 120 例研究对象的 210 个等位基因中未发现突变。这是人类 X 连锁疾病中的少见情况，专门影响杂合子女性，而其遗传改变来源于未受累的父亲。

（三）常染色体缺陷

常染色体易位在 POF 患者中不常见，大多数易位都是 X 染色体 / 常染色体平衡易位，通常无常染色体断点。Burton 等报道了一个 POF 患者的 2 个常染色体间的易位：XX, t（2;15）（q32.3;q13.3）[63]。许多常染色体基因与 POF 相关。

（1）睑裂狭小、倒转型内眦赘皮和上睑下垂综合征（blepharophimosis-ptosis-epicanthus inversus syndrome, BPES）：BPES 以复杂的眼睑畸形为主要特征，有两种类型，Ⅰ 型患者合并

POF, Ⅱ 型与 POF 不相关。在这些女性中，POF 相关的不孕特征是性别作用有限的常染色体显性遗传。Amati 等研究显示 BPES-Ⅰ 与 POF 相关的染色体区域在 3q22～q23[64]。Crisponi 等克隆了 BPES-Ⅰ 和 BPES-Ⅱ 都突变的翼状螺旋 / 叉头转录因子超家族成员 FOXL2（winged helix /forkhead transcription factor gene 2）[65]。FOXL2 是哺乳动物中最早发现的卵巢分化标志，其在性腺中的表达开始于卵巢分化阶段，并维持到卵巢发育成熟，主要在颗粒细胞中表达，并以自分泌的方式调节颗粒细胞的增殖分化，维持体内卵泡处于静止状态。FOXL2 基因是第一个被认定在维持卵巢功能方面发挥重要作用的人类常染色体基因，在不同人种、不同发病形式的 POF 患者中进行遗传筛查，得到了多种突变结果。迄今为止，大量的研究结果已发现上百种 FOXL2 基因内部突变位点，这些突变来自于不同种族来源且无亲缘关系的 200 多个家系[66]。这些突变主要集中在基因内的开放读码框区，70% 发生在 BPES 患者中，突变类型主要包括错义突变、提前终止密码子、编码区的丙氨酸串延长，移码突变导致的蛋白截断或延长等。为此，Beyse 等创立了人类 FOXL2 基因突变数据库，以便对其进行系统研究。自 2002 年 Harris 等对 70 例表型正常的 POF 患者的 FOXL2 基因进行筛查发现突变后[67]，一系列学者也相继展开相关研究，但在表型正常的 POF 患者中均未获得太多有意义的筛查结果[68]。2010 年，Ni 等对 140 例中国汉族 POF 散发病例的 FOXL2 基因编码区进行测序，没有发现与 POF 相关的有义突变，仅在一个伴有 BPES 的女性患者筛查出一个 30bp 的碱基插入[69]。

（2）FSH 受体（FSHR）：FSH 在卵泡的募集和发育过程中发挥重要作用。FSHR 基因定位于 2p21～p16。FSHR 基因胞外区第 7 个外显子 566C → T 使第 189 位丙氨酸被缬氨酸置换，导致高促性腺激素性卵巢发育不全。转染实验显示，尽管表达突变受体蛋白，细胞的亲和力似乎正常，但是 FSH 刺激后其结合能力和 cAMP 的生成显著下降。FSHR 还存在其他类型的突变，但是在日本、北美和中国的 POF 患者中均未发现 FSHR 基因的突变[70]，可能 FSHR 基因突变存在种族特异性，其与卵巢功能早衰的关系有待进一步研究。

（3）LH受体：LH受体定位于2p21。Latronico等报道1名闭经、卵巢LH抵抗女性的LH受体基因1660的T纯合替代C，导致LH受体的异常截断[71]。LH受体突变的男性表现为睾丸间质细胞发育不全。

（4）FSHβ亚单位变异：促性腺激素FSH和LH，以及完整的下丘脑-垂体-卵巢轴对正常的卵巢功能非常重要。许多促性腺激素受体缺陷及其下游分子通路的缺陷都可能促使卵泡敏感性降低和早期闭锁，导致POF。Matthews等报道了1例原发性闭经和不孕患者，是由于编码FSHβ亚单位的基因突变导致的[72]。但是，Layman等在18例POF患者中未发现编码FSHβ亚单位的基因突变[73]。

（5）LHβ亚单位变异：Takahashi等发现POF患者的LHβ亚单位突变发生率为18.4%，显著高于对照组的8.5%[74]。他们利用扩增的PCR基因序列分析方法又发现了5种新的LHβ亚单位多态性。

（6）抑制素：抑制素是一种抑制垂体FSH合成和分泌的性腺糖蛋白激素，被认为是POF病因学的重要候补基因。早卵泡期血清FSH升高和抑制素B水平下降，与生殖衰老和卵巢储备功能下降相关。抑制素α基因G769A突变与POF相关，其在不同人群中的发生率为0～11%。

（7）磷酸半乳糖鸟苷酸转移酶基因（GALT）：GALT代谢异常可以导致半乳糖血症，其为一种少见的常染色体隐性遗传病。GALT基因定位于9p13。60%～70%的半乳糖血症伴随POF。半乳糖血症的半乳糖及其代谢产物导致胎儿期最初的卵原细胞数目减少、卵泡破坏和性腺功能障碍。

（8）AIRE基因：导致自身免疫性多内分泌腺病（APECED）的自身免疫调节因子（AIRE）突变，也可以引起卵巢功能不全。AIRE定位于21q22.3，已发现40多种AIRE基因突变。Perheentupa等发现72例APECED患者中，60%的性腺功能减退[75]。

（9）真核起始因子2B：Schiffmann等观察到了MRI大脑白质异常与卵巢衰竭这一少见的联系[76]。这些大脑异常与中枢神经系统低髓鞘化/脑白质营养不良导致的儿童期共济失调相似。在8个核型正常的白质异常的卵巢功能衰竭患者中，发现了真核转录起始因子2B（eIF2B）的5个亚基的突变。他们发现其中3个EIF2B基因（EIF2B2、EIF2B4和EIF2B5，分别定位于14q24.3、2p23.3和3q27）的突变导致中枢神经系统低髓鞘化/脑白质营养不良。但是在93例无神经系统症状的POF患者中未发现这些突变。EIF2B突变不是单纯的自发性POF的常见原因[77]。

（10）Noggin突变：编码Noggin的NOG基因定位于17q22，其单一基因缺陷可以导致常染色体显性遗传病近——端指关节粘连（SYM1），表现为近端指骨间关节强直，腕骨和跗骨融合，短指和传导性耳聋。NOG表达于卵巢，发挥BMP拮抗剂作用，BMP（包括BMP4和BMP7）对于卵巢功能很重要。Kosaki等报道了1例具有NOG突变的SYM1患者合并卵巢功能早衰。他们推测由于遗传或环境因素，通过干扰BMP的功能，NOG突变增加了一部分患者的卵巢功能早衰易感性，诱发其发生POF[78]。

（11）线粒体DNA多聚酶γ突变：Luoma等研究报道进行性眼外肌麻痹妇女绝经年龄提前，通常在35岁之前。他们测序了患者的参与这种线粒体疾病的酶线粒体DNA多聚酶γ（POLG）的序列，所有研究对象中都发现了该酶的突变。POLG定位于15q25[79]。

任何一个编码生殖功能组成部分的基因都可被当作候补基因，现在作为POF候补基因的有DIAPH2、DFFRX、XPNPEP2、ZFX、FSHPRH1、XIST、WT1等。但是目前由于这些候补基因的突变率低，样本研究规模小，不同人群中研究结果差异较大，所发现的相关致病基因也缺乏深入的功能研究，因此尚需进一步的研究。

二、自身免疫性因素

一些POF可能是由于免疫系统的异常自身识别引起的。Irwine等在1968年利用间接免疫荧光法报道了POF患者的自身免疫性。随后累积的研究显示自身免疫性因素参与了达30%POF患者的发病机制。研究证实了POF与其他自身免疫性疾病的临床相关性，并且小鼠模型和患者卵巢组织的组织学研究发现了抗卵巢抗体。通常，20% 的 POF 患者合并自身免疫性疾病病史，既包括内分泌性也包括非内分泌性自身免疫性疾病，最常见的是自身免疫性甲状腺疾病。肾上腺自身免疫相关的 POF 患者的卵巢活检发现卵巢内淋巴细胞和浆细胞浸润，特别是在生长中卵泡的甾体激素合成细胞周围，而原始卵泡内很少。血管和神经周围也可见炎性浸润。无肾上腺疾病的 POF 患者组织学上很少发生卵巢炎（<3%）。

许多内分泌疾病中，出现器官特异性的自身抗体支持其自身免疫性的发病机制。许多研究报道了 POF 患者出现了抗卵巢抗体，但是其特异性和致病机制仍有争论。目前，抗卵巢抗体的研究未标准化，且其检测方法与卵巢组织学未相关。因此，基于商品化卵巢抗体试验结果的免疫调节的使用需要谨慎，否则可能弊大于利；已有 POF 糖皮质激素继发的骨坏死的报道。

三、放化疗史

因工作、疾病或意外事故一次接受大剂量或长期低剂量的放射线辐射，可破坏卵巢，引起卵巢储备功能下降。杨亚洲等[80]研究发现，当卵巢受到直接放射线照射剂量在 0.6Gy 以下时，卵巢功能几乎无影响，0.6 ~ 1.5Gy 时，对 40 岁以上的妇女卵巢功能有一定影响，1.5 ~ 8.0Gy 时，约 50% ~ 70% 的 15 ~ 40 岁妇女出现卵巢功能早衰（POF），超过 8Gy 时，几乎所有年龄段妇女的卵巢将发生不可逆的损害。放射线损害卵巢的主要表现为卵泡丧失、间质纤维化、玻璃样变、血管硬化和门细胞肿胀等。

化疗药物对卵巢功能的影响与患者年龄、用药方法、药物种类及用药时间等密切相关，烷化剂较易引起卵巢储备功能下降。Wang 等报道用环磷酰胺治疗系统性红斑狼疮 92 例，治疗期间 55% 的患者存在卵巢功能减退。化疗药物可导致卵巢包膜增厚、间质纤维化。

四、盆腔手术史

卵巢部位手术可引起卵巢储备功能下降，原

因主要是：①手术时损伤卵巢门处较大血管或髓质部血管，造成出血较多，若大块缝扎止血，可导致残留卵巢皮质部缺血坏死，严重影响术后卵巢功能；②残留正常卵巢组织过少，切除一侧或部分卵巢组织可造成卵巢组织功能减退甚至衰竭。俞琳等[81]研究发现，如一侧卵巢切除后，卵巢分泌的激素下降，垂体分泌的 FSH 升高，另一侧卵巢储备功能下降的概率增加。卵巢周围组织手术也可损伤卵巢血供，引起卵巢储备功能下降。这些手术包括子宫切除术、输卵管结扎或切除术、子宫内膜异位症的保守或半根治手术、输尿管盆腔段手术等。

五、感染

儿童期、青春期患流行性腮腺炎可合并病毒性卵巢炎，5% 幼女腮腺炎患者可导致卵巢炎而引起卵巢储备功能下降甚至卵巢功能衰竭。严重的盆腔结核、淋菌性和化脓性盆腔炎等疾病病原体及炎性因子可破坏卵巢组织，导致卵巢功能受损，引起卵巢储备功能下降。

六、其他

卵巢本身疾病，如卵巢肿瘤、子宫内膜异位症病灶等病变可以破坏卵巢皮质内卵泡数目，干扰卵巢正常内分泌功能，影响女性生育力。此外卵巢疾病的治疗如卵巢肿瘤的放化疗和手术等也会影响卵巢功能。

GALT 缺乏导致的半乳糖血症可以引起严重的新生儿疾病。Waggoner 等研究报道 81% 的半乳糖血症患者发生卵巢功能衰竭，细胞内半乳糖代谢产物的聚集或糖基化反应不足可以导致卵原细胞凋亡，数目减少[82]。

随着生殖基础理论研究的深入和科学技术的发展，影响女性生育力的病理因素及其机制研究也将进一步深入。这些研究的深入，对女性生育力下降的预防、女性生育力的保护和人类生殖健康的促进将具有重要意义。

（赵红翠　陈诚）

第4节　社会因素

一、渴望孩子愿望减弱

许多国家的出生率和家庭成员数量都在减少，出生率的降低是因为现代有很多夫妇选择了无孩子或是少些孩子的生活方式。在美国，1980年，18～20岁的女性，有5%的人倾向于不要孩子，2000年，同年龄段此比例达到9%，34岁的女性，有50%不想再要孩子。过去对一个家庭来说，有个孩子是非常重要的事情，但现在接受高等教育的人越来越多，这种观念也慢慢在改变。大多数家庭是选择要孩子的，但平均每个家庭成员的数量在减少，多数家庭选择只生1～2个孩子，很少有要4个或是4个以上孩子的夫妇。家庭人口的选择跟教育、经济收入、政治的稳定、工作的选择和女性结婚的时间等，都有一定关系[83]。我国执行了几十年的计划生育政策，到目前，也很少能看到一对夫妇有两个或两个以上的孩子。

二、生育年龄推迟

20世纪后半叶，发达国家人口有所增长，但生育率却出现前所未有的跌幅。大多数欧洲国家，夫妇平均拥有孩子少于两个，且往往推迟生育年龄。这个现象从某种程度上讲是因为女性接受教育的机会增多，更多的女性参加工作并采取有效的避孕节育措施。接受高等教育的女性，完成学业较晚，结婚成家晚，平均结婚年龄增高，生育年龄相应推迟。高龄是一个已知的不孕不育的危险因素，并且，高龄妇女接受辅助生殖技术方案治疗的成功率比年轻妇女低。

女性从30岁或更早，生育力就开始逐渐下降。随着年龄的增加，怀孕所需要的时间就越长，高龄妇女患不孕症的风险增高。35岁的女性，生育力下降，卵母细胞的质量下降，数量减少，基因异常和自然流产率增加。24岁人群

1年不孕率<6%，而在35～44岁，1年不孕率>30%。接受辅助生殖技术治疗的高龄妇女，其卵的质量、受精率、胚胎形成率、胚胎植入率以及成功妊娠率均低于年轻患者。

从职业方面讲，一般受教育的程度越高，生育年龄越迟。经济理论认为，较高的教育水平代表了更高层次的人力资本投资。时间和精力的付出积累了更多的人力资本，这为找到更好的工作铺平了道路。因此，做母亲的机会成本增加。这些女性常希望在工作中有突出的表现和成就，而妊娠会影响她们在劳动力市场上的竞争力，至少在一段时间会中断自己的工作。为了不影响她们在职业生涯的黄金时段的晋升，更多受过高等教育的女性更倾向于推迟或放弃生育。接受大学教育的女性毕业时年龄较大，在生物学和社会学方面，与年轻的女性相比，生育会面临更多的问题[84]。

那么，辅助生殖技术能否提高女性生育力呢？辅助生殖技术（ART）能使有些不孕患者怀孕，拥有自己的孩子，所以很多夫妇就认为ART可以解决他们将来遇到的任何生育问题。但是晚育使得更多的夫妇面临不孕不育，更多的未孕妇女年龄在40岁左右，更多的夫妇需要ART治疗。虽然说ART可以帮助部分不孕不育的夫妇解决困扰，但不能解决所有问题，因此不能忽略治疗前后自然妊娠的能力，不能将希望完全寄托在辅助生殖技术上。并且，ART也受生物学和行为因素的影响，生育的时间越晚，妇女的年龄越大，ART治疗成功率越小，流产率越高[83]。

三、工作的种类和强度

女性从事的专业和领域或多或少会影响对家庭的态度和职业的期望。专业是女性为主的学科的女性，如护士，专业领域中男女比例差异大，

女性占大多数，不想要孩子的可能性不大，并且成为母亲后，还会想有更多的孩子。而专业性强的学科，如教育、医疗保健、艺术和人类学的女性，多数选择少生孩子。但也因人而异，没有统一的定论[84]。对于很多人来说，能够自由支配工作时间，并且能够兼顾家庭，不失为一份好工作。自我控制、灵活多变的工作使员工有机会学习新的东西，自主安排工作，也培养了他们的责任感和工作兴趣。这种来自工作的动力，以及精力和态度也有利于生活的其他方面，包括家庭。工作时间较自由的人，相对来说，要孩子的年龄较早，也愿意生第二个孩子[85]。

四、避孕措施的应用

近年来，一些国家出现出生率降低的趋势，很可能与避孕措施和避孕知识的普及相关。常规避孕方式包括使用避孕套、口服避孕药、放置宫内节育器等。许多国家的避孕工具和避孕药便宜易得，所以人们在采用避孕措施减少意外怀孕的同时，人口的总出生率也逐渐降低[86]。

五、人工流产

由于社会环境、伦理道德、社会制度以及经济因素等原因，很多女生怀孕后不愿将孩子生下来，常会选择人工流产，有些女性甚至一生做过多次流产。在导致不孕不育的各种原因中，流产是比较重要的因素之一。流产导致不孕不育的原因有：首先，多数女性流产后，因为工作原因，休息不够，免疫力下降，感染机会增加；人工流产的手术过程，对生殖系统均有一定的伤害，可引发子宫内膜炎等，引发未来的不孕与流产。其次，多次或过度刮宫引发宫腔粘连，甚至造就附件、卵巢四周粘连，输卵管堵塞等，精子无法进到输卵管壶腹部进行受精。再次，流产后易导致身体虚损，若保护不当则易患各种疾病从而致流产后不孕的现象发生[87]。

（高江曼　陈诚）

第5节　其他因素

一、吸烟

近年来，吸烟女性的比例逐渐增加。男性吸烟会损伤精子的生成、运动和形态，增加DNA损伤的风险，女性吸烟也会影响卵泡的微环境，改变黄体期激素水平，影响女性的生殖能力，造成过早绝经、不孕或生育力低下和IVF成功率低。烟草中包含有4000多种有毒成分，像多环芳烃、亚硝胺类、重金属、环胺类等，都是对人体有害的物质，对人类的生殖系统具有不同程度的靶向损伤[88]。吸烟女性不孕风险是不吸烟的$1.6 \sim 2.7$倍，较易发生流产、早产或宫外孕，常会出现胎儿发育迟缓、发育畸形及低体重儿。如果夫妇双方都吸烟，则不孕的可能性比不吸烟的夫妇高5.3倍。吸烟妇女绝经时间比不吸烟的妇女早$1 \sim 4$年。吸烟和被动吸烟者接受辅助生殖技术治疗，相同周期的成功率显著低于不吸烟者[89]。

吸烟损伤女性生育力的机制可能包含以下几点。

1. 吸烟影响卵泡形成　动物实验发现，吸烟会使各个阶段的卵泡出现丢失，始基卵泡对吸烟特别敏感，卵泡的生长受到抑制，卵泡体积比不吸烟组小。烟草中的尼古丁、新烟碱抑制卵母细胞周围颗粒细胞的扩散，细胞外基质异常，卵丘复合体的形态会发生改变。烟草中的有害物质引起异常的氧化应激，增加核凋亡，导致卵母细胞和颗粒细胞的异常对话，从而影响卵母细胞核的功能。吸烟者卵泡内脂氧化产物增多，抗氧力减弱，氧化应激引起细胞的凋亡和染色体异倍体[88]。

2. 吸烟影响卵巢组织的代谢　吸烟者卵巢卵泡液中尼古丁的含量远远高于不吸烟者，并且在颗粒细胞的细胞核与细胞质中都能检测得到。同时，在卵泡液、颗粒细胞中也检测到苯并芘，含量与吸烟程度正相关。吸烟者卵巢组织和卵泡液中镉的含量也较不吸烟者高。这些物质都是存在于烟草中的有害物。卵泡液是卵母细胞生长的一个微环境，颗粒细胞通过自分泌/旁分泌的形式支持卵母细胞的生长，如果卵母细胞在这样一个毒性环境中生长，必然会受到不同程度的影响。

3. 吸烟影响激素生成　吸烟所引起的急性或慢性不良反应，作用于下丘脑－垂体－性腺轴，影响黄体生成激素（LH）、雌激素、促肾上腺皮质激素（ACTH）、生长素、促甲状腺素（TSH）和催乳激素（PRL）等的合成与分泌，从而对内分泌系统产生不利影响。吸烟者睾酮和 FSH 水平较高，卵巢储备较低，AMH 显著低于不吸烟者。吸烟可使女性过早绝经，平均提前 2 年。与不吸烟妇女相比，吸烟妇女黄体期尿中的雌二醇、雌三醇和雌酮等水平较低，卵泡期的雌激素水平也低。并且，吸烟者乳腺癌、子宫内膜癌和子宫内膜异位症等发病率低，而骨质疏松症的发病率增加，这些疾病都是雌激素依赖性疾病，所以推测吸烟可能引起雌激素水平的降低。

4. 在吸烟者的胚胎和囊胚的细胞质和细胞核中可检测到苯并芘，子宫内膜和宫腔液体中检测到尼古丁，提示胚胎发育过程是处在一个毒性环境中，对植入前胚胎也有一定的影响，可能导致流产、早产或宫外孕，出现胎儿发育迟缓、发育畸形及低体重儿[90]。

二、饮酒

酒精具有致畸、降低女性生育力的作用。低剂量酒精的危害不是很清楚，但是过度饮酒不但影响女性的生育力，也会影响未来孩子的身体健康。酒精影响怀孕的机制，可能是酒精代谢干扰雌二醇氧化，或增加了睾酮向雌二醇转化，从而使血浆中雌激素水平升高，雌二醇水平升高会降低 FSH 的分泌，反过来抑制卵泡生成，导致不排卵[91]。也可能直接影响卵子的成熟、排卵、囊胚的发育和植入等。这些情况下最明显的后果是不孕。酒精影响生育力的程度与摄取的剂量有

关，剂量越高，受孕的可能性就会越小。辅助生殖技术治疗时，如果女方在治疗前一年经常饮酒，其获卵数会减少 13%，如果在怀孕后的一周内饮酒，流产的风险会大大增加[89]。虽然说酒精摄取量对生殖的危害还不明确，但有生育要求的女性还是尽量少饮酒。

三、咖啡因

多数饮料（咖啡、茶和软饮料）和一些食物（巧克力）中都含有不等量的咖啡因，具有兴奋剂的作用，对排卵和黄体功能具有一定的靶向效应，改变激素水平，延长受孕时间，降低了人类生育力。每天喝少量咖啡的妇女，怀孕率是喝中等量咖啡的妇女的 2 倍，如果她们增加咖啡摄取量，妊娠失败的概率就会增加。每天大量（大于 500mg）摄取咖啡因的女性生育力会显著减退。每天喝多于 3 杯咖啡，怀孕推迟（1 年以上）是不喝咖啡者的 2.24 倍。中、大量摄取咖啡因，流产率、低体重儿和滞产率，甚至胎儿死亡率均增加。研究者认为咖啡因可能也通过输卵管和子宫内膜因素，增加自然流产，引起女性不孕[89]。

四、饮食

健康饮食是维持生理健康和心理健康的基础，是预防肥胖、心血管、糖尿病、骨质疏松和癌症等疾病的重要方式，也应该作为调节生育力的基础。妊娠早期，胚胎和胎儿发育最易受到影响，受孕期间的不良环境因素会影响胚胎的发育，甚至影响孩子远期的健康。均衡饮食有利于身体健康，对生育力起到积极优化的作用。

当然，不规律饮食危害身体健康和生育力。不规律饮食包括暴饮暴食和神经性厌食，常见于青少年和 3% 的年轻女性。神经性厌食表现为体重低于标准体重的 85% 或体质指数低于 17.5，同时害怕体重增加并有错误的自我体格认识。暴饮暴食表现为周期性的狂吃和清除，过度运动或肥胖，过于关心自己的体重和体型。神经性厌食的女性有 15%～30% 会出现闭经，即使恢复了

正常体重，也会有 30% 的患者持续性闭经。暴饮暴食的女性，即使是体质指数正常，也可能会出现月经过少的现象。暴饮暴食和神经性厌食均会引起营养不良，从而影响排卵和生育力，也会影响一些常规治疗和辅助生殖技术治疗效果，同时影响妊娠和新生儿的健康。有神经性厌食的女性流产率较高。妊娠期间，饮食紊乱会导致妊娠剧吐和贫血，影响孕妇体重的增加和胎儿的正常发育，易引起早产 [92]。

五、营养

发达国家和发展中国家存在着不同的营养问题。发展中国家多面临的是营养不良，而发达国家面临的是饮食紊乱和肥胖。生殖系统对内环境的改变非常敏感，许多动物调整自己的生殖模式，就是为了增加它们后代的生存机会。最常见的方式就是根据光照和季节来选择受孕的时间，一般会选择食物充裕、气候适宜的春季，这使得他们在妊娠、哺乳以及后续抚养子代时能够保证足够的营养和能量，因为食物是提供营养和能量的主要来源。青春期发育是女孩成长的关键时期，需要保证一定的体重和脂肪含量来启动卵巢的周期活动。排卵过程也需要体内有足够的能量支持。下丘脑性闭经的患者，是由于过度运动或体重过轻，瘦素、LH 和雌激素水平低，促性腺激素释放激素脉冲频率太低而不能维持窦卵泡发育到排卵水平，出现不排卵症状。瘦素在这个过程中起非常重要的作用。营养不良会使体内瘦素水平下降。营养不仅影响排卵和受精，也影响胚胎的植入和胎儿的发育。妊娠的前几周如果过度进食，孕酮水平降低，胚胎的死亡率增加；而如果在妊娠中期，进食过少会增加早产的概率。所以毫无疑问，营养在妊娠事件中起着非常重要的作用，决定着生育力的时间和质量 [92]。

六、运动

经常运动有利于身体健康，减少患肥胖、心血管疾病、高血压、糖尿病和骨质疏松的风险，缓解心理压力。适当的运动，可增加怀孕的机会。

七、心理压力

心理压力降低女性生育能力表现在多个方面，包括自主神经系统、内分泌系统和免疫系统。很多不孕妇女怀疑自己自然怀孕概率小，助孕治疗常失败也许跟她们紧张、担心、焦虑等的心理因素有关。因为多数人在一次轻松愉快的度假期间或之后，会自然妊娠。并且一对夫妇领养一个孩子，或通过辅助生殖技术获得自己孩子之后，不再有试图怀孕的心理负担，精神放松的情况下，反而自然怀孕。一些不孕不育患者确实存在心理障碍。心理特征主要表现为抑郁、焦虑、人际关系敏感，严重者可能会有一定的敌对和精神病倾向。患者认为此病是自己的身体缺陷，怕受到歧视，不愿让周围的人知道，更难以与亲朋好友进行比较深入的探讨，处于与周围人员相对隔绝的孤立状态。不良情绪得不到合理的宣泄和释放，更加重其焦虑、抑郁的不良情绪。同时，不孕不育患者常并发一系列躯体症状，如乏力、失眠、心悸等。在长期焦虑、抑郁的重压之下，患者可能会出现意外感、否认、忧虑、沮丧、强迫、恐惧、偏执、疑病症等人格特征，对生活中的其他活动兴趣降低，与社会的接触发生障碍，人际关系紧张或淡漠 [93]。

不孕患者的心理压力多来自三个方面：首先是来源于自身的生育要求，渴望有自己的孩子，证明自己是一个正常人，具有正常人的生育能力。其次来源于周围的环境，身边的亲人，周围社会的同情或鄙视。中国几千年的封建思想在许多地区，尤其是一些农村地区依然残存，传宗接代的任务根深蒂固地存在于人们的思想中，"不孝有三，无后为大"的意识仍是他们看待并要求子女的一种观念。在传统观念下，生孩子是夫妇必须完成的使命。有了孩子，妇女在家里的地位就会有所提高，心里也感到踏实和愉快，如果不能生育，对她们来说是一个非常大的打击，心理会变得较脆弱敏感。同时将会承受身边许多人尤其是亲戚朋友们的不解和歧视，配偶及其父母对他们的指责或谴责，这无疑使不孕不育患者背负很大的精神压力。再次是源自疾病差异，每个患者对疾病的心理承受能力不同，不孕症病因的差异，就诊时限的长短，患者家庭社会背景的差异，以及治疗过程的难易程度都会对患者造成不同程度的压力，也影响患者对压力的承受能力。

心理因素在不孕不育中的作用是复杂的。一方面，不孕不育影响患者的心理状态；另一方面，消极的心理反应反过来影响患者的治疗效果。患者诸多的心理失衡及社会适应不良状态，若得不到有效的疏导，将导致不孕的恶性循环。相反，外界的理解和支持对不孕患者具有积极的作用。周围人耐心倾听不孕患者的诉说，对她们的痛苦表示理解和支持，时不时地鼓励她们，表现出关心和兴趣，避免关于孩子的话题，尊重接受治疗或"等等再看"的决定，不要对她们不孕而表示失望，提供一些生育治疗的有用信息和物质上的支持，会适当地缓解患者的低落情绪。当患者心理压力减轻，心情愉快时，有可能增加自然妊娠或 ART 成功的概率。因此对于不孕症或接受助孕治疗的患者，医生除了积极的辅助生殖治疗外，也应针对患者的心理特征，采取相应的治疗和护理措施，这将有助于提高不孕不育的治疗效果[94-95]。

以上生活方式和心理因素中的单个因素不同程度地影响女性生育力，如果两种或两种以上的因素叠加，会加重对生育力的危害，应尽量避免并寻求改变。尽管如此，但想一下改变自己的生活习惯是比较困难的，需要一定的时间和毅力，需要周围人的支持、理解和监督，也可能需要专业人士的咨询和指导。

（高江曼）

参考文献

[1] Jensen TK, Sobotka T, Hansen MA, et al. Declining trends in conception rates in recent birth cohorts of native Danish women: a possible role of deteriorating male reproductive health. Int J Androl, 2007, 30:1–9.

[2] Hamilton BE, Ventura SJ. Fertility and abortion rates in the United States, 1960–2002. Int J Androl, 2006, 29:34–45.

[3] Caserta D, Maranghi L, Mantovani A, et al. Impact of endocrine disruptor chemicals in gynaecology. Hum Reprod Update, 2008, 14:59–72.

[4] Caserta D, Mantovani A, Marci R, et al. Environment and women's reproductive health. Hum Reprod Update, 2011, 17(3): 418–433.

[5] Nassar N, Abeywardana P, Barker A, et al. Parental occupational exposure to potential endocrine disrupting chemicals and risk of hypospadias in infants. Occup Environ Med, 2010, 67:585–589.

[6] Gilbert SF. Mechanisms for the environmental regulation of gene expression: ecological aspects of animal development. J Biosci, 2005, 30:65–74.

[7] Bowers JL, Tyulmenkov VV, Jernigan SC, et al. Resveratrol acts as a mixed agonist/antagonist for estrogen receptors alpha and beta. Endocrinology, 2000, 141:3657–3667.

[8] Henry LA, Witt DM. Resveratrol: phytoestrogen effects on reproductive physiology and behavior in female rats. Horm Behav, 2002, 41:220–228.

[9] Henry LA, Witt DM. Effects of neonatal resveratrol exposure on adult male and female reproductive physiology and behavior. Dev Neurosci, 2006, 28:186–195.

[10] Crain DA, Janssen SJ, Edwards TM, et al. Female reproductive disorders: the roles of endocrine-disrupting compounds and developmental timing. Fertil Steril, 2008, 90(4):911–940.

[11] Kipp JL, Kilen SM, Bristol–Gould S, et al. Neonatal exposure to estrogens suppresses activin expression and signaling in the mouse ovary. Endocrinology, 2007, 148:1968–1976.

[12] Hunt PA, Koehler KE, Susiarjo M, et al. Bisphenol a exposure causes meiotic aneuploidy in the female mouse. Curr Biol, 2003, 13:546–553.

[13] Can A, Semiz O, Cinar O. Bisphenol–A induces cell cycle delay and alters centrosome and spindle microtubular organization in oocytes during meiosis. Mol Hum Reprod, 2005, 11:389–396.

[14] Can A, Semiz O. Diethylstilbestrol (DES)–induced cell cycle delay and meiotic spindle disruption in mouse oocytes during in–vitro maturation. Mol Hum Reprod, 2000, 6:154–162.

[15] Susiarjo M, Hassold TJ, Freeman E, et al. Bisphenol A exposure in utero disrupts early oogenesis in the mouse. PLoS Genet, 2007, 3:5.

[16] Yildiz BO, Knochenhauer ES, Azziz R. Impact of obesity on the risk for polycystic ovary syndrome. J Clin Endocrinol Metab, 2008, 93:162–168.

[17] Petry CJ, Ong KK, Michelmore KF, et al. Association of aromatase (CYP 19) gene variation with features of hyperandrogenism in two populations of young women. Hum Reprod, 2005, 20:1837–1843.

[18] Xita N, Tsatsoulis A, Chatzikyriakidou A. Association of the (TAAAA)n repeat polymorphism in the sex hormone–binding globulin (SHBG) gene with polycystic ovary syndrome and relation to SHBG serum levels. J Clin Endocrinol Metab, 2003, 88:5976–5980.

[19] Abbott DH, Barnett DK, Bruns CM, et al. Androgen excess fetal programming of female reproduction: a developmental aetiology for polycystic ovary syndrome? Hum Reprod Update, 2005, 11:357–374.

[20] Forsdike RA, Hardy K, Bull L, et al. Disordered follicle development in ovaries of prenatally androgenized ewes. J Endocrinol, 2007, 192:421–

428.

[21] Allen EG, Sullivan AK, Marcus M, et al. Examination of reproductive aging milestones among women who carry the FMR1 premutation. Hum Reprod, 2007, 22:2142-2152.

[22] Reddy P, Liu L, Adhikari D, et al. Oocyte-specific deletion of Pten causes premature activation of the primordial follicle pool. Science, 2008, 319:611-613.

[23] Rubin BS, Lenkowski JR, Schaeberle CM, et al. Evidence of altered brain sexual differentiation in mice exposed perinatally to low, environmentally relevant levelsof bisphenol A. Endocrinology, 2006, 147:3681-3691.

[24] Axmon A, Rylander L, Stromberg U, et al. Altered menstrual cycles in women with a high dietary intake of persistent organochlorine compounds. Chemosphere, 2004, 56:813-819.

[25] Ouyang F, Perry MJ, Venners SA, et al. Serum DDT, age at menarche, and abnormal menstrual cycle length. Occup Environ Med, 2005, 62:878-884.

[26] Farr SL, Cooper GS, Cai J, et al. Pesticide use and menstrual cycle characteristics among premenopausal women in the Agricultural Health Study. Am J Epidemiol, 2004, 160:1194-1204.

[27] Menken J, Trussell J, Larsen U. Age and infertility. Science, 1986, 233:1389-1394.

[28] Schwartz D, Mayaux J. Female fecundity as a function of age: results of artificial insemination in 2193 nulliparous women with azoospermic husbands. N Engl J Med, 1982, 306:404-406.

[29] Treloar AE, Boynton RE, Behn BG, et al. Variation of the human menstrual cycle through reproductive life. Int J Fertil, 1967, 12:77-126.

[30] Lisabeth L, Harlow S, Qaqish B. A new statistical approach demonstrated menstrual patterns during the menopausal transition did not vary by age at menopause. J Clin Epidemiol, 2004, 57:484-496.

[31] Tempfer CB, Riener EK, Keck C, et al. Polymorphisms associated with thrombophilia and vascular homeostasis and the timing of menarche and menopause in 728 white women. Menopause, 2005, 12:325-330.

[32] Van Asselt KM, Kok HS, Peeters PH, et al. Factor V Leiden mutation accelerates the onset of natural menopause. Menopause, 2003, 10:477-481.

[33] Huber A, Grimm C, Huber JC, et al. A common polymorphism within the steroid 5-alpha-reductase type 2 gene and timing of menopause in Caucasianwomen. Eur J Obstet Gynecol Reprod Biol, 2006, 125:221-225.

[34] Hefler LA, Grimm C, Huber JC, et al. Estrogen-metabolizing gene polymorphisms and age at natural menopause in Caucasian women. Hum Reprod, 2005, 20:1422-1427.

[35] Kok HS, Onland-Moret NC, Van Asselt KM, et al. No association of estrogen receptor alpha and cytochrome P450c17alpha polymorphisms with age at menopause in a Dutch cohort. Hum Reprod, 2005, 20:536-542.

[36] Gorai I, Tanaka K, Inada M, et al. Estrogen-metabolizing gene polymorphisms, but not estrogen receptor-alpha gene polymorphisms, are associated with the onset of menarche in healthy postmenopausal Japanese women. J Clin Endocrinol Metab, 2003, 88:799-803.

[37] Van Asselt KM, Kok HS, Putter H, et al. Linkage analysis of extremely discordant and concordant sibling pairs identifies quantitative trait loci influencing variation in human menopausal age. Am J Hum Genet, 2004, 74:444-453.

[38] Welt CK, Smith PC, Taylor AE. Evidence of early ovarian aging in fragile X premutation carriers. J Clin Endocrinol Metab, 2004, 89:4569-4574.

[39] Hansen KR, Knowlton NS, Thyer AC, et al. A new model of reproductive aging: the decline in ovarian non-growing follicle number from birth to menopause. Hum Reprod, 2008, 23:699-708.

[40] Pellestor F, Andreo B, Anahory T, et al. The occurrence of aneuploidy in human: lessons from the cytogenetic studies of human oocytes. Eur J Med Genet, 2006, 49(2):103-116.

[41] Pellestor F, Anahory T, Hamamah S. Effect of maternal age on the frequency of cytogenetic abnormalities in human oocytes. Cytogenet Genome Res, 2005, 111(3-4):206-212.

[42] Pellestor F, Andreo B, Arnal F, et al. Maternal aging and chromosomal abnormalities: new data drawn from in vitro unfertilized human oocytes. Hum Genet, 2003, 112(2):195-203.

[43] Wolstenholme J, Angell RR. Maternal age and trisomy-aunifying mechanism of formation. Chromosoma, 2000, 109(7):435-438.

[44] Keefe DL, Marquard K, Liu L. The telomere theory of reproductive senescence in women. Curr Opin Obstet Gynecol, 2006, 18(3):280-285.

[45] De Lange T. Ending up with the right partner. Nature, 1998, 392(6678):753-754.

[46] Wright WE, Piatyszek MA, Rainey WE, et al. Telomerase activity in human germline and embryonic tissues and cells. Dev Genet, 1996, 18(2):173-179.

[47] Wright DL, Jones EL, Mayer JF, et al. Characterization of telomerase activity in the human oocyte and preimplantation embryo. Mol Hum Reprod, 2001, 7(10):947-955.

[48] Goswami D, Conway GS. Premature ovarian failure. Hum Reprod Update, 2005, 11(4):391-410.

[49] Davis CJ, Davison RM, Payne NN, et al. Female sex preponderance for idiopathic familial premature ovarian failure suggests an X chromosome defect: opinion. Hum Reprod, 2000, 15:2418-2422.

[50] Ogata T, Matsuo N. Turner syndrome and female sex chromosome aberrations: deduction of the principal factors involved in the development of clinical features. Hum Genet, 1995, 95:607-629.

[51] Zinn AR, Tonk VS, Chen Z, et al. Evidence for a Turner syndrome locus or loci at Xp11.2-p22.1. Am J Hum Genet, 1998, 63:1757-1766.

[52] Jacobs P, Baikie AG, Brown WM, et al. Evidence for the existence of the human super female. Lancet, 1959, 274:423–425.

[53] Holland CM. 47, XXX in an adolescent with premature ovarian failure and autoimmune disease. J Pediatr Adolesc Gynecol, 2001, 14:77–80.

[54] Goswami R, Goswami D, Kabra M, et al. Prevalence of the triple X syndrome in phenotypically normal women with premature ovarian failure and its association with autoimmune thyroid disorders. Fertil Steril, 2003, 80:1052–1054.

[55] Rooman RP, Van Driessche K, Du Caju MV. Growth and ovarian function in girls with 48, XXXX karyotype—patient report and review of the literature. J Pediatr Endocrinol Metab, 2002, 15:1051–1055.

[56] Simpson JL. Gonadal dysgenesis and abnormalities of the human sex chromosomes: current status of phenotypic–karyotypic correlations. Birth Defects Orig Artic Ser, 1975, 11:23–59.

[57] Therman E, Laxova R, Susman B. The critical region on the human Xq. Hum Genet, 1990, 85:455–461.

[58] Phelan JP, Upton RT, Summitt RL. Balanced reciprocal X–4 translocation in a female patient with early secondary amenorrhea. Am J Obstet Gynecol, 1977, 129:607–613.

[59] Sala C, Arrigo G, Torri G, et al. Eleven X chromosome breakpoints associated with premature ovarian failure (POF) map to a 15–Mb YAC contig spanning Xq21. Genomics, 1997, 40:123–131.

[60] Rife M, Nadal A, Mila M, et al. Immunohistochemical FMRP studies in a full mutated female fetus. Am J Med Genet A, 2004, 124:129–132.

[61] Sutherland GR, Baker E. Characterisation of a new rare fragile site easily confused with the fragile X. Hum Mol Genet, 1992, 1:111–113.

[62] Di Pasquale E, Beck–Peccoz P, Persani L. Hypergonadotropic ovarian failure associated with an inherited mutation of human bone morphogenetic protein–15 (BMP15) gene. Am J Hum Genet, 2004, 75:106–111.

[63] Burton KA, Van Ee CC, Purcell K, et al. (2000) Autosomal translocation associated with premature ovarian failure. J Med Genet, 2000, 37: 2.

[64] Amati P, Gasparini P, Zlotogora J, et al. A gene for premature ovarian failure associated with eyelid malformation maps to chromosome 3q22–q23. Am J Hum Genet, 1996, 58:1089–1109.

[65] Crisponi L, Deiana M, Loi A, et al. The putative forkhead transcription factor FOXL2 is mutated in blepharophimosis/ptosis/epicanthus inversus syndrome. Nat Genet, 2001, 27:159–166.

[66] Beysen D, De Paepe A, De Baere E. FOXL2 mutations andgenomic rearrangements in BPES. Hum Mutat, 2009, 30(2):158–169.

[67] Harris SE, Chand AL, Winship IM, et al. Identification of novel mutations in FOXL2 associated with premature ovarian failure. Mol Hum Reprod, 2002, 8(8):729–733.

[68] Chatterjee S, Modi D, Maitra A, et al. Screening for FOXL2 gene mutations in women with premature ovarian failure:an Indian experience. Reprod Biomed Online, 2007, 15(5):554–560.

[69] Ni F, Wen Q, Wang B, et al. Mutation analysis of FOXL2 gene in Chinese patients with premature ovarian failure. Gynecol Endocrinol, 2010, 26(4):246–249.

[70] Sundblad V, Chiauzzi VA, Escobar ME, et al. Screening of FSH receptor gene in Argentine women with premature ovarian failure (POF). Mol Cell Endocrinol, 2004, 222:53–59.

[71] Latronico AC, Anasti J, Arnhold IJ, et al. Brief report: testicular and ovarian resistance to luteinizing hormone caused by inactivating mutations of the luteinizing hormone–receptor gene. N Engl J Med, 1996, 334:507–512.

[72] Matthews CH, Borgato S, Beck–Peccoz P, et al. Primary amenorrhoea and infertility due to a mutation in the beta–subunit of follicle–stimulating hormone. Nat Genet, 1993, 5:83–86.

[73] Layman LC, Shelley ME, Huey LO, et al. Follicle-stimulating hormone beta gene structure in premature ovarian failure. Fertil Steril, 1993, 60:852–857.

[74] Takahashi K, Ozaki T, Okada M, et al. Increased prevalence of luteinizing hormone beta–subunit variant in patients with premature ovarian failure. Fertil Steril, 1999, 71:96–101.

[75] Perheentupa J. Autoimmune polyendocrinopathy—candidiasis—ectodermal dystrophy (APECED). Horm Metab Res, 1996, 28:353–356.

[76] Schiffmann R, Tedeschi G, Kinkel RP, et al. Leukodystrophy in patients with ovarian dysgenesis. Ann Neurol, 1997, 41:654–661.

[77] Fogli A, Gauthier–Barichard F, Schiffmann R, et al. Screening for known mutations in EIF2B genes in a large panel of patients with premature ovarian failure. BMC Womens Health, 2004, 4:8

[78] Kosaki K, Sato S, Hasegawa T, et al. Premature ovarian failure in a female with proximal symphalangism and Noggin mutation. Fertil Steril, 2004, 81:1137–1139.

[79] Luoma P, Melberg A, Rinne JO, et al. Parkinsonism, premature menopause, and mitochondrial DNA polymerase gamma mutations: clinical and molecular genetic study. Lancet, 2004, 364:875–882.

[80] 杨业洲. 卵巢早衰 // 王世阆. 卵巢疾病. 北京: 人民卫生出版社, 2004:102–108.

[81] 俞琳, 李美芝. 高促性腺激素闭经的研究进展. 国外医学·计划生育分册, 1999, 18(4):220–224.

[82] Waggoner DD, Buist NR, Donnell GN. Long–term prognosis in galactosaemia: results of a survey of 350 cases. J Inherit Metab Dis, 1990, 13: 802–818.

[83] ESHRE Capri Workshop Group. Europe the continent with the lowest fertility. Hum Reprod Update, 2010, 16:590–602.

[84] Van Bavel J. Choice of study discipline and the postponement of motherhood in Europe: the impact of expected earnings, gender composition, and family

attitudes. Demography, 2010, 47:439–458.

[85] Begall K, Mills M. The impact of subjective work control, job strain and work–family conflict on fertility intentions: a european comparison. Eur J Popul / Revue européenne de Démographie, 2011, 27:433–456.

[86] Cheng KW. The effect of contraceptive knowledge on fertility: the roles of mass media and social networks. J Fam Econ Issues, 2011, 32:257–267.

[87] Nakamura K, Sheps S, Clara Arck P. Stress and reproductive failure: past notions, present insights and future directions. J Assist Reprod Genet, 2008, 25:47–62.

[88] Dechanet C, Anahory T, Mathieu Daude JC, et al. Effects of cigarette smoking on reproduction. Hum Reprod Update, 2010, 17:76–95.

[89] Homan GF, Davies M, Norman R. The impact of lifestyle factors on reproductive performance in the general population and those undergoing infertility treatment: a review. Hum Reprod Update, 2007, 13:209–223.

[90] Waylen AL, Metwally M, Jones GL, et al. Effects of cigarette smoking upon clinical outcomes of assisted reproduction: a meta–analysis. Hum Reprod Update, 2009, 15:31–44.

[91] Gill J. The effects of moderate alcohol consumption on female hormone levels and reproductive function. Alcohol Alcohol, 2000, 35:417–423.

[92] ESHRE Capri Workshop Group. Nutrition and reproduction in women. Hum Reprod Update, 2006, 12:193–207.

[93] Boivin J, Griffiths E, Venetis CA. Emotional distress in infertile women and failure of assisted reproductive technologies: meta–analysis of prospective psychosocial studies. BMJ, 2011, 342:223–223.

[94] Negro–Vilar A. Stress and other environmental factors affecting fertility in men and women: overview. Environ Health Perspect, 1993, 101(Suppl 2):59–64.

[95] Campagne DM. Should fertilization treatment start with reducing stress? Hum Reprod, 2006, 21:1651–1658.

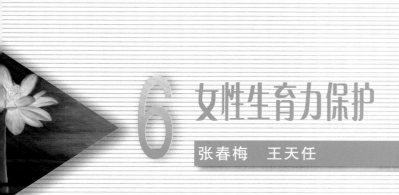

6 女性生育力保护

张春梅　王天任

第 1 节　女性生育力保护的定义

生育力保护（fertility preservation）是指使用手术、药物或者实验室手段对存在不孕或不育风险的成人或者儿童提供帮助，保护其产生遗传学后代的能力[1]。

一、生育力保护的发展

30 余年来，生育力保护领域有了飞速发展。一方面由于生育力保护的主要对象——癌症患者生存率逐渐增高，另一方面得益于生育力保护技术的改进和新技术的开展。

在过去，由于人们最优先关注的是癌症患者的生存率，并且当时用于生育力保护的技术十分有限，因此生育力保护未引起重视，并未广泛开展。随着治疗方法的改进，癌症患者的生存率逐步提高，年轻癌症患者的生育需求凸显重要性。此外，推迟生育计划的女性越来越多。在中国，许多职业女性将生育年龄推迟到 30 ~ 35 岁。然而，10% 的女性在 32 岁开始出现卵泡大量闭锁，37.5 岁以后卵泡闭锁加剧[2-3]，因此，对于需推迟生育的女性，在 30 岁以前保存卵母细胞、胚胎或卵巢组织，能够为其将来的生育提供保障。随着生育力保护人群的逐渐增多，人们越来越需要有关生育力保护的方法和技术。

目前生育力保护的主要方法仍然是生殖细胞或者组织的低温冷冻技术，分为慢速冷冻和玻璃化冷冻。最初的技术突破是 60 年前一名伦敦的研究人员偶然发现甘油具有细胞保护作用。自 20 世纪 60 年代始，人类开始冷冻精子，精子库也随之建立。对于那些需要行输精管切除术的患者，精子库成为其生育力的保障来源。

对于女性患者而言，最初保存其生育力的方法十分有限。直至 80 年代体外受精胚胎移植技术（in vitro fertilization and embryo transfer，IVF-ET）的开展，胚胎冷冻保存成为人类辅助生殖技术（assisted reproductive technology，ART）必不可少的重要组成部分。尽管卵子库也很快建立，但由于卵子更容易受到冷冻损伤，并且有研究认为冷冻可能会对卵子产生各种损害，因此人们对其安全性仍存在担忧[4]。20 世纪 80 年代，卵母细胞冻融后的存活率和临床妊娠率很低。20 世纪 90 年代，卵母细胞细胞质内单精子注射（intracytoplasmic sperm injection，ICSI）技术的出现，解决了冻存卵母细胞透明带硬化的问题[5]，首例冻存卵母细胞通过 ICSI 受精并获活婴分娩[6]，随后临床成功报道逐渐增多。尽管人们对卵子冷冻技术的效能仍存在一些争议，然而由于它存在一些优势，很可能成为以后主要选择的方法之一。

玻璃化冷冻技术显著促进了生育力保护技术的开展，显示出良好的临床应用前景。它能够使细胞损伤减小至最低，并且避免了晶体的形成，使卵子存活率高达 90%。卵母细胞体外成熟技术（in vitro maturation，IVM）模拟体内卵母细胞成熟环境，从未经过药物刺激或者低剂量药物刺激的卵巢直接获得未成熟卵母细胞，体外培养成熟后行体外受精。由于其自然、经济，女方并发症风险低，IVM 已经成为多囊卵巢综合征（polycystic ovary syndrome，PCOS）患者获得成功妊娠的新选择，也是卵巢反应不良和反复胚胎质量不良妇女治疗的重要手段。同时，IVM 可以将妇科良性疾病（子宫肌瘤、子宫内膜异位症等）患者切除的卵巢组织中含有的未成熟细胞进行培养，对于卵子库建立有重要作用。卵巢组织冷冻移植也取得了很大成功，自 2004 年第一名患者经卵巢冷冻复苏自体移植后自然妊娠并诞下健康女婴后，已有多例成功妊娠报道，为女性生育力保护提供了新途径。此外，卵母细胞冷冻、卵巢组织冷冻和体外成熟培养的联合应用，为保存女性生育力提供了更灵活、可行的方案，是将来的发展趋势。保存女性生育力相关实验室技术的不断进步，是辅助生殖技术发展的基础，对辅助生殖医学的开展应用有重要推动意义。

二、生育力保护的适用人群

（一）癌症患者

近 30 年来，女性癌症患病率升高 20%，而由于癌症治疗技术的进步，死亡率明显下降。此外，癌症发病有年轻化趋势，许多生育年龄的妇女面临癌症治疗带来的副作用。大剂量放化疗联合骨髓移植治疗方案的应用，使得青春期和年轻育龄妇女恶性肿瘤患者中 90% 患者得以生存[7]。放化疗对女性生育能力的副作用已经得到证实。尽管癌症患者可通过赠卵成为母亲，然而她们仍然更希望有生物学遗传后代。保留生育功能对接受癌症治疗的有生育要求的妇女是非常重要的。

（二）卵巢功能早衰患者

卵巢功能早衰（premature ovarian failure，POF）是指女性 40 岁以前出现绝经或下丘脑性闭经，患病率高达 1%。X 染色体发生基因突变或缺失，也可导致 POF，如 Turner 综合征。大多数

Turner 综合征患者在出生时生殖细胞已丧失，但是也有部分患者是 XO/XX 嵌合体，晚期才出现 POF，这部分患者可以考虑尽早应用生育力保护技术。

（三）自体免疫性或血液系统疾病患者

据报道，德国约 2% 的人群患有自身免疫性疾病。系统性红斑狼疮是最常见的自身免疫疾病之一，女性发病率约为男性的 10 倍。德国患者的平均年龄是 31.8 岁，恰为女性的生育年龄[8]。由于自身免疫性疾病和血液系统疾病均需要接受化疗，这类患者在化疗前和化疗中应当用相应的药物和技术保存其生育力。

（四）推迟生育年龄的患者

因个人、职业或经济等社会因素推迟生育计划的女性越来越多。在荷兰，一胎生育年龄平均为 29.1 岁，较 30 年前的 24.6 岁相比有所增加；34 岁后生育的人数增加 3 倍[9]。由于卵巢功能随着年龄增长而下降，这部分患者可借助 ART 为其以后的生育提供保障。

（五）因妇科良性疾病行手术患者

卵巢的一些良性手术也可能导致卵巢功能受损。如卵巢子宫内膜异位囊肿的手术处理会影响卵巢功能[10]。目前认为，腹腔镜下卵巢子宫内膜异位囊肿剥除术为最佳手术方式，腹腔镜下可对卵巢子宫内膜异位囊肿行电凝止血，电灼破坏微小病灶，以减少复发。但需要注意的是，囊肿剥除术会造成有功能的卵巢组织丢失，同时电凝会对卵巢造成热损伤。在热的作用下，电凝可损伤原始卵泡和颗粒细胞，使黄体细胞变性，降低卵巢储备功能。Somigliana 等[11]研究发现，手术侧卵巢的体积和获卵数较未手术侧明显减少。对于这部分患者，可以考虑术前应用辅助生殖技术保存其生育力，或者术后在切除的少量卵巢组织中分离未成熟卵母细胞行 IVM，以为其生育力提供双保险。

三、生育力保护技术的发展前景

由于癌症治疗方法的改善、癌症患者生存

時間延長，以及女性生育年齡的推遲，生育力保護的需求日益增加，會促進更多新技術的產生。細胞冷凍保存仍然將是其核心技術。卵子冷凍或者卵母細胞體外成熟技術很可能成為婦女的第一選擇。

第2節　女性生育力保護的措施

生育力保護是一個快速發展的領域。傳統的生育力保護手段包括保守性手術以及化療時採用藥物抑制卵巢功能。這些方法仍然需要依賴殘餘的卵巢功能獲得妊娠。新的方法包括卵母細胞冷凍、胚胎冷凍等輔助生殖技術。即使患者癌症治療後喪失了卵巢功能，仍然有妊娠的機會。不同的 ART 可以滿足不同需求、不同特點的有生育力保護要求的人群；婦科保守性手術主要針對婦科腫瘤患者；藥物治療則適用於需要接受化療的惡性腫瘤患者以及血液系統、自身免疫性疾病患者。本節主要講述 ART 的各種手段，婦科手術和藥物處理在下節講述。

一、胚胎冷凍技術

冷凍技術應用的目的是保護細胞或者組織以供將來使用。凍融過程對細胞的破壞是該技術普及的一個困難之一。由於胚胎是多卵裂球細胞，對冷凍更穩定，1980 年開始應用的胚胎冷凍（embryo freezing）已經成為臨床治療中常規使用的保存生育力方法，有效地減少了 IVF 患者反復接受激素刺激超排卵治療。2005 年，美國生殖醫學委員會（The American Society for Reproductive Medicine，ASRM）倫理委員會頒布了癌症患者生育力保護的指南。指南規定，胚胎冷凍是唯一被認可的生育力保存方法。其他一些實驗室技術如卵母細胞冷凍或者卵巢組織冷凍需要在倫理機構審查委員會（Institutional Review Board，IBS）監督下完成[12]。然而，隨著卵母細胞冷凍技術的發展和成熟，這些規定可能會發生變化，卵母細胞冷凍和卵巢組織冷凍可能會成為更優先選擇的方法。

目前凍存人胚胎主要採用慢速冷凍技術和玻璃化冷凍技術。採用丙二醇、甘油等冷凍保護劑可成功凍存原核期、分裂早期或囊胚期胚胎。新鮮移植後剩餘胚胎選擇在 D2/D3 分裂期凍存，存活率約 73%，周期妊娠率約 17%～31%[13]。在各個國家，胚胎冷凍技術已經得到廣泛普及。根據最新數據，2009 年美國已經進行了 21 000 個冷凍胚胎移植，平均每位患者移植 2 個胚胎，各年齡階段的每周期妊娠率分別為 35.6%（<35 歲）、30.9%（35～37 歲）、26.8%（38～40 歲）和 22.1%（40～42 歲）[14]。經過 20 餘年的臨床實踐表明，未發現解凍胚胎對流產率、植入率和出生率有影響[15]。

胚胎冷凍的局限是需要對卵巢進行藥物刺激以獲得卵子受精。卵巢刺激過程中的高激素水平可能對激素依賴性腫瘤復發如乳腺癌、子宮內膜癌等有影響，這也是人們關注和擔憂的問題。

二、卵母細胞冷凍技術

在當今的輔助生殖領域中，卵母細胞冷凍移植是一項極具臨床應用潛力的技術。與胚胎冷凍相比，卵母細胞冷凍（oocyte crypreservation）有以下優勢：①卵母細胞冷凍避免了胚胎冷凍所帶來的倫理、宗教或法律問題；② IVF 技術需要 2 周左右的時間進行激素刺激卵巢排卵，而一些癌症患者如激素相關性腫瘤不適合激素刺激或治療時間緊迫，無法選擇胚胎冷凍來保存生育力，而卵母細胞冷凍可以不行促排卵並且可以在癌症確診後盡快實施；③接受贈卵治療的患者，通過卵母細胞凍存技術調整贈者、受者的月經周期同步而有助於胚胎移植、成功受孕；④可以建立卵母細胞冷凍保存庫，緩解卵源不足的問題；⑤適用人群更广泛，对于某些需要保存生育力的女性，卵母细胞冷冻是目前唯一可行的方法，如青春期女孩、无性伴侣女性；健康人群中因个人、职业或经济因素而推迟生育的女性，随着年龄的增加，生育力逐渐下降，35 岁以后下降尤为明显，而且流产、染色体异常、妊娠并发症、胚胎停育等发生率升高，提前冷冻保存卵母细胞，为女性高龄生育提供了一份保障[7]。

然而，卵母细胞冷冻技术也存在一些困难：由于卵母细胞特有的细胞骨架结构，对低温和渗透压改变极为敏感。与其他细胞相比，卵母细胞的体积较大，细胞膜的通透性较差，内细胞层冷冻过程中容易形成晶体；减数分裂期纺锤体对冷冻敏感，容易发生染色体和 DNA 损伤；卵母细胞对氧自由基损伤非常敏感；卵母细胞外有透明带包绕，阻碍细胞冻存剂和水进出卵母细胞；冷冻可引起透明带的变化和皮质颗粒的过早释放，从而导致透明带变硬和受精障碍，精子难以穿透和受精[16]。基于以上原因，卵母细胞冷冻也是辅助生殖技术中的难点。不过 ICSI 技术的发展解决了透明带硬化和受精障碍的问题，推动了卵母细胞冷冻技术的应用。

目前主要应用的低温冷冻技术包括慢速冷冻和玻璃化冷冻。慢速冷冻经过 20 多年的应用和改进，技术已相对成熟和稳定，并已成为当前应用最广泛的低温保存技术。而新兴起的玻璃化冷冻不需要昂贵的仪器，操作简便、迅速，冻融后的细胞存活率高，成为非常具有应用前景的冷冻保存技术。Rezazadeh 等[17]比较了 153 个玻璃化法与 152 个慢速程序法冷冻解冻周期，临床妊娠率（40.5% vs. 21.4%）和种植率（16.6% vs. 6.8%）均有显著性差异。该研究同时发现解冻后优质胚胎率也有显著性差异（91.8% vs. 56.2%）。自从玻璃化冷冻保存技术应用于卵母细胞的冷冻保存以来，卵母细胞的冻存效果得到了极大提高，获得了较高的存活率和妊娠成功率。1998 年 Mukaida 等[18]首次报道应用玻璃化冷冻保存人类卵裂期胚胎，患者获得成功妊娠并顺利分娩。2003 年国内首例玻璃化冷冻人类早期胚胎妊娠并成功分娩[19]。随着研究的深入，玻璃化冷冻将成为人类辅助生殖技术整个过程中的一项重要的方法，将得到广泛使用。

三、未成熟卵母细胞体外成熟技术

早在 1939 年，Pincus 和 Saunders 证实人未成熟卵母细胞在体外能自发成熟。1969 年 Edwards 进一步发现人体外成熟卵母细胞能完成体外受精[20]。1983 年人类卵母细胞的首例 IVM 婴儿成功诞生[21]。从此 IVM 作为 ART 中的一项前沿技术，越来越多地被应用于临床。目前全世界已有超过 300 例的 IVM 治疗后的婴儿出生。

IVM 的适应人群包括需要接受放化疗的恶性肿瘤患者、易发生卵巢过度刺激的 PCOS 患者、卵巢反应不良和反复胚胎质量不良妇女等。此外，卵子捐赠存在卵子来源的极度困难，IVM 技术将来源于手术患者卵巢组织中的未成熟卵母细胞进行培养，将为 POF、遗传病携带者等需要接受供卵治疗的患者提供广泛的卵母细胞来源，在女性生育力保存和卵子库建立中有着非常重要的作用[22]。

采用 IVM 助孕时，模拟体内卵母细胞的成熟环境，延长了卵子体外培养时间，并且培养体系尚不完善，卵子的质量不能保证，加上目前对 IVM 助孕后产生的后代尚缺乏大规模的调查，尚不确定 IVM 技术的使用是否会增加妊娠期风险，出生的子代与 IVF 和 ICSI 技术妊娠出生的婴幼儿是否有差别[23]。Buckett 等[24]分析了 1998–2003 年间采用 IVM、IVF 和 ICSI 技术助孕后出生的婴幼儿，对比了 3 组的妊娠周、早产率、出生体重、低出生体重儿所占比例、剖宫产率、出生 1 分钟和 5 分钟的 Apgar 评分及新生儿出生缺陷的风险等，未发现 IVM 助孕会增加妊娠风险，出生子代的围生期情况及先天缺陷的差异亦无统计学意义。IVM 虽然在实验室或临床方面的研究都取得了一定进展，但文献报道 IVM 的临床妊娠率仍在 20% ~ 35%[25]，尚有很多问题需要进一步解决，以提高 IVM 临床妊娠率和扩大其应用范围。

采取 IVM 联合卵母细胞玻璃化冷冻方法保存女性生育力，也取得了成功。某些恶性肿瘤患者不能进行选择卵巢超排卵刺激取卵，宜选择自然周期取卵。此时取出的卵母细胞多为未成熟卵母细胞，可以将这些患者的未成熟卵母细胞体外培养成熟，再经过玻璃化冷冻解冻后行 IVF。自然周期获取未成熟卵后体外成熟培养联合玻璃化冷冻，不仅为癌症患者保存生育力提供了行之有效的方法，同时避开了激素刺激过程，减少卵巢过度刺激综合征的发生[7]。

总之，IVM技术相对简单、周期短，能减轻过度刺激、减少费用。随着商品化序贯IVM培养液的开发，对B超引导未成熟卵穿刺经验的积累，细针穿刺取卵的应用，IVM逐渐成熟，在欧洲和日本的一些生殖中心已经替代常规控制性促排卵体外受精胚胎移植，成为最主要的生殖技术[22]。

四、卵巢组织冷冻移植技术

相对于胚胎、卵母细胞冷冻而言，卵巢组织冷冻更为复杂和困难。组织内存在微细血管网，极易被组织周围的冰晶损伤。此外，卵巢皮质中有丰富的结缔组织网，冷冻保护剂的穿透率较低。因此卵巢组织的冷冻仍处于实验阶段。并且，卵巢组织解冻后的体外培养和移植也是尚未完全解决的难题，卵巢组织冷冻保存和移植（cryopreservation and transplantation of ovarian tissue）常规应用于临床仍需大量的深入研究。

卵巢组织冷冻的优点是不需要药物刺激和精子，因此是青春期少女和癌症患者的最佳选择。对于癌症患者，尤其是激素相关性肿瘤，如乳腺癌、子宫内膜癌等，促排卵过程中产生的高雌激素水平与肿瘤复发之间的关系尚不确定，且促排卵一般需要2周时间，会延误治疗时机。对于这部分患者，卵巢组织大多通过腹腔镜取出冻存，待治疗结束后，将卵巢组织复苏，重新移植至患者体内。卵巢皮质始基卵泡冷冻能够达到65%的存活率，因此是目前广泛应用的方案[26]。

复苏的卵巢组织可以原位或者异位移植，恢复患者内分泌功能和（或）排卵功能。2004年，Donnez为1例霍奇金淋巴瘤患者进行了冻存卵巢组织原位移植手术，患者恢复排卵并自发妊娠，成功分娩1例女婴，为世界首例[26]。Oktay报道1例患者接受冻存卵巢组织异位移植后自然怀孕并成功分娩[27]，提示残留卵巢在移植卵巢组织的影响下有可能恢复排卵功能。卵巢组织异位移植需要在穿刺取卵手术、IVM、体外受

精和胚胎移植等技术的帮助下，才有可能获得生育，目前有胚胎形成，但尚无活婴分娩报道。Rosendahl从异位移植的卵巢组织中取得1枚成熟卵母细胞，ICSI后受精发育至5细胞阶段，移植后患者获得生化妊娠[28]。

有文献对10例卵巢原位移植后成功妊娠的病例进行分析发现，卵巢组织冷冻时的年龄是能否成功的一个重要预测指标。这10例患者共分娩了13例婴儿，有9例年龄小于30岁，6例小于25岁[29]。美国临床肿瘤协会（American Society of Clinical Oncology，ASCO）关于生育力保存的指南建议，年龄大于40岁的患者卵巢冷冻移植效果尚不确定，因为其始基卵泡数量有限[30]。

目前冻存人卵巢组织主要采用慢速冷冻方案，而玻璃化冷冻方案在冻存人卵巢组织中的应用尚未有成功报道。玻璃化冷冻联合原位自体移植在啮齿类动物和羊中已经得到了很好的效果，但玻璃化冷冻和慢速程序化冷冻在人类卵巢组织的效果尚不确定，可能与操作方法和使用的培养基有关。无论是慢速冷冻还是玻璃化冷冻卵巢组织，均需要解决两个问题，一是冷冻保护剂在卵巢组织块内渗透性差并且有细胞毒性，二是移植后组织缺血损伤和血供重建[7]。

卵巢组织移植的风险是肿瘤细胞回输复发，尽管目前尚无相关报道。因此应当对卵巢组织进行肿瘤细胞筛查以降低风险。目前检测患者是否已经发生转移的方法包括免疫组织化学或者聚合酶链式反应，仍然处于探索阶段。对于已经发生全身血行转移的肿瘤患者，不建议卵巢组织冷冻移植。随着人卵巢组织冻存联合自体原位或异位移植方法的改进，以及成功妊娠报道的增多，卵巢组织冷冻保存将成为保存女性生育力的理想途径。

五、各种技术联合应用

前面所述的IVM联合卵母细胞玻璃化冷冻以及卵巢组织冷冻联合IVM这些技术的联合应用为女性生育力保存开辟了更广阔的途径。Chian则将IVM、卵母细胞玻璃化冷冻和卵巢组织冷冻结合起来，通过腹腔镜下取出患者卵巢皮质，获取成熟卵母细胞或未成熟卵母细胞，体外

成熟后玻璃化冷冻保存，同时所剩卵巢皮质也被冻存[31]。当患者有生育愿望时，首先选用冻存的卵母细胞，此方法已成功保存生育力并有活婴分娩[32]。必要时，冻存的卵巢组织也可被解冻移植。这些技术的联合使用为保存女性生育力提供了更灵活可行的方案，大大促进了辅助生殖技术的发展。

总之，目前保存女性生育力已经有多种途径。随着实验室技术的完善和发展，越来越多的女性可以从中受益，实现获得遗传学后代的愿望。临床医生应根据患者的年龄、有无配偶、疾病性质等特点，因人而异，选择最合适的方案。保存女性生育力技术的不断进步，对辅助生殖医学的发展有重要意义。

第3节 女性癌症患者的生育力保护

癌症发病率呈上升和年轻化趋势。根据美国癌症协会（The American Cancer Society）的调查，47名妇女中即有1名在40岁之前被诊断为浸润性癌。幸运的是，由于早期诊断和治疗方法的改善，癌症患者的5年生存率已经从50%（1975—1977年）上升到了68%（1999—2006年）[33]。生育年龄妇女最常见的恶性肿瘤类型为乳腺癌、黑色素瘤、宫颈癌、非霍奇金淋巴瘤和白血病[34]，其5年生存率分别为：乳腺癌90%，黑色素瘤91%，宫颈癌71%，非霍奇金淋巴瘤69%，白血病55%[33]。随着生育年龄妇女癌症生存率的显著升高，生育力保护和癌症治疗后的生育问题变得日益重要。

目前癌症治疗的方法主要有手术、化疗、放疗和联合治疗。对于一些自身免疫性疾病和血液系统疾病，以化疗和骨髓移植为主。放化疗对性腺轴的毒性作用已被证实。对于女性癌症患者而言，癌症治疗引起的绝经和不孕是灾难性的，被认为丧失了女性的基本特征[35]。即使放化疗未引起不孕，患者妊娠并发症的风险也增加，例如早期流产、早产、低体重儿等[36]。对于越来越多的年轻癌症患者，在接受损伤性治疗前和治疗过程中应当采取合适的保护措施，尽量保存其生育力。美国一些机构已经颁布了生育力保护指南。一些方法如胚胎冷冻、卵巢移位被认为是标准方法，其他一些方法仍处于研究阶段。对于癌症患者而言，如何选择一种最适合的方法取决于多个因素，比如患者的肿瘤类型、所选择的治疗方法、治疗开始前允许的时间、患者的年龄、有无配偶等。现将癌症患者生育力保护相关问题讨论如下。

一、癌症治疗对生育力的影响

放化疗对女性生育能力的副作用已经被广泛认可。癌症治疗对卵巢功能的影响程度与多种因素有关——药物的种类、剂量、治疗方法、年龄等。因此，评估女性癌症患者的不孕风险时，要考虑上以上方面。例如，年龄偏大患者由于始基卵泡数减少，其发生POF的风险高于年轻妇女，接受化疗或者放疗的患者建议尽早妊娠。

（一）放疗对生育力的影响

放疗对生育力的影响与放疗的范围、剂量、患者的年龄和卵巢储备功能有关。放疗全身照射副作用大于局部照射。干细胞移植过程中的全身照射引起闭经的风险高达80%。局部放疗虽然主要集中在靶器官，然而散射可以对邻近器官造成影响，头颅放疗剂量超过35~40Gy时能够损伤下丘脑垂体功能，导致低性腺激素性闭经[37]。盆腔和腹部的放化疗主要影响子宫和卵巢的功能。放疗能够引起始基卵泡的减少和POF。一项对2000名接受盆腔照射的妇女的研究表明，5~105Gy照射剂量能使95%的患者发生永久性闭经，而人类卵母细胞的致死放疗剂量则小于2Gy[38]。尽管子宫对放疗相对不敏感，但放疗也可以降低子宫的血流和子宫内膜厚度，放疗后子宫的体积也减少。即使这些患者妊娠，子宫的血流也受到影响，其妊娠并发症发生风险增加。有报道，腹部或者盆腔照射剂量 20～30Gy 时就可以增加流产、早产和低体重儿的风险[39]。青春期前少女的子宫对放疗的敏感性更强。对放疗后出现闭经的青春期少女研究发现，即使给予雌孕激素治疗 3 个月后，患者组的子宫体积能从 6.5ml 增加至 16.3ml，然而仍然低于对照组体积。一项研究对 3 名接受 35～54Gy 高剂量腹部或盆腔放疗的儿童进行研究发现，即使给予高剂量雌激素治疗，子宫体积、血流和内膜厚度仍未改善[40]。这些研究表明，高剂量放疗能够影响子宫的功能，尤其是对青春期前子宫影响更大，从而影响其生育力。

（二）化疗对生育力的影响

化疗对生育能力最主要的影响是化疗药物对性腺的毒性，可引起卵巢功能丧失。化疗药物根据作用机制分 5 类：烷化剂、抗代谢药、抗肿瘤抗生素、植物类药及铂类化合物。根据其对卵巢毒性程度不同可以分为三类：①对卵巢损害作用最大的药物，如环磷酰胺、白消安、氮芥、丙卡巴肼（甲基苄肼）等烷化剂。烷化剂如环磷酰胺是细胞周期非特异性药物，其毒性损害不仅作用于分裂增殖期细胞，也可作用于未发育的卵母细胞或原始卵泡中的前颗粒细胞。②对卵巢中等损害作用的药物，如顺铂、多柔比星。③对卵巢损害很小或几乎无损害的，如博来霉素、放线菌素 D、长春新碱、甲氨蝶呤、氟尿嘧啶。另外还有一些化疗药物毒性尚不确定，如紫杉醇、奥沙利铂等（表 6-1）。化疗的副作用与药物种类、用药剂量和用药途径以及患者的基础状态有关，接受烷基化药物治疗的 40 岁以上患者中 80% 可能出现永久性闭经，而年龄小于 30 岁患者，永久性闭经

表6-1 常见化疗药物的生殖毒性风险等级

风险等级	药物名称
低 度	博来霉素、放线菌素D、长春新碱、甲氨蝶呤、氟尿嘧啶
中 度	多柔比星、顺铂
高 度	环磷酰胺、异环磷酰胺、亚硝基脲、白消安、苯丁酸氮芥、美法仑、丙卡巴肼
未 知	紫杉醇、奥沙利铂、伊立替康

的风险降低至 20%[41]。此外，化疗对卵巢功能的影响还与化疗类型（如根治性或辅助性化疗、单药或联合化疗）有关。

（三）癌症治疗对卵巢储备功能的影响和预测指标

女性在胎儿期 20 周的时候卵泡数目最高，随着年龄的增长，逐渐减少至闭经。月经初潮时始基卵泡的数目约 50 万个，当卵泡池耗尽时就会出现绝经。尽管年龄是卵泡数量和质量的一个重要的预测指标，然而每个人差异很大。卵巢储备功能指的是剩余卵泡的数量。尽管目前认为月经在 45～55 岁时才出现不规律，然而与卵巢储备功能有关的内分泌变化在 35～40 岁时即出现，癌症治疗后会更早出现。由于癌症治疗对生育能力的影响取决于多个因素，目前尚无一个确定的预测指标供临床评估使用。目前用于评估卵巢功能的指标有月经期 2～3 天 FSH 水平、AMH 和超声下卵巢窦卵泡计数。

基础 FSH 水平被常规作为卵巢储备功能的一个指标。随着 FSH 值增高，卵巢反应性下降。FSH 在 10～15IU/L 被认为是临界水平，超过 15IU/L 则认为显著升高。评估 FSH 时也需要考虑基础雌激素水平，因为高雌激素水平可以抑制 FSH 而造成一种假象。正常的雌激素标准每个实验室不同，然而一般不超过 60pg/ml。

AMH 是转化生长因子 β 家族的一个成员，由次级卵母细胞、窦前卵泡和窦卵泡的颗粒细胞产生。随着年龄增长，AMH 水平逐渐下降。由于它能够反映早期和发展中卵泡的数量，因此，它可能是卵巢储备功能的一个指标。该指标的一个优点是不需要在月经第 2 天或者第 3 天检测。然而，该指标并不常规适用于所有实验室，并且尚缺乏国际标准。

超声下窦卵泡计数（AFC）也可以用于预测卵巢功能。AFC 与 IVF 过程中获卵数直接相关，也被证明是反映卵巢储备功能的最好指标。

目前尚缺乏有关癌症治疗对卵巢储备功能影响的确切信息。一些小样本研究表明，化疗后 FSH、AMH 和 AFC 均发生变化[42]。一项研究对 42 名接受新辅助化疗的绝经前妇女进行了 5 年的随访研究。回归分析发现，治疗前 FSH、

AMH 和 AFC 均能够反映化疗后卵巢功能的变化，然而 AMH 是最有效的预测指标[43]。

二、癌症患者生育力保护的现状

保留生育功能对接受癌症治疗的妇女是非常重要的。研究表明，77% 的癌症患者就疾病所致不孕问题产生抑郁情绪[44]。一项对 600 名乳腺癌妇女进行的调查表明，73% 的患者对治疗后可能出现的不孕表示不同程度的担忧，29% 的患者表明她们对以后生育的渴望会影响她们治疗方案的选择。许多妇女表明，为了保留生育能力，她们宁愿选择毒性更低的化疗方案，即使知道这种方案可能增加癌症的复发率[45]。美国临床肿瘤学会 ASCO 颁布的关于癌症患者生育力保护的指南规定，肿瘤学家应当重视癌症患者的不孕问题，并且告诉患者生育力保护的重要性或者建议患者去咨询生殖专家。尽管指南已经颁布，然而一项 2009 年的研究发现，超过 50% 的肿瘤学专家未将患者转诊至生殖学专家[46]。

Forman 等通过问卷的方式对 249 名肿瘤学专家进行了调查发现，95% 的专家表示自己会常规与患者讨论生育力保存的事宜，而未与患者讨论的原因如下：预后差（30%），患者需要在 1~2 周之内接受治疗（22%），患者已经生育了一个孩子（10%），未找到合适的生育力保存方法（8%），患者太年轻、不着急生育（7%），不了解癌症治疗对生育力的风险（5%），生育力保存的费用过高（4%），患者是同性恋（2%），未结婚（1%）。研究发现，仅有 39% 的肿瘤专家将患者转诊给生殖内分泌医师，18% 医师从未转诊。未转诊患者的原因包括，患者对生育力保存缺乏兴趣（38%），需要立刻进行治疗（28%），患者预后差（6%）。研究同时发现，很多肿瘤学专家不了解生育力保护的方法，并且不确定各种治疗方案对生育力有何种影响。在所调查的肿瘤学专家中，妇科肿瘤专家更看重生育力保护[47]。而对患者的研究结果，却发现她们更重视生育力保护，即使有一个孩子，她们也希望保护生育力以再生育，为了保存生育力，患者宁愿选择化疗毒性小的方案，即使这种方案可能会影响预后。美国一项研究也表明，接受癌症治疗的年轻妇女中，仅有 4% 的比例进行了生育力的保护。以上研究表明，虽然生育力保护的意识越来越强，然而真正接受生育力保护的患者比例很低，生育力保护现状不容乐观。这种现状与医师们不了解癌症治疗对生育力的风险以及目前可行的保存生育能力的措施有关。因此，有必要对相关专业临床医师进行生育力保护方面的培训，以给患者提供更好的咨询和帮助。

三、癌症患者生育力保护的手段

如前所述，癌症患者的生育力保护手段分为手术、药物和 ART 三大类。不同的肿瘤类型选择的方法也不同。对于大多数恶性肿瘤患者，以及一些因血液系统疾病和自身免疫性疾病需要行化疗的患者，主要以 ART 为保护手段，可以辅以药物。而对于女性生殖系统的一些恶性肿瘤，可以先行保守性手术，而保守性手术联合 ART 为患者提供了更灵活、有效的方案。

（一）保留生育功能手术

保留生育功能手术（fertility-sparing surgery，FSS）主要适用于早期宫颈癌和卵巢肿瘤患者。若患者术后需要追加放化疗，则应当在治疗前行 ART 以保护其生育能力。

1. 早期宫颈癌　宫颈癌是生育年龄妇女常见的恶性肿瘤，且呈年轻化趋势，约 42% 的宫颈癌患者在 45 岁之前被确诊。此外，宫颈癌筛查的普及使得妇产科医师发现越来越多的早期患者。宫颈癌的传统治疗方式包括广泛子宫切除术或者放疗，这两种方法对生殖功能均有影响。由于生育年龄的推迟，FSS 对早期宫颈癌患者日益重要，约 48% 的早期宫颈癌患者适合行宫颈广泛切除术[48]。自 Danie 于 1994 年第一次开展经阴道宫颈广泛切除术以来，许多研究均发现对于早期宫颈癌患者，宫颈广泛切除术与传统的广泛子宫切除术疗效类似。Vitobello 认为，对于宫颈癌患者，如果满足以下特点：肿瘤体积 <2cm，高分化，间质浸润深度 <10mm，无淋巴血管浸润的征兆，可以建议其行 FSS[49]。此外，Kim 等对美国纽约斯隆凯特林癌症中心 2001 年 11 月至 2010 年 10 月行宫颈广泛切除术的 77 名患者生

育情况进行了分析发现，宫颈广泛切除术加盆腔淋巴结活检能够保留其生育功能，且能获得满意的妊娠结局。但是这部分患者早产发生率高，孕期需要加强监测，必要时行宫颈环扎术。此外，在成功妊娠的患者中，有51%的患者使用了氯米芬促排、宫腔内人工授精、IVF等技术辅助受孕[50]。宫颈广泛切除术和ART的联合应用为女性提供了更多的生育力保护途径。

2. 卵巢肿瘤患者　卵巢是全身各脏器原发性肿瘤病理学类型最多的器官。卵巢上皮性肿瘤占50%~70%，但发现时多为晚期，预后较差。卵巢生殖细胞肿瘤由于有效的化疗方案，存活率已经能达到90%。卵巢肿瘤患者是否能行FSS以及手术方式除了与分期有关，也与肿瘤病理学类型有关。既往FSS手术仅用于早期恶性卵巢生殖细胞肿瘤和性索间质肿瘤以及交界性肿瘤患者。早期上皮性肿瘤在满足一些条件后也可行FSS手术。

（1）上皮性卵巢癌（epithelial ovarian cancer，EOC）：传统的早期EOC手术为全面的分期手术，手术范围包括经腹全子宫切除术、双附件切除术、盆腹腔淋巴结切除术、大网膜和阑尾切除术以及可疑病灶及易转移部位多处活检取材。如果患者满足以下条件可施行FSS：患者年轻，渴望生育；ⅠA期；细胞分化好（高分化）；对侧卵巢外观正常，剖腹探查阴性；有随诊条件[51]。然而，确定EOC中行FSS的适应证是比较困难的，目前证据尚不充分，尤其是对于高分化、腹腔冲洗液癌细胞阳性的患者，很难精确评估对侧卵巢是否存在微小癌灶，不确定是否适合行FSS以及其预后如何。

根据2007年美国妇产科学院（American College of Obstetrics and Gynecology，ACOG）颁布的指南，FSS仅限于病理学类型为高或中分化、分期为ⅠA期的生育年龄EOC患者，且病理学类型不能为透明细胞癌（clear-cell carcinoma，CCC）[52]。2008年欧洲肿瘤协会（European Society for Medical Oncology，ESMO）也颁布了类似指南，认为病变为单侧、Ⅰ期、无严重粘连、高或中分化的EOC是行FSS的适应证，同样病理学类型不能为CCC。然而，目前关于EOC患者行FSS的研究仍然较少，尚缺乏

FSS手术适应证的统一标准。此外，各个国家对早期透明细胞癌以及医源性ⅠC期EOC是否能行FSS观点仍然不统一。Kajiyama等对1986–2010年在其中心接受FSS的ⅠA/ⅠC期CCC患者的预后情况进行了随访研究发现，与EOC相比，5年存活率和无病复发率均无统计学差异；此外，FSS/CCC组与行根治术组CCC患者相比，5年存活率和无病复发率也无差异。作者认为，FSS有可能成为早期CCC患者保留生育能力的选择术式[53]。Satoh等[54]对211名EOC（ⅠA期，n=126；ⅠC期，n=85）患者随访了78个月。研究将良好组织病理学类型定义为黏液性、浆液性、子宫内膜样和混合上皮性腺癌，而CCC单独分析。研究发现，ⅠA/良好组织型的生存率和无复发生存率分别为100%和97.8%（n=108），ⅠA/CCC组为100%和100%（n=15），ⅠA/低分化（G3）组为100%和33.3%（n=3），ⅠC/良好组织型为96.9%和92.1%（n=67），ⅠC/CCC组为93.3%和66.0%（n=15），ⅠC/G3为66.7%和66.7%。其中84名患者从未生育，她们中有45名（53.6%）随访期间分娩56名婴儿，约9.1%的患者借助了某种ART技术妊娠。研究表明，对于ⅠA/良好组织型EOC患者，FSS是一种安全的治疗方式。作者建议，ⅠA/CCC和ⅠC/良好组织型患者也可以行FSS手术，术后可以辅助化疗。

（2）交界性卵巢肿瘤（borderline ovary tumor，BOT）：BOT为低度恶性潜能肿瘤（low malignant potential，LMP），在上皮性卵巢癌中占10%~15%，发病年龄多为15~20岁[55]。由于这类肿瘤恶性程度较低，对于有生育要求的患者，一般采用保守性手术，手术范围多为单侧附件切除术或卵巢肿瘤切除术，同时行全面分期探查术（大网膜切除术，多处活检）。Song等[56]比较了BOT患者行FSS手术的安全性和妊娠结局。研究包括143名行根治性手术和155名行FSS手术的BOT患者，平均随访时间为38个月（10~77个月）。根治手术组和FSS的复发率无统计学差异（4.9% vs. 7.7%）。对于FSS组，复发部位多为对侧卵巢，患者可以再次行FSS手术保留生育能力。有妊娠要求的51名患者中，45名（88.2%）成功妊娠，足月分娩54名婴儿。研究表明，FSS

对于 BOT 患者是安全的，有生育要求的年轻患者应当采用该术式。

（3）恶性生殖细胞肿瘤（malignant germ cell ovarian tumor，MOGCT）：发病率仅次于上皮性肿瘤，多发生于年轻妇女及幼女。青春期前的患者占 60%～90%，绝经后仅占 4%。MOGCT 恶性程度大，死亡率高[57]。由于目前有了有效、敏感的化疗方案，存活率已经提高到 90%。由于绝大多数患者年轻，有生育要求，且病变多为单侧，即使复发也很少累及对侧卵巢和子宫，手术的基本原则是无论期别早晚，只要对侧卵巢和子宫未受肿瘤累及，均行 FSS，即仅切除患侧附件，同时行全面分期探查术。无性细胞瘤对放疗最敏感，但由于放疗对卵巢的损伤，目前多采用化疗保留生育功能。Weinberg 等对 22 名行 FSS 和辅助化疗的 MOGCT 患者的预后和妊娠结局进行了平均 158 个月（11～364 个月）的随访研究，所有接受化疗的患者化疗期间均同时服用口服避孕药保护卵巢功能。结果表明，不论早期还是晚期 MOGCT 患者，存活率为 100%。作者认为，FSS 和辅助化疗后的妊娠结局是满意的，未发现对生育力和月经周期有影响[58]。

（4）性索间质细胞肿瘤（ovarian sex cord stromal tumor）：为低度恶性和潜在恶性肿瘤类型，处理原则同 MOGCT，年轻患者可行 FSS 和铂类为主的辅助化疗。

3. 卵巢移位术（ovarian transposition） 卵巢移位术主要适于行盆腔放疗的年轻癌症患者。在盆腔放疗前，对卵巢动静脉进行解剖分离，保留卵巢血供，将卵巢移位至照射野以外部位以避免放疗对卵巢功能的影响。盆腔放疗多用于宫颈癌、子宫内膜癌、淋巴瘤、外阴 – 阴道癌和直肠癌患者，其中卵巢移位术应用最多的是年轻宫颈癌患者。手术可通过开腹或者腹腔镜完成，术中对双侧卵巢取活检，进行冰冻病理检查，卵巢无转移者方可移位。此外，由于 40 岁以上患者卵巢储备功能较差，一般不行卵巢移位术。移位卵巢的位置，即卵巢与盆腔放射野的距离，是保留移位卵巢功能的决定性因素，目前尚无统一规定。有研究认为，如果卵巢位于髂嵴之下，50%～100% 的移位卵巢功能将丧失；移位卵巢位于髂嵴之上，则 90% 以上的移位卵巢能

保留正常的内分泌功能，卵巢移位要尽量确保卵巢位于髂嵴之上[59]。Hwang 等对 53 名行卵巢移位术的宫颈癌患者进行研究发现，卵巢位置是能否保持卵巢功能的一个最重要因素，建议应将卵巢移位到髂嵴以上至少 1.5cm[60]。然而有研究报道，移位后的卵巢组织发生早衰的风险增加。发生 POF 的原因可能与卵巢血管受到影响以及不能充分建立血管网有关。此外，卵巢移位术需要关注的一个问题是肿瘤转移。目前已有宫颈癌转移至移位卵巢的报道。有学者认为，肿瘤转移的高风险与宫体受侵、非鳞状细胞癌和肿瘤体积大有关。Morice 对 2 例发生移位卵巢癌转移的 I B 期宫颈癌患者进行分析发现，这 2 例患者均无子宫外的转移，然而宫体均受累。此外，宫颈和宫颈旁的淋巴血管间隙均有癌细胞浸润。作者建议，卵巢移位术应用于癌灶小于 3cm、年龄小于 40 岁的年轻患者。对于癌灶体积偏大或者有淋巴血管间隙受侵的患者不建议行卵巢移位术[61]。

（二）药物治疗

目前常用的保护卵巢功能的药物以促性腺激素释放激素激动剂、口服避孕药为主。此外，高效孕激素可用于子宫内膜癌的保守性治疗。

1. 促性腺激素释放激素激动剂（gonadotrophin-releasing hormone agonist，GnRHa） GnRHa 是人工合成的促性腺激素释放激素，为一种多肽物质，具有较强的性腺抑制作用，可与垂体促黄体激素释放激素（LHRH）受体结合，使 LH 和 FSH 分泌受抑制，从而对其促性腺功能产生抑制效应。它的作用类似于 GnRH，都是通过占领卵巢上的特殊性腺受体来发挥作用。大剂量 GnRHa 注入可以耗尽垂体促性腺细胞上的 GnRH 受体，抑制垂体促性腺激素的分泌；也可以直接作用于卵巢，阻断雌激素、孕激素的合成。使用 GnRH 激动剂后，垂体 – 性腺轴受抑制，能阻止原始卵泡的募集及进一步的发育成熟，有可能减少卵泡被化疗药物破坏并降低卵巢对细胞毒性药物的敏感性。癌症确诊后，需尽快开始化疗，因此为建立垂体 – 性腺抑制而要求等待的时间就变得非常关键。在垂体 – 卵巢受抑制前，GnRHa 可刺激促性腺激素短暂增高，即所谓"flare up"作用时期，持续 1～2 周，可促使原始卵泡发育

为成熟卵泡（即分裂活跃的细胞），而化疗药物恰恰作用于分裂活跃的细胞，从而使卵巢对化疗药物更为敏感，因此应当在化疗前 1~2 周使用 GnRHa，才能够发挥 GnRHa 可靠的、长时间的、抑制促性腺激素分泌的作用[62]。

动物实验和一些体外实验均证实了 GnRHa 对性腺和卵泡的保护作用。GnRHa 对人类卵巢保护作用的研究由于存在一些局限性，例如病例数过少、随访时间较短等，结论尚不明确。大多数研究认为 GnRHa 有益于保护卵巢功能。Blumenfeld 等研究了 GnRHa 对接受化疗的年轻女性霍奇金淋巴病患者的保护作用。结果发现，65 名在化疗前及化疗期间进行 GnRHa 联合治疗的患者中，有 92.9% 恢复了正常的排卵和月经，而对照组仅有 63%，差异有统计学意义。作者认为 GnRHa 能够减轻化疗对性腺的毒性作用[63]。而另一种药物 GnRH 拮抗剂（GnRH antagonist，GnRHant），通过对受体的占领而不发生受体后效应来实现抑制垂体性腺轴的效应，并且无 "flare up" 作用，不需要 1~2 周的等待时期。有研究认为，在对促性腺激素和垂体 GnRH 受体的抑制作用方面，GnRHant 比 GnRHa 作用显著。目前有关 GnRHant 对性腺作用的研究多在小鼠身上进行。不同的研究得出完全相反的结论。Meirow 等发现 GnRHant 能够明显减轻环磷酰胺对小鼠性腺的破坏作用，GnRHant 预处理组小鼠存活的始基卵泡高于单用化疗药物组[64]。而 Danforth 对成年小鼠的研究却打破了这种观点，他们发现，环磷酰胺能够使小鼠存活的始基卵泡减少 50%，而 GnRHant 并无保护作用。不仅如此，他们所研究的两种 GnRHant 药物 Antide® 和 Cetrorelix®，在无化疗药物的情况下均能导致始基卵泡数目减少[65]，这是首例报道 GnRHant 对性腺有毒性的研究。目前还有一些研究认为，GnRHant 与 GnRHa 两者联合应用能够更有效地减轻化疗药物对性腺的毒性作用。Mardesic 等发现，GnRHa 和 GnRHant 联合应用能够在 96 小时内对性腺产生长期抑制作用，因此不会延误化疗。他认为，两者联用能够为患者提供一种快速、可靠和经济的性腺抑制方案[66]。

总之，目前关于 GnRHant、GnRHa 以及两者联合应用对性腺作用的机制和效果尚不明确，仍然需要大样本、长期的进一步研究证实。

2. 口服避孕药（oral contraceptive，OC） OC 保护卵巢的机制是其含有的雌孕激素能够通过负反馈抑制下丘脑－垂体－卵巢轴的功能，进一步抑制 FSH 和 LH 的合成与释放，从而影响卵泡的生长、发育，使卵巢处于对化疗药物低敏感的状态，从而产生对性腺的保护作用。目前关于 OC 的保护作用研究较少，并且缺乏确定性结论。有关 OC 对性腺保护作用的研究由 1981 年 Chapman 和 Sutcliffe 首次进行。他们对 6 名 18~31 岁霍奇金淋巴瘤（Hodgkin lymphoma，HL）患者进行了相关研究后发现，联合应用 OC 能够减轻化疗药物对性腺的毒性作用[67]。Behringer 等发现 OC 有助于 HL 患者化疗后恢复月经[68]，而其他一些研究未发现 OC 对性腺的保护作用。Longhi 对接受高剂量异环磷酰胺、甲氨蝶呤、多柔比星和顺铂的年轻骨肉瘤患者研究发现，与对照组相比，口服避孕药组的 POF 发生率无差异。此外，服用 OC 的 31 名患者中，2 例有血栓形成。作者认为，OC 并不能保护卵巢功能，反而增加了血栓发生的风险[69]。由于目前关于 OC 用于卵巢功能保护的研究有限，结合 OC 并无其他严重的副作用，化疗时可以考虑使用 OC 减轻化疗对性腺的毒性，化疗期间注意监测血栓的发生。

3. 孕激素（progestin）和含有孕激素的宫内节育器（intrauterine device，IUD） 孕激素和含孕激素的 IUD 用于子宫内膜癌（endometrial cancer，EC）的保守性治疗。25% 的 EC 发生在绝经前妇女。年轻 EC 患者可能是无孕激素拮抗的高刺激素长期刺激所致，合并不孕、肥胖和 PCOS。这类患者往往病灶局限、无肌层浸润，病理类型多为高分化的子宫内膜样癌（endometrioid carcinoma，grade 1，EC，G1），雌激素受体（estrogen receptor，ER）和孕激素受体（progesterone receptor，PR）阳性，预后较好。

早期 EC 的标准治疗方法为全子宫及双侧附件切除，同时术中行全面分期探查。然而，对于有生育要求的妇女以及未婚少女，很难接受子宫切除术。一般而言，如果患者满足以下条件可行保守性治疗：年龄小于 40 岁且有强烈的生育要求；病理学类型为高分化子宫内膜样腺癌；无肌层或者宫颈浸润的影像学证据；无盆腔或腹主动脉旁淋巴结转移；无卵巢包块；血CA125在正常范围之内（<35IU/ml）；ER+/PR+；有随访条件。EC保守性治疗的方法主要是孕激素治疗。孕激素以高效、大剂量和长期应用为宜，目前临床应用的药物主要是甲羟孕酮（medroxyprogesterone acetate，MPA）和醋酸甲地孕酮（megestrol acetate，MA）。也有人联合应用宫腔镜下局部病灶切除术或者诊刮术。北京协和医院王永学等对24例年轻高分化子宫内膜样癌患者保守治疗结局进行了分析，使用药物为MPA或MA。3例患者应用孕激素治疗3个月后要求行子宫切除术，均行腹腔镜下全子宫加双附件切除术。13例患者应用MPA治疗，初始剂量500mg/d者9例，250mg/d者4例，3个月后均调整为500mg/d；8例患者应用MA，初始剂量160mg/d者1例，320mg/d者7例。患者每3个月行诊刮病理检查，评价治疗疗效。完全缓解后继续用药3~6个月。若出现严重毒副反应、患者要求手术或效果不佳（治疗6个月后仍为无效或12个月后仍为部分缓解）则行手术治疗。两组分别有76.9%和62.5%的病例达到了完全缓解。1例患者应用MPA9个月为部分缓解，改用GnRHa每月3.75mg，3个月后完全缓解。完全缓解、有近期生育要求的10位患者均接受ART助孕，包括促排卵、IVF-ET，随访结束时共有4例患者成功妊娠，妊娠率为40.0%。作者认为，对于要求保留生育功能的年轻高分化子宫内膜癌患者，大剂量孕激素治疗是可行的，治疗前应进行严格全面完善的评估，严格掌握适应证，完全缓解后应尽早进行辅助生育技术以提高妊娠率[70]。Laurelli等对14名年轻EC患者保守性治疗结局进行了研究。患者行宫腔镜下病灶切除术后，服用6个月的MA（160mg/d，6例）或者佩戴12个月的左炔诺孕酮-宫内节育器（levonorgestrel-medicated intrauterine，LNG-IUD，52mg LNG，8例）。作者共随访了40个月（13~79个月），仅有1例宫腔镜术后复发并行手术切除。3例患者有生育要求，1例已成功分娩。研究认为，宫腔镜手术联合孕激素对早期EC是一种安全、有效的方法，能够保护其生育力[71]。大剂量孕激素治疗的副作用有肝功损害、血栓形成等，临床治疗过程中应当提高警惕，积极监测。

孕激素治疗给早期EC保留生育力提供了可能，不过当前研究仍存在一些局限性，如病例数过少、随访时间过短，有关孕激素的种类、合适剂量、治疗持续时间、治疗后妊娠率和复发等问题仍需要进一步研究得出明确结论。

4. 1-磷酸-神经鞘氨醇（sphingosine-1-phosphate，S-1-P）　S-1-P是一种参与细胞生长、存活、侵袭和血管生成的多脂类介质，参与细胞活性和肿瘤进展的各个过程。鞘氨醇激酶参与其合成，S-1-P磷酸酶参与其降解，细胞内的S-1-P水平是通过这两种酶调整的。体外实验表明，S-1-P能够阻止多柔比星导致的卵母细胞死亡，同时也可以阻止放疗引起的卵母细胞丢失[72]。也有人推测，GnRHa可能是通过提高卵巢内S-1-P水平产生性腺保护作用。有关S-1-P的作用机制和临床应用仍需要深入研究。

（三）辅助生殖技术

如前节讨论，ART是女性生育力保护的重要途径。不同的ART基本可以满足所有有生育要求的恶性肿瘤患者的需要。对于激素依赖性肿瘤，如乳腺癌、子宫内膜癌等雌激素依赖性肿瘤，可以选择不需要药物刺激的IVM、卵巢组织冷冻技术。对于非激素依赖性肿瘤，可以应用胚胎冷冻、卵母细胞冷冻、IVM和卵巢组织冷冻。未婚、无配偶女性可以选择除胚胎冷冻之外的其他技术。若患者病情需要立刻进行化疗，可以选择不需要药物刺激ART，而无需1~2周的等待时间。此外，各种辅助生殖技术、手术、药物的联合应用为女性生育力保存提供了更加灵活、有效的方案，使越来越多的年轻女性患者成为生物学母亲的梦想得以实现。

四、癌症患者生育安全性

（一）癌症治疗对妊娠的影响

癌症治疗后能否妊娠与肿瘤类型、年龄、治疗方案和持续时间以及其他一些与生育有关的因素有关。即使成功妊娠后，癌症治疗可能对胎儿有潜在的危险。放化疗可能导致卵子染色体突变，理论上可能增加子代出生缺陷和遗传疾病的风险。虽然有研究表明，乳腺癌存活者子代的畸形率并不高于对照组，可能原因是始基卵泡未受到化疗的影响[73]。然而，考虑到药物的半衰期和卵母细胞成熟需要时间，目前建议癌症化疗后至少 6 个月、放疗结束后至少 12 个月再考虑妊娠。

癌症治疗后妊娠并发症和子代风险是需要关注的问题。有学者对 6 项有关乳腺癌患者生育情况的研究进行了荟萃分析，结果表明，其中 4 项研究未发现妊娠并发症发生率增高，另外一项研究则表明乳腺癌患者流产率升高，也有研究认为剖宫产率、早产率、低体重儿、分娩并发症、先天畸形风险增高[14]。目前尚不确定这些风险与癌症本身有关，还是与放化疗有关。癌症患者本身可能存在代谢紊乱、营养吸收不良和精神压力过大等问题。另一方面，医生可能主观地认为这部分患者存在高风险而更早选择终止妊娠。但是，尽管癌症患者可能存在早产和新生儿并发症发生率增高的风险，总体而言，妊娠结局与非癌症患者相比未见明显差异。

（二）遗传性肿瘤传给子代的风险

尽管未发现癌症患者新生儿出生畸形率增加，人们仍然会担忧一些遗传性肿瘤是否会传给子代。遗传性肿瘤占所有恶性肿瘤的 5%，大多数遗传性肿瘤为常染色体显性遗传。最常见的遗传性肿瘤有非息肉性结肠直肠癌、乳腺癌、卵巢癌、多发性神经纤维瘤、家族性视网膜母细胞瘤等。

目前开展的植入前遗传学诊断（PGD）是一项筛查胎儿基因遗传性疾病的技术。PGD 已经被用于筛查一些有癌变倾向的疾病。然而对于胚胎的疾病筛查仍然存在一些伦理上的争议。一项对有遗传性乳腺癌和卵巢癌家族史的人群的调查表明，仅有 32% 的调查对象未曾听说 PGD。然而，52% 的受访者认为 PGD 在高风险人群实施是可以接受的，并且他们的指导医生应当告知该项技术[74]。

（三）妊娠和癌症复发

癌症患者的妊娠需要注意几个问题：治疗期间或者治疗后肿瘤可能复发；妊娠本身可能增加癌症复发的风险（如乳腺癌、子宫内膜癌和恶

性黑色素瘤）；妊娠期间肿瘤监测困难。对于大多数肿瘤而言，妊娠并不增加复发的可能性。然而，人们担心妊娠期间的高雌激素水平可能会增加一些激素相关肿瘤复发的风险。对于雌激素、孕激素受体阳性的肿瘤而言，妊娠期间肿瘤复发和远期复发的风险尤其是个难题。

约 2% 的乳腺癌患者发病年龄为 20 ~ 34 岁，11% 发病年龄是 35 ~ 45 岁[14]。患者确诊和治疗开始时较年轻，妊娠本身是否增加乳腺癌复发的风险以及最佳妊娠时间尚不确定。有研究表明，乳腺癌确诊前 3 个月或 6 个月之内妊娠死亡风险增加，然而也有研究认为，在乳腺癌确诊后 6 个月内妊娠的妇女死亡率并不增高。然而，如果妊娠时间在乳腺癌确诊 2 年之后，其死亡风险会明显降低[75]。根据目前相关研究，一般认为乳腺癌患者应在确诊 6 个月之后考虑妊娠，2 年后可能是最合适的时间。对于复发高风险的患者，5 年后可能更合适[14]。

有意义的是，也有一些研究表明，乳腺癌患者妊娠能够降低其复发的风险。妊娠对乳腺癌有保护作用。Azim 等对 14 项有关乳腺癌患者妊娠的研究进行了荟萃分析发现，尽管乳腺癌患者妊娠组和非妊娠组的生存率无差异，但妊娠妇女的死亡风险比未妊娠者降低 41%，研究人员认为妊娠对乳腺癌妇女是安全的，并且不影响其生存率[76]。

妊娠对肿瘤复发的保护机制尚不确定。有研究表明，经产妇的雌激素、孕激素和表皮生长因子受体发生了变化，并且这种变化可以持续 10 年，从而对肿瘤复发起到了保护作用[77]。有研究对乳腺癌复发的类型进行了评估，雌激素受体阴性肿瘤复发多在 5 ~ 7 年，而受体阳性者多在 10 年内。受体阳性患者一般接受 5 年的激素辅助治疗，因此建议 5 年后妊娠。即使对于不需要激素治疗的患者，也建议确诊后 2 年后再妊娠[78]。总之，目前认为，乳腺癌患者妊娠是安全的，但是妊娠的时间因人而异。

子宫内膜癌是另外一种激素依赖性肿瘤。高雌激素水平是其发生的一个重要原因，而孕激素则对子宫内膜有保护作用。然而，妊娠期间雌激素和孕激素水平均升高。由于子宫内膜癌患者大多进行了子宫切除术，目前有关癌症进展和复发风险的资料很少。一项小样本研究对 50 名接受激

素治疗的早期子宫内膜癌患者进行了观察，研究对象共有 65 次分娩，娩出 77 名活产儿。新生儿均未发现出生缺陷，然而 1 名妇女产后死亡[79]。另外一项研究发现，接受保守性孕激素治疗的患者尽管有 40% 人群能够妊娠，然而肿瘤复发率高达 36%[80]。

目前尚不确定妊娠风险增高与恶性肿瘤本身有关，还是与治疗（如放疗或化疗）有关。此外，肿瘤复发的风险取决于多个因素，但是对于大多数肿瘤而言，妊娠未并未导致肿瘤复发风险增高。因此，妊娠对于大多数癌症患者是安全的，但需要多方面综合考虑。

随着体检筛查的普及和诊断方法的进步，越来越多的年轻癌症患者在疾病早期即可被诊断。这类患者有强烈的生育要求，由于放化疗对女性性腺会造成不可逆的损伤，她们的生育力保护不容忽视。因此，临床医师，尤其是肿瘤科、妇产科医师以及血液和免疫学方面的专家，在实施癌症治疗前一定要考虑患者的生育要求，熟知生育力保护的重要性和相关技术，并告知患者生育力保存的选择方案或者建议其就诊生殖内分泌科专家。在实施癌症治疗前可行相应的辅助生殖技术保存胚胎、卵子或者卵巢组织以供治疗结束后使用。癌症治疗过程中选择合适的保护性药物以减轻化疗药物对性腺的毒性作用。妇科保守性手术以及药物治疗在保存生育力方面已经有所成效，而 ART 的应用则拓展了癌症患者保存生育力的途径。各种方法的合理联合应用、诊疗方案的个体化为更多患者提供了生育力保存的希望。在以后的工作中，实验室技术有待于进一步完善和创新，临床工作中需要加强医疗咨询，癌症专科医师和生殖医师需要加强合作，为癌症患者制订适合患者特点和需求的保护方案。我们坚信，在不远的将来，每一位年轻癌症患者都能享受成为母亲的喜悦和自豪。

（张春梅 王天任）

参考文献

[1] Gosden RG. Fertility preservation: definition, history, and prospect. Semin Reprod Med, 2009, 27(6):433-437.

[2] Gougeon A, Ecochard R, Thalabard JC. Age-related changes of the population of human ovarian follicles: increase in the disappearance rate of non-growing and early-growing follicles in aging women. Biol Reprod, 1994, 50(3):653-663.

[3] Faddy MJ, Gosden RG, Gougeon A, et al. Accelerated disappearance of ovarian follicles in mid-life: implications for forecasting menopause. Hum Reprod, 1992, 7(10):1342-1346.

[4] Pickering SJ, Johnson MH. The influence of cooling on the organization of the meiotic spindle of the mouse oocyte. Hum Reprod, 1987, 2(3):207-216.

[5] Tucker M, Wright G, Morton P, et al. Preliminary experience with human oocyte cryopreservation using 1,2-propanediol and sucrose. Hum Reprod, 1996, 11(7):1513-1515.

[6] Porcu E, Fabbri R, Seracchioli R, et al. Birth of a healthy female after intracytoplasmic sperm injection of cryopreserved human oocytes. Fertil Steril, 1997, 68(4):724-726.

[7] 严杰, 乔杰. 保存女性生育力技术研究进展. 中国优生与遗传杂志, 2010, 5:140-144.

[8] Fischer-Betz R, Wessel E, Richter J, et al. Lupus in Germany: analysis within the German lupus self-help organization (LULA). Z Rheumatol, 2005, 64(2):111-122.

[9] Te VE, Pearson PL. The variability of female reproductive ageing. Hum Reprod Update, 2002, 8(2):141-154.

[10] 李大志, 祝亚平. 子宫内膜异位症对卵巢功能的影响. 国际妇产科学杂志, 2008, 4:262-264.

[11] Somigliana E, Ragni G, Benedetti F, et al. Does laparoscopic excision of endometriotic ovarian cysts significantly affect ovarian reserve? Insights from IVF cycles. Hum Reprod, 2003, 18(11):2450-2453.

[12] Ethics Committee of the American Society for Reproductive Medicine. Fertility preservation and reproduction in cancer patients. Fertil Steril, 2005, 83(6):1622-1628.

[13] Menezo Y. Cryopreservation of IVF embryos: which stage? Eur J Obstet Gynecol Reprod Biol, 2004, 113(Suppl 1):28-32.

[14] Matthews ML, Hurst BS, Marshburn PB, et al. Cancer, fertility preservation, and future pregnancy: a comprehensive review. Obstet Gynecol Int, 2012, 2012:953-937.

[15] Riggs R, Mayer J, Dowling-Lacey D, et al. Does storage time influence postthaw survival and pregnancy outcome? An analysis of 11,768 cryopreserved human embryos. Fertil Steril, 2010, 93(1):109-115.

[16] Saragusty J, Arav A. Current progress in oocyte and embryo cryopreservation by slow freezing and vitrification. Reproduction, 2011, 141(1):1-19.

[17] Rezazadeh VM, Eftekhari-Yazdi P, Karimian L, et al. Vitrification versus slow freezing gives excellent survival, post warming embryo morphology and pregnancy outcomes for human cleaved embryos. J Assist Reprod Genet, 2009, 26(6):347-354.

[18] Mukaida T, Wada S, Takahashi K, et al. Vitrification of human embryos based on the assessment of suitable

conditions for 8-cell mouse embryos. Hum Reprod, 1998, 13(10):2874-2879.

[19] 王俊霞, 朱桂金, 魏玉兰, 等. 应用胚胎玻璃化冷冻技术获得临床妊娠及分娩一例. 中华妇产科杂志, 2004, 2:143.

[20] Cobo A C, Requena A, Neuspiller F, et al. Maturation in vitro of human oocytes from unstimulated cycles: selection of the optimal day for ovum retrieval based on follicular size. Hum Reprod, 1999, 14(7):1864-1868.

[21] Veeck LL, Wortham JJ, Witmyer J, et al. Maturation and fertilization of morphologically immature human oocytes in a program of in vitro fertilization. Fertil Steril, 1983, 39(5):594-602.

[22] 罗丽兰. 不孕与不育. 7版. 北京: 人民卫生出版社, 2009.

[23] 徐玉萍, 曹云霞. 未成熟人卵母细胞体外成熟的临床应用进展. 国际生殖健康/计划生育杂志, 2011, 5:380-383.

[24] Buckett WM, Chian RC, Holzer H, et al. Obstetric outcomes and congenital abnormalities after in vitro maturation, in vitro fertilization, and intracytoplasmic sperm injection. Obstet Gynecol, 2007, 110(4):885-891.

[25] Le Du A, Kadoch IJ, Bourcigaux N, et al. In vitro oocyte maturation for the treatment of infertility associated with polycystic ovarian syndrome: the French experience. Hum Reprod, 2005, 20(2):420-424.

[26] Donnez J, Dolmans MM, Demylle D, et al. Livebirth after orthotopic transplantation of cryopreserved ovarian tissue. Lancet, 2004, 364:1405-1410.

[27] Oktay K. Spontaneous conceptions and live birth after heterotopic ovarian transplantation: is there a germline stem cell connection? Hum Reprod, 2006, 21(6):1345-1348.

[28] Rosendahl M, Loft A, Byskov AG, et al. Biochemical pregnancy after fertilization of an oocyte aspirated from a heterotopic autotransplant of cryopreserved ovarian tissue: case report. Hum Reprod, 2006, 21(8):2006-2009.

[29] Donnez J, Silber S, Andersen CY, et al. Children born after autotransplantation of cryopreserved ovarian tissue. a review of 13 live births. Ann Med, 2011, 43(6):437-450.

[30] Lee SJ, Schover LR, Partridge AH, et al. American Society of Clinical Oncology recommendations on fertility preservation in cancer patients. J Clin Oncol, 2006, 24(18):2917-2931.

[31] Huang JY, Tulandi T, Holzer H, et al. Combining ovarian tissue cryobanking with retrieval of immature oocytes followed by in vitro maturation and vitrification: an additional strategy of fertility preservation. Fertil Steril, 2008, 89(3):567-572.

[32] Chian RC, Gilbert L, Huang JY, et al. Live birth after vitrification of in vitro matured human oocytes. Fertil Steril, 2009, 91(2):372-376.

[33] American Cancer Society. Cancer facts and figures. Atlanta: American Cancer Society, 2011.

[34] Jemal A, Murray T, Ward E, et al. Cancer statistics. CA Cancer J Clin, 2005, 55(1):10-30.

[35] Schover LR. Psychosocial aspects of infertility and decisions about reproduction in young cancer survivors: a review. Med Pediatr Oncol, 1999, 33(1):53-59.

[36] Martin JA, Hamilton BE, Sutton PD, et al. Births: final data for 2002. Natl Vital Stat Rep, 2003, 52(10):1-113.

[37] Littley MD, Shalet SM, Beardwell CG, et al. Hypopituitarism following external radiotherapy for pituitary tumours in adults. Q J Med, 1989, 70(262):145-160.

[38] Wallace WH, Thomson AB, Kelsey TW. The radiosensitivity of the human oocyte. Hum Reprod, 2003, 18(1):117-121.

[39] Critchley HO, Wallace WH. Impact of cancer treatment on uterine function. J Natl Cancer Inst Monogr, 2005, 34:64-68.

[40] Larsen EC, Schmiegelow K, Rechnitzer C, et al. Radiotherapy at a young age reduces uterine volume of childhood cancer survivors. Acta Obstet Gynecol Scand, 2004, 83(1):96-102.

[41] Lee SJ, Schover LR, Partridge AH, et al. American Society of Clinical Oncology recommendations on fertility preservation in cancer patients. J Clin Oncol, 2006, 24(18):2917-2931.

[42] Su HI. Measuring ovarian function in young cancer survivors. Minerva Endocrinol, 2010, 35(4):259-270.

[43] Anderson RA, Cameron DA. Pretreatment serum anti-mullerian hormone predicts long-term ovarian function and bone mass after chemotherapy for early breast cancer. J Clin Endocrinol Metab, 2011, 96(5):1336-1343.

[44] Carter J, Chi DS, Brown CL, et al. Cancer-related infertility in survivorship. Int J Gynecol Cancer, 2010, 20(1):2-8.

[45] Partridge AH, Gelber S, Peppercorn J, et al. Web-based survey of fertility issues in young women with breast cancer. J Clin Oncol, 2004, 22(20):4174-4183.

[46] Quinn GP, Vadaparampil ST, Lee JH, et al. Physician referral for fertility preservation in oncology patients: a national study of practice behaviors. J Clin Oncol, 2009, 27(35):5952-5957.

[47] Forman EJ, Anders CK, Behera MA. A nationwide survey of oncologists regarding treatment-related infertility and fertility preservation in female cancer patients. Fertil Steril, 2010, 94(5):1652-1656.

[48] Sonoda Y, Abu-Rustum NR, Gemignani ML, et al. A fertility-sparing alternative to radical hysterectomy: how many patients may be eligible? Gynecol Oncol, 2004, 95(3):534-538.

[49] Vitobello D, Siesto G, Bulletti C, et al. Gynecological fertility-sparing surgery. Placenta, 2011, 32(Suppl 3):224-231.

[50] Kim CH, Abu-Rustum NR, Chi DS, et al. Reproductive outcomes of patients undergoing radical trachelectomy for early-stage cervical cancer.

Gynecol Oncol, 2012, 125(3):585−588.

[51] Kajiyama H, Shibata K, Mizuno M, et al. Fertility-sparing surgery in young women with mucinous adenocarcinoma of the ovary. Gynecol Oncol, 2011, 2(122):334−338.

[52] American College of Obstetricians and Gynecologists. ACOG Practice Bulletin. Management of adnexal masses. Obstet Gynecol, 2007, 110(1):201−214.

[53] Kajiyama H, Shibata K, Mizuno M, et al. Fertility-sparing surgery in patients with clear−cell carcinoma of the ovary: is it possible?. Hum Reprod, 2011, 26(12):3297−3302.

[54] Satoh T, Hatae M, Watanabe Y, et al. Outcomes of fertility−sparing surgery for stage I epithelial ovarian cancer: a proposal for patient selection. J Clin Oncol, 2010, 28(10):1727−1732.

[55] Vitobello D, Siesto G, Bulletti C, et al. Gynecological fertility−sparing surgery. Placenta, 2011, 32(Suppl 3):224−231.

[56] Song T, Choi CH, Park HS, et al. Fertility-sparing surgery for borderline ovarian tumors: oncologic safety and reproductive outcomes. Int J Gynecol Cancer, 2011, 21(4):640−646.

[57] 丰有吉, 沈铿. 妇产科学. 2版. 北京: 人民卫生出版社, 2010.

[58] Weinberg LE, Lurain JR, Singh DK, et al. Survival and reproductive outcomes in women treated for malignant ovarian germ cell tumors. Gynecol Oncol, 2011, 121(2):285−289.

[59] 赵倩, 边爱平, 刘荣欣. 宫颈鳞癌患者放疗前行腹腔镜卵巢移位术30例临床效果分析. 实用妇产科杂志, 2012, 2:118−120.

[60] Hwang JH, Yoo HJ, Park SH, et al. Association between the location of transposed ovary and ovarian function in patients with uterine cervical cancer treated with (postoperative or primary) pelvic radiotherapy. Fertil Steril, 2012, 97(6):1387−1393.

[61] Morice P, Haie−Meder C, Pautier P, et al. Ovarian metastasis on transposed ovary in patients treated for squamous cell carcinoma of the uterine cervix: report of two cases and surgical implications. Gynecol Oncol, 2001, 83(3):605−607.

[62] 姜海英, 韩萍. 促性腺激素释放激素激动剂(GnRHa)与卵巢保护. 中国妇幼保健, 2010, 9:1298−1299.

[63] Blumenfeld Z, Avivi I, Eckman A, et al. Gonado-tropin−releasing hormone agonist decreases chemotherapy−induced gonadotoxicity and premature ovarian failure in young female patients with Hodgkin lymphoma. Fertil Steril, 2008, 89(1):166−173.

[64] Meirow D, Assad G, Dor J, et al. The GnRH antagonist cetrorelix reduces cyclophosphamide-induced ovarian follicular destruction in mice. Hum Reprod, 2004, 19(6):1294−1299.

[65] Danforth DR, Arbogast LK, Friedman CI. Acute depletion of murine primordial follicle reserve by gonadotropin−releasing hormone antagonists. Fertil Steril, 2005, 83(5):1333−1338.

[66] Mardesic T, Snajderova M, Sramkova L, et al. Protocol combining GnRH agonists and GnRH antagonists for rapid suppression and prevention of gonadal damage during cytotoxic therapy. Eur J Gynaecol Oncol, 2004, 25(1):90−92.

[67] Chapman RM, Sutcliffe SB. Protection of ovarian function by oral contraceptives in women receiving chemotherapy for Hodgkin's disease. Blood, 1981, 58(4):849−851.

[68] Behringer K, Breuer K, Reineke T, et al. Secondary amenorrhea after Hodgkin's lymphoma is influenced by age at treatment, stage of disease, chemotherapy regimen, and the use of oral contraceptives during therapy: a report from the German Hodgkin's Lymphoma Study Group. J Clin Oncol, 2005, 23(30):7555−7564.

[69] Longhi A, Pignotti E, Versari M, et al. Effect of oral contraceptive on ovarian function in young females undergoing neoadjuvant chemotherapy treatment for osteosarcoma. Oncol Rep, 2003, 10(1):151−155.

[70] 王永学, 潘凌亚, 黄惠芳, 等. 年轻子宫内膜癌患者孕激素保守治疗临床分析. 中华肿瘤防治杂志, 2011, 7:541−544.

[71] Laurelli G, Di Vagno G, Scaffa C, et al. Conservative treatment of early endometrial cancer: preliminary results of a pilot study. Gynecol Oncol, 2011, 120(1):43−46.

[72] Morita Y, Perez GI, Paris F, et al. Oocyte apoptosis is suppressed by disruption of the acid sphingom-yelinase gene or by sphingosine−1−phosphate therapy. Nat Med, 2000, 6(10):1109−1114.

[73] De Bree E, Makrigiannakis A, Askoxylakis J, et al. Pregnancy after breast cancer. A comprehensive review. J Surg Oncol, 2010, 101(6):534−542.

[74] Quinn G, Vadaparampil S, Wilson C, et al. Attitudes of high−risk women toward preimplantation genetic diagnosis. Fertil Steril, 2009, 91(6):2361−2368.

[75] Ives A, Saunders C, Bulsara M, et al. Pregnancy after breast cancer: population based study. BMJ, 2007, 334(7586):194.

[76] Azim HJ, Santoro L, Pavlidis N, et al. Safety of pregnancy following breast cancer diagnosis: a meta-analysis of 14 studies. Eur J Cancer, 2011, 47(1):74−83.

[77] Asztalos S, Gann PH, Hayes MK, et al. Gene expression patterns in the human breast after pregnancy. Cancer Prev Res (Phila), 2010, 3(3):301−311.

[78] Pagani O, Price KN, Gelber RD, et al. Patterns of recurrence of early breast cancer according to estrogen receptor status: a therapeutic target for a quarter of a century. Breast Cancer Res Treat, 2009, 117(2):319−324.

[79] Chao AS, Chao A, Wang CJ, et al. Obstetric outcomes of pregnancy after conservative treatment of endometrial cancer: case series and literature review. Taiwan J Obstet Gynecol, 2011, 50(1):62−66.

[80] Kalogiannidis I, Agorastos T. Conservative management of young patients with endometrial highly−differentiated adenocarcinoma. J Obstet Gynaecol, 2011, 31(1):13−17.

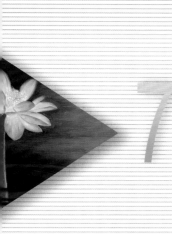

7 女性生育力保存

丁婷 王天任 闫丽盈 陈媛 郑晓英 严杰 石小丹 廉颖

第1节 深低温储存的生物学概念

生殖医学是现代医学的一个重要分支，而生育力保存是生殖医学的重要分支，包括保存配子（精子及卵母细胞）、胚胎、生殖组织（卵巢及睾丸组织）用于辅助生殖。这一技术为生殖功能障碍、被化疗和（或）放疗破坏生殖功能的癌症患者及不孕不育患者提供了生育的机会。最常用的生育力保存技术是冷冻保存。冻存的细胞和组织能够长期保存且不改变其功能及遗传信息[1]。冷冻保存最主要的两种技术是慢速程序化冷冻及玻璃化冷冻。这两种方法的主要差别在于玻璃化冷冻完全避免了冰晶形成。然而，冷冻及解冻过程都可能引起细胞的严重应激反应从而导致细胞死亡。因此，如何有效地进行冷冻保存仍然具有挑战性。

一、深低温储存的概念及原理

深低温储存 (deep cryopreservation) 是将活的生物体（细胞、组织、器官或其他物质）采用特殊方法冷却至低温（一般为 -196℃），并进行长期保存，待需要时，再将其按特殊方法复温，以便获得活的生物体的一种技术。其原理是利用低温条件，通过引起细胞的降温、脱水、非损伤性结冰，使其内部分子运动的速度减慢、停止，使细胞能长期保存而不丧失活性，其原因是组织细胞内一切新陈代谢过程中的化学反应被低温所抑

制，代谢活动几近停止或暂时停止。当温度降到一定程度时，细胞内所有化学变化也就处于一种"暂停"状态而使细胞得以长期保存。低温保存的细胞以一定方式复苏后，又具有存活能力。在正确的操作下组织细胞极少破坏，长期储存细胞存活率在 80% 以上。为了避免温度骤降使细胞内外水分形成冰晶以及细胞变形对细胞造成损害，首先应将待储存材料放入含有冷冻保护剂（cryoprotectant，CPA）的培养液中，控制冷却速度，投入液氮（-196℃），可长期保存。用时从液氮取出，迅速解冻，除去含保护剂的培养液，移入新鲜培养液中，细胞或组织能够存活并生长增殖。

二、低温生物学基本原理

由于细胞暴露于零度以下，受周围环境化学及物理变化影响。温度从 37℃降到 -196℃，细胞内外的溶质浓度显著变化，细胞脱去 95% 的水分，细胞外介质形成冰晶，细胞变形，可能形成细胞内冰晶，导致细胞死亡。同样，细胞复苏的剧烈过程可能发生渗透性休克，通过重结晶形成大的细胞内冰晶。

（一）冷冻的生物物理学

在等渗条件下，生物系统中水的平衡熔点

约为 -0.6℃ [2]。低于此温度。水在热力学上变得不稳定，容易形成结晶状态——冰。然而，在初次形成冰核前，一定程度的过度冷却能使水保持相对稳定状态。尽管这一温度不同，初次形成冰核的温度通常约为 -5℃。在 -5 ~ -15℃，由于相对稳定状态被打破，冰开始在细胞外介质中形成。此时能够通过植冰诱导冰核形成。然而，细胞内的水在此温度下仍然保持不冻，确切原因尚不清楚，但公认的是，细胞膜阻止细胞外冰晶透入细胞，防止细胞内冰晶形成，以及细胞内没有有效的冰成核剂。

细胞外介质冰的形成影响细胞对冷冻的反应。随着温度下降，冰相增多，细胞外介质浓缩，由于细胞膜的半渗透性，水向细胞外流，形成渗透梯度。另一方面，温度的降低增加了细胞内冷冻的程度，细胞内的水形成冰的趋势增加。因此，细胞外冰晶形成破坏了这两种相对抗过程的热力学平衡恢复。细胞既能通过脱水浓缩细胞质并恢复化学电位，又能通过细胞内冷冻达到平衡。平衡取决于降温速度。如果降温足够慢，细胞中的水有足够的时间流出，因此，在低降温速率下，平衡的主要机制在于脱水。

在较高的降温速率下，细胞内形成冰晶的可能性更大。在这种情况下，温度降低的速率超过水从细胞流出的速率，导致细胞内的水过度冷却，形成细胞内冰晶。细胞外的冰诱导或催化细胞内形成冰晶。一个假说认为外部的冰晶通过细胞膜上的孔导致细胞内冰核形成是细胞内冰晶形成的一种机制 [3]。另一个相反的理论则是膜障碍假说：由于外部冰晶导致细胞膜破裂，使细胞质暴露于细胞外冰晶，细胞内冰晶形成 [4]。

降温速率能以不同的方式影响细胞对冷冻的反应。在降低的温度下，细胞外及细胞内的溶液的黏性增大，降低了水的流动性及冰晶形成的速率。在所谓的玻璃化温度下，溶液的黏度足够高，避免任何的分子扩散，因此，形成一个相对稳定的状态——无定形的玻璃化状态。尽管在任何高于玻璃化温度的条件下能够形成冰晶，然而，冰晶形成量受降温速率的控制。如果降温速度过快，冰晶形成量可以忽略不计，成为玻璃状。这一过程就是玻璃化。由于避免了冰晶形成，常作为慢速程序化冷冻的替代方法。

（二）冷冻的生物学效应

细胞在冷冻期间受到的物理损伤会影响其生物功能。冷冻损伤是活体组织冷冻保存最主要的不利因素。基于实验数据，能够得出细胞死亡与冷冻机制间的相互关系，提供辨别细胞死亡原因的基础。在较快及较慢的降温速率下，细胞存活率较低。因此，Mazur 等提出了冷冻损伤的两因素假说，即细胞在较慢降温速率及较快降温速率下发生损伤的两种独立机制，其原因主要是冻融时冰晶对细胞所致的机械性和渗透性损伤 [5]。一是降温速率过快细胞内冰晶形成引起的冷冻损伤。这是热传递起主要作用的过程，细胞内的水分来不及流出细胞，细胞内外同时结冰，细胞内冰晶机械性地破坏细胞核与细胞器而导致细胞损伤，即细胞内冰晶损伤。这些细胞内冰晶在解冻过程中会产生结晶，使细胞进一步损伤。二是降温速率过慢，细胞收缩过于剧烈，并且细胞处在高浓度溶液中的时间过长引起的"溶液损伤"。这是质量迁移起主要作用的过程，细胞外的水不断形成冰晶，未形成冰晶的游离水减少，造成细胞内外渗透压不等，大量水分自细胞内向细胞外流出，逐渐导致细胞内渗透压升高，造成"溶液损伤"。

在慢速冷冻过程中，以上两种因素损伤都不能忽略。对于不同种类的细胞和不同的低温保护溶液，存在着不同的最佳冷却速率（即两个因素最好的配合）。这取决于水分渗透过程是否能跟上降温速率，取决于细胞的表面积与体积之比，以及膜的渗透率。一般来说，结构简单的小细胞，最佳冷却速率较高，可达 103℃ /min 或更高；而结构复杂的大细胞，其最佳冷却速率只有（0.1 ~ 7）℃ /min。在冷冻保存过程中，最重要的是减少细胞内水的含量，然而过度脱水也可能造成细胞损伤。Lovelock 推断，细胞脱水对细胞膜的类脂蛋白化合物有不良影响，表现为蛋白质功能减弱，以及类脂和磷脂的流失增加，使细胞外电解质能够通过细胞膜进入细胞，直至细胞膨胀破裂，因此既要在冷冻过程中从细胞内移去足够的水分，尽可能减少细胞内冰晶形成，又要调整溶质的渗透压使其造成的有害影响最小 [6]。

（三）解冻的物理化学及生物学

解冻过程与冷冻过程相反，解冻的速率影响细胞的存活[2]。这些效应取决于所用的冷冻方法。

对于玻璃化冷冻样本，冰核形成及冰晶增多伴随的有害效应能在解冻时发生，其程度取决于复温速率。相似的现象为重结晶，发生于降温速度过快的细胞，细胞内冰晶形成微小结晶[11]。然而，小结晶热力学不稳定，在复温过程中融化，形成更多的结晶，尤其在复温较慢的情况下，有足够的时间发生重结晶。重结晶损伤可能与冰晶大小或细胞内冰晶的总量有关。

对于慢速程序化冷冻的细胞，绝大多数对过快的复温敏感。快速复温诱导渗透性休克[11]。在慢速冷冻过程中，一些冷冻剂进入细胞[7]。如果解冻过快，冷冻剂没有足够的时间流出细胞。此外，随着细胞外冰晶融化，水快速进入细胞。这些因素都导致细胞肿胀、溶解并死亡。

三、冷冻保存的方法

慢速程序化冷冻及玻璃化冷冻是两种主要的冷冻保存方法。慢速程序化冷冻即"两步法"保存，是指将冷冻液处理的生物材料，分两个步骤由室温降至 -196℃。第一步先慢速冷却至中间的某一温度；第二步将其直接置入液氮。玻璃化是指由液态转为非晶态（玻璃态）的固化过程，其本质是液体在冷冻固化过程中，形成高度黏稠状态，其内部无晶体或仅少量结晶形成。在此状态下，由于分子的运动受到高度束缚，物质的结构、成分可长期保持稳定不变。慢速程序化冷冻过程会诱导细胞外冰晶形成，应避免形成细胞内冰晶。由于玻璃态下的溶液黏度非常大，极大地降低了反应速率，不会发生结晶、重结晶的现象，使细胞或组织长期保持在一个相对稳定的玻璃样状态。玻璃化冷冻具有冷冻速度快、冻融损伤小、操作简单等优点，能够提高复苏后的存活率（图7-1）。

目前玻璃化冷冻研究的重点仍是针对不同的细胞和组织，寻找细胞毒性较小的玻璃化溶液配比方案以及提高降温、复温速率的方法。玻璃化通常需要极高的降温和复温速率，并增高冷冻

慢速程序化冷冻	玻璃化冷冻
逐步冷冻	快速冷冻
约需3小时	5～10分钟
低浓度冷冻保护剂	高浓度冷冻保护剂
容易形成冰晶	不易形成冰晶
容易操作	技术要求较高
封闭系统	开放或封闭系统
需要冷冻仪	无需冷冻仪

图7-1　慢速程序化冷冻与玻璃化冷冻的比较

保护剂浓度。但是，要获得较快的降温速率并不容易，而且玻璃化溶液中高浓度的冷冻保护剂损伤也是一个关键问题。在慢速程序化冷冻中有效改善降温损伤的几种保护剂也可以用来促进玻璃化，但所需的浓度太高，对细胞组织毒性太大。使用开放的玻璃化冷冻载杆，可以达到非常高的冷冻和复温速率，而且与高度浓缩的深低温保护剂接触时间短，因此，可以绕过冷冻损伤，降低冷冻保护剂毒性和渗透性损伤。

减少玻璃化冷冻的体积和增大冷冻速率，可以使冷冻保护剂浓度缓慢下降，从而减少其毒性和渗透压的有害影响。另外，增加培养基的黏度可以使玻璃化转化温度变大，从而减少毒性。结合以上三个因素可以得出玻璃化率公式：玻璃化率 =（冷却速率 × 黏度系数）/ 体积[8]。为了改善冷冻保存的存活率，可进行几种可能的操作以加强生物系统的薄弱环节。这些比较敏感的方面包括细胞膜、细胞骨架、细胞内脂质、细胞内水分等。细胞膜对寒冷非常敏感，往往在冷冻过程中受损。细胞膜中含有胆固醇成分，胆固醇的含量及胆固醇与膜磷脂之间的比例很大程度上决定了细胞膜的通透性和对低温的敏感性[9]。细胞骨架是在冷冻过程中经常受损的细胞成分之一。可通过增加细胞骨架的成分，如冷冻前在培养基中加入松胞菌素B或秋水仙碱，来增加细胞骨架的稳定性，以改善冻存后的存活率。但松胞菌素B可能造成不可逆转的肌动蛋白解聚，这可能影响冻存后的存活率[10]。细胞内脂质的作用尚不完全清楚，可能是细胞生长能量的来源，为细胞分裂提供能量[11]。

四、冷冻保存与解冻过程

冷冻保存与解冻过程包括添加冷冻保护剂、冷冻降温、低温储存、解冻以及冷冻保护剂的去除。上述每一步均可对冷冻后细胞及组织的存活率及结构功能产生影响。在深低温保存的整个过程中，组织细胞要从常温降到保存温度，再从保存温度恢复到常温，组织细胞内外液渗透压发生巨大变化，细胞要耐受由此引起的物理化学等多种变化冲击，尤其是在 -15 ~ -60℃，变化最为剧烈，常对细胞产生致命的损伤。

（一）添加冷冻保护剂

冷冻保护剂是在冷冻保存胚胎或细胞时加入保护细胞抵抗低温损害的化合物，能增加溶液黏性，提高冷冻速率，从而保护细胞及组织在冻融过程中免受温度变化导致的损伤。冷冻保护剂在冷冻和复温过程中取代细胞或组织中的水分，从而减少冰晶形成对细胞造成的损害，促进细胞内形成无定形的玻璃态（图 7-2）。

1. 冷冻保护剂的分类　根据其穿透细胞膜能力的不同，将冷冻保护剂分为渗透性和非渗透性冷冻保护剂。渗透性冷冻保护剂主要是一些小分子化学物质，主要包括二甲基亚砜（DMSO）、乙二醇（EG）、丙二醇（PROH）、甘油、乙酰胺和甲醇等。渗透性冷冻保护剂具有良好的水溶性和脂溶性，它们可以通过细胞膜进入细胞内部，维持细胞内外渗透压，增加细胞质黏度并避免细胞内大冰晶的形成。同时可以替代水和细胞内 DNA、蛋白质等大分子结合，维持这些大分子的结构和功能，因此又被称为细胞内冷冻保护剂。此外，细胞内冷冻保护剂也可以和水分子结合形成氢键，降低了结冰部分电解质的浓度，减少对细胞的溶质性损伤。温度越低，冷冻保护剂的渗透速度越慢。解冻复温时，渗透性保护剂流出细胞，能够缓解渗透性肿胀引起的损伤。非渗透性冷冻保护剂为大分子物质，具有水溶性，但不具有脂溶性，不能渗透到细胞内，因此又被称为细胞外冷冻保护剂，主要包括低分子量的单糖（果糖、葡萄糖、麦芽糖等）、双糖（蔗糖、海藻糖等）和多糖类（棉子糖等），其中以蔗糖应用最为广泛。虽然非渗透性冷冻保护剂不能进入细胞内，但可以提高细胞外渗透压，促进细胞脱水，稳定细胞膜，降低细胞内冰晶的形成，同时还能够降低达到玻璃化所需的冷冻保护剂用量，从而减少玻璃化冷冻液的毒性。在玻璃化冷冻液中添加多种渗透性保护剂及非渗透性保护剂对细胞和组织玻璃化冻存效果更好，对解冻复温后的形态和存活率影响较小。一般情况下，玻璃化溶液中含有的渗透性保护剂的浓度可高达 40%，非渗透性保护剂蔗糖的浓度通常在 0.1 ~ 1mol/L。

除了上述两大类冷冻保护剂之外，还有一些分子量大于 1000 的高分子化合物（右旋糖酐、聚乙烯吡咯烷酮、聚乙二醇、聚乙烯醇和羟乙基淀粉等）和蛋白质如细胞松弛素 B（cytochalasin B）、细胞松弛素 D（cytochalasin D）、抗冷冻蛋白（antifreeze protein，AFP）等也被称为冷冻保护剂。其保护作用主要是在冷冻液中起占位作用。由于占位效应，溶液的总浓度降低，对渗透压没有明显影响，因此从机制上区别于非渗透性冷冻保护剂。大分子物质通常能够提高冷冻液的黏稠度，有利于玻璃化状态的形成，抑制冰晶产生。这类冷冻保护剂进一步拓展了冷冻保护剂的范围，但目前尚未进入常规的临床应用阶段。随着研究的进一步深入，新的高效、无毒的冷冻保护剂也有望广泛应用于细胞及组织冷冻。

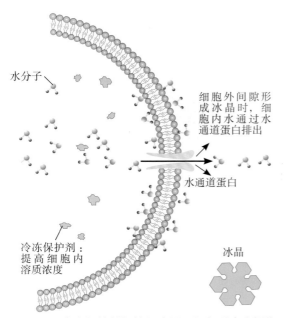

水分子

细胞外间隙形成冰晶时，细胞内水通过水通道蛋白排出

水通道蛋白

冷冻保护剂：提高细胞内溶质浓度

冰晶

图 7-2　冷冻保护剂保护细胞及组织免受冷冻损伤

2. 冷冻保护剂的保护作用和毒性　冷冻保护剂具有保护作用，也有一定的毒性。与水相比，冷冻保护剂具有更慢的渗透速率。在冷冻前加入及在解冻后去除冷冻保护剂都会使细胞暴露于严重的渗透性应激中。由于机械性作用，如细胞膨胀、破裂，会导致广泛的损伤甚至细胞死亡（物理性损伤）。除了渗透性损伤，高冷冻保护剂浓度本身也对细胞有毒性，尤其是作用时间过长时，可能与蛋白质和（或）脂膜结合，使其变性（化学性损伤）。这些损伤与温度、冷冻保护剂的含量有关。温度低时，冷冻保护剂毒性较小；冷冻保护剂含量越高，毒性越大。为了避免细胞损伤，通常应逐步加入或去除冷冻保护剂，逐步改变溶液的浓度。并加入非渗透性保护剂如蔗糖等以防过度的渗透膨胀。

3. 冷冻保护剂的组合　由于单一冷冻保护剂作用有限，低浓度的冷冻保护剂没有保护作用，高浓度的冷冻保护剂又具有毒性。为了降低冷冻保护剂的毒性，提高冷冻保护剂的作用，可对冷冻保护剂进行组合，寻找对相应细胞与组织具有最佳保护效果并且毒性最小的不同种类不同浓度冷冻保护剂的组合，以发挥最佳的深低温保护特性，提高解冻后细胞的存活率。

（二）冷冻降温

降温速率显著影响生物样本的最终结局。温度的降低是冷冻保存过程中最关键的步骤之一。通常情况下，玻璃化冷冻采用极快的降温速率，而慢速程序化冷冻采用较慢的降温速率，以避免细胞内冰晶形成。慢速程序化冷冻有一步额外的植冰步骤，有意诱导冰核形成，从而对冷冻过程进行适当的控制。在形成冰核后，样本停留在植冰的温度，以获得化学及热力学平衡，随后降到储存温度。玻璃化冷冻在加入冷冻保护剂后投入液氮，而慢速程序化冷冻采用多步分段线性降温速率以得到更好的结局[12]。

（三）低温储存

冷冻保存的细胞组织应储存在液氮或液氮蒸气中，细胞悬液通常置于冻存管中。对玻璃化冷冻而言，不同的细胞类型应采用不同的载杆。在储存中应注意几个关键的问题，如交叉污染和及时补充液氮。

（四）解冻及冷冻保护剂的去除

解冻的方法取决于冻存的方法。慢速冷冻的细胞应缓慢解冻以避免渗透性休克，而快速冷冻的细胞应快速解冻以避免细胞内冰晶的重结晶。此外，解冻后需要去除冷冻保护剂，使细胞恢复到可以使用的状态。用不含冷冻保护剂的细胞培养液或等渗盐溶液洗涤，离心，并用新鲜培养液重悬。但应注意机械性损伤及渗透性应激、细胞聚集、细胞丢失以及交叉污染。

五、展望

随着生育力保存技术的成功应用，在这一领域主要保存四种不同的细胞及组织类型，如精子库、卵母细胞冻存、胚胎冻存、卵巢组织冻存。精子及胚胎冻存已是临床上一种常规且有效的方法。卵母细胞冻存能够将可能丧失卵巢功能女性的卵母细胞冻存起来以便以后使用。而女性癌症患者生育力保存的关键在于改善卵巢组织冷冻的有效性。通过卵巢组织的深低温保存及未成熟卵子体外培养和成熟技术，可以建立卵巢组织库并提供卵子的丰富来源。通过体外培养原始卵泡得到成熟的卵母细胞，已经在小鼠实验中获得成功，对于人来说暂时还未能实现。虽然目前还存在冷冻保护剂毒性、冰晶导致的细胞损伤等问题，但深低温保存在生殖医学中的研究和应用仍然有十分广阔的前景。

（丁

第 2 节　卵巢组织冷冻与复苏

随着医学发展、大剂量放化疗药物和骨髓移植技术在恶性肿瘤治疗中广泛应用，年轻女性甚至儿童期的癌症患者生存率得到很大改善。然而卵巢对放化疗药物十分敏感，在治疗肿瘤的同时可能会导致卵巢发生不可逆损伤，甚至卵巢功能早衰，丧失生殖和内分泌功能。对这些患者行卵巢组织冷冻保存，在适当的时间移回体内或行体外培养，可在一定程度上恢复其生殖内分泌功能，改善生活质量，是一种理想的保存女性生育能力的方法。

（一）卵巢组织的冷冻保存

1. 冷冻保护剂的选择　冷冻保护剂的主要作用是避免细胞渗透性损害、避免冷冻时细胞内冰晶形成和避免解冻过程中冰晶的再次形成。目前常用的渗透性冷冻保护剂主要是 DMSO 和 PROH，多个研究证实冷冻效果较好，并且形成了 和改良的 DMSO 和 PROH 冷冻方案，这些方 多实验中都有广泛应用[13-15]。冷冻保护 胞存在毒性作用，由于渗透性冷冻保护剂 细胞内，所以毒性作用较非渗透性冷冻 为明显。常见的渗透性冷冻保护剂的 由高到低排序依次是乙酰胺、PROH、 油和 EG。有研究比较了不同冷冻保 冷冻移植后卵泡存活率的影响， 泡的存活率由高到低依次为 EG、 甘油[16]。冷冻保护剂毒性与 化学特性有关。有学者比较了 对卵巢组织的毒性，发现随着这 浓度的增加，其细胞毒性也随之 下 DMSO 的毒性大于 PROH[17]。 减少冷冻保护剂用量，在低 等可以减少毒性的影响。联 效果比单独使用冷冻保护 有研究表明，联合应用 EG 相比能更好地保存卵巢

组织冷冻复苏后恢复生物学活性的能力[18]。EG 的细胞毒性较小，渗透速度明显高于 DMSO 和 PROH，能够穿透细胞膜，在细胞内迅速达到平衡，从而降低对细胞造成的渗透性损害，但 EG 的玻璃化作用较差，因此同其他易于形成玻璃化的冷冻保护剂联合使用可增强效果。非渗透性保护剂以蔗糖最为常用，其浓度十分重要。有研究认为与 PROH 联用时，0.3mol/L 的蔗糖浓度相对于 0.2mol/L 浓度对细胞的毒性作用明显降低[19]。同时，还可以在冷冻保护剂中添加一些其他成分，如血清蛋白、多聚赖氨酸（poly-L-lysine）以及其他一些抗冻蛋白。血清蛋白本身可以作为一种非渗透性保护剂，同时在和其他保护剂联合使用时，可以提高保护效能。添加羧基化的多聚赖氨酸，可有效防止冰晶形成，完好地保护细胞膜。另外添加抗冷冻蛋白可通过吸附 - 抑制机制来抑制冰晶形成[20]。总之，冷冻保护剂中可添加成分的种类有很多，只有选择适宜的种类和浓度才能达到上述目的。

2. 冷冻载体的选择　适宜的冷冻载体对提高冷冻速率与降低 CPA 毒性具有重要作用，尤其是对于高冷冻速率和高冷冻保护剂浓度的玻璃化冷冻，对载体的要求十分严格。一般选择体积小、传热快且使用安全为特点的载体作为冷冻载体。目前常用的冷冻载体有 1.8ml 的冻存管，甚至可以在玻璃化过程不使用任何载体。1.8ml 的冷冻管多在慢速程序化冷冻中使用，其降温速度较慢，相对于玻璃化冷冻，它对卵巢组织的处理受到的限制更多。0.25ml 的标准麦管常在玻璃化冷冻方法中使用，其降温速度为 4000℃/min。Ischenko 等[21] 用 0.25ml 的标准麦管和铜网作为载体将人卵巢组织直接投入液氮灌中，快速解冻后发现这两种载体对卵泡存活率没有显著影响，培养后卵巢组织均具有分泌雌激素的能力；冷冻环体积最小，降温速度可达 23 000℃/min 以上，但由于此法使标本直接与液氮接触，较容易发生

生物污染，可通过液氮过滤除菌的方法提高液氮保存的安全性。有研究使用金属铁板和无载体的玻璃化冷冻方法，在动物实验中将含有卵巢组织片的液滴直接滴于被液氮预冷至 −180℃ 的金属板表面，以实现玻璃化冷冻[22]。人卵巢玻璃化冷冻也曾使用类似方法，结果与慢速冷冻相似，也可保存大量的存活卵泡[18]。此外还有很多无载体的玻璃化冷冻方法，都是以卵巢组织直接接触液氮实现玻璃化冷冻，在获得冷冻珠后再用预冷的镊子将其收集，置于容器中低温保存。各种无载体玻璃化方法描述虽有差异，但操作的核心内容都大同小异。

3. 卵巢组织处理方式的选择　卵巢组织冷冻的形式可以是皮质片也可以是完整组织，目前多采用皮质片保存的方式。获取新鲜卵巢组织后应立刻置于 4℃ 的缓冲培养液如 L-15 液中，并在 2h 内进入实验室操作。在冷冻开始前需要对卵巢组织行无菌机械切割，并去除髓质和外周结缔组织，仅保留皮质，并用刀片将其切割成薄片。目前皮质大小的选择原则是为了使移植后卵巢功能状态维持更长的时间，应该在保证卵泡存活率的前提下，尽量增加皮质块的大小。但在大皮质块冻存的过程中，冷冻保护剂对皮质块中央区域的渗透比较困难，处理时间过短，冷冻保护剂不能充分渗入；处理时间过长，就会导致其边缘区域在高浓度保护剂中暴露时间过长，对细胞

产生毒性损伤。所以，目前通常是将卵巢组织切成长 5～8mm、宽 2～4mm、厚约 1mm（不超过 2mm）的组织条（图 7-3）。这种方法可以有效地保存卵巢的功能，冻融后的组织形态和超微结构与新鲜组织无明显差异，且冻融组织移植后可以获得发育期的卵泡，从中分离的卵母细胞也可以进一步发育。

卵巢组织冻存的目的是卵巢组织移植回体内后，能在一定程度上恢复卵巢的内分泌功能和排卵能力。移植后血供的迅速重建是移植成功的关键。皮质片移植可因为缺乏大血管的营养供应，仅依赖于移植部位毛细血管的再生而导致缺血以及缺血再灌注损伤，使得原始卵泡大量闭锁，闭锁卵泡可达 50%～60%，限制了移植物功能维持的时间。为减少移植后血管形成过程中的卵泡丢失，带蒂的完整卵巢组织的冷冻逐渐成为一种趋势。有学者以慢速程序化冷冻对比了卵巢皮质片和带血管蒂的完整卵巢组织冷冻效果，并应用了凋亡、组织学等多种检测方法，结果显示两组卵泡存活率没有显著性差异[23]。Bagis H 等[24]报道将小鼠的卵巢和血管完整切除，冻融后经血管吻合术进行整个卵巢移植，获得成功妊娠。可以认为慢速冷冻能够应用于完整卵巢组织的冷冻，它对卵巢表面和深层组织都有良好的冷冻效率，解冻后存活率也比较高。以上实验证实了整个卵巢冷冻保存的可行性。冷冻带蒂的整个卵巢提高了

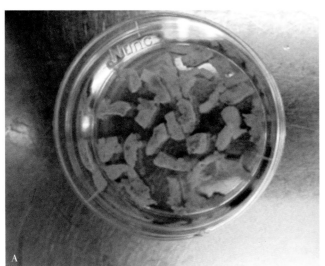
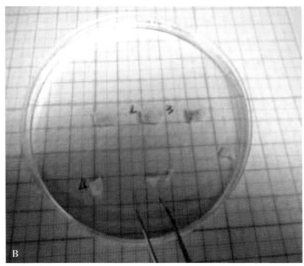

图 7-3　人卵巢皮质冷冻前处理
A. 剔除髓质后的卵巢皮质片；B. 每个卵巢皮质片切为约 5mm×5mm 大小

卵巢中的卵泡储备，能在移植后恢复卵巢的内分泌功能和生育能力，是一种比较理想的保存女性生育能力的方法。同时由于卵巢体积、组织结构、细胞的数目和含水量等均存在个体差异和物种差异，目前还无法获得较好的动物模型，无法形成统一的冷冻程序规范，如确定冷冻保护剂的浓度、平衡时间、如何形成血管化、组织灌注的方法和时间等，其有效性和安全性还需进一步研究。

4. 冷冻方法的选择

（1）慢速程序化冷冻：慢速程序化冷冻是一种传统冷冻方法，采用较低浓度的冷冻保护剂，应用程序冷冻仪按设置的程序进行降温冻存的一种方法。由于降温速率较慢，适用于体积相对较大的卵巢组织块或薄型皮质块，尤其适合保存卵巢中卵泡体积小、代谢率低、缺乏细胞器及皮质颗粒的始基卵泡。目前应用最为广泛的方案是 2000 年 Oktay[25] 提出的慢速程序化冷冻方案：①将卵巢组织块放入预冷的缓冲液（1.5mol/L DMSO，5%～10% 的血清，0.1mol/L 蔗糖）平衡 30min；②将组织块置于冷冻管，放入程序冷冻仪中冷冻，以 0～2℃/min 的速度降至 -7℃，平衡 10min；③ -7℃ 植冰；④以 0.3℃/min 的速度降至 -40℃；⑤以 10℃/min 的速度降至 -140℃；⑥投入液氮保存；⑦解冻在 37℃、60r/min 的水浴振荡器内完成。需要时，以加温 100℃/min 的速率快速解冻；⑧组织用不同浓度的溶液洗涤，以置换出冷冻保护剂。该方法是目前冷冻卵巢组织比较成熟的方法。采用慢速冷冻方法冷冻人卵巢组织，解冻复苏后卵巢的组织结构和卵泡的形态与新鲜卵巢组织没有显著差异，可使卵巢组织得到较好、较稳定的冷冻保存效果。目前大多数中心都沿用这一经典方案或在此基础上做一定改进。因其技术比较成熟，已在多领域广泛应用。世界上第一例卵巢组织冷冻移植的成功妊娠报道发生于 2004 年，来自比利时的 Donnez 等[26] 首次报道 1 例Ⅳ期霍奇金淋巴瘤患者，化疗前通过程序化慢速冷冻保存卵巢组织，解冻后原位移植，获得自然妊娠并正常分娩 1 例健康女婴。目前世界范围内已有 28 例卵巢组织冷冻移植的成功妊娠的病例报告。程序化慢速冷冻效果稳定，且适合较大组织块的冷冻保存，但该方法耗时，操作不方便，而且需要较昂贵的程序冷冻仪，使

其在临床应用上受到一定限制。

（2）玻璃化冷冻：玻璃化冷冻是近十几年新发展起来的冷冻保存技术，是利用体积微小的载体，在极快速降温（大于 2000℃/min）过程中，使细胞内外的物质迅速通过 -5～-15℃ 的冷冻敏感区，使高浓度冷冻保护剂迅速转变为玻璃样的固态，从而避免细胞内冰晶的形成，达到冷冻保存的目的。这种方法可明显提高细胞/组织冷冻后的活力和发育能力。与程序化慢速冷冻相比，玻璃化冷冻操作简单，耗时短，不需要昂贵的程序冷冻仪，费用低，且冻融效果好，存活率高。玻璃化冷冻要求使用高浓度的冷冻保护剂抑制冰晶的形成。但高浓度的冷冻保护剂具有较高的细胞毒性。为提高冷冻保护剂的玻璃化能力且减少其毒性作用，可进行一些改进：①选择毒性相对较小的冷冻保护剂；②选择适宜的冷冻载体；③可添加非渗透性聚合物，降低玻璃化冷冻保护剂的浓度，以减少细胞毒性；也可添加一些冷冻保护剂的毒性中和剂，如在 DMSO 中加入适量的甲酰胺或乙酰胺，可以大大降低其细胞毒性。1985 年 Rall 等[27] 首先使用玻璃化冷冻法进行小鼠胚胎冷冻并获成功。自 1999 年报道首例玻璃化冷冻人卵母细胞成功妊娠并正常分娩后[28]，玻璃化冷冻法已在许多方面得到应用，包括人类卵子、胚胎、干细胞和卵巢组织冷冻等。

卵巢组织玻璃化冷冻的研究尚处在实验阶段。Hani 等[23] 采用玻璃化冷冻技术冷冻了 10 日龄、4 周龄、10 周龄、7 月龄等不同时期的小鼠卵巢，冷冻保存移植后取得了较好效果。卵巢组织玻璃化冷冻复苏后其形态结构会有轻微改变。Yeoman 等[29] 比较了猴卵巢组织玻璃化冷冻和慢速冷冻的效果，玻璃化冷冻与慢速冷冻后卵泡的存活率分别为 70.4% 和 67.3%。对解冻的卵巢组织进行培养后，分别有 89% 和 90% 的卵泡可进一步发育成熟。玻璃化冷冻与慢速冷冻的效果差别不大。玻璃化冷冻技术在人类卵巢组织冷冻中的研究还比较少。Isachenko 等[17] 在人卵巢组织玻璃化冷冻过程中联合添加 EG、蔗糖和卵黄等玻璃化冷冻保护剂，结果发现可降低达到玻璃化效果所需的冷冻保护剂用量，减少冷冻对卵泡和基质造成的损伤，大大提高冷冻保存效果。但对其添加的最适浓度尚无定论。传统的玻

璃化冷冻是将卵巢组织经冷冻保护剂脱水后，装入麦管或冷冻管中，置于液氮中保存。此法由于不直接与液氮接触，降温速率不理想。Qin 等[30] 报道一种新型的直接覆盖玻璃化冷冻法（direct cover vitrification，DCV），即将小鼠卵巢组织置于冷冻管中，用少量液氮直接覆盖组织进行冷冻保存，该法直接将组织与液氮接触，降温速率可达 15 000℃/min，冷冻效果优于其他传统冷冻方法，得到广泛应用。近年，针对增加玻璃化冷冻降温速度尝试了多种新的冷冻方案。Santos 等[31] 将卵巢组织直接滴落到在液氮中预冷的固体表面（solid-surface vitrification，SSV）进行玻璃化冷冻，复苏后卵泡活力优于传统玻璃化冷冻法。Isachenko 等[21] 采用直接滴入液氮的方法冻存人卵巢组织，解冻后卵泡形态学变化及内分泌功能与新鲜对照组相比，无统计学差异。另有研究采用针灸针穿刺卵巢组织，直接置入液氮中进行玻璃化冷冻，亦取得较好冻存效果。

慢速程序化冷冻对设备要求高，冷冻过程耗时较长，临床推广应用存在一定的难度。玻璃化冷冻需要更高的保护剂浓度，相应也会增加保护剂的毒性作用。同时玻璃化冷冻时，组织与液氮直接接触，有可能被其中的各种微生物感染，存在一定的安全隐患。这两种方法各有利弊，目前的研究对二者效果评价亦褒贬不一。如何在这两者中选取一种更优的冷冻方法，目前还没有达成一致的意见。

（二）影响卵巢冷冻成功的因素

卵巢组织冷冻的效果要通过冷冻保护剂和冷冻技术的改善来提高。

1. 冷冻保护剂种类　Newton 等[32] 用丙烯丙三醇、甘油、乙烯丙三醇和 DMSO 作为冷冻保护剂，4℃下使组织在培养液中平衡，发现后两者的渗透率较前两者高，且卵泡存活率也较高。2001 年他又比较用甘油、乙二醇和 DMSO 的效果，发现这 3 组卵巢组织解冻后分离出的卵母细胞，体外培养的存活率分别为 0、24% 和 43%[33]。这是由于冷冻组织在甘油中渗透性低，而在组织中心的卵泡不能防御冷冻危害，导致卵细胞内形成结晶和脱水，从而导致死亡，而 DMSO 能快速渗透组织，从而保护卵母细胞。

2. 冷冻保护剂浓度　同一种冷冻保护剂不同浓度作用也有所不同。高浓度的冷冻保护剂对组织有一定的毒性作用；而浓度过低则不能使卵子充分脱水，形成冷冻过程中的细胞内结晶。以浓度为 2mol/L 的 DMSO 作为冷冻保护剂，采取缓慢冷冻 + 人工植冰的方法处理的羊卵巢复苏后，原始卵泡的存活率最高，并发现在该过程中抗冻剂的作用要比冷冻速率的作用大得多。用 DMSO 和 PROH 作冷冻保护剂，通常浓度为 1.5～2.5mol/L。

3. 平衡时间　Gook 等[34] 用丙二醇作为冷冻保护剂，比较不同长短的平衡时间（30min、60min、90min）解冻后卵巢组织中卵泡存活率，得出冷冻前脱水 90min 为最佳。另外该研究小组还对不同的降温速率进行比较，发现慢冷冻 - 快解冻对组织损伤相对较小。

4. 植冰点　Newton 等[33] 报道，鼠类卵巢组织在 -5℃植冰与在 -7℃和 -9℃时植冰相比，能明显提高卵泡复活率，因此，对鼠类卵巢组织来说，-5℃是最佳植冰温度。Trad 等研究发现，将植冰温度从 -8℃提高至 -4.5℃，能使解冻后24h 卵泡复活率从 32% 升至 93%。

5. 解冻温度　Newton 等[33] 比较了在不同解冻温度（27℃、37℃、47℃）下解冻的卵巢卵子存活率，发现 27℃时解冻卵子存活率较高。

（三）卵巢组织冻融后的活力评价

目前最主要的是找到评价卵巢冷冻效果的途径。卵巢冷冻的成功策略高度依赖于原始卵泡在体内、体外进一步发育成熟的方法。为了评价冷冻卵巢组织的生长发育潜能，目前常用方法包括以下几类。

1. 卵巢组织形态学变化　正常的卵巢皮质中含有大量不同发育阶段的卵泡，比较解冻后组织切片中的卵泡存活率可以评价不同的冷冻方案。冷冻对细胞的损害与细胞的大小、形态都有关，一般细胞越小受损害程度越轻。因为卵巢皮质中原始卵泡数目最多，而原始卵泡体积较小，因此在冷冻过程中受到的损害也比较小。采用不同的冷冻方案卵泡存活率存在一定差异，其中以原始卵泡的存活率最高。除了各阶段卵泡的存活率外，不同阶段的卵泡在组织中的分布比例变化也是一项有意义的指标。

常用的方法如石蜡切片 HE 染色，根据卵母细胞细胞核有无固缩、碎片、溶解等凋亡的表现，以及细胞质空泡的比例、基底膜的完整程度和颗粒细胞的分布情况等对卵泡进行分级，初步判断冷冻的效果。这种方法简单，应用广泛，但是缺乏对颗粒细胞存活与否的判断方法。有学者在共聚焦显微镜下观察卵泡腔的大小变化，比较新鲜的和冷冻复苏后的卵巢组织中有腔卵泡和无腔卵泡的分布比例，以及动态生长情况以评价冷冻方案。另外可利用增殖细胞核抗原（proliferating cell nuclear antigen，PCNA）检测法判断细胞是否存在有丝分裂。其他方法还包括用末端脱氧核苷酸转移酶介导的 dUTP 缺口末端标记测定法〔terminal dexynucleotidyl transferase（TdT）-mediated dUTP nick end labeling，TUNEL〕检查 DNA 片段，各种 LIVE /DEAD 凋亡检测，透射电镜观察分析超微结构等。

2. 卵泡的生长发育　除卵泡存活情况可以反映卵巢在冷冻过程中所受损害程度的大小外，解冻后卵巢组织内卵泡的生长发育，更是评价一个冷冻方案是否成功的关键。冻融后卵巢移植相对于组织学等其他评价冷冻效果的方式，可以更加全面地评价卵巢冻融后功能保存情况和后期的发育潜能，并有可能通过移植，实现女性内分泌功能和生育能力的恢复。

（1）体外培养：目前常见的培养方式分为卵巢皮质培养和卵分离泡体外培养两种。

1）卵巢皮质培养：是将冷冻复苏后的卵巢皮质进行体外培养，同时观察卵泡生长发育情况。Isachenko 等[35] 将人卵巢皮质切割成 1mm×1mm×5mm 大小，先进行玻璃化冷冻，在解冻后将卵巢皮质放入 30ml 动力培养系统中，体外培养 2 周，之后通过 HE 染色观察卵巢皮质内卵泡的形态，发现卵泡存活率明显好于 2ml 培养体系和非动力培养体系。Liebenthron 等[36] 将解冻的人卵巢皮质在流动相培养体系（McCoy 5a 培养液 + 0.1% BSA+3mmol/L 谷氨酰胺 + 双抗 +1% ITS+50mg/ml 抗坏血酸）中培养 6 天，发现此种方法可促进早期卵泡发育，提高卵泡存活率，并促进卵泡发育相关基因的表达。

2）卵泡分离和体外培养：是取解冻后的卵巢皮质，通过酶消化和机械法分离出单个卵泡，在特定的培养液中进行培养。①卵泡分离：由于人卵巢皮质比较致密，目前人卵泡分离多采用酶消化分离加机械分离的方法。先将人卵巢皮质用组织切碎机切割成体积小于 0.1mm×0.1mm×0.1mm 的小块，加入酶消化液中进行消化。常用的卵泡消化用酶有：胶原酶Ⅰ、胶原酶Ⅱ、胶原酶Ⅳ、DNAase Ⅰ、Librase TM、Librase DH 等。北京大学第三医院生殖医学中心目前采用的酶消化方案为：Liberase DH 0.04mg/ml+ DNAase Ⅰ 10IU/ml，37 ℃，摇床轻摇 75min。之后用等体积的 DPBS+10% HSA 终止，将盛有 2ml 人卵泡培养液的小培养皿置于体式显微镜下，29G 针头连接 1ml 无菌注射器小心分离皮质中观察到的卵泡，将分离的完整人卵泡迅速转移至提前预热的人卵泡培养液中，放入培养箱待用（图 7-4）。卵泡分离的关键在于如何保持卵泡在分离过程中结构的完整性，以保证其后续良好的发育潜能。②卵泡体外培养：目前有小鼠卵泡完全在体外培养并出生后代的报道。在 Eppig 和 O'Brien[37] 的研究中，将小鼠原始卵泡的培养分为两个部分，首先进行卵巢组织培养，然后将分离的卵冠丘复合物体外培养 14 天，卵母细胞成熟后行体外受精，胚胎移植到母鼠子宫内，共移植 190 个胚胎，只有 1 个发育至出生。但目前人类卵巢卵泡体外培养的方法尚不成熟。Xu 等[38] 从年轻癌症女性的卵巢皮质中分离出次级卵泡，应用 0.5% 海藻酸钠三维培养系统进行长时培养，培养液为 αMEM+6% SPS +1mg/ml 牛血清 +5mg/ml 胰岛素 +5mg/ml 转铁蛋白 +5ng/ml 亚硒酸钠 +0.1IU/ml FSH，培养 30 天后卵泡直径可达 1489μm，但是尚未获得成熟的卵母细胞。北京大学第三医院生殖医学中心在早期人卵泡三维培养体系中加入碱性成纤维生长因子并培养 8 天，发现卵泡生长状态和存活率得到了改善（图 7-5）。

人卵泡的分离及长期体外存活及生长还需进一步探索，原因在于：①小鼠成熟卵泡大小为 0.5mm，而人类成熟卵泡大于 1.6cm；②小鼠窦前卵泡生长至成熟卵泡时间为 6 天，人至少需要 60～80 天；③人类卵巢纤维组织结构致密，卵泡分离困难，耗时较长；④不同因素如年龄、动物种类、卵泡发育阶段、长时培养中卵泡生长所需营养物质不同，以及基底膜是否完整等都会影

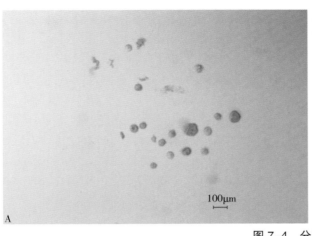

图 7-4　分离的人卵泡
A. 低倍镜下（4×）；B. 高倍镜下（20×）

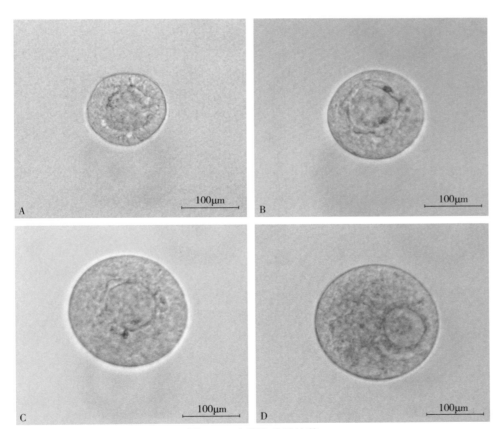

图 7-5　人卵泡体外培养
A. 第 0 天，卵泡直径为 89.5μm；B. 第 2 天，卵泡直径为 112.5μm；C. 第 4 天，卵泡直径为 139.5μm；D. 第 8 天，卵泡直径为 151μm

响卵泡培养。

　　目前研究卵泡体外培养的热点集中于卵泡的生长和卵母细胞和周围的颗粒细胞的相互作用。卵母细胞要获得减数分裂的能力，不仅需要有高质量的卵母细胞和颗粒细胞，而且这些细胞之间还要有完整的缝隙连接和良好的营养物质交换。去除卵母细胞周围的颗粒细胞将影响其质量和发育能力。破坏卵细胞和颗粒细胞之间的缝隙连接会导致生发泡碎裂及细胞变性。未来的研究需要继续改进和完善体外培养条件，以保持卵母细胞和颗粒细胞之间缝隙连接的完整性。

（2）体内培养：将解冻后的卵巢移植到体内，用 B 超监测体内移植后的卵巢中卵泡的发育、排卵。卵巢组织移植包括同种和异种移植，按部位不同又有同位和异位之分。自体移植常选择卵巢正常位置，或异位如前臂皮下移植。Kim 和 Radford 等 [39] 将一位 36 岁的霍奇金淋巴瘤患者的右卵巢在化疗前冷冻，19 个月后，取解冻卵巢组织行自体移植，7 个月后绝经症状消失。Donnez 等 [26] 于 1997 年将 1 例 IV 期霍奇金淋巴瘤患者卵巢皮质冷冻，化疗完成后患者卵巢功能衰竭，因患者有生育要求于 2003 年进行移植，移植后 5 个月出现规律的排卵性月经，11 个月后妊娠，并生下一个健康女婴。Oktay 等 [40] 将冷冻卵巢切片移植到下腹壁皮下，予以 GnRH 拮抗剂 / 激动剂降调节，rFSH 和 hMG 促排卵 6 个周期，hCG 注射后取卵，共获卵 20 个，8 个适于 IVF，其中 3 个为成熟卵，5 个经体外培养成熟，有 2 个体外成熟卵经 ICSI 受精后获得胚胎，1 个为优质 4 细胞胚胎，宫腔移植后未获妊娠。异种移植大多指将卵巢移植于重度联合免疫缺陷病（SCID）小鼠体内，以了解卵巢组织的生长发育潜能。人类卵巢组织不仅能在 SCID 小鼠体内移植成活，而且卵泡能够继续发育到窦卵泡。在看到卵巢移植的各种优点的同时，也需注意到移植后因缺血性损伤等原因造成患者卵巢功能不能长久维持的问题，因此关于如何恢复卵巢血供，如何选择最佳的移植部位，使移植后卵巢不会发生过早衰退，还存在很多问题亟待解决。

（3）体内 - 体外联合培养：体外培养实验发现原始卵泡没有 FSH mRNA 的表达，外源 FSH 对原始卵泡生长到初级卵泡无促进作用，所以体内可能另外存在某些因子调控原始卵泡的发育。因此完全依靠目前的体外培养系统很难完成卵子整个生长成熟过程，于是有学者提议用卵子体内 + 体外培养系统，即首先将组织移植到动物或人体某个部位，当卵泡发育到次级卵泡或有腔卵泡时再通过穿刺术取得卵泡，体外培养直到卵泡发育成熟。

3. 分离卵泡后的活性鉴定　除了上文提到的对解冻的卵巢组织进行形态学观察外，还可以将卵巢组织内的卵泡分离出来进行活性鉴定。由于卵泡是保持有女性生育力的最小单位，对于分离的卵泡进行鉴定可以更加直接地反映解冻后的卵巢储备状态。

目前常用的活性鉴定方法包括单卵泡 HE 染色、中性红染色（neutral red，NR）、台盼蓝染色（trypan blue，TB）、钙黄绿素 –AM（calcein–AM，CaAM）/ 溴乙菲啶同型二聚体 – I（ethidium homodimer– I ，EthD-1）活力鉴定等。

单卵泡 HE 染色可以对卵泡的卵母细胞和颗粒细胞进行初步的形态学分析，尤其对培养后的卵泡形态鉴定意义重大。需要注意的是在固定和脱水过程中需要在显微镜下操作，以防止卵泡丢失（图 7-6）。

中性红是一种弱阳离子活性染料，易溶于水，在酸性环境中会显示深红色。中性红可以经易化扩散通过细胞膜，集中在活细胞的溶酶体中，因此可以用来区分活、死卵泡（图 7-7）。

台盼蓝是一种细胞活性染料，可以通过不完整的细胞膜进入细胞使其显示蓝色。正常的活细胞细胞膜结构完整，无法被台盼蓝染色；而丧失活性或细胞膜不完整的细胞，细胞膜的通透性增加，可被台盼蓝染成蓝色。因此，借助台盼蓝染色可以非常简便、快速地区分卵泡的存活与否（图 7-8）。

CaAM/EthD-1 可用于同时对活细胞和死细胞进行荧光染色。CaAM 的乙酸甲基酯亲脂性很高，使其可透过细胞膜。尽管 CaAM 本身并不是荧光分子，但通过活细胞内的酯酶作用，CaAM 能脱去 AM 基，产生的 Calcein 能发出强绿色荧光，因此 Calcein–AM 仅对活细胞染色。另一方面，作为核染色染料的 EthD-1 不能穿过活细胞的细胞膜，它只能穿过死细胞膜而到达细胞核，并嵌入细胞的 DNA 双螺旋，从而产生红色荧光。由于 Calcein 和 PI-DNA 都可被 490nm 的光激发，因此可用荧光显微镜同时观察活细胞和死细胞（图 7-9）。

4. 卵巢内分泌功能的变化　对于冷冻复苏后卵巢内分泌功能的检测是评价其功能变化的必要方面。目前对这方面的研究，主要采用放射性免疫法监测一段时间内宿主外周血中 E_2、P、LH、FSH 等浓度变化。

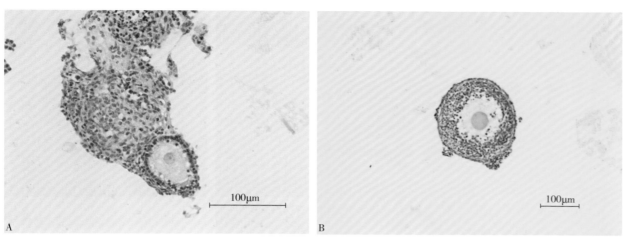

图 7-6　小鼠单卵泡 HE 染色

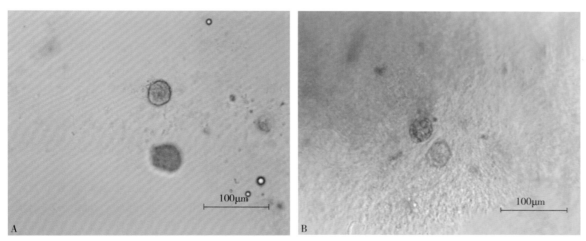

图 7-7　人卵泡中性红染色
A. 中性红（-），提示为凋亡的卵泡；B. 中性红（+），提示为存活的卵泡

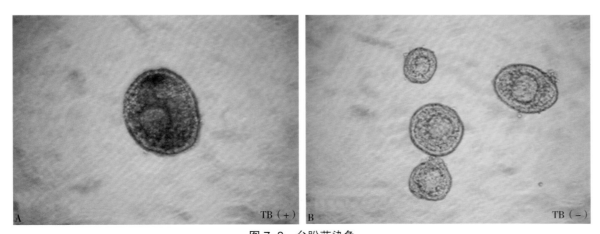

图 7-8　台盼蓝染色
A. TB（+）：着色卵泡为死亡卵泡；B. TB（-）：未着色卵泡为存活卵泡

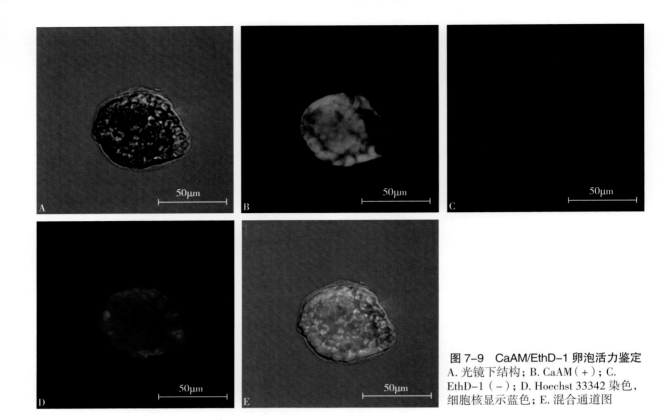

图 7-9　CaAM/EthD-1 卵泡活力鉴定
A. 光镜下结构；B. CaAM（＋）；C.
EthD-1（－）；D. Hoechst 33342 染色，
细胞核显示蓝色；E. 混合通道图

综上所述，形态学检查方法的共同缺陷是：由于对组织的直接破坏或毒性作用，使得检验后的标本无法再进行移植等应用；同时因为卵泡在卵巢皮质内的不均匀分布，使得被检标本的状态并不能完全代表其他组织。而如果直接对冻融后的卵巢组织进行移植，虽然这种方式可以更客观地评价冻融后卵巢组织的功能，但是涉及手术操作的创伤，盲目移植也是不恰当的。因此所提到的这些其他检查方法可以作为初筛，将所有这些评价措施合理地联用才能达到最佳的效果。

卵巢组织冷冻保存技术具有广阔的应用前景，有很多其他冷冻技术无法媲美的优点。其与卵巢移植和卵泡体外培养技术的发展密切相关，甚至关系到人类卵子库的建立。尽管卵巢组织冷冻后卵巢功能成功恢复的报道不断激励着学者们进行更加深入的研究，但是目前相关技术尚未完全成熟，还有很多问题有待解决或完善。可以相信，随着这种科技的发展和进步，通过对新冷冻保护剂的探索，冷冻方案的优化，冷冻保护剂毒性的降低，以及成功地把这些技术运用到卵巢组织冷冻保存中，将会提高卵巢组织的冻融效果，将会为女性生育力的保存带来越来越多的福音。

（王天任　闫丽盈）

第 3 节　卵巢组织移植

卵巢功能及生育力的丧失是放疗及化疗最常见的远期副作用之一。近年来，年轻肿瘤患者的生存率得到提高，这些患者经性腺毒性治疗之后的生活质量受到更多关注，生育力保存（fertility preservation，FP）对于肿瘤学专家、生殖医学专家及患者来说更加重要。

冷冻保存卵母细胞及胚胎虽然可用于生育力保存，但控制性促排卵过程可能诱导癌细胞增殖和（或）一些恶性肿瘤的播散；控制性促排卵需要时间，可能会延误肿瘤治疗的起始；此外，胚胎冻存不适于青春期前女孩及无配偶女性。生育力保存技术较新并且可行的方法是卵巢皮质冷冻保存及移植。通过腹腔镜取出卵巢组织，不会延误肿瘤的治疗。实际上，一些国家已有新鲜及冷冻保存的卵巢皮质组织进行移植成功的报道，目前已有约34名健康婴儿出生（表7-1）。卵巢组织冷冻保存及移植能够为化疗及放疗造成卵巢功能早衰的患者提供一个新的选择。

一、卵巢移植的适应证及基本原则

（一）卵巢组织移植的适应证

卵巢组织冷冻主要适用于经性腺毒性治疗、卵巢转移风险较低、担心丧失卵巢功能、卵巢功能早衰高风险的癌症患者（表7-2）。许多中心

只为35岁以下的患者提供卵巢冷冻保存及移植技术。40岁左右女性卵巢中的卵泡数较低，移植后妊娠的机会较小。35～38岁患者的卵巢储备功能可通过超声测量及检测FSH、抑制素B、AMH水平来进行评估。

（二）卵巢移植的基本原则

卵巢冷冻保存及移植也带来了一些伦理学问题。实际上，这些方法在一定程度上带有实验性质，充分的知情同意非常重要。最关键的是任何时候都不能损害患者的利益，不能延误癌症治疗，不能在卵巢组织移植时再引入癌细胞。此外，对于冻融-移植人类卵巢组织出生的孩子，其健康仍然需要进行长期随访及关注。

二、卵巢组织的获取及冷冻保存

（一）卵巢组织的获取

通过腹腔镜能够较方便地取出卵巢组织，整

表7-1　新鲜及冷冻卵巢组织移植出生婴儿

患者	诊断	卵巢冻存时的年龄（岁）	冻存前是否化疗	受孕方式	出生婴儿	作者
1	霍奇金淋巴瘤	25	否	自然妊娠	1	Donnez等
2	神经瘤	19	否	自然妊娠	1	Donnez等
3	非霍奇金淋巴瘤	28	是	IVF-ET	1	Meirow等
4	霍奇金淋巴瘤	24	是	自然妊娠	2	Demeestere等
5	尤文肉瘤	27	否	IVF-ET和自然妊娠	2	Andersen等
6	霍奇金淋巴瘤	25	是	IVF-ET	1	Andersen等
7	卵巢功能早衰	25	否	自然妊娠	1	Silber等
8	霍奇金淋巴瘤	20	否	自然妊娠	2	Silber等
9	多血管炎	27	是	IVF-ET	1	Piver等
10	乳腺癌	36	否	IVF-ET	2	Pellicer等
11	镰状细胞贫血	27	否	自然妊娠	1	Piver等
12	珠蛋白生成障碍性贫血	19	否	IVF-ET	2	Revel等
13	霍奇金淋巴瘤	27	是	诱导排卵	1	Dittrich等
14	霍奇金淋巴瘤	27	是	诱导排卵	1	Müller等
15	盆腔炎性疾病	18	否	ICSI-ET	1	Donnez等
16	β-珠蛋白生成障碍性贫血	21	否	自然妊娠	1	Revelli等

总计16位患者，出生21个婴儿（均来自冷冻解冻后的卵巢组织）

新鲜卵巢组织移植+冷冻卵巢组织移植，共有34个婴儿出生

表7-2　卵巢组织冷冻移植的适应证

放化疗	乳腺癌
	淋巴瘤
	神经外胚层肿瘤
	尤文肉瘤
	骨髓移植
	干细胞移植
累及卵巢的手术	卵巢肿瘤
	畸胎瘤
	囊腺瘤
	卵巢交界性肿瘤
免疫系统疾病	风湿病系统性红斑狼疮

个过程只需约30min。一般取出一侧卵巢的一半或取出5~10片约5mm³的卵巢皮质,此外,对于行盆腔照射或高剂量化疗方案的患者,可以切除整个卵巢,但卵巢储备功能的下降可能会导致继发性闭经。

（二）卵巢组织冷冻保存

在运输过程中,卵巢组织可在2~8℃的保温瓶中保存约24h。原始卵泡大多数位于卵巢皮质外周,处于低代谢率的静止状态,受冻融和缺血的影响最小,移植后容易存活。剔除不含卵泡的髓质部分,将卵巢皮质分离为不超过2mm厚,能够保留大多数原始卵泡。再将大块的组织进行修剪,切成较小的组织块,每个皮质片约为5mm×5mm大小,有利于冷冻保护液的渗透。

目前卵巢皮质冷冻保存方法主要有慢速程序化冷冻及玻璃化冷冻。慢速程序化冷冻方法成熟、效果稳定,应用广泛,目前通过冷冻卵巢组织移植出生的孩子,均采用的是慢速冷冻方法。但慢速冷冻方法的冷冻及解冻过程中会形成冰晶,细胞内外渗透压出现差异,可能导致细胞变形、损伤甚至死亡。而玻璃化冷冻技术具有简单、快速、高效、无冰晶形成等特点,也被应用于卵巢组织的冷冻保存。对玻璃化冷冻卵巢间质进行电镜超微结构分析显示,玻璃化冷冻对卵巢间质的损伤作用较小[41]。

（三）冷冻保存卵巢组织的质量控制

冷冻保存的卵巢组织需要进行适当的质量控制,以便日后进行移植。进行卵巢冷冻保存和移植的机构其临床和科研标准需达到一定要求,如需要对新鲜卵巢的一小块组织进行组织学分析,以判断原始卵泡的密度（图7-10）。还应对卵泡进行活性染色分析。为防止肿瘤传播,不同部位的一小块卵巢组织应分开冷冻保存,以便日后进行候选基因及基因产物的分子遗传学及免疫组织化学分析等。

三、卵巢组织移植的方法

（一）卵巢组织原位移植

原位移植的环境较为适合卵母细胞的发育,可以恢复正常的生殖功能和自然受孕。但需行腹腔镜或腹部外科手术,术后容易形成粘连,影响卵泡观察、取卵及妊娠,当移植物出现异常时,取出较为困难。

进行卵巢组织原位移植时,可将卵巢组织移植到残留卵巢内或卵巢盆腔腹膜的腹膜袋中。第一例行冻融卵巢组织经腹腔镜自体原位移植的是一个29岁由于难治性功能失调性子宫出血行双侧卵巢切除术的患者[25]。其卵巢组织通过慢速程序化冷冻进行冷冻保存,在8个月后进行移

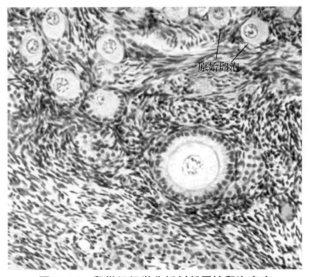

图 7-10　卵巢组织学分析判断原始卵泡密度

植，移植后每天应用外源性促性腺激素15周进行控制性超排卵，卵泡发育并排卵，但遗憾的是没有妊娠。

2004年，比利时的 Donnez 等[26] 报道了首例冷冻保存卵巢组织移植后妊娠并成功抱婴。该患者是一个临床Ⅳ期霍奇金淋巴瘤的25岁女孩，在联合化疗前取出卵巢组织，化疗后又进行了38Gy剂量的放疗。在放化疗6年后，将冷冻保存的卵巢组织移植到腹膜袋中。首先在腹腔镜下进行腹膜开窗，诱导血管发生及新生血管形成。7天后进行第二次腹腔镜，进行冻融卵巢组织的移植。移植5~9个月后，FSH、17β-雌二醇及孕酮显示恢复了正常的排卵周期，移植11个月后，患者自然妊娠并产下一个健康的女孩。Donnez 研究小组[42-43] 进行了多例卵巢皮质片移植到残留卵巢的研究。腹腔镜及开腹手术均能恢复卵巢功能。在移植后4~5个月可见到卵泡。

此后，全世界一些中心陆续报道了癌症生存者冷冻保存卵巢组织进行移植成功抱婴的一些病例。2005年，以色列的 Meirow 等[44] 报道了第二例成功抱婴的冷冻保存卵巢组织自体移植。在冷冻保存2年后进行原位移植，卵巢组织中有卵泡发育，取到一个成熟卵母细胞并进行体外受精，胚胎移植后患者妊娠并产下一个健康的女婴。比利时的 Demeestere 等[45] 对一个患者同时进行冷冻保存卵巢组织原位移植及异位移植，患者自然受孕并妊娠。但遗憾的是，由于染色体非整倍性，该患者在妊娠7周后流产。在此之后，患者又进行了一次原位移植，自然妊娠并产下一个健康的婴儿[46]。丹麦的 Andersen 等[47] 报道，6例行卵巢组织自体原位或异位移植的患者，其中2例进行了第二次异位移植。所有患者都恢复了卵巢功能，通过自然周期取卵及IVF，2例妊娠并成功抱婴。

比利时 Donnez 小组[48]2012年最新的研究报道，将因良性病变行双侧卵巢切除术患者冻融的卵巢组织在几年后移植到阔韧带腹膜中，组织恢复卵巢活性，从卵泡中取出卵母细胞行IVF-ET，分娩一个健康的男孩。该研究首次明确表明，冻融卵巢组织中的卵泡具有产生健康卵母细胞的能力并有后代出生。

成功的原位移植显示，冷冻保存的年龄可能是一个重要的预后因素。除了1例是小于30

岁的患者，大多数患者都小于25岁。总体上，卵泡发育及卵巢功能的恢复通常发生于移植后4~5个月，原始卵泡生长约需120天，约85天由窦前卵泡发育到最终成熟。

（二）卵巢组织异位移植

卵巢组织异位移植部位的选择对于卵巢能否存活起重要作用。移植的部位不仅要有充足的血供以保证移植物的存活及功能的维持，而且还要便于监测卵泡发育及取卵。异位移植时，卵巢皮质片不是移植到残留的卵巢中，而是移植到盆腔壁或其他位置，如前臂皮下、腹壁或胸壁。异位移植的卵泡通常不能生长到超过13~15mm，因此，判断最合适的取卵时间较为困难。

2004年，首例冻融卵巢组织移植到一个乳腺癌患者的前臂[40]。2006年，Oktay 等[49] 报道了一位霍奇金淋巴瘤化疗患者的卵巢组织移植到耻骨弓上方，成功分娩。该患者发生排卵并自然妊娠。由于该患者 FSH 水平高，诊断为卵巢功能早衰，不容易解释其妊娠的发生。同年，Rosendahl 等[50] 报道了移植到腹膜下区域的卵巢组织有卵泡发育，取到一个成熟的卵母细胞，行ICSI得到胚胎，该患者为生化妊娠。

原位移植提供了自然受孕的可能性，但异位移植为因放疗或瘢痕形成而严重不适合进行盆腔移植的患者提供了生育的可能。异位移植的优点在于简便及非侵入性，可以密切观察移植的卵巢组织，需要时能够方便地取出。然而，异位卵巢移植仍然存在许多挑战，如卵母细胞成熟过程与原位环境存在差异。异位移植不同的温度及压力条件是否会阻止卵泡发育，影响卵子质量。导致移植失败的原因还有待评估。此外，与腹膜内相比，小鼠皮下移植的卵巢皮质组织血管再形成率降低[51]。即使从异位移植的卵巢中获得卵母细胞，但其IVF-ET结局较差，是异位移植成功生育的一个主要局限。

（三）完整卵巢的冷冻保存及移植

尽管卵巢皮质片冷冻保存、解冻及自体移植能够成功恢复生殖功能，但由于移植后缺血，该技术受到一定的限制。移植的小皮质片缺乏血管吻合，其存活完全依赖于在移植后新生血管形成的时间。细胞可能经历显著的缺血再灌注损伤，导致原始卵泡大量损失，显著缩短移植卵巢组织的寿命，并影响移植组织功能的维持。为了克服这些问题，应对完整卵巢组织的冷冻保存进行研究，以便在移植后更好地恢复功能。动物研究已有恢复生育力的报道。人新鲜完整卵巢原位及异位移植的研究还较为有限。美国的 Silber 等[52] 报道了由于卵巢功能早衰进行单卵双生姐妹之间新鲜完整卵巢移植，首例婴儿出生。

由于卵巢动脉的直径较小，完整卵巢移植仍然具有较大的局限性。血管长度不足使困难进一步加剧。如果微血管吻合术失败，整个卵巢存活力不可逆地下降，无法进行第二次移植，而卵巢皮质移植则可以进行多次尝试。理论上，将卵巢带蒂冷冻复苏，再用微血管吻合进行自体移植可立即获得血供，使移植的卵巢组织能够最大限度存活。然而与组织和细胞冷冻保存相比，冷冻保存完整卵巢难度很大。完整卵巢的冷冻保存目前还没有合适的方案。冷冻保护剂很难充分渗透进入较大的组织，血管内冰晶形成会导致血管损伤。因此，对于带蒂卵巢来说，通过血管灌注加快冷冻保护剂渗透速度及微血管吻合手术是移植成功的关键。尽管目前还没有人类冷冻保存的完整卵巢移植成功的报道，但未来可能成为生育力保存的一种可行方法。

（四）人类卵巢异种移植的实验研究

在人体研究人类卵巢组织的移植存在局限性，因此有学者提出将人类卵巢组织移植到严重免疫联合缺陷（severe combined immunodeficient, SCID）小鼠进行实验研究。SCID 小鼠因基因突变表现为 T 细胞或 B 细胞免疫缺陷，由于不会发生免疫排斥，能用于研究不同的异种移植物。将人类卵巢移植 SCID 小鼠的实验模型能用于研究移植卵巢的存活力、激素产生及促性腺激素刺激诱导的卵泡发育（图 7-11）。在异种移植模型中，将解冻的组织移植到 SCID 小鼠肾被膜下，可用于比较不同冷冻方法及冷冻保护剂的有效性以及优化冷冻卵巢皮质片的大小。此外，异种模型还能用于研究临床应用不同剂量化疗药物导致卵泡丢失的组织学及分子生物学机制。

移植卵巢的存活力在很大程度上取决于血

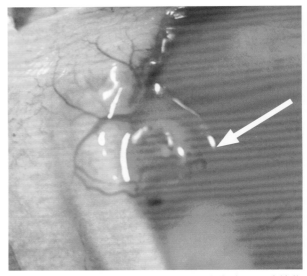

图 7-11　冻融卵巢组织移植至 SCID 小鼠皮下，移植物表面可见血管

管重建过程，移植后的缺血期与大量卵泡丢失有关。SCID 小鼠模型，使药物活性物质对异种移植物影响的研究成为可能。抗凋亡药物能够抑制细胞毒性治疗诱导的卵母细胞凋亡。最近，异种移植模型研究显示，抗凋亡药物能够增加移植后人类卵巢组织的血管密度，加速新生血管形成，减少坏死及组织缺氧，与对照组相比，能够显著改善卵母细胞的存活力[53]。

有研究表明，将患有霍奇金淋巴瘤的女性卵巢组织移植到 SCID 小鼠不会引起肿瘤转移[39]。因此，可以在卵巢移植前将卵巢组织异种移植到免疫缺陷的 SCID 小鼠，以明确要移植的卵巢组织中是否有残存的肿瘤细胞。

四、移植后的血管重建及卵泡存活

非血管吻合方式移植的卵巢在血管再生前的缺血期里，易受活性氧分子攻击，产生缺血再灌注损伤，引起卵巢细胞凋亡，甚至卵巢组织坏死。移植后组织局部缺血导致移植卵巢中的生长卵泡及原始卵泡大量丢失，一些对缺血较为耐受的原始卵泡存活下来。参与血管重建的卵巢间质细胞对局部缺血缺氧比原始卵泡更为敏感。卵巢移植后缺血性缺氧可以引起血管生长因子如 VEGF 及 TGF 基因表达增加[54]。如何对移植后卵巢组织进行快速的血管重建，建立充分的血液供应，尽可能地缩短缺血时间，是卵巢组织移植成败的关键。减少缺血损伤的主要方法包括以下几种。

1. 使用抗氧化剂，如维生素 E 等，减少过氧化物等活性氧分子的攻击，减少卵泡的损失；

2. 使用血管生长因子（VEGF，bFGF）等提高血管再生速度，有利于移植卵巢组织的存活；

3. 使用外源性促性腺激素刺激血管生长因子的合成，诱导和促进新血管形成，减轻局部缺血缺氧的发生及卵泡丢失；

4. 将卵巢组织移植到肉芽组织，加快移植体血管再生，提高卵泡存活率；

5. 显微外科微小血管吻合术应用于卵巢移植。

五、卵巢移植的安全性

冷冻保存的卵巢组织成功原位或异位移植能促进卵泡生长，得到成熟卵泡。然而，对于癌症导致的卵巢功能早衰患者，存在再引入癌细胞的潜在风险。尽管移植冻融的卵巢组织基本上是安全的，但必须在卵巢移植前保证组织中完全没有癌细胞，以避免癌症的复发和播散。

理想的情况应是，在开始性腺毒性治疗前冷冻保存卵巢皮质以保存未受到损伤的卵泡。但年轻女性卵巢中的卵泡数较多，能够耐受一定剂量的化疗药物，在癌症治疗后进行卵巢组织冷冻同样是有价值的。此外，化疗可能有助于清除卵巢组织中的恶性细胞，降低移植后原发疾病复发的风险。

肿瘤的病理类型对于卵巢移植再种植的潜在危险性起重要作用。到目前为止，霍奇金淋巴瘤尚未发现卵巢转移，移植较为安全。肉瘤是年轻患者最常见的恶性肿瘤，卵巢转移非常罕见。因此，卵巢组织冷冻保存应限定于特定的患者和卵巢转移风险较低的疾病。

如果冷冻保存的是具有带入恶性细胞风险的卵巢组织，则需要精良的方法来排除卵巢转移及恶性细胞，建立检测移植卵巢组织内恶性肿瘤细胞的方法尤为重要。目前，聚合酶链反应（PCR）、荧光原位杂交（FISH）等分子遗传学及细胞遗传学方法的临床应用能够有效检测出卵巢移植时将肿瘤细胞带入体内的风险。目前推荐以下三种方法用于移植卵巢组织恶性肿瘤细胞的检测。

1. 影像学检查 所有患者在获取卵巢组织前都应该进行超声、CT 等影像学检查，以排除相对较大的卵巢病变。

2. 免疫组织化学及 PCR 对新鲜的小片卵巢组织进行组织学检查，可以评估卵泡的密度以及有无恶性细胞。PCR 技术能排除单个恶性细胞，尤其是血液病患者。Meirow 等[44]对慢性髓细胞白血病用不同的方法进行检测，通过高度敏感的 RT-PCR 技术鉴定出卵巢组织样本中存在的细微病变，放弃移植该患者的卵巢组织。

3. 将小片的冻融卵巢组织通过异种移植到 SCID 小鼠 这种方法是检测残留肿瘤细胞的有效方法。该方法还能用于移植前评估冷冻保存卵巢组织的发育潜能，发育潜能能够通过细胞培养或异种移植来进行评估。

六、关于卵巢移植结局的争议

如果年轻女性要接受性腺毒性治疗，可通过冷冻保存卵巢组织进行生育力保存。通常将一侧卵巢（或一侧卵巢的一部分）进行冷冻保存，保留另一侧卵巢。通常移植到残存卵巢上，故不能完全肯定地说出生的婴儿是来自冻融卵巢的卵泡/卵母细胞还是残存的卵巢组织。因此，比利时 Donnez 等 2004 年 10 月报道的首例冷冻保存卵巢组织原位移植后活婴出生这一研究存在一些争议。

Donnez 产科的同事 Hubinont 称[55]，报道这一开拓性技术——冷冻保存卵巢组织原位移植的方法非常重要，然而，在整个妊娠过程中，他始终没能看到该患者的妇科记录。最近，Hubinont 看到该患者的记录。记录显示，在移植前 7 天的首次腹腔镜检查中（2003 年 1 月 30 日），在左卵巢中发现了一个卵巢囊性结构，预示可能是一个黄体。黄体期的孕酮不仅是在母亲的血清中检测到（10.3μg/L），在腹膜液中也能够检测到（29.3μg/L）。这一激素评估被 Donnez 和同事忽略了，证实了卵巢移植 1 周前有排卵这一事实。

此外，在方法部分，Donnez 和同事指出："从 2001 年 1 月到 2002 年 12 月，该患者孕酮浓度为 10ng/ml，说明该患者只有一次排卵周期"。

这证实了患者在移植前至少有两次自发排卵，而不是小结部分所报道的卵巢衰竭："在癌症治疗后，该患者出现卵巢功能早衰。"

鉴于这些激素数据，尚不能对妊娠是来自移植的卵巢组织还是原位卵巢得出结论。Oktay 和 Tilly 认为[56]："关于冻融卵巢移植后的第一例婴儿出生，由于不能提供明确的证据，Donnez 和同事不能得出结论。"因此，为确保文章的完整严谨，Hubinont 最近重新对这一病例报道进行了评述。

Donnez 等[48]最近又发表了一篇关于良性病变行双侧卵巢切除术患者冻融卵巢组织移植后活婴出生的论文，双侧卵巢切除术后的患者进行异位移植，可以说明该方法用于生育力保存的可行性。该研究首次明确表明，冻融卵巢组织中的卵泡具有产生健康卵母细胞的能力并能够有后代出生。总之，Donnez 等的新研究可能能够使卵母细胞是来自残留的卵巢组织还是移植的冻融卵巢组织这一争论停止[57]，为癌症生存者这一日益增多人群的生育力保存及月经周期恢复提供希望。

七、卵泡移植与卵泡培养

许多癌症类型尚无转移到卵巢的报道。而白血病则会影响全身，故对患者威胁更大。乳腺癌也有中等的风险。对于这些患者，在疾病缓解后移植卵巢组织是不合适的，更安全的替代方法是从卵巢皮质分离窦前卵泡用于移植。卵泡包裹在基底膜中，将其从间质中分离出来，去除毛细血管、白细胞及神经组织，移植完全分离的卵泡对这些患者更为安全。因此，不推荐全身性肿瘤如白血病患者进行卵巢组织移植。对于这些患者，通过人工卵巢或支架移植单个的卵泡以及原始卵泡的体外成熟可能是未来的选择[58]。

八、展望

冷冻保存卵巢组织日后进行移植是一种较新并且在临床上能够成功的生育力保存方法。卵巢组织能够较容易地通过腹腔镜获取。在一些疾病中，移植的卵巢组织中带有癌细胞的风险较低。该方法适用于 35 岁左右或年轻的经性腺毒性化疗或盆腔照射治疗后生育力下降及卵巢功能早衰的女性肿瘤患者。由于癌症治疗的快速发展，定义这类患者有一定困难。但应保证对这些女性的卵巢活力及功能进行长期的随访研究。事实上，与正常女性相比，经癌症治疗的女性其卵巢储备和生育潜能都有所降低。卵巢移植缺血再灌注损伤导致许多卵泡丢失，改善血管形成方法可能能够促进卵泡及移植卵巢组织的存活力。卵巢移植的安全性也是需要确保的方面。如果冷冻保存的是患有恶性疾病的女性卵巢组织，可能会有潜伏的恶性细胞以及癌症复发的风险。然而，许多研究证实了该方法的安全性。对于全世界 40～50 位已经行卵巢组织移植的女性来说，恶性疾病不会因移植卵巢组织而复发将是一大安慰。

冷冻保存卵巢组织移植在技术上仍然需要一些细微的调整和优化，包括卵巢组织的取材、冷冻保护剂的种类和浓度、最合适的冷冻方法、移植最合适的部位、移植最合适的时间及方法、移植后尽快重建血管恢复血供、减少缺血缺氧对卵巢组织和卵泡的损伤、提高移植卵巢的存活率、维持移植后卵巢组织的内分泌功能、冷冻保存卵巢组织内微小残存肿瘤细胞的有效检测等。该方法完全建立以及确定其真正的潜力还需要一些时间。

卵巢组织库的建立是未来的一种发展趋势，世界上已有一些临床中心建立了卵巢组织冻存库。由于不存在免疫排斥及伦理学争议，卵巢组织冷冻保存和自体原位移植技术具有广阔的临床应用前景。随着卵巢组织冻存技术及移植技术的不断发展和进步，生殖医学专家与肿瘤医生密切配合，冷冻保存卵巢组织移植技术将会更加成熟和完善，从而为需要进行生育力保存及生殖内分泌功能恢复的女性肿瘤患者提供生殖能力保障。

（丁婷　王天任　严杰）

第 4 节　卵母细胞冷冻与复苏

自 1940 年以来，人们开始尝试低温保存配子和胚胎，最初的经验仅限于精液的冷冻保存，随着培养系统的不断完善、冷冻技术的不断提高和 ICSI 技术的应用，逐步扩展到卵母细胞和胚胎的冷冻保存，尤其为女性生育力保存带来前所未有的广阔前景。但是相对于胚胎冷冻技术而言，目前人卵母细胞冷冻保存技术还处于试验阶段，主要表现在冷冻后的卵母细胞存活率、受精率和发育潜能与新鲜卵母细胞相比仍有差距。

一、适应证

辅助生育过程中，下列情况下需要进行卵母细胞冷冻。

（1）各种法律、伦理或宗教的限制，不允许进行胚胎冷冻；

（2）取卵当日不能获得可用的精子；

（3）未婚的健康妇女要求生育力保存；

（4）因各种疾病和治疗需要保存生育能力，如接受盆腔放、化疗治疗的年轻癌症妇女，需要切除卵巢的青春期或生育年龄妇女。

二、冷冻方法

卵母细胞冷冻的常用方法是慢速程序化冷冻法和玻璃化冷冻法。

（一）慢速程序化冷冻

慢速程序化冷冻的原理是通过逐步降温实现细胞的逐步脱水，以达到避免或降低细胞内冰晶形成的目的。通常在慢速冷冻液中，含有细胞渗透性冷冻保护剂和非细胞渗透性保护剂。室温下，在低浓度的冷冻保护剂溶液中预平衡，然后再放置在终浓度的冷冻液中。在冷冻仪预设程序下使标本逐渐降温，经过冷冻保护剂的处理后，细胞内的渗透压增高，细胞内液冰点下降。在缓慢降温的过程中使细胞充分脱水。目前认为 –7℃ 为最佳植冰温度，再以 0.3℃/min 速度待温度降至 –35～–70℃ 后投入液氮中。对慢速冷冻液的研究中，对于 PROH 的浓度认识较一致，但对蔗糖的浓度，有学者认为适当提高蔗糖的浓度对冷冻有利。有报道称将蔗糖浓度从 0.1mol/L 提高到 0.3mol/L 后，卵母细胞的存活率从 35%～40% 提高到 70%～75%。减少冷冻剂中钠的含量，或者采用不含钠的冷冻保护剂能更有效地冷冻卵母细胞。总之，找到细胞含水过多和过度脱水之间的平衡点，选择合适剂量的蔗糖等冷冻保护剂，使用合适的冷冻速率，可以最大限度地避免温度急剧变化过程中冰晶形成和重结晶所造成的损伤。

（二）玻璃化冷冻

玻璃化冷冻是将高浓度的冷冻保护剂在超低温环境下由液态直接冻结为无结构的极黏稠的玻璃状态或无冰晶结构的固态。在细胞内发生玻璃化能起到保护作用。在玻璃化冷冻过程中，由于玻璃化溶液浓度较高，渗透性冷冻保护剂在短时间内达到细胞内、外的浓度平衡，将细胞内部大部分水置换，并与剩余水分子形成氢键，降低部分电解质浓度，使细胞减轻盐害及溶液效应。同时也改变了细胞内过冷状态，使细胞内压接近细胞外压，降低了细胞脱水皱缩程度和速度，减小了细胞的损伤。由于其质点不规则排列，能够一直保持溶液的水分子和离子分布，使跨膜物质的渗透压以及浓度差别不大，从而避免了细胞外冰晶形成引起的理化损伤和细胞内形成的冰晶对细胞的机械性损伤。玻璃化冷冻大大提高冷冻速率，使细胞迅速度过温度危险区。

1999 年，Kuleshova 等[28] 首先应用玻璃化技术冷冻人卵母细胞并获得成功。但是，由于该技术需要高浓度的冷冻保护剂，其毒性作用较强，所以，寻求毒性更小、效果更好的冷冻保护剂，以及尽量减少卵母细胞在玻璃化溶液中接触的时间，在复温后尽快去除冷冻保护剂，这些因素是玻璃化技术能否广泛应用的关键。

目前对卵母细胞的玻璃化冷冻的研究主要集中在冷冻液与冷冻载体上。玻璃化冷冻液一般由甘油、二甲基亚砜、乙二醇和丙二醇等渗透性保护剂和非渗透性冷冻保护剂组合而成。人们期望找到冷冻效果最好而且对细胞毒性最小的组合来进行冷冻。海藻糖是一种新型的冷冻保护剂。研究比较细胞内显微注射海藻糖，细胞外含海藻糖的冷冻液和不含海藻糖的冷冻液之间的细胞抗冻性，结果发现细胞内显微注射海藻糖（0.15mol/L）后，细胞抗冻性明显提高，海藻糖的发现为低温保存卵母细胞提供了可利用的价值。

玻璃化冷冻载体根据样本是否直接接触液氮，分为开放性载体及封闭性载体两种类型（图7-12）。开放性载体是指样本与液氮直接接触的一类载体。使用这些载体，降温极其迅速，冷冻人类卵子和胚胎均可以达到极高的复苏后存活率，曾一度被认为是玻璃化冷冻的最佳方法。目前使用较多的开放性载体有：冷冻环（Cryoloop）、Cryotop、Cryoleaf 等。但有研究显示冷冻生物标本与液氮直接接触有潜在的污染风险，有些欧美国家已有法规禁止使用开放性载体进行人类胚胎及配子的玻璃化冷冻。封闭性载体则是通过各种材料避免样本与液氮直接接触。为避免装管材料对降温速度的影响，常需将载体做得极薄或减少液体装载量或选择热传导性能好的材料，尽量减少对玻璃化冷冻效果的影响。目前使用较多的封闭性载体有：High Security Straws、

Cryotip、Rapid-i。目前研究显示尽管利用封闭性载体冻存卵母细胞可获得较好的复苏率，但是对于卵母细胞超微结构的保护却不如开放性载体[59-60]。

三、临床结局

（一）卵母细胞慢速冷冻的临床结局

20 世纪 80 年代，Van Uem 首次用冻存卵母细胞获得活婴分娩。卵母细胞质内单精子注射技术的出现，解决了冻存卵母细胞透明带硬化的问题，首例冻存卵母细胞通过 ICSI 受精并获得活婴分娩[61]，随后临床成功报道逐渐增多。研究发现提高冻存液中的蔗糖浓度，能加速卵母细胞脱水，减少细胞内冰晶形成，从而进一步提高卵母细胞存活率和临床妊娠率[62]。Borini 等[63] 总结 59 个胚胎移植周期的妊娠结局，共解冻 737 枚卵母细胞，存活率 37%，15 例妊娠，13 例活婴分娩。慢速冷冻方法的卵母细胞存活率 23%～89%，每枚解冻卵母细胞活婴分娩率 1%～10%[64]。

（二）卵母细胞玻璃化冷冻的临床结局

玻璃化冷冻技术是冻存卵母细胞有效的方法。1999 年，Kuleshova[28] 采用玻璃化冷冻方法冻存卵母细胞获首例活婴分娩。之后，玻璃化冷冻方案不断改良，目前广泛采用两种方案：一种是 15% EG，15% 二甲基亚砜（DMSO）加 0.5mol/L 蔗糖方案，卵母细胞存活率为 89%～100%；另一种是 15% EG，15% 丙二醇（PROH）加 0.5mol/L 蔗糖方案，同样获得很高的卵母细胞存活率。有学者认为后一种方案毒性损伤较前者轻，可能有利于改善卵母细胞存活率及其胚胎发育潜能。采用上述方案冷冻卵母细胞复苏后的着床率达到 19%[65]。

卵母细胞还存在 GV 期和 MI 期两种未成熟卵母细胞阶段，虽然 GV 期卵母细胞尚未形成纺锤体结构且染色体有核膜包绕，理论上应比成熟卵母细胞更适合冷冻保存。事实则不然，研究报道 GV 期卵母细胞经冷冻复苏后发育潜能远不及成熟卵母细胞，因此有学者提出细胞质结构在冷冻损伤中是一个更为关键的因素，而未

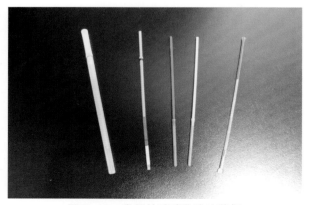

图 7-12　常用的玻璃化冷冻载杆

成熟卵母细胞是应先体外成熟培养后冷冻还是冷冻复苏后再进行体外成熟培养，是目前研究的热点。

四、卵母细胞冷冻损伤

成熟卵母细胞因其具备独特的细胞膜穿透性、亚细胞属性和单细胞特征，导致在冷冻保存过程中容易出现冷冻损伤：①与胚胎相比，卵母细胞表面积与体积之比较小，细胞内水分较多，在冻存过程中容易形成冰晶，而致细胞膜和细胞器受到损伤；②卵膜下方存在大量皮质颗粒，在冷冻过程中皮质颗粒提前释放造成透明带硬化；③纺锤体动态变化过程中姐妹染色单体不分离，增加非整倍体胚胎形成；④细胞骨架损伤。

五、卵母细胞冷冻安全性

迄今为止，对于冷冻卵母细胞出生的子代随访缺乏大样本随机对照研究，尤其缺乏这些儿童的长期生长发育数据。目前研究表明冷冻卵母细胞所形成胚胎的染色体异常发生率并未明显升高，新生儿出生体重在正常范围内。Chian 等对 200 名冷冻卵母细胞出生婴儿进行随访发现单胎早产发生率为 26%，是冻融胚胎出生婴儿的 2~3 倍[65-66]。另一项研究对 609 例冷冻卵母细胞出生婴儿（308 例来自慢速冷冻，289 例来自玻璃化冷冻，12 例来自慢速冷冻 + 玻璃化冷冻）进行随访，发现其出生缺陷率为 1.3%，主要表现为室中隔缺损、胆道闭锁、腭裂、皮肤血管瘤、畸形足等，与自然妊娠出生婴儿的出生缺陷率相比无显著性差异[67]。

六、操作

（一）工作环境和准备步骤

玻璃化冷冻的操作应在通风良好的实验室内室温下进行，所有平衡和稀释步骤的各参数均应根据此温度进行调整，因此使用前将玻璃化冷冻液和各种器皿预热至 25~27℃是非常重要的，最好是在有层流净化装置的清洁处预热 1h 以上。唯一例外的是解冻液，应预热至 37℃。

（二）平衡和冷冻

将平衡液（ES）及冷冻液（VS）混匀。玻璃化冷冻前，应检查卵的质量和卵周隙，记录下所有可能影响卵母细胞存活的特征。具体的玻璃化冷冻步骤如下：

1. 将卵母细胞挪入 EM 滴中央 5min，期间可观察到卵母细胞先出现皱缩，然后逐渐重新扩张，正常卵母细胞在平衡后应完全恢复原来的形态。

2. 用尖吸管携带尽量少的液体将卵母细胞挪入 VS 液滴中，定时 60s。在液滴中不同地方清洗卵母细胞。适当的清洗是冷冻操作的关键步骤。此时应观察到卵母细胞的极度皱缩。尽管 60s 是推荐的在 VS 中的时间，但时间轻微增加（最多 90s）或降低（最少 40s）可能也无害处。

3. 用尖吸管携带尽可能少的液体将卵母细胞置于载杆叶片前端并吸去多余液体。

4. 将载杆垂直插入液氮中，用镊子将外套管套上。

（三）解冻

将 TM 液和标记好的培养皿置于 37℃培养箱预热至少 1h。其余试剂置于室温下（25~27℃）。将 DM 液和 WM 液混匀。

解冻的具体步骤如下：

1. 用镊子在液氮中除去载杆的外套管，迅速、垂直地将载杆从液氮中拿出并立即将前端置于 TM 液滴中间。

2. 用尖吸管轻轻地将卵母细胞从叶片表面移入 TM 液滴中央，持续观察卵母细胞，待卵母细胞恢复折光后转入 DM-1 液滴中 3min，然后转入 DM-2 液滴中 3min。再置于 WM 液滴中 3min。

3. 最后将卵母细胞转移到培养液中，显微镜下观察形态。ICSI 应在复苏后 2h 进行。玻璃化冷冻液配制见表 7-3，冷冻－解冻过程示意图见图 7-13。

七、应用前景及展望

近年来卵母细胞冷冻方案的不断改进使其拥有与胚胎冷冻同样的存活率，卵母细胞冷冻保存

表7-3　玻璃化冷冻液

	基础培养液	渗透性冷冻保护剂	非渗透性冷冻保护剂
平衡液（ES）	HEPES HTF+20% HSA	7.5% EG+7.5% DMSO	
玻璃化液（VS）	HEPES HTF+20% HSA	15% EG+15% DMSO	0.5mol/L蔗糖
复苏液（TM）	HEPES HTF+20% HSA		1.0mol/L蔗糖
稀释液（DM-1）	HEPES HTF+20% HSA		0.5mol/L蔗糖
稀释液（DM-2）	HEPES HTF+20% HSA		0.25mol/L蔗糖
清洗液（WM）	HEPES HTF+20% HSA		

HEPES HTF：HEPES缓冲的HTF液；HSA：人血白蛋白；EG，乙二醇；DMSO，二甲基亚砜

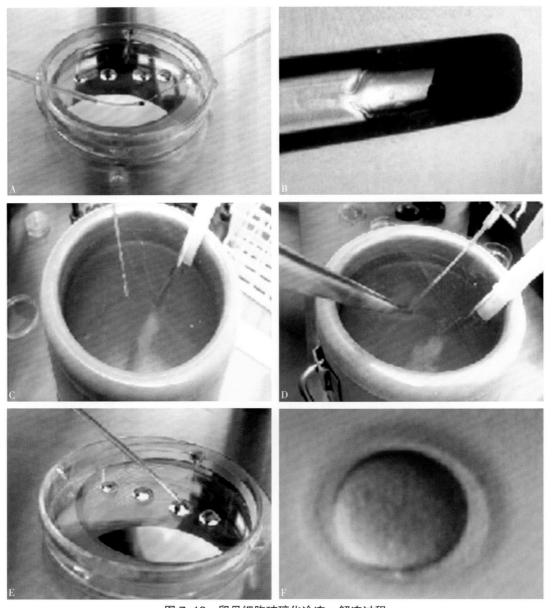

图 7-13　卵母细胞玻璃化冷冻 - 解冻过程

冷冻过程：A. 卵母细胞在 ES 中 5min，VS 中 1min 内装上载杆；B. 吸走多余的液体；C. 载杆垂直插入液氮中，用镊子将外套管套上。解冻过程：D. 用镊子在液氮中除去载杆的外套管；E. 迅速、垂直地将载杆从液氮中拿出并立即将前端置于 TM 液滴中间，依次转入 DM-1、DM-2 和 WM 中；F. 解冻后存活的卵母细胞

的总体效率得到提高，同时，玻璃化冷冻技术的开展给人类卵母细胞冷冻保存带来新的变革。人卵母细胞冷冻保存应用于临床二十余年，已有百余名婴儿出生，但由于缺乏大样本前瞻性随机对照研究，卵母细胞冷冻保存的安全性及临床效率的评估还很困难，技术的有效性仍有待进一步验证，尤其是高浓度冷冻保护剂的影响、标本直接与液氮接触带来的污染问题以及带来的一定遗传风险都成为今后的研究方向。

（陈媛　郑晓英　严杰）

第 5 节　胚胎的冷冻与复苏

一、发展史简介

1972 年，Whittingham 首次利用慢速冷冻方法成功冷冻了小鼠卵裂期胚胎。随后，哺乳动物胚胎冷冻技术取得了迅速发展。1983 年，Trounson 和 Mohr 将胚胎冷冻技术应用于人类胚胎并成功获得了妊娠[68]。1985 年首例解冻囊胚婴儿诞生[69]。此后，研究者一直致力于研究和确定一个高效的胚胎冷冻程序，以期提高冷冻胚胎的效率、存活率、复苏率和发育潜力等。Rall 和 Fahy 于 1985 年首先发明一种胚胎快速冷冻新方法[27]。该方法具体是将胚胎放入高浓度的冷冻保护剂中平衡一段时间后直接投入液氮中进行冷冻保存，形成一种玻璃化的、稳定的、非晶体化固态，被称玻璃化冷冻。由于在玻璃化冷冻过程中不形成冰晶，减少了对胚胎的损害，获得了更好的冷冻效果。

1988 年 3 月 10 日，中国大陆首例试管婴儿郑萌珠在北京大学第三医院出生，揭开了中国辅助生育技术的新篇章。随着辅助生育技术的发展，我国的胚胎冷冻技术也逐渐走向成熟。1995 年，中国首例冻融胚胎试管婴儿诞生。2006 年首例"三冻"（冻精、冻卵、冻胚胎）试管婴儿在北京大学第三医院出生。目前胚胎冷冻技术已经在我国得到了广泛的应用，成为临床中常规应用的保存生育力方法，技术已较为成熟稳定。

二、胚胎冷冻在生育力保护与生殖储备中的作用

在辅助生育的治疗中，胚胎被保存在温度极低（-196℃）的液氮中。处于这种超低温下的胚胎，其新陈代谢完全停止，因而可以达到长期保存的目的。其最大优点是可以将胚胎长期保存，不影响胚胎的活力。目前，胚胎冷冻是临床治疗中常规的生育力保存方法，能有效地减少 IVF 病人反复接受激素刺激超排卵治疗的次数，是目前唯一被北美生殖医学委员会认可的临床可应用的生育力保存方法[70]。对于未来可能卵巢衰竭的患者，可以提前将胚胎进行冻存，以备日后妊娠之需。然而这个技术的使用需要患者有固定的伴侣，不适合于儿童患者以及那些没有伴侣的育龄妇女。另外需要进行 2~4 周的卵巢刺激来获取卵母细胞，这将会延迟癌症的治疗，因此不适用于已经开始化疗或恶性度高的肿瘤患者以及对激素敏感的癌症患者。胚胎的冻融虽可解决生育问题，但是不能保存卵巢的内分泌功能。

三、慢速冷冻

（一）冷冻原理

胚胎在冷冻的过程中，通过适当方法使细胞"冻干"或脱水，防止细胞内冰晶的形成，在胚

胎暴露在非生理的超低温环境中时，尽可能减少其损伤。慢速冷冻又称程序化冷冻，是将胚胎用一定浓度的冷冻保护剂处理后以一定的速率降温冷冻的方法，包括脱水、降温、植冰冷冻并脱水等过程。冷冻和解冻的速度、冷冻保护剂的种类和浓度、植冰等任何一个环节处理不当，都会给胚胎造成损伤或导致胚胎死亡。因此建立一个安全有效的冷冻方案非常重要。下面我们从影响冷冻存活率的各个角度对慢速冷冻的原理进行阐述。

1. 机械损伤　机械损伤又称物理损伤，主要源自细胞内冰晶的形成。在冷冻过程中，胚胎内的水和胚胎外的溶质会随着温度的降低，由液态变为固体状态（即结冰）。随着温度的降低，胚胎内部的水或溶质内部的水会首先形成树枝状（尖锐）的冰晶，冰晶会随着温度的进一步降低而不断生长和相互融合，形成一个较大的冰晶，冰晶和冰晶融合最后形成一个冰块。细小的冰晶对胚胎的损伤概率小或没有，但较大的冰晶会对胚胎的细胞膜和胚胎内部的细胞器、细胞骨架和细胞核等造成不可逆的损伤，冰晶越大，造成的损伤越大，进而导致胚胎的死亡[70]。这就是为什么要使用冷冻保护剂和在关键温度控制冰晶形成的原因。

细胞内的水可以自由透过细胞膜，当细胞内外渗透压不相等时，水可以透过细胞膜，保持细胞内外渗透压的平衡。在冷冻过程中，可以先减少细胞内的水分，以尽量减少细胞内冰晶的形成。细胞脱水可以减少胚胎内的一部分水分，当将人类胚胎置于含有细胞内冷冻保护剂的培养液内时，由于细胞外冷冻保护剂的浓度高，细胞内的水分渗出细胞，从而达到使细胞脱水的目的。脱水引起细胞皱缩，随着冷冻保护剂的缓慢渗入，当细胞内外的渗透压逐渐达到平衡时，细胞又重新恢复正常形态。冷冻保护剂和水分的渗透速度与温度有关，在较高的温度下，达到平衡所用的时间较短。一些冷冻保护剂（例如 DMSO）在高浓度时对胚胎有毒性，所以为了减少它们的负面影响必须在较低温度下使用。

当温度下降到溶液的冰点时，处于细胞外溶液中的水首先结冰，而细胞内的水处于过冷状态（达到冰点而未结冰，这种现象称为过冷现象，supercooling phenomenon）。细胞外由于水分结冰

而使溶液浓度升高，渗透压平衡被打破。要通过两个途径重新达到平衡，即细胞内的水渗出或在细胞内结冰。如果冷冻速度过快，细胞内的水来不及渗出而在细胞内结冰，当冰晶过大时会造成对细胞的机械损伤。反之，如果降温缓慢，细胞内的水来得及充分渗出，细胞充分脱水，细胞内冰晶小，可以避免冰晶带来的机械损伤。

同样，冷冻过程中在细胞内形成的细小冰晶在解冻时会由于重结晶而长大，对胚胎造成伤害[70]。重结晶在 $-100\,^\circ\!C$ 时进行得缓慢，而在 $-50\,^\circ\!C$ 以上时较快。因此解冻时迅速升温可以缩短重结晶的时间，避免形成大冰晶而对胚胎造成机械损伤。

2. 渗透性损伤与渗透性休克　渗透性损伤指的是高浓度溶液对胚胎带来的化学损伤。冷冻时为充分脱水，减少细胞内冰晶形成而进行缓慢降温。这个降温时间通常需要 1 小时或更长，细胞长时间处于高浓度溶液中，可导致蛋白质变性等化学损伤，即细胞内渗透性损伤（intracellular osmotic injury）。胚胎的渗透性损伤程度和皱缩程度与胚胎外液离子的浓度、渗透压、pH、溶质黏稠度和冷冻速度等有关。冷冻速度越慢，高浓度的溶质对于胚胎的损伤越严重，胚胎的存活率越低。在解冻的过程中，由于温度的升高，细胞外冰晶融化，溶液浓度降低，细胞内冷冻保护剂的渗透压要高于胚胎外液的渗透压，胚胎外液中的水分会通过细胞膜向胚胎内快速渗入，当细胞内渗入的水超过细胞膜膨胀限度时，导致细胞膜涨破进而造成细胞的损伤和死亡，即渗透性休克（osmotic shock），其也是一种物理损伤。因此，在冷冻和解冻过程中，要尽量选择合适的冷冻保护剂并进一步优化冻融解冻程序，以尽量避免冷冻和解冻过程中渗透性损伤和休克的发生，减少胚胎的损伤和死亡。

3. 冷冻保护剂

（1）冷冻保护剂的作用：①可以帮助细胞脱水，防止细胞内大冰晶的形成而对胚胎造成的机械损伤。②当细胞处于高渗透性环境时，细胞脱水，冷冻保护剂可以置换与细胞内的蛋白质、RNA、DNA 等生物大分子结合的水，维持这些生物大分子的功能，减少化学损伤。③在解冻液内添加冷冻保护剂（如蔗糖）可以提高

细胞外的渗透压，减少细胞内外的渗透压差，防止细胞外的水分快速渗入细胞，避免渗透性休克。④可以稳定细胞内结构和细胞膜的完整性。⑤但是大多数冷冻保护剂有细胞毒性和渗透性损害，这些损害的发生常由于保护剂的浓度和暴露时间不当导致。

（2）冷冻保护剂的分类：根据冷冻保护剂的作用机制将其分为渗透性冷冻保护剂和非渗透性冷冻保护剂。①渗透性冷冻保护剂：渗透性冷冻保护剂有甘油（glycerol）、二甲基亚砜（dimethyl sulphoxide, DMSO）、丙二醇（propylene glycol, PROH）、乙二醇（ethylene glycol，EG）等。甘油是人类发现的最早的冷冻保护剂，分子量为92.09，多应用于早期的冷冻方案中，由于它较DMSO和PROH渗透速度较慢，冷冻效果不理想，逐渐被后者所取代。DMSO的分子量是78.12，是第一个被用于人类胚胎冷冻的冷冻保护剂。1983年，Trounson和Mohr利用DMSO做冷冻保护剂冷冻人类胚胎并成功获得了妊娠。DMSO的特点是渗透速度快，但长时间暴露于DMSO中，可能对胚胎产生毒害，如有报道显示它能够增加细胞外钙离子向细胞内流动，造成细胞的潜在损害[71]，影响细胞的分化和DNA甲基化变化[72]。因此，目前DMSO在人类胚胎慢速冷冻中的应用也在逐渐减少，但仍是玻璃化冷冻的主要冷冻保护剂。PROH的分子量是76.07，渗透性与DMSO相似，但毒性相对较小，因此目前被广泛应用于人类胚胎的冷冻。EG的分子量是62.07，由于它分子量小，渗透速度快，毒性小，常用于玻璃化冷冻。②非渗透性冷冻保护剂：非渗透性冷冻保护剂主要是一些大分子化学物质，如蔗糖（sucrose）、聚蔗糖（ficoll）、海藻糖（trehalose）等。在胚胎冷冻过程中，它们主要在胚胎外面，通过增加细胞外液的黏度和提高细胞外液的渗透压，促使细胞脱水和减少细胞内大冰晶的形成。由于非渗透性冷冻保护剂使细胞外液黏度增大，在胚胎解冻过程中同时也阻止了水分快速渗入细胞内部，避免了渗透性休克的发生。蔗糖在低温时没有毒性，是目前人类胚胎冷冻方法中最为广泛应用的非渗透性冷冻保护剂。

4. 植冰（seeding）在冷冻过程中，冷冻液体中常含有不同种类的冷冻保护剂，往往形成过冷现象。溶液在冰点时不结冰，当温度降到冰点以下一定程度时才结冰。过冷现象对胚胎的损伤主要表现在两个方面：一是过冷液体的自发结晶所释放的能量，如果结冰时的温度离冰点很远，结冰后热能的释放会使周围的液体温度迅速上升，又急剧下降，这种大幅度的温度变化会对胚胎造成损害；另一方面是非控制性无规律结冰，若溶液在过冷状态下于较低的温度结冰（−15℃以下），水分子运动速度较慢，可以逐渐排列成整齐的冰晶，造成细胞或胚胎内水分形成大的冰晶，导致胚胎的损伤和死亡。植冰就是用人工方法，诱导溶液在冰点附近结冰，此时水分子还处于相当活跃的运动状态，来不及排成整齐的冰晶，生成的冰晶较小，对胚胎的影响不大，降低冰晶的机械损伤。因此在冷冻过程中，应根据冷冻液的溶质计算出液体冷冻结晶点的降低数值，人为诱导结晶（植冰，seeding）以减少过冷现象对细胞或胚胎的损伤。具体是用止血钳夹住棉签的一端，将含有棉签的另一端浸入液氮中，然后迅速拿出棉签并停靠在远离胚胎的冷冻麦管管壁或冷冻管管壁上数秒，使接触部位区域结冰。

（二）冷冻方法

慢速冷冻多用于D2/D3卵裂期胚胎的冷冻。下面以D3胚胎为例介绍慢速冷冻的方法（北京大学第三医院生殖医学中心冷冻方案）。

1. 仪器设备
（1）程序化冷冻仪（图7-14）；
（2）液氮罐（图7-15）；

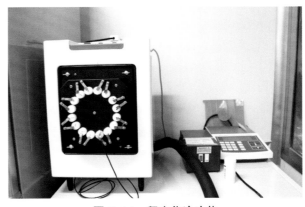

图7-14　程序化冷冻仪

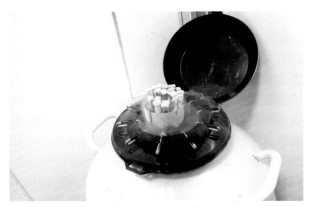

图 7-15　液氮罐

（3）CO$_2$ 培养箱；

（4）体式显微镜（有热台）；

（5）超净工作台；

（6）保温桶；

（7）计时器；

（8）30℃水浴。

2. 耗材及用具

（1）四孔培养皿；

（2）巴斯德吸管；

（3）转移胚胎用尖吸管（拉细的巴斯德吸管）；

（4）冷冻麦管及麦管头；

（5）无菌纱布；

（6）无菌止血钳；

（7）无菌剪刀。

3. 冷冻液（F）的配制

F1：20% HSA + PBS

F2：20% HSA + PBS + 1.5mol/L PROH

F3：20% HSA + PBS + 1.5mol/L PROH + 0.1mol/L 蔗糖

4. 解冻液（T）的配制

T1：20% HSA + PBS + 1mol/L PROH + 0.2mol/L 蔗糖

T2：20% HSA + PBS + 0.5mol/L PROH + 0.2mol/L 蔗糖

T3：20% HSA + PBS + 0.2mol/L 蔗糖

T4：20% HSA + PBS

5. D3 胚胎的冷冻步骤

（1）操作前准备及信息核对

1）准备冷冻卡片、冷冻协议书，核对患者信息。冷冻卡片与冷冻协议书上的所有患者信息

要求与患者病历信息完全一致。在冷冻卡片上注明患者双方姓名、冷冻日期、病历号、冷冻号、受精方式、冻存胚胎数量及管数。并用红笔注明某些特殊信息（如 HBV、HCV、梅毒感染史或移植的特殊要求等）。双人核对无误。

2）冷冻麦管头的标记。在冷冻麦管头上正确清晰书写女方姓名、男方姓名、麦管内存放的胚胎数并在麦管顶端标记特殊符号；将麦管颜色及顶端特殊标记记录于冷冻卡片上，以便于解冻时寻找。安排冷冻麦管在胚胎库内的存放位置，并记录于冷冻卡片上。

3）冷冻前安装并开启程序冷冻仪，开启加热泵。

4）提前准备冷冻液并预热：F1、F2、F3，加 20% HSA，混匀。将配好的冷冻液置于 37℃温箱预热。

5）准备耗材，按一个 60mm 圆皿或四孔皿 / 人份（同一人分两份则准备两个培养皿，依次类推）制作冷冻盘，一根巴斯德尖吸管 / 人，一根移液管。

（2）冷冻（室温）

1）从培养箱内取出胚胎，核对培养皿上患者姓名及胚胎数目。

2）用尖吸管（拉细的巴斯德吸管）吸取培养皿中的胚胎，转移至冷冻液 F1 中，并在 F1 中转移三个位置，以便胚胎能够与冷冻液充分交换，静置 5min。同时观察并在冷冻卡片上记录胚胎形态。

3）将胚胎移入 F2 中 15min。

4）将胚胎移入 F3 中，开始计时，15min。

5）胚胎装载：在 F3 规定时间内装载，按照液 - 气 - 液的顺序将 2～3 枚胚胎装入麦管，插入相应麦管头，如图 7-16 所示。

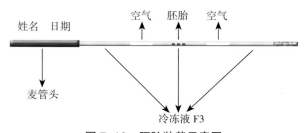

图 7-16　胚胎装载示意图

6）程序降温：将装好的麦管放入冷冻仪中，开始冷冻程序。程序为起始温度20℃，-3.0℃/min降温至-7℃，平衡5～6min，手动植冰，植冰后-0.3℃/min，降温至-30℃，然后-30℃/min降温至-150℃。

7）程序结束后将麦管从冷冻仪中取出，置于装有液氮的保温桶中，转运至胚胎库的液氮罐中，按照事先安排好的位置存放。

8）将冷冻信息在冷冻本上记录并存入电脑，卡片收入胚胎库卡片库内。

6. D3胚胎的解冻

（1）患者的准备：根据患者的排卵情况、LH峰的出现和hCG激发的时间或外源性激素应用的情况来决定是否解冻胚胎进行移植。自然周期解冻移植需要进行卵泡监测和内膜发育情况监测。一般在月经周期的第10天利用阴道超声开始监测卵泡的发育情况（预排卵前4～5d）。对于排卵不规律的患者，可以根据优势卵泡大小（一般直径1.7～1.8cm），注射hCG促排卵，隔日后再行B超检测，推测排卵时间。D3冷冻的6～8细胞期胚胎于排卵后第3天解冻。如果胚胎发育较慢，冷冻时只发育到了4～5细胞，则在排卵后第2天解冻。对于月经稀少、不规律、卵巢功能早衰和绝经期患者，可以用药物和激素刺激诱发人工周期。然后再根据检测的LH峰和排卵时间以及胚胎冷冻时的天数确定胚胎解冻复苏和移植时间。

（2）实验室解冻前的准备工作

1）解冻信息的核对：实验室工作人员应提前1天对第2天解冻患者相关信息进行核查。包括患者夫妇双方姓名、排卵时间和拟解冻时间、患者的特殊要求如辅助孵化、PGD、单囊胚移植或囊胚培养等；核对无误后根据患者胚胎冷冻记录调出患者的胚胎冷冻信息卡。

2）解冻当日，与病房确认解冻患者名单。核对冷冻卡及冷冻协议书上的信息，确认二者的一致性。

（3）D3胚胎的解冻流程

1）提前将解冻液从冰箱中取出，置于超净台上，恢复至室温。

2）为每一个患者准备一个四孔培养皿，转移胚胎用吸管，并在皿盖和尖吸管上贴上患者姓名的标签。

3）根据胚胎冷冻信息卡上面的信息寻找到相应的储存位置，将患者的冷冻胚胎麦管转移到液氮桶内，运到实验室。

4）在培养皿中依次加入T4、T3、T2、T1。

5）根据将胚胎冷冻信息卡上面的信息寻找到相应的麦管，从液氮中取出在空气中停留40s。

6）将麦管放入30～34℃的无菌水浴中孵育1min。

7）将麦管从水浴中取出，用无菌纱布轻轻拭去麦管外壁的水珠。

8）用无菌手术剪刀剪掉麦秆棉塞一端的封口，口朝下放入显微镜下的四孔培养皿的皿中间（无解冻液处），用剪刀剪掉另一端（麦管头一侧），使麦管中的液体流入四孔培养皿的中间。

9）用尖吸管迅速找到胚胎并转移到T1中5min。

10）然后，分别依次转入T2、T3、T4液中各5min。

11）放到37℃温箱复温10min。

12）将胚胎移入移植皿，在培养液中洗3～5遍，置于移植液内，放回培养箱中培养，等待移植。

13）填写解冻记录本和移植手术记录单，核对无误后签名。

14）将解冻信息输入电脑数据库中。

四、玻璃化冷冻

（一）冷冻原理

Rall和Fahy于1985年，首先发明了玻璃化冷冻（vitrification），用于冷冻小鼠胚胎[27]。1998年，Mukaida[73]首次报道应用玻璃化冷冻冻融人卵裂期胚胎并获得成功分娩。该方法是将胚胎放入高浓度的冷冻保护剂中平衡一段时间后直接投入液氮中进行冷冻保存。其原理是利用高浓度的冷冻保护剂冷却后黏滞性增加，当黏滞性达到临界值时发生凝固化，形成一种玻璃化的、稳定的、而非晶体化固态。玻璃化冷冻技术是一种急速降温的冷冻方法，由于消除了对细胞危害最大的冰晶的形成，与传统的慢速冷冻相比可以获得较高的胚胎存活率。

要使溶液进入玻璃化状态，需要溶液有更高的黏滞系数和更快的降温速率。慢速冷冻与玻璃化冷冻的主要区别在于冷冻保护剂的应用和降温速率（cooling rate）。为增加溶液的黏滞系数，要求玻璃化冷冻液中含有高浓度的冷冻保护剂，所以平衡的时间、温度对胚胎的存活率至关重要。玻璃化冷冻过程是在降温和细胞幸存之间达到平衡，既要有最适的降温速度，又要避免透明带或者细胞破裂及高浓度冷冻保护剂产生的毒性和渗透压的改变。为了获得玻璃化冷冻的成功需要急速降温，玻璃化冷冻过程中降温速度很快，20 000～100 000℃/min。而慢速冷冻法降温速度为 3～4℃/min，在快速冷冻过程中不形成致死性的冰晶，减少了对胚胎的损害。

1. 冷冻保护剂　玻璃化冷冻同样需要渗透性保护剂和非渗透性冷冻保护剂。由于玻璃化冷冻过程需要高浓度的冷冻保护剂，目前研究多关注于这些保护剂对细胞的毒性和渗透性损伤。由于不同的冷冻保护剂毒副作用各不相同，为降低细胞毒性，玻璃化冷冻常为两种或三种冷冻保护联合使用，其中乙二醇（ethylene glycol，EG）常被作为组成成分之一。这些混合成分中至少有一种具有渗透性，余下的为非渗透性保护剂。常用的渗透性冷冻保护剂包括：丙二醇（propylene glycol，EG）、乙酰胺（acetamide）、甘油（glycerol）、棉子糖（raffinose）、二甲基亚砜（DMSO），尤其是乙二醇和二甲基亚砜的混合物经常被使用[74-75]。研究发现，这些试剂的混合物渗透性明显优于各自的渗透性。非渗透性冷冻保护剂包括蔗糖（sucrose）、海藻糖（trehalose）、葡萄糖（glucose）、半乳糖（galactose）。特别是蔗糖，最近已经被作为玻璃化冷冻保护剂的基本成分之一。这些糖类在低温时没有毒性，并且可以抵抗解冻时胚胎的肿胀，避免渗透性休克，对胚胎有一定的保护作用。除了渗透性和非渗透性冷冻保护剂以外，许多聚合物也常被使用，如聚乙烯吡咯烷（polyvinyl pyrrolidine）、聚乙烯乙二醇（polyethylene glycol）、蔗聚糖（ficoll）、葡聚糖（dextran）、聚乙烯醇（polyvinyl alcohol）等。各种蛋白也可以使用，如卵黄（egg yolk）及人血白蛋白（serum albumin）。有研究发现，抗冷冻蛋白能够降低冰晶形成[76-77]，但是目前还没

进入常规的临床应用阶段。

为降低高浓度的冷冻保护剂对细胞的毒性，通常使用分阶段平衡法。常使用的典型两步法如下：胚胎先在低浓度的保护剂内平衡，使细胞脱水，同时冷冻保护剂渗入细胞，在此过程中可以观察到细胞因脱水而缩小，而后由于冷冻保护剂的渗入而恢复。随后移入高浓度的冷冻保护剂内较短时间后，转载并投入液氮。

2. 冷冻载体　要实现溶液的玻璃化需要很快的降温速度。增加冷冻速率最常使用的方法是使用尽量少的冷冻液体积及冷冻液和液氮之间不使用隔热层。使用小体积的冷冻液同时可以降低冰晶的形成。因此更适合玻璃化冷冻的冷冻载体应运而生。根据胚胎是否和液氮直接接触可以将冷冻载体分为开放式和封闭式两种。

（1）开放式冷冻载体：开放式冷冻载体的特点是胚胎与冷冻液直接和液氮接触，其优点是胚胎、冷冻液与液氮之间没有阻隔，降温速率快，易于实现玻璃化。缺点是液氮并非无菌，有可能包含有共生的致病性病原体，已有文献报道某些疾病可以通过液氮传播[78]。因此，胚胎的安全性是开放式载体不可回避的弱点。常用的玻璃化冷冻载体有 OPS（Minitüb, Landshut, Germany）、McGill Cryoleaf（MediCult, Jyllinge, Denmark）、Cryotop（Kitazato, Tokyo, Japan）、Cryoloop（Hampton Research, Aliso Viejo, California, USA）、镀铜电镜网（Copper electron microscopic grid）等。① OPS 使用方法容易掌握，由于慢速冷冻普遍使用冷冻麦管，所以无需特别购买玻璃化冷冻载体，材料容易获得。只需将慢速冷冻使用的 250μl 麦管加热拉长为内径约为 120μm 的细管，将胚胎吸入后投入液氮即可。OPS 具有以下优点：管壁较薄，冷冻液的使用体积少（1μl），降温速度增加约 10 倍。消除了麦管破裂的隐患。② Cryoleaf 和 Cryotop 类似，载体前段是一个薄片，将胚胎及冷冻液至于薄片上，放入液氮中即可完成冷冻，操作简便。③ Cryoloop 在一个金属短柄上安装一个用尼龙丝制成的直径约 2mm 的尼龙环，将环放入冷冻液后，由于表面张力在环表面形成一个冷冻液薄膜，呈网球拍状，将胚胎直接放在薄膜上，投入液氮。与其他开放式冷冻载体相比，Cryoloop 承载的液体体积

更小（<1μl），与液氮接触面积更大，降温速率更快。

（2）封闭式冷冻载体：随着技术的发展，发明了避免胚胎与液氮直接接触的封闭式冷冻载体。主要通过两种方式将胚胎与液氮隔离，一种是装载封装后再投入液氮，另一种是不直接与液氮接触，先玻璃化后再封装，投入液氮。目前封闭式的冷冻载体包括 CPS、Cryotip、CMV、SOPS、HSS、FDP 等。

（二）玻璃化冷冻与慢速程序化冷冻的区别（表7-4）

表7-4 玻璃化冷冻与慢速程序化冷冻的区别

	慢速程序化冷冻	玻璃化冷冻
冷冻液浓度	低	高
冷冻液体积	大	小
降温速率	慢	快
冰晶形成	有	少或无
购买冷冻仪器	要	不要
胚胎复苏率	约70%	>90%
胚胎污染风险	小	大或小
		（取决于载体的使用）

（三）冷冻方法（囊胚的冷冻及解冻）

D3 卵裂期的胚胎和囊胚均可以采用玻璃化冷冻进行冻存，现在介绍囊胚的玻璃化冷冻及解冻。自 1985 年 Cohen 等首次报道人囊胚冷冻复苏移植妊娠以来，已有许多囊胚复苏移植成功的报道。早期人们采用传统程序化冷冻方法进行囊胚冷冻保存，但临床结局并不理想，囊胚的存活率约 60%，低于卵裂期胚胎的冷冻效果。近年来玻璃化冷冻技术在辅助生殖领域中广泛应用，大量研究证实玻璃化冷冻技术能够高效地保存人类胚胎。文献报道利用玻璃化冷冻方法进行囊胚冷冻保存，其复苏后囊胚存活率为 70%~90%，临床妊娠率为 30%~60%。

1. 冷冻囊胚的选择 有研究显示卵裂期的胚胎质量影响囊胚冷冻的结局。Vanderzwalmen 等[79]的研究表明，来源于碎片 <30% 的早期胚胎的囊胚玻璃化冷冻复苏后存活率、种植率及活

婴出生率显著高于来源于碎片在 30%~50% 的胚胎发育而来的囊胚。囊胚的发育速度与新鲜 IVF 周期囊胚移植的成功率有关，新鲜周期第 5 天囊胚移植的妊娠率明显高于第 6 天[80]。但玻璃化冷冻复苏后的移植妊娠率，第 5 天和第 6 天冷冻的囊胚并无差异[81]。这个结果与北京大学第三医院生殖医学中心的数据相吻合。北京大学第三医院 2012 年数据显示，无论是新鲜 IVF 周期，还是 D3 胚胎解冻后囊胚行囊胚移植的结果都显示为 D5 移植的囊胚的临床妊娠率显著高于 D6 移植的囊胚。但解冻囊胚的临床妊娠率，与其冷冻时间（D5 还是 D6 冷冻）并无关系，可以得到相似的临床结局（40.63% vs. 41.21%），少量 D7 发育到 4 期（依照 Gardner 的囊胚形态评价标准）的囊胚解冻后依然可以获得较好的妊娠结局（解冻 10 例，6 例获得临床妊娠）。由此可见，新鲜周期 D6 形成的囊胚临床结局相对较差的原因主要是由于子宫内膜的容受性与胚胎发育之间的差异造成的。因此，在选择冷冻胚胎时，无论是 D5、D6，甚至 D7，只要是发育潜能较好的囊胚，都是值得冷冻的。北京大学第三医院的囊胚冷冻标准是 D5~D7 发育到 4 期的囊胚（4CC 级的囊胚除外）。

2. 人工皱缩（artificial shrinkage） 以往的研究显示，囊胚腔的容积大小与玻璃化冷冻的结果呈负相关，因为脱水不完全的囊胚会形成更多的细胞外冰晶。Mukaida 等[82]报道，人工皱缩后的囊胚玻璃化冷冻效果更好，应用激光脉冲和显微针穿刺人工皱缩在解冻囊胚存活率、临床妊娠率和种植率方面没有差异。Vanderzwalmen 等[83]的报道也提示，在玻璃化冷冻前微针穿刺人工皱缩可取得更好的冷冻效果。因此，为减少冰晶的形成，通常在玻璃化冷冻囊胚前人为地刺激滋养层，使囊胚腔内的液体流出。人工皱缩的方法包括机械法（用 ICSI 针或尖针针刺，用拉细的巴斯德吸管挤压等）和激光法（用激光灼烧滋养层细胞之间的连接处）。

3. 辅助孵化（assisted hatching） 囊胚在着床前要经历孵出透明带的过程。冷冻会使胚胎透明带硬化，从而妨碍复苏后囊胚的孵出。为防止囊胚由于孵出障碍不能着床，可在透明带上打孔以利于囊胚孵出，即通常所说的辅助孵化。操作

方法包括机械法、酸法、酶消化法、激光法等。Vanderzwalmen 等[79]的研究表明，对玻璃化冷冻的囊胚解冻后进行辅助孵化有助于孵出。也有研究表明在玻璃化冷冻前进行辅助孵化有助于冷冻保护剂更充分地渗透入囊胚腔，使囊胚内细胞团更好地脱水，从而获得更好的冷冻效果。Zech 等[84]认为，经辅助孵化后玻璃化冷冻的囊胚与未经辅助孵化的冷冻囊胚相比，复苏后存活率、妊娠率及种植率均明显提高。基于以上的研究，通常在复苏囊胚尚未完全扩张时对囊胚进行辅助孵化，以达到帮助囊胚从透明带内孵出，促进着床的目的。

4. 复苏后胚胎的选择 囊胚复苏后常在数小时内重新扩张，这是判断囊胚存活的标准。一般在复苏后 2～6 小时观察囊腔扩张的情况，也有在复苏后培养 24 小时移植的报道。复苏后囊腔的扩张速度是预测其活性的重要指标，扩张越快，预示移植后结局越好，复苏后 2～4 小时囊腔扩张 >50% 的囊胚移植后妊娠率、着床率高于扩张速度慢的囊胚[85]。因此，如果解冻后培养 6 小时仍没有扩张，建议培养至第二天再观察，判断胚胎是否仍有活力。

5. 囊胚的玻璃化冷冻（北京大学第三医院生殖医学中心冷冻方案）

（1）仪器设备

1）液氮罐；

2）CO_2 培养箱；

3）超净工作台；

4）体式显微镜（有热台）；

5）保温桶；

6）计时器。

（2）耗材及用具

1）四孔培养皿；

2）巴斯德吸管；

3）转移胚胎用尖吸管（拉细的巴斯德吸管）；

4）玻璃化冷冻载体。

（3）冷冻液

1）基础液：HEPES HTF+20% HSA；

2）冷冻液 1（EM，equilibrium medium）：HEPES HTF +7.5% DMSO+7.5% EG+20% HSA；

3）冷冻液 2（VM, vitrification medium）：

HEPES HTF +15% DMSO+15% EG+0.65mol/L 蔗糖 +20% HSA。

（4）解冻液

1）基础液：HEPES HTF+20% HSA；

2）解冻液 1（T1）：HEPES HTF+0.33mol/L 蔗糖 +20% HSA；

3）解冻液 2（T2）：HEPES HTF+0.2mol/L 蔗糖 +20% HSA。

（5）冷冻流程

1）打印冷冻协议书及冷冻标签。标签上注明患者夫妻双方姓名、冷冻日期及冷冻胚胎数。

2）冷冻前将囊胚进行人工皱缩。

3）将囊胚玻璃化冷冻液置于 37℃温箱内预热，30 分钟后使用。

4）准备好冷冻载体（贴好冷冻标签）和装有液氮的保温桶。

5）将冷冻液至于 37℃热台上。

6）将 1～2 枚人工皱缩后的囊胚转移至基础液中 1min。

7）转入 EM 液中 2min。

8）转入 VM 液中，开始计时 30～40s，在 30～40s 内将囊胚置于冷冻载体上，迅速浸入液氮，装管，保存。

（6）解冻流程

1）患者的准备：解冻囊胚的患者，无论是 D5、D6 还是 D7 冷冻的胚胎，均在 B 超监测排卵后 D5 解冻移植。

2）实验室流程：①核对囊胚冷冻保存知情同意书。②将玻璃化冷冻复苏液置于温箱内，预热至 37℃。③将冷冻的囊胚从胚胎库取出，至于保温桶内的液氮中，转运至实验室。④将解冻皿置于 37℃热台上。⑤用镊子将冷冻载杆从液氮内取出，迅速去除外套管，将其前端（装有囊胚）浸于 T1 液中，在显微镜下寻找囊胚，37℃放置 2min。⑥将囊胚转入 T2，3min。⑦转入基础液中 5min。⑧转入事先准备好的培养液，清洗后移入培养滴内。⑨辅助孵化后培养至移植。⑩培养 2h 后观察囊胚扩张情况，评价损伤及移植价值。如 2h 后仍未扩张建议培养 24h 再观察，如仍未扩张，放弃移植。

（石小丹 廉颖）

参考文献

[1] Mazur P. Freezing of living cells: mechanisms and implications. Am J Physiol, 1984, 247:125-142.

[2] Karlsson JO, Toner M. Long-term storage of tissues by cryopreservation: critical issues. Biomaterials, 1996, 17:243-256.

[3] Mazur P. The role of cell membranes in the freezing of yeast and other single cells. Ann NY Acad Sci, 1965, 125:658-676.

[4] Muldrew K, McGann LE. Mechanisms of intracellular ice formation. Biophys J, 1990, 57:525-532.

[5] Mazur P, Leibo SP, Chu EH. A two-factor hypothesis of freezing injury. Evidence from Chinese hamster tissue-culture cells. Exp Cell Res, 1972, 71:345-355.

[6] Lovelock JE. The denaturation of lipid-protein complexes as a cause of damage by freezing. Proc R Soc Lond B Biol Sci, 1957, 147:427-433.

[7] Daw A, Farrant J, Morris GJ. Membrane leakage of solutes after thermal shock or freezing. Cryobiology, 1973, 10:126-133.

[8] Saragusty J, Arav A. Current progress in oocyte and embryo cryopreservation by slow freezing and vitrification. Reproduction, 2011, 141:1-19.

[9] Horvath G, Seidel GE Jr. Vitrification of bovine oocytes after treatment with cholesterol-loaded methyl-beta-cyclodextrin. Theriogenology, 2006, 66:1026-1033.

[10] Tharasanit T, Colenbrander B, Stout TA. Effect of cryopreservation on the cellular integrity of equine embryos. Reproduction, 2005, 129:789-798.

[11] Sturmey RG, Reis A, Leese HJ, et al. Role of fatty acids in energy provision during oocyte maturation and early embryo development. Reprod Domest Anim, 2009, 44(Suppl 3):50-58.

[12] McGann LE, Farrant J. Survival of tissue culture cells frozen by a two-step procedure to -196 degrees C. I. Holding temperature and time. Cryobiology, 1976, 13:261-268.

[13] Demirci B, Lornage J, Salle B, et al. Follicular viability and morphology of sheep ovaries after exposure to cryoprotectant and cryopreservation with different freezing protocols. Fertil Steril, 2001, 75:754-762.

[14] Li YB, Zhou CQ, Yang GF, et al. Modified vitrification method for cryopreservation of human ovarian tissues. Chin Med J (Engl), 2007, 120:110-114.

[15] Zhou XH, Wu YJ, Shi J, et al. Cryopreservation of human ovarian tissue: comparison of novel direct cover vitrification and conventional vitrification. Cryobiology, 2009, 60:101-105.

[16] Tsuribe PM, Gobbo CA, Landim-Alvarenga Fda C. Viability of primordial follicles derived from cryopreserved ovine ovarian cortex tissue. Fertil Steril, 2009, 91:1976-1983.

[17] Isachenko V, Isachenko E, Reinsberg J, et al. Cryopreservation of human ovarian tissue: comparison of rapid and conventional freezing. Cryobiology, 2007, 55:261-268.

[18] Huang L, Mo Y, Wang W, et al. Cryopreservation of human ovarian tissue by solid-surface vitrification. Eur J Obstet Gynecol Reprod Biol, 2008, 139:193-198.

[19] Marsella T, Sena P, Xella S, et al. Human ovarian tissue cryopreservation: effect of sucrose concentration on morphological features after thawing. Reprod Biomed Online, 2008, 16:257-267.

[20] Matsumura K, Hyon SH. Polyampholytes as low toxic efficient cryoprotective agents with antifreeze protein properties. Biomaterials, 2009, 30:4842-4849.

[21] Isachenko E, Isachenko V, Rahimi G, et al. Cryopreservation of human ovarian tissue by direct plunging into liquid nitrogen. Eur J Obstet Gynecol Reprod Biol, 2003, 108:186-193.

[22] Lin TC, Yen JM, Kuo TC, et al. Comparison of the developmental potential of 2-week-old preantral follicles derived from vitrified ovarian tissue slices, vitrified whole ovaries and vitrified/transplanted newborn mouse ovaries using the metal surface method. BMC Biotechnol, 2008, 8:38.

[23] Hani T, Tachibe T, Shingai S, et al. Fertility of mice receiving vitrified adult mouse ovaries. Reproduction, 2006, 131:681-687.

[24] Bagis H, Akkoc T, Tass A, et al. Cryogenic effect of antifreeze protein on transgenic mouse ovaries and the production of live offspring by orthotopic transplantation of cryopreserved mouse ovaries. Mol Reprod Dev, 2008, 75:608-613.

[25] Oktay K, Karlikaya G. Ovarian function after transplantation of frozen, banked autologous ovarian tissue. N Engl J Med, 2000, 342:1919.

[26] Donnez J, Dolmans MM, Demylle D, et al. Livebirth after orthotopic transplantation of cryopreserved ovarian tissue. Lancet, 2004, 364:1405-1410.

[27] Rall WF, Fahy GM. Ice-free cryopreservation of mouse embryos at -196 degrees C by vitrification. Nature, 1985, 313:573-575.

[28] Kuleshova L, Gianaroli L, Magli C, et al. Birth following vitrification of a small number of human oocytes: case report. Hum Reprod, 1999, 14:3077-3079.

[29] Yeoman RR, Wolf DP, Lee DM. Coculture of monkey ovarian tissue increases survival after vitrification and slow-rate freezing. Fertil Steril, 2005, 83(Suppl 1):1248-1254.

[30] Qin BL, Chen XJ, Shi ZD, et al. Investigation of follicular development and oocyte maturation after cryopreservation and xenograft of newborn mouse ovaries. Sheng Li Xue Bao, 2006, 58:41-46.

[31] Santos RR, Tharasanit T, Van Haeften T, et al. Vitrification of goat preantral follicles enclosed in ovarian tissue by using conventional and solid-surface vitrification methods. Cell Tissue Res, 2007,

327:167-176.

[32] Newton H, Fisher J, Arnold JR, et al. Permeation of human ovarian tissue with cryoprotective agents in preparation for cryopreservation. Hum Reprod, 1998, 13:376-380.

[33] Newton H, Illingworth P. In-vitro growth of murine pre-antral follicles after isolation from cryopreserved ovarian tissue. Hum Reprod, 2001, 16:423-429.

[34] Gook DA, Edgar DH, Stern C. Effect of cooling rate and dehydration regimen on the histological appearance of human ovarian cortex following cryopreservation in 1, 2-propanediol. Hum Reprod, 1999, 14:2061-2068.

[35] Isachenko V, Montag M, Isachenko E, et al. Effective method for in-vitro culture of cryopreserved human ovarian tissue. Reprod Biomed Online, 2006, 13:228-234.

[36] Liebenthron J, Koster M, Drengner C, et al. The impact of culture conditions on early follicle recruitment and growth from human ovarian cortex biopsies in vitro. Fertil Steril, 2013, 100:483-491.

[37] Eppig JJ, O'Brien MJ. Development in vitro of mouse oocytes from primordial follicles. Biol Reprod, 1996, 54:197-207.

[38] Xu M, Barrett SL, West-Farrell E, et al. In vitro grown human ovarian follicles from cancer patients support oocyte growth. Hum Reprod, 2009, 24:2531-2540.

[39] Kim SS, Radford J, Harris M, et al. Ovarian tissue harvested from lymphoma patients to preserve fertility may be safe for autotransplantation. Hum Reprod, 2001, 16:2056-2060.

[40] Oktay K, Buyuk E, Veeck L, et al. Embryo development after heterotopic transplantation of cryopreserved ovarian tissue. Lancet, 2004, 363:837-840.

[41] Keros V, Xella S, Hultenby K, et al. Vitrification versus controlled-rate freezing in cryopreservation of human ovarian tissue. Hum Reprod, 2009, 24:1670-1683.

[42] Donnez J, Dolmans MM, Demylle D, et al. Restoration of ovarian function after orthotopic (intraovarian and periovarian) transplantation of cryopreserved ovarian tissue in a woman treated by bone marrow transplantation for sickle cell anaemia: case report. Hum Reprod, 2006, 21:183-188.

[43] Donnez J, Squifflet J, Van Eyck AS, et al. Restoration of ovarian function in orthotopically transplanted cryopreserved ovarian tissue: a pilot experience. Reprod Biomed Online, 2008, 16:694-704.

[44] Meirow D, Hardan I, Dor J, et al. Searching for evidence of disease and malignant cell contamination in ovarian tissue stored from hematologic cancer patients. Hum Reprod, 2008, 23:1007-1013.

[45] Demeestere I, Simon P, Buxant F, et al. Ovarian function and spontaneous pregnancy after combined heterotopic and orthotopic cryopreserved ovarian tissue transplantation in a patient previously treated

[46] Demeestere I, Simon P, Emiliani S, et al. Fertility preservation: successful transplantation of cryopreserved ovarian tissue in a young patient previously treated for Hodgkin's disease. Oncologist, 2007, 12:1437-1442.

[47] Andersen CY, Rosendahl M, Byskov AG, et al. Two successful pregnancies following autotransplantation of frozen/thawed ovarian tissue. Hum Reprod, 2008, 23:2266-2272.

[48] Donnez J, Jadoul P, Pirard C, et al. Live birth after transplantation of frozen-thawed ovarian tissue after bilateral oophorectomy for benign disease. Fertil Steril, 2012, 98:720-725.

[49] Oktay K. Spontaneous conceptions and live birth after heterotopic ovarian transplantation: is there a germline stem cell connection? Hum Reprod, 2006, 21:1345-1348.

[50] Rosendahl M, Loft A, Byskov AG, et al. Biochemical pregnancy after fertilization of an oocyte aspirated from a heterotopic autotransplant of cryopreserved ovarian tissue: case report. Hum Reprod, 2006, 21:2006-2009.

[51] Nisolle M, Casanas-Roux F, Qu J, et al. Histologic and ultrastructural evaluation of fresh and frozen-thawed human ovarian xenografts in nude mice. Fertil Steril, 2000, 74:122-129.

[52] Silber SJ, Grudzinskas G, Gosden RG. Successful pregnancy after microsurgical transplantation of an intact ovary. N Engl J Med, 2008, 359:2617-2618.

[53] Soleimani R, Heytens E, Oktay K. Enhancement of neoangiogenesis and follicle survival by sphingosine-1-phosphate in human ovarian tissue xenotransplants. PLoS One, 2011, 6:19475.

[54] Dissen GA, Lara HE, Fahrenbach WH, et al. Immature rat ovaries become revascularized rapidly after autotransplantation and show a gonadotropin-dependent increase in angiogenic factor gene expression. Endocrinology, 1994, 134:1146-1154.

[55] Hubinont C, Debieve F, Biard JM, et al. Livebirth after cryopreserved ovarian tissue transplantation. Lancet, 2012, 380:106; author reply 107; discussion 107-108.

[56] Oktay K, Tilly J. Livebirth after cryopreserved ovarian tissue autotransplantation. Lancet, 2004, 364:2091-2092; author reply 2092-2093.

[57] Andersen CY. Thawed human ovarian tissue does have fertility potential. Fertil Steril, 2012, 98:607-608.

[58] Vanacker J, Luyckx V, Dolmans MM, et al. Transplantation of an alginate-matrigel matrix containing isolated ovarian cells: first step in developing a biodegradable scaffold to transplant isolated preantral follicles and ovarian cells. Biomaterials, 2012, 33:6079-6085.

[59] Stoop D, De Munck N, Jansen E, et al. Clinical validation of a closed vitrification system in an

oocyte-donation programme. Reprod Biomed Online, 2012, 24:180-185.

[60] Bonetti A, Cervi M, Tomei F, et al. Ultrastructural evaluation of human metaphase II oocytes after vitrification: closed versus open devices. Fertil Steril, 2011, 95:928-935.

[61] Porcu E, Fabbri R, Seracchioli R, et al. Birth of a healthy female after intracytoplasmic sperm injection of cryopreserved human oocytes. Fertil Steril, 1997, 68:724-726.

[62] Chen SU, Lien YR, Chen HF, et al. Observational clinical follow-up of oocyte cryopreservation using a slow-freezing method with 1,2-propanediol plus sucrose followed by ICSI. Hum Reprod, 2005, 20:1975-1980.

[63] Borini A, Bonu MA, Coticchio G, et al. Pregnancies and births after oocyte cryopreservation. Fertil Steril, 2004, 82:601-605.

[64] Kuleshova LL, Lopata A. Vitrification can be more favorable than slow cooling. Fertil Steril, 2002, 78:449-454.

[65] Chian RC, Huang JY, Gilbert L, et al. Obstetric outcomes following vitrification of in vitro and in vivo matured oocytes. Fertil Steril, 2009, 91:2391-2398.

[66] Wennerholm UB, Soderstrom-Anttila V, Bergh C, et al. Children born after cryopreservation of embryos or oocytes: a systematic review of outcome data. Hum Reprod, 2009, 24:2158-2172.

[67] Noyes N, Porcu E, Borini A. Over 900 oocyte cryopreservation babies born with no apparent increase in congenital anomalies. Reprod Biomed Online, 2009, 18:769-776.

[68] Trounson A, Mohr L. Human pregnancy following cryopreservation, thawing and transfer of an eight-cell embryo. Nature, 1983, 305:707-709.

[69] Cohen J, Simons RF, Edwards RG, et al. Pregnancies following the frozen storage of expanding human blastocysts. J In Vitro Fert Embryo Transf, 1985, 2:59-64.

[70] The Ethics Committee of the American Society of Reproductive Medicine. Fertility preservation and reproduction in cancer patients. Fertil Steril, 2005, 83:1622-1628.

[71] Larman MG, Katz-Jaffe MG, Sheehan CB, et al. 1,2-propanediol and the type of cryopreservation procedure adversely affect mouse oocyte physiology. Hum Reprod, 2007, 22:250-259.

[72] Morley P, Whitfield JF. The differentiation inducer, dimethyl sulfoxide, transiently increases the intracellular calcium ion concentration in various cell types. J Cell Physiol, 1993, 156:219-225.

[73] Mukaida T, Wada S, Takahashi K, et al. Vitrification of human embryos based on the assessment of suitable conditions for 8-cell mouse embryos. Hum Reprod, 1998, 13:2874-2879.

[74] Ishimori H, Takahashi Y, Kanagawa H. Factors affecting survival of mouse blastocysts vitrified by a mixture of ethylene glycol and dimethyl sulfoxide. Theriogenology, 1992, 38:1175-1185.

[75] Ishimori H, Saeki K, Inai M, et al. Vitrification of bovine embryos in a mixture of ethylene glycol and dimethyl sulfoxide. Theriogenology, 1993, 40:427-433.

[76] Eto TK, Rubinsky B. Antifreeze glycoproteins increase solution viscosity. Biochem Biophys Res Commun, 1993, 197:927-931.

[77] Wowk B, Leitl E, Rasch CM, et al. Vitrification enhancement by synthetic ice blocking agents. Cryobiology, 2000, 40:228-236.

[78] Berry ED, Dorsa WJ, Siragusa GR, et al. Bacterial cross-contamination of meat during liquid nitrogen immersion freezing. J Food Prot, 1998, 61:1103-1108.

[79] Vanderzwalmen P, Bertin G, Debauche C, et al. Vitrification of human blastocysts with the Hemi-Straw carrier: application of assisted hatching after thawing. Hum Reprod, 2003, 18:1504-1511.

[80] Barrenetxea G, Lopez De Larruzea A, Ganzabal T, et al. Blastocyst culture after repeated failure of cleavage-stage embryo transfers: a comparison of day 5 and day 6 transfers. Fertil Steril, 2005, 83:49-53.

[81] Liebermann J, Tucker MJ. Comparison of vitrification and conventional cryopreservation of day 5 and day 6 blastocysts during clinical application. Fertil Steril, 2006, 86:20-26.

[82] Mukaida T, Oka C, Goto T, et al. Artificial shrinkage of blastocoeles using either a micro-needle or a laser pulse prior to the cooling steps of vitrification improves survival rate and pregnancy outcome of vitrified human blastocysts. Hum Reprod, 2006, 21:3246-3252.

[83] Vanderzwalmen P, Bertin G, Debauche C, et al. Births after vitrification at morula and blastocyst stages: effect of artificial reduction of the blastocoelic cavity before vitrification. Hum Reprod, 2002, 17:744-751.

[84] Zech NH, Lejeune B, Zech H, et al. Vitrification of hatching and hatched human blastocysts: effect of an opening in the zona pellucida before vitrification. Reprod Biomed Online, 2005, 11:355-361.

[85] Leoni GG, Berlinguer F, Succu S, et al. A new selection criterion to assess good quality ovine blastocysts after vitrification and to predict their transfer into recipients. Mol Reprod Dev, 2008, 75:373-382.

8 生殖发育相关基础研究——干细胞技术

于洋　夏曦

干细胞是人体内一种特殊的细胞类型，根据其来源不同，可分为骨髓来源干细胞（包括造血干细胞、间充质干细胞和脉管前体细胞等）、组织来源干细胞（包括神经元干细胞、胃肠道干细胞及肿瘤干细胞等）、胚胎干细胞、诱导多能干细胞，其中胚胎干细胞和诱导多能干细胞被认为具有向三胚层来源的各种组织细胞甚至生殖细胞分化的潜能，而成体干细胞分化潜能则受到一定的局限性。近年来，越来越多的研究表明，成体干细胞也具有生殖细胞分化潜能，有可能成为建立和重构生育能力的新途径。考虑到干细胞来源广泛，且目前基础研究已经在多个研究方向上取得突破性进展，因此，干细胞具有成为保护和保存生育力的新型资源的重要潜力。

一、胚胎干细胞

胚胎干细胞（embryonic stem cell，ESC）是一类来源于囊胚的内细胞团，是具有自我更新及多分化潜能的特殊细胞类型。早在 20 世纪 80 年代，ESC 就由英国科学家 Evans 等[1] 成功建立。尽管使用的是小鼠胚胎，但是 ESC 的问世，仍然引起科学家对于其在再生医学及细胞治疗中的浓厚兴趣。1996 年，美国威斯康星大学细胞生物学家 Thomson 等[2] 成功利用猕猴受精胚胎建立了 ESC 系，不仅为 ESC 研究提供了第 2 个物种，同时也是首次从灵长类胚胎中提取 ESC。该研究为后续人类 ESC 的研究奠定了理论基础和提供了技术平台。1998 年，借助猕猴 ESC 研究平台，Thomson 等[3] 又成功利用辅助生殖（assistant reproductive technology，ART）周期中

废弃的受精胚胎，成功建立了人类 ESC 系。人类 ESC 的成功获得，迅速推动了 ESC 的相关研究，包括多能性维持的分子机制、向各种细胞类型的定向分化、细胞治疗等研究方向。而第 4 个物种 ESC 的建立在 10 年后的大鼠中取得成功，Li 等[4] 首次报道利用改良的培养体系成功从大鼠囊胚中分离和建立了 ESC 系。尽管也有兔[5] 和牛[6] 等动物的 ESC 被报道，但是由于缺乏足够的证据，并没有得到学者们的广泛认同。鉴于 ESC 在提取过程中，会将本具有发育成为生命个体的胚胎毁坏，因此，一些国家、地区、宗教团体等均对此提出伦理质疑，这也限制了 ESC 的研究进展[7]。鉴于此，Chung 等[8-10] 于 2006 年，首次从 8 细胞胚胎中分离的单卵裂球中，分离并建立小鼠 ESC，随后又在人单卵裂球研究中取得成功，为 ESC 的建立提供了一种新的途径。Zhang 等[11] 在 2006 年，将发育停滞（48 小时不分裂）的人胚胎整体种植在饲养层细胞上，成功建立了人 ESC，而 2008 年 Lerou 等[12] 利用新的培养体系，从临床标准认为无发育潜能的废弃受精胚胎中，成功建立了 ESC。这些研究都为推动 ESC 的进一步发展提供了新的研究思路。

尽管已经证明胚胎干细胞可以向多个不同细胞类型进行分化，但是胚胎干细胞向生殖细胞分化一直是研究热点。2004 年，Clark 等[13] 将人 ESC 在体外进行悬浮培养，诱导形成拟胚体（embryoid body，EB），在进一步分化细胞中，研究人员成功检测到了生殖细胞标志物（VASA、BOL、SCP1、SCP3、GDF9 和 TEKT1）的表达，预示着在分化细胞中，出现了潜在的生殖细胞。尽管在当时的条件下，没有验证生殖细胞的功

能，但是这是第一次证明了 ESC 分化成为生殖细胞的潜力。生殖细胞分化研究目前在雄性动物中已经取得重要的突破，Nayernia 等 [14] 研究发现，可以从小鼠 ESC 中，诱导形成精原干细胞，这些细胞可以在体外进行减数分裂，形成单倍体雄性配子。更重要的是，研究人员在体外利用受精实验证明了其分化的雄性生殖细胞是具有功能的，并可以成功获得子代小鼠。在雌性生殖细胞分化方面，Hubner 等 [15] 研究发现，小鼠 ESC 经过单层培养后，可以形成细胞聚集体，进一步培养，可以获得类似于卵泡的结构，并获得排卵。这些分化的卵母细胞表达减数分裂的分子标志物，同时经过孤雌活化后，可以获得类似于囊胚的发育胚胎。2006 年，Lacham-Kaplan 等 [16] 发现，新生小鼠睾丸细胞经过培养后，在培养液中可以产生诱导干细胞分化形成生殖细胞的必要生长因子。利用这种培养体系，可以成功获得没有透明带的卵母细胞样细胞，但是并不是所有卵母细胞的标志物都表达，也缺乏相应的减数分裂检测。2009 年，Qing 等 [17] 发现小鼠 ESC 可以通过定向诱导分化形成 EB，通过与卵巢颗粒细胞共培养体系，可以形成表达特异性标志物 MVH 和 SCP3 的生殖细胞，同时表达卵母细胞特异性 GDF9 基因，但是遗憾的是，并没有观察到减数分裂的进行及卵泡形成。在 2012 年，ESC 向雌性生殖细胞分化取得了里程碑式的研究成果。日本的 Saito 研究小组通过改变传统的体外长期培养条件，在 ESC 分化到原始生殖细胞阶段，通过体外构建卵巢的方式，将分化的原始生殖细胞移植到受体小鼠卵巢囊中，借助体内环境，诱导原始生殖细胞分化和成熟，最终成功获得成熟的卵母细胞，重要的是这些卵母细胞可以完成受精及胚胎发育等阶段，形成健康的动物个体 [18]。该研究也被 Science 杂志在内的多家媒体评为 2012 年世界科技十大突破性进展之一。由此可见，ESC 具有体外分化成为雌性配子的潜能，因此，如果能够有效保存患者的 ESC 细胞，就有可能为其生育力的恢复提供配子。

如何获得含有全部自身遗传信息的 ESC，进而分化形成相应的配子是 ESC 是否能够应用于生育力保存的关键环节。在人类 ESC 成功建立的前一年，人体细胞核移植技术首次成功应用于哺乳动物，诞生了举世闻名的多莉绵羊 [19]。因此，伴随着 ESC 的成功，人们提出是否可以采用体细胞核移植技术，将患者自身的体细胞注射到去核的卵母细胞中，进而建立含有患者全部遗传信息的 ESC [20]。首先，研究者在小鼠中进行了可行性研究，发现利用这种流程，可以建立克隆来源的小鼠 ESC [21]。而利用遗传缺陷小鼠体细胞建立的 ESC，经过遗传修饰与细胞移植，成功治疗了小鼠的遗传缺陷，证明了这种方法的可行性 [22]。在后续研究中，人们又利用大规模克隆 ESC 成功缓解了帕金森病小鼠模型的症状，为克隆 ESC 的应用可行性提供更加确凿的证据 [23]。而从安全性考虑，研究者们等比较了克隆来源的 ESC 和正常受精来源的 ESC，从基因转录角度看，两者并没有显著差异，重要的转录因子表达水平均正常，因此克隆 ESC 是安全的 [24]。在灵长类动物研究中，2007 年，美国 Oregon 灵长类动物研究中心的 Mitalipov 教授领导的研究小组成功建立了猕猴克隆 ESC 系，但是目前仅有这一个实验室能够建立这种 ESC [25]。更加遗憾的是，克隆 ESC 在人的研究中还没有成功的报道，尽管多个研究小组已经报道了克隆囊胚是可以获得的 [26-27]，但是由于人类卵母细胞的稀缺性和珍贵性以及伦理道德的限制，人治疗性克隆的研究进展十分缓慢。尽管 Yu 等 [28] 报道利用 ART 周期中废弃的不成熟卵母细胞可以达到重编程体细胞的目的，但是获得的囊胚质量较差，无法从中获得 ESC。在后续研究中，如何改进培养体系以提高克隆胚胎质量仍然是人治疗性克隆研究中的重要方向，也是决定 ESC 是否能够应用于人类生育力保存和保护的重要环节。

二、诱导多能干细胞

2006 年，日本科学家 Yamanaka 研究组突破性地利用人体细胞，不经过体细胞核移植手段，仅仅转染 4 个转录因子（Oct4、Sox2、C-Myc 和 Klf4），就将处于终末分化状态的体细胞去分化，形成诱导多能干细胞（induced pluripotent stem cell，iPSC） [29]。iPSC 具有与 ESC 相似的形态，细胞表面标志物，分化能力，同时也表达 ESC 特异性的多能性基因，因此被认为是一种 ESC

的有效替代细胞类型。这项研究也被当年各大媒体、杂志评选为当年十大科技进展之首。2007年，Yamanaka 研究组与美国 Thomson 实验室，同一天分别在 CELL 和 SCIENCE 杂志上报道人 iPCS 的获得，尽管两个研究组使用了不同的转录因子，但是其获得的 iPSC 与人 ESC 具有一致的生理特性[30-31]。随后，Daley 实验组也报道利用来自胎儿、新生儿及成人的终末分化体细胞都可以被成功重编程形成 iPSC[32]。在 2012 年，Yamanaka 也因为这项技术获得诺贝尔医学与生理学奖，距离其开创性的成果问世仅仅 6 年的时间，这也预示着 iPSC 已经得到了各领域科学家的认同。

尽管 iPSC 表现出与 ESC 相似的生理特性，但是一部分研究学者仍然对 iPSC 存在一定的质疑，其中最主要的问题就是 c-Myc 的使用。c-Myc 是一种原癌基因，它的活化与细胞去分化、无限繁殖、细胞永生化、肿瘤形成及转座现象的发生密不可分[33]。因此，iPSC 最初被认为是一种危险的细胞类型，并不适用于临床应用。在小鼠中也进一步证实，这种 iPSC 来源的小鼠，体内成瘤的概率显著高于 ESC 来源的小鼠。在 2008 年，Nakagawa 等[34]首次获得不含有 c-Myc 因子的 iPSC。随着研究的进一步深入，人们发现使用 2 种转录因子（Oct-4 和 Nanog），甚至只使用 Oct-4 就可以成功重编程体细胞形成 iPSC[35]。近年来，更加安全的方法不断出现，包括使用非整合的病毒[36]和 microRNA 及蛋白分子[37]等，都可以用来重编程体细胞，建立iPSC。而包括化学小分子[38]、维生素 C[39]及丙戊酸[40]的使用，都可以显著提高 iPSC 的获取效率，为其进入应用领域奠定了基础。

然而，尽管可以获得 iPSC，但是人们对其机制并不清楚，诱导仍然是以一种不可控制的随机方式进行。Hanna 等[41]发现，在采用 LIN28及 Nanog 重编程体细胞的过程中，细胞分裂速率是决定重编程是否成功的关键因素，同时也与重编程过程中表观遗传的重新建立密切相关。因此，重编程过程与染色体重构是密切相关的，与 DNA 及组蛋白甲基化、组蛋白乙酰化修饰更加密不可分[42]。除此之外，一些基因和信号通路的激活是 iPSC 获得的关键。Stadtfeld 等[43]

认为，SSEA-1 的重激活对于 iPSC 的形成至关重要，因为这个基因可以诱导内源性的Oct-4、Sox-2 和端粒酶的激活以及重编程过程中 X 染色体的沉默。Brambrink 研究组也得到相似的研究结果[44]。Kawamura 等发现 p53 的沉默可以显著提高人体细胞的重编程效率，这也暗示 p53 信号通路在重编程过程中扮演着重要的角色[45-46]。对于机制的探讨，使得人们逐渐可以在体外操控 iPSC 的形成及分化，因此，研究逐渐转向疾病模型等方向。

Park 等首先采用来自于帕金森病、亨廷顿舞蹈症、1 型糖尿病及唐氏综合征（21 三体综合征）等类型患者的体细胞，成功建立了 iPSC，为研究这些疾病的分子机制提供了新的研究工具[47]。Dimos 等[48]从肌萎缩性脊髓侧索硬化症（ALS）患者的体细胞中，成功建立 iPSC 系，并且在体外将 iPSC 定向分化成为机动神经元细胞，而这类细胞恰恰就是 ALS 患者脑组织受损的细胞类型。随后 Moretti 等[49]也从常染色体遗传疾病 Long-QT 综合征患者体细胞中，成功建立iPSC，并且在体外定向分化形成心肌细胞。这两个关键研究说明了 iPSC 具有细胞替代治疗及药物筛选的潜在价值。更重要的是，Hanna 等[50]从人源镰状细胞性贫血症小鼠模型的体细胞中，建立 iPSC，定向分化形成造血前体细胞后，移植回模型小鼠，成功治愈了疾病小鼠模型。之后，Wernig 等[51]利用相似的研究思路，利用iPSC 体外定向分化的神经元细胞移植帕金森大鼠模型，成功缓解了大鼠的帕金森病症状。2011年，Wu 等[52]也证明，体外基因修饰并不会影响iPSC 的生理特性和多能性，这也意味着 iPSC 可以作为未来基因治疗的有效工具。

相对于神经和心肌等细胞类型的分化研究，iPSC 向生殖细胞分化的研究还比较少，研究尚处于起步阶段。在 2010 年，Imamura 等[53]报道利用肝来源的 iPSC 可以诱导形成小鼠原生殖细胞，但是没有进一步的研究结果。2012 年，日本 Saito 研究小组，利用 ESC 分化获得功能卵母细胞的同时，也利用 iPSC 重复了实验，证实iPSC 具有同样的分化潜能和应用价值[18]。

尽管目前的一些研究证实 iPSC 在重编程过程中仍然存在一定的风险[54-56]，包括遗传突变与表观遗传的异常修饰等，但是 iPSC 仍然展现了其应用于再生医学领域的巨大潜力。特别是由于这类细胞含有患者全部的遗传信息，而且不需要使用卵母细胞这种珍贵资源，因此伦理争议较小。随着 iPSC 向生殖细胞研究的进一步深化，有可能只需要保存一些活检皮肤组织或体细胞，就可以在需要的时候获得含有自身遗传信息的生殖细胞，完成生育，而不需要进行额外的手术等，因此 iPSC 必将在生育力保存方面发挥巨大作用。

三、成体干细胞

成体干细胞主要来源于机体内各个器官和组织，根据来源的不同，可以分为造血干细胞、骨髓间充质干细胞、神经干细胞、雌性生殖干细胞等多种细胞类型。与胚胎干细胞相比，成体干细胞具有来源广泛、数量较多、伦理局限小、安全性高等优势[57]。

（一）雌性生殖干细胞

经典生殖生物学理论认为，雄性生物的精子是源源不尽的，主要是由于在精子发生过程中，精原干细胞是始终存在的，可以不断进行复制和分裂[58]。对于卵母细胞，普遍的观点认为，尽管在胎儿阶段，女性生殖细胞数量可以高达七八百万，但是在女性胎儿期，会经历一次细胞凋亡，女性生殖细胞数量急剧下降，到出生时，女性生殖细胞的数量仅余百万，而到了青春期时，女性生殖细胞会再度下降，最终仅有 400～500 枚卵母细胞可以在女性一生中完成成熟和排卵过程，从而获得受精及继续发育的能力。这种数量的局限性是限制女性生育力保存的重要因素。从生殖细胞的发育看，其分裂方式主要是减数分裂，与其他组织体细胞的有丝分裂方式具有显著的不同，包括细胞增殖和生长特点。体细胞在有丝分裂过程中，一分为二，形成 2 个功能完全相同的子代细胞。但是对于生殖细胞，特别是雌性生殖细胞而言，一个卵原细胞经过 2 次减数分裂，最终仅形成一个卵母细胞，同时形成 3 个蜕化的极体，增殖效率显著低于其他类型的细胞。

尽管传统观点认为雌性生殖细胞由于缺乏干细胞的存在，因此在出生后数量逐渐减少，但是在 1993 年，Lin 等[59]首次在果蝇卵巢中成功发现生殖干细胞的存在，命名为卵巢干细胞，这种干细胞是维持卵巢内卵母细胞持续不断供给的决定性因素。但是此后 10 年的时间中，卵巢干细胞研究再未能取得突破性进展。2004 年，美国科学家 Johnson 等[60]首次通过研究发现并推断在小鼠中可能存在卵巢干细胞，该研究成果受到了各国学者的广泛关注。在此后的近 10 年中，关于后天是否存在雌性生殖干细胞的研究历程一波三折（图 8-1），并逐渐成为本领域

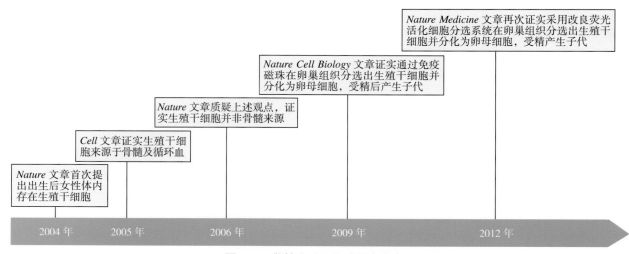

图 8-1　雌性生殖干细胞研究大事记

研究的焦点。

2005 年，Johnson 等[61] 通过实验发现卵巢干细胞可能来源于骨髓及外周循环血。他们利用化疗的方法将雌性小鼠卵巢内功能性卵母细胞消除，模拟卵巢早衰模型，然后进行骨髓或外周血细胞移植，结果表明：骨髓或外周血细胞移植可使丧失功能的卵巢重新出现卵泡的生长。因此，研究认为所谓的雌性生殖干细胞实质上是处于机体循环系统中的祖细胞，由于卵巢功能失常所发出的化学信号，会诱使这些祖细胞向卵巢迁移，进而完成卵母细胞补充过程。尽管如此，2006 年 Eggan[62] 研究小组提出质疑，他们通过构建小鼠联生嵌合模型证实，携带荧光标记的突变小鼠和野生型小鼠的卵巢中并不能出现对应供者的卵泡生长和发育，由此证实生殖干细胞并非来源于骨髓或者循环血。2009 年，我国学者吴际教授研究组在 NATURE CELL BIOLOGY 杂志首次发表研究结果，成功从小鼠卵巢中分离雌性生殖干细胞。通过免疫磁珠筛选方法，利用小鼠 VASA 标志物（MVH）作为筛选标记，成功获得有功能的生殖干细胞。在此基础上，她证实这些干细胞可以分化为卵母细胞，并完成成熟、受精、发育等过程，最终形成动物个体[63]。这是国际上首次报道生殖干细胞的存在，研究帮助人们了解了生殖干细胞的形态及生物学特性，推动了生殖干细胞研究领域的发展。在 2011 年，吴际教授研究组又发现一个筛选生殖干细胞的新标志物——Fragilis，利用这个标志物大大提高了卵巢干细胞的筛选效率及富集率[64]。2012 年，White[65] 研究小组等建立了流式细胞筛选平台，利用 MVH 的 COOH 端抗体，该小组再次成功分离了小鼠生殖干细胞，与吴际教授研究组得到一致的结果，所获得的雌性生殖干细胞可以完成成熟、受精和发育过程，获得成活的健康子代。学者们还进一步证明了人生殖细胞的成熟与受精能力。目前，人们对于生殖干细胞仍然存在一定质疑。首先，目前能够完成这项研究的只有 2 个实验室，研究成果尚未得到广泛推广，无法得到有效重复；其次，瑞典科学家 Zhang 等[66] 利用基因打靶技术，发现卵巢内虽然存在一类 DDX4 标志物表达，但是没有进行减数分裂的细胞存在，尽管这些细胞的形态与前期工作分离的卵巢干细胞极其相似，但并不能有效增

殖。再次，前期工作认为将这些细胞导入卵巢可以重建卵泡发育，但是 Eggan 等[67] 2006 年证实，即便是化疗也不可能将卵巢储备全部消除。而在 2003 年，Larsen 等[68] 更是证实了尽管儿童期化疗会影响卵巢储备，但是这些孩子成年后仍然具有生育能力，这也从侧面证实了经历化疗的卵巢内的确存在仍可以继续发育的卵母细胞。

雌性生殖干细胞相关研究作为当前生殖医学领域的研究热点，对传统生殖细胞发育生物学观点构成了极大的挑战。它可能为研究女性生殖细胞的生长发育和卵巢功能提供全新的研究思路和技术平台，并为生育力保存提供了一条新的途径。

（二）骨髓来源干细胞

雌性生殖干细胞距离临床应用或作为生育力保存资源目前仍处于初级阶段，同时由于正常人群获取雌性生殖干细胞还需要经过卵巢手术等操作，增加了其他并发症的风险及经济负担，因此其使用还具有一定的局限性。

在临床诊疗方面，1994 年，Salooja 等[69] 研究发现，高剂量化疗导致卵巢功能早衰的患者，经过骨髓移植，可以在一些育龄妇女中恢复卵巢功能及生育力。随后，多个研究小组均报道了这种临床治疗手段和结局[70-72]。在基础研究方面，Tilly 研究小组发现在一些品系的小鼠中，卵巢内卵泡数量下降的比例与原始卵泡凋亡的比例是不符的，提示可能存在某些机制可以在出生后补偿卵巢内的卵母细胞储备。基于这些研究成果，Tilly 研究团队提出假设，认为卵巢外的某些祖细胞可能具有迁移回卵巢从而形成新的卵母细胞的能力[60]。在 2005 年，Tilly 研究团队发现在小鼠及人的骨髓及外周血中都存在表达生殖细胞标志物的一种细胞类型，因此推断生殖干细胞有可能是通过血液循环由骨髓提供的[61]。由于经典发育生物学认为，出生后的配子发生仅仅局限于生殖嵴中，因此上述研究受到了较大的质疑[73]，但是这个结论仍然得到了许多研究的间接的支持。1996 年，Logothetou-Rella 等[74] 就在人及大鼠骨髓移植物中发现了生殖细胞。进一步，多项研究证明生殖细胞可以从小鼠胚胎干细胞分化得到[14-16, 75-77]，而从猪的皮肤干细胞及大鼠胰腺干细胞中，都可以分化得到卵母细胞样的细胞。此

外，从雄性小鼠及男性骨髓中也成功分离得到精原细胞。2009 年与 2012 年，有研究相继报道了雌性生殖干细胞的存在[60-61]。这些研究都表明，配子形成与成体组织（特别是骨髓）关系密切。

就骨髓移植是否是一种可靠的恢复卵巢功能和女性生育力的可行方法，Tilly 研究小组发现，骨髓移植的确可以挽救化疗后失去生育功能的小鼠的卵巢功能。采用细胞追踪研究发现，骨髓移植后，受体卵巢内会重现出现卵泡，他们认为可能是由于骨髓移植可以重新激活卵泡发育，进而促进了卵巢功能及生育力的恢复[61, 78]。Fu 等[79]报道骨髓来源的间充质干细胞可以改善化疗损伤卵巢功能的大鼠模型的卵巢功能与结构。修复的机制可能是由于 MSC 可以在移植过程中分泌一些因子，从旁分泌通路促进卵巢功能的重建。Feng 等[80]研究发现，对于在某些恶性疾病治疗过程中由放疗和化疗所导致的卵巢功能早衰的妇女，内源性的骨髓移植对恢复卵巢功能是有效果的。

由此可见，骨髓来源的干细胞的确具有临床恢复女性生育力的价值，在未来女性生育力保存和恢复应用中，是一种极具应用潜力和价值的资源。

综上所述，可以看出相对于传统的配子冷冻、胚胎冷冻及性腺冷冻的生育力保存方法而言，干细胞是一类生育力保存的新型资源，这类细胞不仅对生育力恢复具有重要的促进作用，同时也为治疗其他类型疾病提供了广阔前景。而人们对于干细胞研究巨大的热情与投入，也使得我们有理由相信干细胞会在不久的将来应用于生育力保存，服务于社会，造福于人类。

（于洋　夏曦）

参考文献

[1] Evans MJ, Kaufman MH. Establishment in culture of pluripotential cells from mouse embryos. Nature, 1981, 292:154–156.

[2] Thomson JA, Kalishman J, Golos TG, et al. Pluripotent cell lines derived from common marmoset (Callithrix jacchus) blastocysts. Biol Reprod, 1996, 55:254–259.

[3] Thomson JA, Itskovitz-Eldor J, Shapiro SS, et al. Embryonic stem cell lines derived from human blastocysts. Science, 1998, 282:1145–1147.

[4] Li P, Tong C, Mehrian-Shai R, Jia L, et al. Germline competent embryonic stem cells derived from rat blastocysts. Cell, 2008, 135:1299–1310.

[5] Wang S, Tang X, Niu Y, et al. Generation and characterization of rabbit embryonic stem cells. Stem Cells, 2007, 25:481–489.

[6] Wang L, Duan E, Sung LY, et al. Generation and characterization of pluripotent stem cells from cloned bovine embryos. Biol Reprod, 2005, 73:149–155.

[7] Lo B, Parham L. Ethical issues in stem cell research. Endocr Rev, 2009, 30:204–213.

[8] Chung Y, Klimanskaya I, Becker S, et al. Embryonic and extraembryonic stem cell lines derived from single mouse blastomeres. Nature, 2006, 439:216–219.

[9] Klimanskaya I, Chung Y, Becker S, et al. Human embryonic stem cell lines derived from single blastomeres. Nature, 2006, 444:481–485.

[10] Geens M, Mateizel I, Sermon K, et al. Human embryonic stem cell lines derived from single blastomeres of two 4-cell stage embryos. Hum Reprod, 2009, 24:2709–2717.

[11] Zhang X, Stojkovic P, Przyborski S, et al. Derivation of human embryonic stem cells from developing and arrested embryos. Stem Cells, 2006, 24:2669–2676.

[12] Lerou PH, Yabuuchi A, Huo H, et al. Human embryonic stem cell derivation from poor-quality embryos. Nat Biotechnol, 2008, 26:212–214.

[13] Clark AT, Bodnar MS, Fox M, et al. Spontaneous differentiation of germ cells from human embryonic stem cells in vitro. Hum Mol Genet, 2004, 13:727–739.

[14] Nayernia K, Nolte J, Michelmann HW, et al. In vitro-differentiated embryonic stem cells give rise to male gametes that can generate offspring mice. Dev Cell, 2006, 11:125–132.

[15] Hubner K, Fuhrmann G, Christenson LK, et al. Derivation of oocytes from mouse embryonic stem cells. Science, 2003, 300:1251–1256.

[16] Lacham-Kaplan O, Chy H, Trounson A. Testicular cell conditioned medium supports differentiation of embryonic stem cells into ovarian structures containing oocytes. Stem Cells, 2006, 24:266–273.

[17] Qing T, Shi Y, Qin H, et al. Induction of oocyte-like cells from mouse embryonic stem cells by co-culture with ovarian granulosa cells. Differentiation, 2007, 75:902–911.

[18] Hayashi K, Ogushi S, Kurimoto K, et al. Offspring from oocytes derived from in vitro primordial germ cell-like cells in mice. Science, 2012, 338:971–975.

[19] Wilmut I, Schnieke AE, McWhir J, et al. Viable offspring derived from fetal and adult mammalian cells. Nature, 1997, 385:810–813.

[20] Vogel G. Human cloning. Scientists take step toward therapeutic cloning. Science, 2004, 303:937–939.

[21] Wakayama T, Tabar V, Rodriguez I, et al. Differentiation of embryonic stem cell lines generated

from adult somatic cells by nuclear transfer. Science, 2001, 292:740–743.

[22] Rideout WM, 3rd, Hochedlinger K, Kyba M, et al. Correction of a genetic defect by nuclear transplantation and combined cell and gene therapy. Cell, 2002, 109:17–27.

[23] Tabar V, Tomishima M, Panagiotakos G, et al. Therapeutic cloning in individual parkinsonian mice. Nat Med, 2008, 14:379–381.

[24] Brambrink T, Hochedlinger K, Bell G, et al. ES cells derived from cloned and fertilized blastocysts are transcriptionally and functionally indistinguishable. Proc Natl Acad Sci U S A, 2006, 103:933–938.

[25] Byrne JA, Pedersen DA, Clepper LL, et al. Producing primate embryonic stem cells by somatic cell nuclear transfer. Nature, 2007, 450:497–502.

[26] French AJ, Adams CA, Anderson LS, et al. Development of human cloned blastocysts following somatic cell nuclear transfer with adult fibroblasts. Stem Cells, 2008, 26:485–493.

[27] Yu Y, Mai Q, Chen X, et al. Assessment of the developmental competence of human somatic cell nuclear transfer embryos by oocyte morphology classification. Hum Reprod, 2009, 24:649–657.

[28] Yu Y, Yan J, Li M, et al. Effects of combined epidermal growth factor, brain–derived neurotrophic factor and insulin–like growth factor–1 on human oocyte maturation and early fertilized and cloned embryo development. Hum Reprod, 2012, 27:2146–2159.

[29] Takahashi K, Yamanaka S. Induction of pluripotent stem cells from mouse embryonic and adult fibroblast cultures by defined factors. Cell, 2006, 126:663–676.

[30] Yu J, Vodyanik MA, Smuga–Otto K, et al. Induced pluripotent stem cell lines derived from human somatic cells. Science, 2007, 318:1917–1920.

[31] Takahashi K, Tanabe K, Ohnuki M, et al. Induction of pluripotent stem cells from adult human fibroblasts by defined factors. Cell, 2007, 131:861–872.

[32] Park IH, Zhao R, West JA, et al. Reprogramming of human somatic cells to pluripotency with defined factors. Nature, 2008, 451:141–146.

[33] Albihn A, Johnsen JI, Henriksson MA. MYC in oncogenesis and as a target for cancer therapies. Adv Cancer Res, 2010, 107:163–224.

[34] Nakagawa M, Koyanagi M, Tanabe K, et al. Generation of induced pluripotent stem cells without Myc from mouse and human fibroblasts. Nat Biotechnol, 2008, 26:101–106.

[35] Kim JB, Zaehres H, Wu G, et al. Pluripotent stem cells induced from adult neural stem cells by reprogramming with two factors. Nature, 2008, 454:646–650.

[36] Okita K, Nakagawa M, Hyenjong H, et al. Generation of mouse induced pluripotent stem cells without viral vectors. Science, 2008, 322:949–953.

[37] Kim D, Kim CH, Moon JI, et al. Generation of human induced pluripotent stem cells by direct delivery of reprogramming proteins. Cell Stem Cell, 2009, 4:472–476.

[38] Li Z, Yang CS, Nakashima K, et al. Small RNA–mediated regulation of iPS cell generation. EMBO J, 2011, 30:823–834.

[39] Esteban MA, Pei D. Vitamin C improves the quality of somatic cell reprogramming. Nat Genet, 2012, 44:366–367.

[40] Huangfu D, Maehr R, Guo W, et al. Induction of pluripotent stem cells by defined factors is greatly improved by small–molecule compounds. Nat Biotechnol, 2008, 26:795–797.

[41] Hanna J, Saha K, Pando B, et al. Direct cell reprogramming is a stochastic process amenable to acceleration. Nature, 2009, 462:595–601.

[42] Mikkelsen TS, Hanna J, Zhang X, et al. Dissecting direct reprogramming through integrative genomic analysis. Nature, 2008, 454:49–55.

[43] Stadtfeld M, Maherali N, Breault DT, et al. Defining molecular cornerstones during fibroblast to iPS cell reprogramming in mouse. Cell Stem Cell, 2008, 2:230–240.

[44] Brambrink T, Foreman R, Welstead GG, et al. Sequential expression of pluripotency markers during direct reprogramming of mouse somatic cells. Cell Stem Cell, 2008, 2:151–159.

[45] Kawamura T, Suzuki J, Wang YV, et al. Linking the p53 tumour suppressor pathway to somatic cell reprogramming. Nature, 2009, 460:1140–1144.

[46] Marion RM, Strati K, Li H, et al. A p53–mediated DNA damage response limits reprogramming to ensure iPS cell genomic integrity. Nature, 2009, 460:1149–1153.

[47] Park IH, Arora N, Huo H, et al. Disease–specific induced pluripotent stem cells. Cell, 2008, 134:877–886.

[48] Dimos JT, Rodolfa KT, Niakan KK, et al. Induced pluripotent stem cells generated from patients with ALS can be differentiated into motor neurons. Science, 2008, 321:1218–1221.

[49] Moretti A, Bellin M, Welling A, et al. Patient–specific induced pluripotent stem–cell models for long–QT syndrome. N Engl J Med, 2010, 363:1397–1409.

[50] Hanna J, Wernig M, Markoulaki S, et al. Treatment of sickle cell anemia mouse model with iPS cells generated from autologous skin. Science, 2007, 318:1920–1923.

[51] Wernig M, Zhao JP, Pruszak J, et al. Neurons derived from reprogrammed fibroblasts functionally integrate into the fetal brain and improve symptoms of rats with Parkinson's disease. Proc Natl Acad Sci U S A, 2008, 105:5856–5861.

[52] Wu G, Liu N, Rittelmeyer I, et al. Generation of healthy mice from gene–corrected disease–specific induced pluripotent stem cells. PLoS Biol, 2011, 9:1000–1099.

[53] Imamura M, Aoi T, Tokumasu A, et al. Induction of primordial germ cells from mouse induced pluripotent

stem cells derived from adult hepatocytes. Mol Reprod Dev, 77:802-811.

[54] Gore A, Li Z, Fung HL, et al. Somatic coding mutations in human induced pluripotent stem cells. Nature, 2011, 471:63-67.

[55] Hussein SM, Batada NN, Vuoristo S, et al. Copy number variation and selection during reprogramming to pluripotency. Nature, 2011, 471:58-62.

[56] Lister R, Pelizzola M, Kida YS, et al. Hotspots of aberrant epigenomic reprogramming in human induced pluripotent stem cells. Nature, 2011, 471:68-73.

[57] DeWitt N, Knight J. Biologists question adult stem-cell versatility. Nature, 2002, 416:354.

[58] Huckins C. Behavior of stem cell spermatogonia in the adult rat irradiated testis. Biol Reprod, 1978, 19:747-760.

[59] Lin H, Spradling AC. Germline stem cell division and egg chamber development in transplanted Drosophila germaria. Dev Biol, 1993, 159:140-152.

[60] Johnson J, Canning J, Kaneko T, et al. Germline stem cells and follicular renewal in the postnatal mammalian ovary. Nature, 2004, 428:145-150.

[61] Johnson J, Bagley J, Skaznik-Wikiel M, et al. Oocyte generation in adult mammalian ovaries by putative germ cells in bone marrow and peripheral blood. Cell, 2005, 122:303-315.

[62] Eggan K, Jurga S, Gosden R, et al. Ovulated oocytes in adult mice derive from non-circulating germ cells. Nature, 2006, 441(7097):1109-1114.

[63] Zou K, Yuan Z, Yang Z, et al. Production of offspring from a germline stem cell line derived from neonatal ovaries. Nat Cell Biol, 2009, 11:631-636.

[64] Zou K, Hou L, Sun K, et al. Improved efficiency of female germline stem cell purification using fragilis-based magnetic bead sorting. Stem Cells Dev, 2011, 20:2197-2204.

[65] White YA, Woods DC, Takai Y, et al. Oocyte formation by mitotically active germ cells purified from ovaries of reproductive-age women. Nat Med, 2012, 18:413-421.

[66] Zhang H, Zheng W, Shen Y, et al. Experimental evidence showing that no mitotically active female germline progenitors exist in postnatal mouse ovaries. Proc Natl Acad Sci USA, 2012, 109:12580-12585.

[67] Eggan K, Jurga S, Gosden R, et al. Ovulated oocytes in adult mice derive from non-circulating germ cells. Nature, 2006, 441:1109-1114.

[68] Larsen EC, Muller J, Schmiegelow K, et al. Reduced ovarian function in long-term survivors of radiation- and chemotherapy-treated childhood cancer. J Clin Endocrinol Metab, 2003, 88:5307-5314.

[69] Salooja N, Chatterjee R, McMillan AK, et al. Successful pregnancies in women following single autotransplant for acute myeloid leukemia with a chemotherapy ablation protocol. Bone Marrow Transplant, 1994, 13:431-435.

[70] Sanders JE, Hawley J, Levy W, et al. Pregnancies following high-dose cyclophosphamide with or without high-dose busulfan or total-body irradiation and bone marrow transplantation. Blood, 1996, 87:3045-3052.

[71] Salooja N, Szydlo RM, Socie G, et al. Pregnancy outcomes after peripheral blood or bone marrow transplantation:a retrospective survey. Lancet, 2001, 358:271-276.

[72] Hershlag A, Schuster MW. Return of fertility after autologous stem cell transplantation. Fertil Steril, 2002, 77:419-421.

[73] Byskov AG, Faddy MJ, Lemmen JG, et al. Eggs forever? Differentiation 2005, 73:438-446.

[74] Logothetou-Rella H. Meiosis in hematological malignancies. In situ cytogenetic morphology. Histol Histopathol, 1996, 11:943-963.

[75] Toyooka Y, Tsunekawa N, Akasu R, et al. Embryonic stem cells can form germ cells in vitro. Proc Natl Acad Sci U S A, 2003, 100:11457-11462.

[76] Geijsen N, Horoschak M, Kim K, et al. Derivation of embryonic germ cells and male gametes from embryonic stem cells. Nature, 2004, 427:148-154.

[77] Novak I, Lightfoot DA, Wang H, et al. Mouse embryonic stem cells form follicle-like ovarian structures but do not progress through meiosis. Stem Cells, 2006, 24:1931-1936.

[78] Lee HJ, Selesniemi K, Niikura Y, et al. Bone marrow transplantation generates immature oocytes and rescues long-term fertility in a preclinical mouse model of chemotherapy-induced premature ovarian failure. J Clin Oncol, 2007, 25:3198-3204.

[79] Fu X, He Y, Xie C, et al. Bone marrow mesenchymal stem cell transplantation improves ovarian function and structure in rats with chemotherapy-induced ovarian damage. Cytotherapy, 2008, 10:353-363.

[80] Feng W, Cui Y, Zhan H, et al. Prevention of premature ovarian failure and osteoporosis induced by irradiation using allogeneic ovarian/bone marrow transplantation. Transplantation, 2010, 89:395-401.

第2篇 男性生育力保存

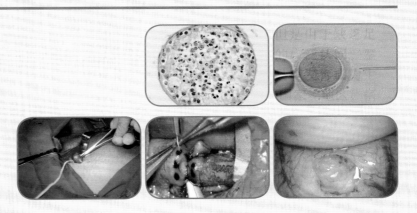

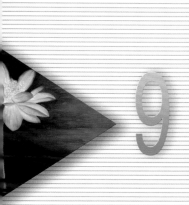

9 男性内生殖系统解剖与生理

毛加明 孟玉菡

第1节 睾丸的解剖与生理

一、睾丸大体解剖结构

睾丸位于阴囊内,为成对的内外侧略扁的椭圆形器官,表面光滑,富有弹性。睾丸可分为前、后两缘,上、下两端和内、外侧两面;其表面大部为游离状,其后缘与附睾相接并有输精管、血管、神经及淋巴管出入。健康成年男性的睾丸纵向长度为4~5cm,宽为2~3cm,厚为2~3cm,体积为15~20ml。睾丸由三层结构组成的被膜包绕,由外向内依次为鞘膜、白膜和血管膜(图9-1)。白膜含有的大量平滑肌细胞可沿着胶原纤维的走行收缩,赋予人类睾丸收缩的能力,通过电刺激和特殊的自律药物可引起离体睾丸囊的收缩。同时,由于睾丸动脉以倾斜的角度横跨睾丸囊,睾丸平滑肌的紧张性可影响进入睾丸的血流,但能否提高睾丸曲细精管液的排出量尚不确定。睾丸动脉穿透白膜,在其下方沿着睾丸实质表面的后方穿行,其分支向前方以多种方式横向分布于睾丸的实质。较大的睾丸动脉分支也可到达睾丸的下极,穿行到前方并分布于睾丸表面。在睾丸固定术或睾丸活检时,从内外侧正中切开睾丸可见少量血管,而从前后切开睾丸可见较多血管。

白膜组织在睾丸后缘处增厚并伸入睾丸实质内形成睾丸纵隔,从纵隔以扇形发出许多睾丸小隔连接白膜,将睾丸实质分成许多锥形的小单位——称为睾丸小叶(图9-2)。每个睾丸

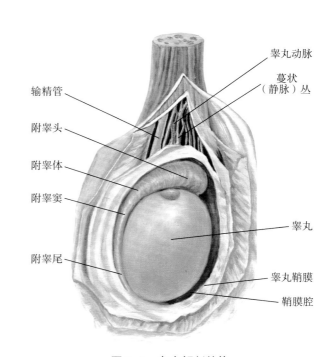

图9-1 睾丸解剖结构

小叶内包含睾丸间质组织和曲细精管内正在发育的生殖细胞及支持细胞。其中间质由间质细胞(又称为Leydig细胞)、乳突细胞、巨噬细胞以及神经、血管、淋巴管组成,占睾丸总容量的20%~30%。

曲细精管是长而高度卷曲的管道,最终相互吻合形成睾丸网。人类睾丸的600~1200条小管加起来总长度约250米,在睾丸网融合为6~12

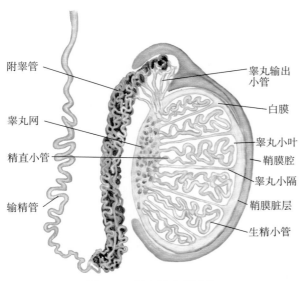

图 9-2　睾丸的内部结构

条输出小管，并作为睾丸内液体和精子的管道进入附睾头。

二、睾丸神经支配

睾丸不受躯体神经支配，受主要来自肠系膜神经和肾神经丛的自主神经支配，这些神经沿睾丸动脉进入睾丸。Baumgarten 及其同事发现，睾丸内的肾上腺素能神经支配主要局限于供应 Leydig 细胞簇的小血管。在鼠类的研究指出，神经支配对 Leydig 细胞的激素分泌有调节作用[1]。

三、睾丸血液供应

人类睾丸实质的血液供应（血供）约为 9ml/（100g·min），其中左侧睾丸的血流为 1.6～12.4 ml/（100g·min），右侧为 3.2～38.5ml/（100g·min），双侧睾丸血流分布显著不同的原因目前尚不明确。

人类睾丸和附睾的动脉有 3 个来源：睾丸动脉及其分支、输精管动脉和提睾肌动脉。睾丸动脉起自腹主动脉上肾动脉的下方，成为内环以上精索的主要成分，且与最终形成蔓状血管丛的血管网密切相关。蔓状血管丛由血流方

向相反的动脉和静脉组成，这些血管在一些区域仅以血管壁相间隔，有利于热量和小分子的交换。例如，睾酮从静脉到动脉的转运就是通过浓度梯度以被动扩散的方式实现的。在正常人，通过精索的热量交换提供给睾丸的血液温度较直肠温度低 2～4℃，使睾丸内的温度较直肠内低 3～4℃。这种温度差异的缺失与睾丸功能异常所致的男性特发性不育、精索静脉曲张及隐睾症相关。

睾丸动脉在离开蔓状血管丛进入睾丸纵隔后变为高度卷曲状进入睾丸组织，分支为独立的供应小管间和小管周围的微动脉。睾丸动脉和输精管动脉之间有广泛的相互联系，一些男性即使在睾丸动脉切断后睾丸的功能也不受影响；而一些男性 90% 的睾丸血供来自睾丸动脉，睾丸血管的阻断可导致睾丸萎缩[2]。

睾丸静脉主要与睾丸动脉伴行，睾丸实质内的小静脉回流到睾丸表面的静脉或睾丸纵隔附近的静脉丛，最终到达睾丸网，这两组静脉与输精管静脉汇合并最终组成蔓状静脉丛。目前研究认为，精索静脉壁非常薄且缺乏肌层，并缺少有效的瓣膜，直到汇入下腔静脉或肾静脉时才具有有效的瓣膜，易造成血流停滞和淤积精索静脉回流图，见图 9-3。

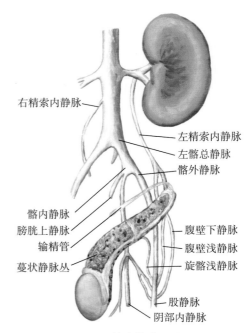

图 9-3　精索静脉回流图

人类睾丸的精索内含有明显的淋巴管。淋巴管起自小管间的间隙中的微小淋巴管，且不穿过曲细精管。淋巴管的阻塞常引起间质扩张，但不影响曲细精管的功能。非显微镜下精索静脉结扎手术的常见并发症即为出现淋巴管阻塞，导致水肿形成。

围绕支持细胞（又称为 Sertoli 细胞）和生殖细胞的细胞外液来自曲细精管，并进入睾丸网形成睾丸网液，最后汇入附睾头。睾丸网的液体可稀释精子悬液并与血浆等渗。液体在睾丸网和输出小管的重吸收受雌激素的调节。雌激素受敌敲除的动物对流出睾丸的小管内液体的吸收功能不完善，曲细精管内液体聚积，导致小管功能明显下降[3]。

四、睾丸的功能

（一）睾丸间质

睾丸间质包括血管、淋巴管、成纤维支持细胞、巨噬细胞、乳突细胞和 Leydig 细胞。最近的研究发现，巨噬细胞与睾丸实质细胞及 Leydig 细胞的调节有关[4]。静息的巨噬细胞通过释放类固醇前体 25 羟 – 胆甾醇来促进睾酮的生物合成。相反，在一些疾病情况下，睾丸巨噬细胞激活后释放促炎症反应细胞因子，如白介素 1，可抑制 Leydig 细胞功能。立体结构分析结果显示，20 岁男性的睾丸约含有 70 亿个 Leydig 细胞，仅 Leydig 细胞就占睾丸总体积的 5% ~ 12%。Leydig 细胞可产生大量类固醇产物。从类固醇前体胆固醇合成而来的睾酮是睾丸主要产生的类固醇激素。

Leydig 细胞的作用主要是在 LH 的调节下产生雄激素，而雄激素在 Leydig 细胞的分化中也具有重要的作用[5]。男性胎儿在宫腔内发育过程中，在妊娠 7 周后循环中出现雄激素，刺激睾丸曲细精管间结缔组织中的间充质细胞分化成为 Leydig 细胞。而 Leydig 细胞使甾体类激素激活并与男性生殖系统中雄激素依赖性分化的开始有关。胎盘分泌的绒毛膜促性腺激素（hCG）可对 Leydig 细胞的发育产生有效刺激。睾丸局部因子的分泌与促性腺激素共同影响 Leydig 细胞的分化，并协调曲细精管的发育过程[6]。

胎儿出生后，没有母体 hCG 的持续刺激，Leydig 细胞将退化。新生儿出生后 2 ~ 3 个月，垂体分泌的促性腺激素出现，刺激睾酮水平升高。男性新生儿最初 2 ~ 6 个月产生的雄激素可对下丘脑、肝、前列腺、阴茎、阴囊产生刺激，这些组织器官在以后的发育中将会对雄激素的刺激产生适宜的反应[7]。男性新生儿雄激素波峰的缺失会阻止男性的正常发育[8]。早期婴儿的 Leydig 细胞将退化，在儿童期睾丸也持续处于休眠状态。

青春期启动后垂体释放 LH 刺激 Leydig 细胞产生睾酮。LH 结合到其七次跨膜的 G 蛋白耦联受体，激活环腺苷酸途径。LH 受体的激活诱导类固醇敏感调节蛋白和一些雄激素合成相关的类固醇合成酶的合成[9]。LH 受体突变导致睾丸间质细胞减少或发育不全，提示 LH 对间质细胞发育和功能的重要性。类固醇急性调节蛋白（steroidogenic acute regulatory protein，StAR）将类固醇转运到线粒体内膜，从而限制睾酮合成速度。外周苯二氮䓬受体，线粒体胆固醇结合蛋白，也是间质细胞类固醇合成的急性调节子。胆固醇转入线粒体后，侧链被胆固醇侧链裂解酶（cytochrome p450 11A1）剪切而形成孕烯醇酮的过程是一个限速性酶反应过程。17α- 羟化酶和 17,20- 裂解酶由单一酶 CYP17 催化。在特定协同因子的存在下，CYP17 的翻译后修饰（磷酸化）使其在睾丸和肾上腺网状带选择性地拥有 17,20- 裂解酶活性[10]（图 9-4）。

体内 95% 的循环睾酮由睾丸分泌（3 ~ 10mg/d），其余 0.5 mg/d 由肾上腺分泌和周围雄烯二酮转化。睾丸每天直接分泌的双氢睾酮（Dthydrotestoerone，DHT）仅为 70μg，大部分循环 DHT 是由睾酮在周围组织转化而来[11]。循环睾酮与两种血浆蛋白［性激素结合球蛋白（sex hormone-binding globulin，SHBG）和清蛋白］结合。SHBG 与睾酮的结合力比清蛋白大得多，只有 0.5% ~ 3% 的睾酮是游离的，而清蛋白结合激素在毛细血管容易游离，并有生物学活性。SHBG 的含量因雄激素、肥胖、胰岛素和肾病综合征而下降；相反，可因雌激素、甲状腺功能亢进、多种慢性炎症疾病和衰老而升高。睾酮主要在肝代谢，部分在外周组织降解（主要在前列腺和皮肤降解）。睾酮在肝中经过一系列酶促反应转化为雄甾酮、还原尿睾酮、二氢睾酮和 3α- 雄甾烷。这

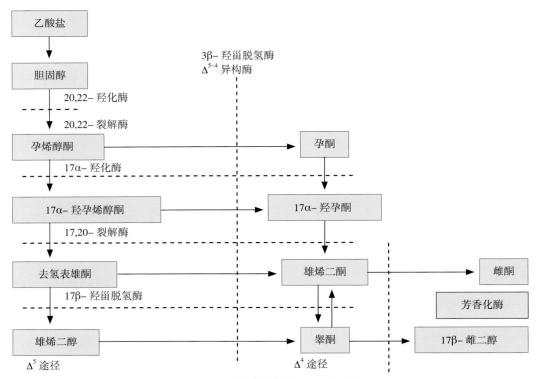

图 9-4　睾丸类固醇激素合成途径

些化合物经过糖苷化和硫酸化后经肾排泄[12]。

雄激素通过与雄激素受体（androgen receptor, AR）结合发挥作用。AR 由 X 染色体长臂上的基因编码，分子量约 110 000。受体氨基端的多肽区域，包含数目变化巨大的谷氨酸盐重复序列，调整受体的转录活性。AR 蛋白分布于胞浆和核内，雄激素与受体结合后，转位到核内与 DNA 结合，或与其他能够和 DNA 结合的转录因子相结合。配体可以发生构象变化而允许组织特异性协同因子的聚集和补充。因此，AR 是一种配体调节转录因子。雄激素的某些效应可能是通过非染色体 AR 信号转导途径介导的。睾酮与受体结合的亲和力是 DHT 的一半。DHT-AR 复合物比睾酮 - 受体复合物热稳定性更强、裂解率低。相比 DHT 的作用，选择性睾酮作用的分子基础尚不清楚[13]。

男性外周血中睾酮浓度在不同年龄阶段有显著的不同。研究显示，在妊娠 12 ~ 18 周有一个峰值，另一个峰值发生于出生后 2 个月左右，在青春期前睾酮降到低水平，12 ~ 17 岁外周血睾酮浓度增加，成人在 20 ~ 30 岁达到最高，到 50 岁之后逐步下降[14]。另外，睾酮浓度还存在年

和日的节律性（图 9-5）。进一步观察外周血中睾酮的节律，显示无节律波动。

睾酮合成的主要时期代表着出现下列有序结果的短暂信号的发生：①胎儿生殖道的分化和发育；②新生儿雄激素依赖性靶器官的"烙印"形成；③男性青春期的雄性化；④维持成人雄激素依赖性器官的发育和功能。这种睾酮合成的短暂变化可部分反映垂体和睾丸之间复杂的相互作用[15]。

（二）曲细精管

曲细精管及其生殖成分和支持细胞为精子的产生提供了独特的环境。支持细胞包括基底膜的支柱细胞和 Sertoli 细胞，生殖细胞则由一群上皮细胞组成，包括一群分裂缓慢的原始干细胞、快速发育的精原细胞、可减数分离的精母细胞和变形精子细胞[16]。

在人类曲细精管周围包绕着几层管周组织。外膜的纤维细胞层将间质和曲细精管分开，下一层由结缔组织薄层和散在的肌样细胞组成，第三层为紧贴生精上皮下面的基膜的一层组织，由大量胶原组成。小管周类肌细胞具有收缩功能和分

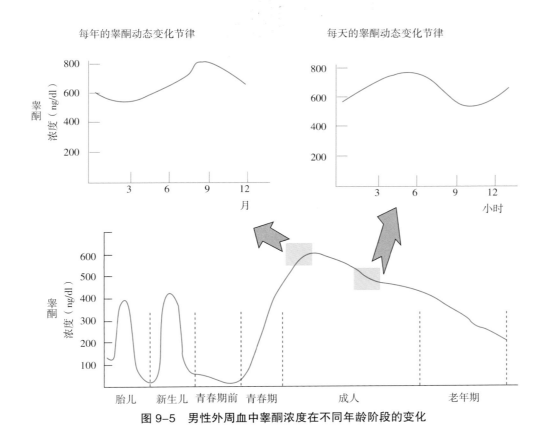

每年的睾酮动态变化节律

每天的睾酮动态变化节律

图 9-5　男性外周血中睾酮浓度在不同年龄阶段的变化

泌功能，可分泌包括细胞外基质成分纤维结合蛋白和 I 型胶原。人类小管周细胞在体外实验中显示具有生产类固醇（包括睾酮分泌）的功能，与 Sertoli 细胞协同影响特殊的间充质 – 上皮细胞的相互作用，对 Sertoli 细胞的内分泌可能产生影响。

Sertoli 细胞具有不规则形状的细胞核，核仁明显，有丝分裂指数低，附着在曲细精管的基膜上，并伸出丝状的细胞质分支到达小管的内腔。Sertoli 细胞的功能如同两极分化的上皮细胞，基底部在细胞质环境，顶部在曲细精管环境中[17]。

Sertoli 细胞的功能包括与精子细胞直接接触、吞噬作用、分泌体液和各种因子。Sertoli 细胞分泌的物质包括细胞外基质成分（核纤层蛋白 1、5 型胶原）、多种蛋白质〔如雄激素结合蛋白（androgen birding protein，ABP）、抑制素、血浆铜蓝蛋白、转铁蛋白、糖蛋白 2、纤溶酶原激活剂、促生长因子样物质、T 蛋白、H-Y 抗原、丛生蛋白、环状蛋白、生长因子、促生长因子〕以及多种类固醇（如 DHT、睾酮、雄烯二醇、17β- 雌二醇和许多其他的 C21 类固醇）[18]。

通常认为，Sertoli 细胞支持生殖细胞发育的作用主要有：①创造生精上皮细胞层的特殊微环境；②通过 Sertoli 细胞与生殖细胞间的缝隙连接、支持生殖细胞；③促进分化的生殖细胞在曲细精管中的运动。

FSH 和睾酮在调节 Sertoli 细胞的功能中起着重要的作用，而 Sertoli 细胞产生的抑制素 B 是 FSH 的主要反馈抑制物。有研究认为，除了睾酮和 FSH，在体外培养的 Sertoli 细胞在分泌大量的 ABP 过程中均要求存在多种因素，包括黄体激素、皮质醇、胰岛素、表皮生长因子（epidermal growth factor，EGF）、转铁蛋白、维生素 A 和维生素 E 等[19]。同时，体外曲细精管管周细胞分泌的物质可刺激 Sertoli 细胞的功能，但这些因子调节 Sertoli 细胞的生理作用和机制仍有待阐明。

精子产生的过程称为精子的发生，包括在增殖期精原细胞变迁为代替其细胞数量（干细胞更新）或者产生成为精母细胞的子细胞；在减数分裂期精母细胞进行减数分裂，结果产生单倍体精子；精子细胞发生形态的变形生成成熟的精子（图 9-6）。男性曲细精管生殖上皮细胞每日可产生约 123×10^{6}（$21 \times 10^{6} \sim 374 \times 10^{6}$）个精子。借助光学显微镜的组织学检查揭示，人类睾丸有大量的生殖细胞排列在 Sertoli 细胞间，从曲细精管的基膜到管腔均有分布[20]。

形态学研究表明，睾丸内至少存在 13 种可识别的生殖细胞类型，他们代表了发育过程的

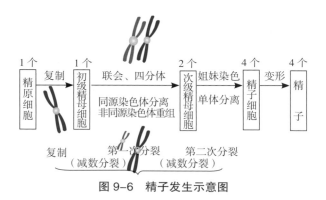

图 9-6 精子发生示意图

不同阶段，从最初到最高分化的过程中，被分别命名为暗 A 型精原细胞（Ad）、苍白 A 型精原细胞（Ap）、B 型精原细胞（B）、前细线期初级精母细胞（R）、细线期初级精母细胞（L）、偶线期初级精母细胞（Z）、粗线期初级精母细胞（P）、次级精母细胞（Ⅱ）和 Sa、Sb1、Sb2、Sc、Sd1、Sd2 型精子。

出生前，从妊娠 8 ~ 22 周开始，曲细精管中的生殖细胞明显增加，出生后 4 个月时，由于未成熟的 Sertoli 细胞增殖活跃，生殖细胞在数量上相对轻微减少，至大约 7 岁时，睾丸的形态变化很小。7 ~ 9 岁，可检测到生殖母细胞的有丝分裂活性，随着精原细胞在曲细精管基膜的分布，其数量上与 Sertoli 细胞相等，直到青春期精子的发生开始，精原细胞在形态上没有太大的变化。

青春期开始后，在 LH 和 FSH 的作用下，生精上皮细胞开始了生精作用，主要包括精原细胞的增殖和干细胞的更新、减数分离形成精母细胞以及精子细胞变形成为成熟的精子。苍白 A 型精原细胞分布于由丰富的 Sertoli 细胞紧密连接形成的曲细精管基底膜，每 16 天分裂一次，形成

B 型精原细胞。精原细胞的细胞质在其细胞核有丝分裂后通常并不完全分离，所以，相邻的精原细胞间形成细胞质桥；这一过程在减数分裂期明显地持续，而且细胞质桥在各级生殖细胞间均可被观察到，对细胞增殖、分化的同步化和对单倍体内基因表达的调控可能具有重要意义。而未分化的精原细胞群被周期性地补充（干细胞更新），研究表明，Kit 配体 /c-Kit 受体的生长因子 / 受体系统参与精原细胞干细胞的自我更新[21]。

由细胞质桥相互连接的 B 型精原细胞通过有丝分裂形成初级精母细胞，精母细胞随后完成减数分裂，形成圆形的精子细胞，并最终变形成为具有单倍体染色体数目的成熟精子。细胞变形过程包括细胞质的丢失、顶体的形成、鞭毛的形成和细胞器向特定位置的移动。

人类的整个精子发生过程大约 64 天。如果在固定的曲细精管点观察精子发生，在 64 天的周期中，6 种可辨认的细胞（生精上皮周期的各阶段）按照一种可预测和连续的模式，共同存在并接连发生。相应地，精子发生的增殖期（Ap 到 B 型精原细胞的分化）在周期中发生 4 次并要求 Ap 型精原细胞分化为精子。结果是在睾丸内存在一群或两群精原细胞，一群或两群精母细胞，一群或两群精子细胞。这种精原细胞的时期专一性产物保证每日数百万精子的有效产生。

传统观念将睾丸内分泌调节简单地概括为：FSH 刺激 Sertoli 细胞在精子发生过程中为生殖细胞提供营养，LH 刺激 Leydig 细胞分泌睾酮。但遗传学资料表明，FSH 在精子发生中并非必需。具有 FSH 和 FSH 受体基因突变的雄性大鼠仍然可以生育，而缺乏 FSH 受体的男性也只是在精子数量上有所减少。同时，转基因大鼠的研究提示，在啮齿类动物模型中，一些因子如干细胞因子在精子发生中是必需的。干细胞因子在睾丸中起到局部或旁分泌信使分子的作用，它由 Sertoli 细胞分泌并结合到精原细胞、精母细胞、圆形精子细胞的表面受体。精子发生的内分泌控制是复杂的，因为曲细精管中履行生殖细胞分化的细胞间的相互关系是复杂的。

（毛加明 孟玉茵）

第 2 节　附睾的解剖与生理

一般来说，睾丸内的精子不显示前向的活力，且不具有与卵母细胞结合的能力，只有经过附睾，精子才能获得前向运动力以及与卵母细胞结合的功能。大量体外实验和动物研究的证据以及少量人类资料提示，在附睾的运输过程后精子获得运动能力。但是，目前对于精子在睾丸的运输过程中的获能机制总体仍不清楚，对人类生殖管道在保存和释放精子以及生殖管道阻塞后的生理学机制也不明确。下面将阐述附睾的结构和功能，并讨论附睾内精子成熟相关的生理和生化问题。

一、附睾的解剖结构

附睾位于睾丸的后上方，分头、体、尾三部分。成年男性的附睾管长约 3～4m，呈卷曲状包裹在白膜结缔组织形成的囊状鞘内（图 9-1）。每个区域可被分为不同的更小的带。人类附睾头由 8～12 个输出小管组成，靠近睾丸的输出小管的内腔大而不规则，在与附睾管结合部变为窄的椭圆形，结合部远端小管的直径轻微增加且保持相对的连续性，在附睾尾的小管直径明显增大，管腔变为不规则形状，远端继续延伸，小管则逐渐变为有输精管特征形状的管腔。

附睾管外周有多种结构且数量众多的有收缩性的细胞。在附睾体部近端、附睾头远端区域和输精管，这些具有收缩性的细胞在管周形成疏松的 2～4 层细胞组织结构。这些细胞含有肌原纤维细丝，并通过众多的融合膜样的结构相互联合。在附睾体的远端区域还有其他有收缩性的细胞。这些细胞比更近点区域的更大，有许多融合成膜样的细胞内相互连接。在附睾尾，薄弱而有收缩性的细胞数量减少，并被较厚的平滑肌细胞代替。这些平滑肌细胞组成 3 个层次，中间层环形排列，内外两层纵向排列。这 3 层平滑肌细胞结构在远端进一步增厚并最终加入输精管。

二、附睾神经支配

附睾的神经支配主要源于中间或底部的生殖神经，生殖神经则起源于腹下神经丛的高级部分和盆腔神经丛。附睾管的近端和输精管极少受交感神经的支配。附睾体中部的神经纤维数量显著增多，并沿着附睾逐步增多，与平滑肌细胞的出现和增殖同时发生。附睾的有收缩性的细胞和交感神经分布不同可能与输精管和附睾起始阶段的节律性蠕动有关，也和通常处于静止的附睾尾的间断收缩能力及输精管的排放和射精有关。

三、附睾的血液供应

附睾头和附睾体通过睾丸动脉的单一分支供血，分为附睾上方和下方的分支。附睾尾部的血供来自于输精管动脉。附睾的血供也来自输精管动脉的分支，成为联系睾丸血供和附睾动脉系统的侧支血管。在睾丸动脉阻塞或结扎后，输精管血管和提睾肌动脉可成为侧支循环，从而为附睾提供血供。

动脉的分支沿结缔组织鞘形成的小隔进入附睾，这些血管在转变为直的毛细血管床之前高度卷曲。毛细血管沿着附睾管的长度分布明显不同，附睾头的近端区域含有高密度的上皮下毛细血管网，沿着附睾管远端血管化程度下降。目前的动物实验提示，附睾的毛细血管受激素控制。例如，家兔双侧去势会导致附睾毛细血管网的损害和最终消失，但人类附睾血管是否受激素控制尚不清楚。

附睾体和尾部静脉回流加入形成附睾缘的静脉，主要的静脉与蔓状静脉丛及静脉缘相通，最终加入睾丸静脉、提睾肌静脉、输精管静脉和蔓状静脉丛。

附睾头和附睾体的淋巴液通过与睾丸相同的脉管回流，随着精索内静脉通过腹股沟管并最终达到主动脉前淋巴结。附睾尾的脉管汇入引流输精管淋巴的脉管，最终达到髂外淋巴结。

四、附睾上皮细胞的组织学

上皮组织在附睾的不同阶段呈现区域性差异。睾丸网和输精管的连接以从低到高的立方形上皮组织的特殊过渡为特征。附睾上皮组织含有 2 种主要的细胞类型：主细胞和基底细胞。主细胞有高度和长度不同的硬纤毛，通常在附睾近端是高的和长的硬纤毛，在远端的大部分区域为低的和短的硬纤毛。主细胞的细胞核为长形，有大的裂缝和一个或两个核仁。细胞膜上存在大量点隙、微胞饮的小囊泡、多泡体及这些细胞靠近顶端的细胞膜小囊泡，以及广泛存在的高尔基体，提示主细胞可履行吸收分泌功能。在上皮组织中，基底细胞散在分布于大量主细胞之间。这种泪滴样的细胞依附在基底膜上，并向管腔方向伸出约 25μm，其顶端形成相邻主细胞间的丝状体。基底细胞被认为是从巨噬细胞衍变而来的。基底细胞的形态学在附睾管中仍然保持相对连续性。输精管的上皮组织包含有纤毛细胞和无纤毛细胞。有纤毛细胞在附睾上皮组织中分散存在。无纤毛细胞主要存在于输精管近端区域，并延伸到顶端，提示其具有分泌功能。在动物实验中，附睾头内的上皮组织细胞间的类似连接被认为是形成类似血 – 睾屏障的血 – 附睾屏障。血 – 附睾屏障可能从附睾头延伸到附睾尾。

五、附睾的功能

附睾局部的解剖结构、神经支配、血液供应以及上皮组织学的不同，提示附睾实际上是由不同组织组成的连续性结构。其主要功能为储存和运输精子，使精子成熟并获得生育力和活动力。

六、精子的运输、存储和成熟

（一）精子的运输

据测算，人类精子在附睾中的运输需要 2 ~ 12 天，精子从附睾头部到体部的运输时间与其在附睾尾部运输的时间相近。Amann 认为，

精子在附睾中的运输时间受到睾丸内每日精子产量的影响而不是年龄的直接影响，Johnson 和 Varner 也证实精子在附睾内的运输时间在 20 ~ 49 岁和 50 ~ 79 岁两组之间没有不同，而且观察到在每日高产精子的男性中（每侧睾丸 137 百万个精子），精子在附睾内的运输时间平均仅为 2 天，每日低产精量的男性（每侧睾丸 34 百万个精子）平均为 6 天。精子移动通过附睾头部和体部后，在附睾尾停留的时间长短根据性活动程度而不同。Amann 报道，由于精子在附睾头部和体部内的运输时间不受性活动所影响，所以近期排精可缩短在附睾尾运输时间的 68%。

目前的研究普遍认为，在无梗阻因素的系统中，人类精子在附睾腔中是不运动的，因此一定有其他机制参与了精子在附睾中的运动。最初，精子从睾丸网液被运输到输精管，通过小管上皮细胞对水的再吸收促进液体的流动。早期观察研究提示，这种重吸收通过雌激素受体的作用来调节。能动的纤毛细胞和小管周围肌样细胞的收缩也协助精子进入附睾。精子通过附睾的主要机制可能是由附睾管周围可收缩细胞的自发节律性收缩所引起。平滑肌细胞的区域化和上述附睾内肾上腺能神经支配，使附睾管运输精子到输精管的能力得到完善。

（二）精子的存储

精子移动通过附睾头和体之后，在附睾尾停留时间长短根据性活动程度而不同。Amann 观察到，在 21 ~ 55 岁的一组男性中，每侧附睾平均有 155 ~ 209 百万个精子。在人类，附睾内精子总数的一半左右在附睾尾部区域。精子储存在附睾内并保持生育能力的时间长短尚不清楚。早期的动物实验证明，在输精管结扎后数周内附睾的精子仍然保持活力。然而，近期研究显示，家兔和大鼠在体外测定其精子受精能力，当精子在附睾内停留超过正常时间时，其精子受精能力下降。Johnson 和 Varner 推测，人类精子附睾内运送时间（延时储存）延长会使精子老化，可能导致生育能力下降。

人类附睾内没有射出的精子的结局尚不清楚。动物实验提示，存在多种精子排除机制。在

大鼠和荷兰猪，精子是通过自发的精子排出和自身清洁来消耗。公羊通过尿液约排出每日精子产量的90%。公牛睾丸产生的精子约50%通过附睾的重吸收排除。在人类，输精管结扎后，可观察到附睾腔内巨噬细胞对精子的吞噬作用。

（三）精子的成熟

动物实验结果提示，除了作为精子输送和储存的场所，附睾还能使精子获得前向的活动力和受精能力。

当人类精子通过附睾时，可获得前向的活动力。这种活动力成熟的过程以精子活动力模式的改变表现出来，显示具有更"成熟"活动力模式精子的百分数也增加。学者们观察到，从输精管取出精子并使其悬浮于培养基中，大部分是不动的或者仅显示微弱的尾部运动。这些样本中的一些精子具有"不成熟的"尾部运动，特征是导致精子宽弧形鞭打样小幅度向前搏动。在刚进入附睾的初始阶段，精子获得这种不成熟的活动力模式的数量是增加的。之后，在附睾体的中部区域，精子显示"不成熟的"活动力的比例下降，而具有成熟活动力模式的精子数量增加，特征是导致向前活动力的高频和低幅搏动。附睾尾部的精子在培养基中稀释，50%以上获得成熟的活动力模式，其余的精子是不动的或者具有类似从附睾近端观察到的不成熟的活动力模式[22]。Moore证实了关于人类精子在附睾内运输过程中获得渐进性向前的活动能力。将取自输精管、附睾头、附睾体近端、附睾体远端或附睾尾部的精子在生理缓冲液中稀释，活动精子的比例分别为0、3%、12%、30%和60%。但人类附睾内精子活动力的成熟与否，或者在何种程度上依赖于附睾内的特定区域还不清楚。资料显示，先天输精管缺如或者附睾梗阻的患者，附睾抽吸的精子活力很差，附睾近端最佳精子质量也如此。

精子获能和顶体反应是精卵结合的前提，而精子获能发生在女性生殖道，尤其是在输卵管内。研究表明，睾丸内的精子除非采用细胞质内单精子注射的方法将其带到卵子内，否则不能使卵子受精。在大多数动物，精子的受精能力是在精子进入附睾远端区域时逐渐获得的。

七、影响附睾功能的因素

尽管附睾在精子转运、储存和成熟的机制尚不清楚，但目前普遍认为，这些过程受到附睾腔的体液和内分泌的影响。

动物实验表明，附睾液的生化成分与血浆不同，而且经历了附睾内的局部变化。在附睾内的不同区域，腔液的渗透性、电解质含量和蛋白质组分都有显著的变化。这种体液的局域化区分特点反映了附睾的复合功能性，可能与附睾管的血管区域化、血-附睾屏障的半渗透性、小管不同区域的特异性分泌及对体液成分的选择性吸收有关。附睾液中的特殊成分在实验研究中被分离出来，包括甘磷酸胆碱（glycerylphosphorylcholine，GPC）、左旋肉碱（carnitine）、唾液酸。另外，附睾液含有对体外精子产生影响的蛋白质，包括向前活动力蛋白、精子存活因子、向前运动支持因子和精子活力抑制因子等。其他蛋白质分泌进入附睾的特殊区域后也成为与精子有关的因素。

人类附睾内睾酮和双氢睾酮的浓度非常高。在附睾的不同区域，并未显示雄激素的水平梯度。附睾内相对浓缩的DHT和高水平的5α-还原酶说明雄激素在附睾中是重要的。动物实验表明，附睾功能是雄激素依赖的，一些附睾蛋白质的合成受雄激素调控。双侧去势不仅导致附睾蛋白雄激素依赖性的丧失，而且导致附睾重量的丧失、组织学的紊乱和附睾液成分（包括GPC、左旋肉碱、唾液酸）的合成及分泌发生变化。最后，睾丸丧失了支持精子活动力、生育力成熟及精子储存过程的能力。大多数这些退化的过程可被雄激素替代治疗逆转。然而，雄激素对附睾初始阶段的影响被认为是由睾酮与雄激素结合蛋白及可能的其他因子结合来调节的[23]。外源性雄激素治疗几天后，精子发生虽然不受影响，但可观察到精子功能发生变化，这一观察支持雄激素水平对附睾功能的重要性。

对大鼠的研究表明，附睾功能也受温度的影响。位于腹部的附睾由于受到躯体温度的影响引起精子储存和电荷转运功能的丧失。人类附睾的功能是否受体温的类似影响尚不清楚。温度可能对人类附睾功能的影响在研究精索静脉曲张或隐睾症和男性不育之间的关系中有重要意义。

近年来的大鼠实验证据也表明，附睾储存精子的能力受交感神经系统的影响。附睾部分切除可导致附睾尾部精子的异常凝聚和曲线运动的速度降低。结果提示化学 / 外科切除交感神经或神经损伤，可能对将来的生育力产生不利的影响。

（毛加明　孟玉菡）

第 3 节　其他内生殖器官解剖与生理

一、输精管

（一）解剖与生理

输精管起于附睾尾，止于前列腺的射精管，长 30 ~ 35cm，是组织学上源于中肾管的管状结构。输精管可分为 4 个部分：睾丸部、精索部、腹股沟部和盆部。输精管直径为 2 ~ 3mm，无梗阻的输精管内径为 300 ~ 500μm；在横断面上分为 3 层，外层为含有血管和神经纤维的结缔组织、中间环形内外纵行组成的肌层以及黏膜上皮组成的黏膜内层（图 9-2）。

（二）血管和神经支配

输精管的血供来自膀胱下动脉的分支——输精管动脉。人类输精管接受交感和副交感神经系统的神经纤维控制。输精管由丰富的源于腹下神经的交感肾上腺素能神经支配而胆碱能神经支配在输精管的活动力方面起的作用较小。

（三）功能

输精管的主要功能为运输精子。输精管显示有自发性的活动力，也有对牵拉的反应能力。通过电刺激腹下神经或肾上腺素能神经递质的应用，可引起输精管的强烈蠕动性收缩，将管内容物推入尿道。在即将射精前，精子从远端附睾和输精管发生快速有效的运输，与交感神经刺激有关。

在人类男性，附睾储存的精子总量约 182 百万个，26% 在附睾头，23% 在附睾体，52% 在附睾尾。精子通过附睾头、体和尾部的运输时间估计分别为 0.7 天、0.7 天和 1.8 天。输精管中大约储存 130 百万个精子，所以在射出的精液中，大部分的精子储存在输精管中，每次射出的精子量不足一半储存在附睾尾部。

在家兔的研究中发现，在无性欲期，附睾内容物通过输精管向远端运输进入尿道的量很少，且没有规律的间隔；在受到性刺激时，精子通过输精管从附睾尾被运输到输精管的近端和远端。一旦射精发生，精子被推入尿道。射精后，输精管的远端部分收缩的幅度、频率和持续时间均较近端显著增强，输精管内容物被推回到近端附睾甚至附睾尾部。这一过程在延长的无性欲期可被逆转，且来源于每日精子产量的附睾内过剩的精子再次被运输到远端。可见，家兔的输精管不仅在性活动期间对精子运输起重要作用，在维持附睾储存精子的过程中也有重要作用。但人类输精管在精子运输中是否有类似机制尚需要进一步观察。

二、射精管

射精管由输精管壶腹的下端变细与精囊的排泄管汇合而成，穿入前列腺底部，开口于尿道的前列腺部，长度平均为 2cm。

三、精囊和尿道球腺

1561 年，Fallopius 首次报道精囊为一成对的男性器官。精囊来源于胚胎发育 12 周左右的中肾管远端的背外侧球状突起。

正常成人精囊长 5 ~ 10cm，直径 3 ~ 5cm，平均容积为 13ml。精囊的体积随着年龄的增长而缩小。精囊包含有一支走行较直且侧枝很少的中央管，开口于前列腺内输精管末端的射精管。从组织学角度看，射精管是精囊的延续，然而射精管内没有精囊发达的肌层。

精囊的血液供应来源于脐动脉的分支——输精管精囊动脉。有时膀胱下动脉也可产生一交通支供应精囊。精囊的静脉回流主要通过输精管精囊静脉和膀胱下静脉丛。精囊受盆腔神经和腹下神经的支配。腹下神经同时向精囊发出交感及副交感神经纤维。淋巴液回流主要通过髂内淋巴结。

精囊是一个内分泌器官，其分泌的液体对射出精子的活动力和新陈代谢至关重要。精囊分泌的液体量占射精总量的 50%～80%，平均为 2.5ml，pH 为中偏碱性。精囊分泌物主要包含糖类，例如果糖（使精子具有活动力的必要成分），前列腺素 A、B、E、F 和凝集因子等。

尿道球腺是一对球形小腺体，直径约 2～3mm，包埋于尿生殖膈内，位于会阴深横肌内。尿道球腺的分泌物为尿道球腺液，其排泄管开口于尿道球部，起润滑尿道的作用，并参与精液的组成。

（毛加明）

参考文献

[1] Paulson RJ. Hormonal induction of endometrial receptivity. Fertil Steril, 96:530–535.

[2] Lombardo F, Sgro P, Salacone P, et al. Androgens and fertility. J Endocrinol Invest, 2005, 28:51–55.

[3] Anderson AS, Sharpe SM. Regulation of inhibin production in the human male and its clinical applications. Int J Androl, 2000, 23:136–144.

[4] Menkveld R, Wong WY, Lombard CJ, et al. Semen parameters, including WHO and strict criteria morphology, in a fertile and subfertile population:an effort towards standardization of in–vivo thresholds. Hum Reprod, 2001, 16:1165–1171.

[5] Babu SR, Sadhnani MD, Swarna M, et al. Evaluation of FSH, LH and testosterone levels in different subgroups of infertile males. Indian J Clin Biochem, 2004, 19:45–49.

[6] Vermeulen A, Kaufman JM. Ageing of the hypothalamo–pituitary–testicular axis in men. Horm Res, 1995, 43:25–28.

[7] Vermeulen A, Verdonck L, Kaufman JM. A critical evaluation of simple methods for the estimation of free testosterone in serum. J Clin Endocrinol Metab, 1999, 84:3666–3672.

[8] Stewart JS, Turner JS. Inhibin B as a potential biomarker of testicular toxicity. Cancer Biomark, 2005, 1:75–91.

[9] Hiney JK, Srivastava V, Dearth RK, et al. Influence of estradiol on insulin–like growth factor–1–induced luteinizing hormone secretion. Brain Res, 2004, 1013:91–97.

[10] Chada M, Prusa R, Bronsky J, et al. Inhibin B, follicle stimulating hormone, luteinizing hormone and testosterone during childhood and puberty in males:changes in serum concentrations in relation to age and stage of puberty. Physiol Res, 2003, 52:45–51.

[11] Wilson JD, McPhaul MJ. A and B forms of the androgen receptor are expressed in a variety of human tissues. Mol Cell Endocrinol, 1996, 120:51–57.

[12] Richardson HN, Parfitt DB, Thompson RC, et al. Redefining gonadotropin–releasing hormone (GnRH) cell groups in the male Syrian hamster:testosterone regulates GnRH mRNA in the tenia tecta. J Neuroendocrinol, 2002, 14:375–383.

[13] Akopyanz N, Bukanov NO, Westblom TU, et al. DNA diversity among clinical isolates of Helicobacter pylori detected by PCR–based RAPD fingerprinting. Nucleic Acids Res, 1992, 20:5137–5142.

[14] Falardeau J, Chung WCJ, Beenken A, et al. Decreased FGF8 signaling causes deficiency of gonadotropin–releasing hormone in humans and mice. J Clin Invest, 2008, 118:2822–2831.

[15] Sinisi AA, Asci R, Bellastella G, et al. Homozygous mutation in the prokineticin–receptor2 gene (Val274Asp) presenting as reversible Kallmann syndrome and persistent oligozoospermia:case report. Hum Reprod, 2008, 23:2380–2384.

[16] Leroy C, Fouveaut C, Leclercq S, et al. Biallelic mutations in the prokineticin–2 gene in two sporadic cases of Kallmann syndrome. Eur J Hum Genet, 2008, 16:865–868.

[17] Hu Y, Bouloux PM. Novel insights in FGFR1 regulation:lessons from Kallmann syndrome. Trends Endocrinol Metab, 21:385–393.

[18] Pitteloud N, Meysing A, Quinton R, et al. Mutations in fibroblast growth factor receptor 1 cause Kallmann syndrome with a wide spectrum of reproductive phenotypes. Mol Cell Endocrinol, 2006, 254–255:60–69.

[19] Tsai PS, Gill JC. Mechanisms of disease:Insights into X–linked and autosomal–dominant Kallmann syndrome. Nat Clin Pract Endocrinol Metab, 2006, 2:160–171.

[20] Tengara S, Tominaga M, Kamo A, et al. Keratinocyte–derived anosmin–1, an extracellular glycoprotein encoded by the X–linked Kallmann syndrome gene, is involved in modulation of epidermal nerve density in atopic dermatitis. J Dermatol Sci, 58:64–71.

[21] Ayari B, Soussi–Yanicostas N. FGFR1 and anosmin–1 underlying genetically distinct forms of Kallmann syndrome are co–expressed and interact in olfactory bulbs. Dev Genes Evol, 2007, 217:169–175.

[22] Sodi R, Fikri R, Diver M, et al. Testosterone replacement–induced hyperprolactinaemia:case report and review of the literature. Ann Clin Biochem, 2005, 42:153–159.

[23] Corona G, Mannucci E, Fisher AD, et al. Effect of hyperprolactinemia in male patients consulting for sexual dysfunction. J Sex Med, 2007, 4:1485–1493.

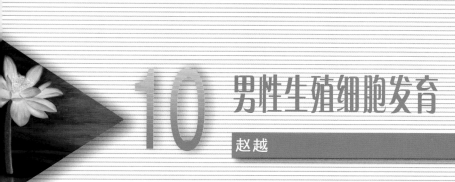

10 男性生殖细胞发育

赵越

第1节 雄性原始生殖细胞迁移与形成

生殖细胞（germ cell）的发生是发育和遗传的基础。生殖细胞是成熟配子的前体细胞，起源于胚胎早期就已经产生的原始生殖细胞（primordial germ cell，PGC）。原始生殖细胞是指那些不可逆转地定向为生殖细胞的尚未进入性腺体细胞之间的双倍体生殖细胞的前体细胞，即迁徙途中及刚到达性腺的那些生殖系前体细胞。雄性动物和雌性动物间的PGC并无差异。如前所述，在低等模式生物（如果蝇、新杆状线虫等）中，PGC的建立受到细胞质中生殖细胞决定因子——生殖质（germ plasm）的分离诱导。随着胚胎发育的进行，生殖质逐渐被分配到一定的细胞中，指导合成特异性蛋白质，使这些细胞最终分化为PGC[1]。在哺乳动物体内不存在决定生殖细胞的生殖质，因而PGC由近端上胚层（epiblast）体细胞在周边细胞的特定信号诱导下形成，随后以变形运动的方式迁移至背肠系膜，后定位于中肾内侧和背肠系膜之间的由脏壁中胚层形成的发育中的生殖腺原基（genital anlage）——生殖嵴（genital ridge）中，定向分化为生殖细胞。对于大多数动物，迁移进入生殖嵴的PGC具备两种发育潜能，由生殖嵴所在的微环境决定分化成精子或卵子。

原始生殖细胞的形成、定向迁移的路线和机制因物种而异。小鼠PGC在原肠胚靠近胚外外胚层的上胚层处形成。通过组织非特异性碱性磷酸酶（tissue nonspecific alkaline phosphatase，TNAP）标记发现，PGC最早出现于7.25dpc（days post coitum，交配后天数）。在7.5~8.5dpc之间从内胚层运动到后肠。从8.5dpc开始迁移，经背肠系膜迁移至中肾侧的生殖嵴。PGC首先在胚外中胚层至原条可检测到，随后5d，相继迁移到生殖嵴。9.5dpc，PGC离开后肠，通过背肠系膜向靶器官生殖嵴迁移。11.5dpc，所有PGC到达生殖嵴[2-4]。12.5dpc，雄性生殖细胞呈索状排列。此后，雄性生殖嵴中的雄性生殖细胞进入有丝分裂休止期，处于G_0/G_1。精原细胞直到出生后性成熟恢复有丝分裂，形成雄性睾丸精原干细胞，进一步减数分裂形成成熟精子[5-6]。

人类的PGC最早在约孕22天时在尿囊内胚层和间充质发现，数目为50~90个，关于其确切起源位置及诱导因素尚未确定。第5~6周时PGC以变形运动沿后肠的背系膜向生殖嵴迁移。人的胚胎在6周时，约有1000个PGC进入生殖嵴[7]。人PGC的迁移路径可能与小鼠相似，也可能有其特殊的方式和路径[8-9]，目前尚不明确。Mollgard等通过免疫组化方法检测PGC标志物，提出人PGC可能沿神经细胞经背侧肠系膜向生殖嵴迁移，在受精后29~33天到达生殖嵴[9]。

PGC成功迁移（图10-1）既需要内在的运动程序，也依赖外在的蛋白质和脂质信号诱导[10]。对模式生物的研究表明，PGC定向迁移受生殖

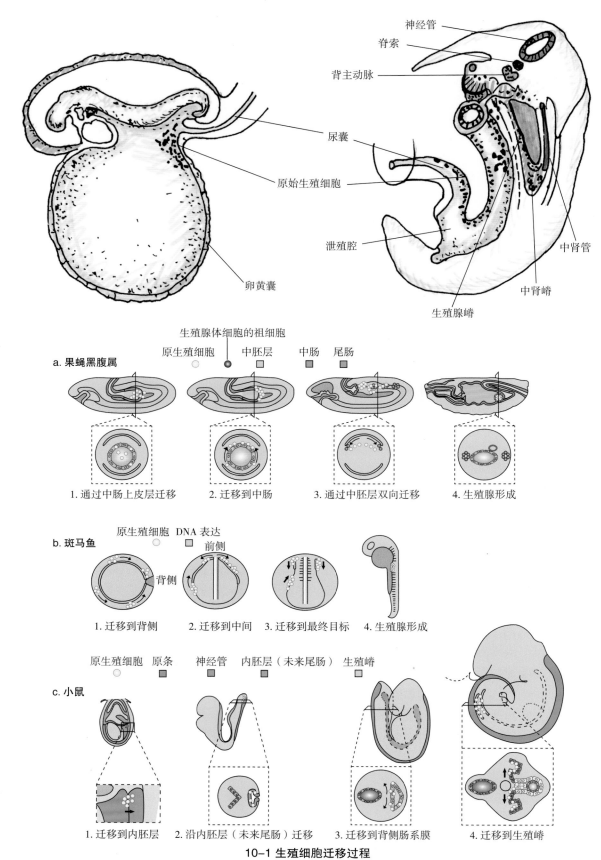

神经管

脊索

背主动脉

尿囊

原始生殖细胞

泄殖腔

中肾管

中肾嵴

生殖腺嵴

卵黄囊

生殖腺体细胞的祖细胞

原生殖细胞　　中胚层　　中肠　　尾肠

a. 果蝇黑腹属

1. 通过中肠上皮层迁移　　2. 迁移到中肠　　3. 通过中胚层双向迁移　　4. 生殖腺形成

b. 斑马鱼

原生殖细胞　DNA 表达

前侧

背侧

1. 迁移到背侧　　2. 迁移到中间　　3. 迁移到最终目标　　4. 生殖腺形成

原生殖细胞　原条　　神经管　　内胚层（未来尾肠）　生殖嵴

c. 小鼠

1. 迁移到内胚层　　2. 沿内胚层（未来尾肠）迁移　　3. 迁移到背侧肠系膜　　4. 迁移到生殖嵴

10-1 生殖细胞迁移过程

嵴的吸引，并受其迁移途径周围细胞的细胞外基质如纤连蛋白（fibronectin，FN）[11] 和一些细胞生长因子（如 steel 因子、TGF-β1 等）的控制（图 10-2）[2, 12-14]。例如，FN 能刺激 PGC 的迁移，能启动 PGC 从后肠向生殖嵴的主动迁移，指引 PGC 迁移的方向，整联蛋白 -β 介导 PGC 与 FN 的黏附作用；生长因子 TGF-β1 与生殖嵴对 PGC 的迁移有趋化作用；Steel 因子能提高 PGC 的扩散和运动能力，引导 PGC 向生殖嵴迁移等。此外，生殖嵴也分泌一些因子诱导 PGC 的定向迁移，例如趋化因子 SDF1 和趋化因子受体 CXCR4 可以诱导 PGC 向生殖嵴迁移 [15]。

哺乳动物 PGC 通过有丝分裂方式增殖，到达生殖嵴进入分化阶段时进行减数分裂形成单倍体配子。在迁移过程中，鼠 PGC 的数目主动增殖约 300 倍，从 8.5dpc 时 100 个左右到 12.5 天时约 25 000 个。FGF 有促进 PGC 有丝分裂的作用，而 TGF-β1 则抑制 PGC 的增殖。此外，一些发育异常或迁移异常的 PGC 则被诱导进入凋亡途径。调节 PGC 凋亡的内源性调控因子有 Bax、Bak、Bad、Bim 和 Caspase3；外源性凋亡调控因子有 Fas 和 Caspase8。生殖细胞的凋亡与否取决于存活因子（Bcl-x）与凋亡因子（Bax）的平衡。人 XY 型胚胎胎龄 <6 周时，PGC 为 450～1400 个，6 周时睾丸生殖细胞（前精原细胞）约为 3000 个，9 周时约为 6 周时的 10 倍，睾丸支持细胞（Sertoli 细胞）也是不断增殖的，由 7 周时的约 150 000 个到 9 周时的约 450 000 个 [14]。目前，有关调节人 PGC 增殖的相关分子机制尚不清楚。体外实验表明，重组 BMP4 蛋白可以促进人 PGC 的增殖 [16]，OCT4 对维持人 PGC 的生存及多潜能性具有重要意义 [17]。

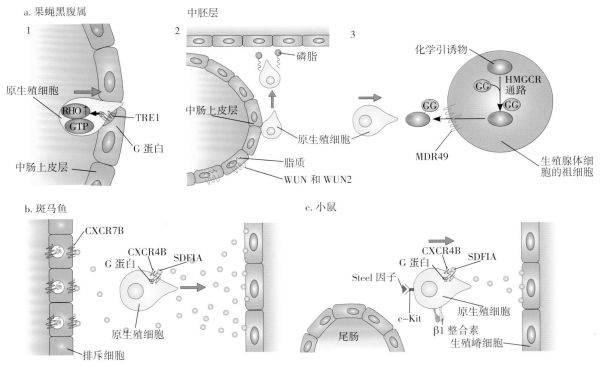

图 10-2　PGC 成功迁移需要外在蛋白质和脂质信号诱导
RHO：RHO 激酶；GTP：三磷酸鸟苷；WUN：Wunen 蛋白；
GG：香叶酰基香叶酰；HMGCR：3- 羟基 -3- 甲基戊二酰辅酶 A 还原酶

（赵越）

第2节　精子发生及成熟的分子调控

一、精子发生

脊椎动物的原始生殖细胞到达雄性胚胎的生殖嵴后就停留在那里直到成熟。在发育过程中，生殖嵴形成生精小管，其管上皮细胞分化成支持细胞。精子发生的过程在 Sertoli 细胞的深凹处进行，支持细胞对生殖细胞的发育起滋养和保护作用，与精子的形成和分化有着密切关系。支持细胞通过控制生精小管内的微环境促进生殖细胞向精子发育。精子发生（spermatogenesis）是一个独特复杂的细胞分化过程，一般分为 3 个阶段（图 10-3）：①有丝分裂期：A 型精原细胞增殖产生 A、B 型两类精原细胞，A 型精原细胞不进入分化途径，继续保持有丝分裂能力；B 型精原细胞进入分化途径，分化为初级精母细胞；②减数分裂期：初级精母细胞进行染色体复制，进入第一次减数分裂，同源染色体联会、分离，产生 2 个次级精母细胞，次级精母细胞进入第二次减数分裂，姐妹染色体分离，形成单倍体的圆形精子细胞；③精子形成期：圆形精子细胞进行复杂的形态学变化，形成成熟的精子。

在精子发生过程中，减数分裂是一个关键的过程，在这个阶段，遗传物质相互重组、染色体数目减少并最终形成单倍体生精细胞，又称精子细胞。精母细胞经历了减数分裂的不同阶段。次级精母细胞产生于第一次减数分裂后。这些生精细胞含有双份单倍体染色体。在第二次减数分裂精母细胞演变为单倍体的精子细胞。第一次减数分裂前期持续 1～3 周，而除此之外的第一次减数分裂的其他阶段和第二次减数分裂在 1～2 天内完成。

单倍体的精子细胞是圆形、无鞭毛的细胞，必须经过精子形成（spermiogenesis）过程才能成为成熟的精子。哺乳动物的精子形成过程主要包括细胞核和细胞器两方面的变化。首先是高尔基体形成顶体泡，像一顶"帽子"覆盖于精子核的顶部。同时中心粒开始构成精子鞭毛，而鞭毛将延伸入管腔内。在精子形成的最后阶段，细胞核染色质凝集，大部分细胞质成分废弃，线粒体环绕鞭毛基部形成环状，最后产生成熟的精子（图 10-4）进入管腔。

精子生成过程在时间和空间上有严格的顺序性。从精原细胞到精子细胞的分裂过程中细胞质的分裂不完全，细胞间有直径 1μm 的细胞质间桥使它们彼此连接形成合胞体（syncytium）。通过细胞质间桥沟通信息，保证每群细胞同步成熟。随着分裂过程进行，细胞逐渐靠近管腔，因此曲细精管中不同成熟阶段的生精细胞在管腔中连续、依次排列。

小鼠从精原细胞到成熟精子的发育过程约需 34.5 天。精原细胞阶段持续 8 天，减数分裂持续 13 天，精子形成 13.5 天。人类的精子发育约需

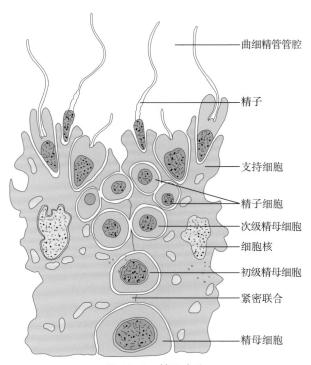

右侧标注（从上到下）：
曲细精管管腔
精子
支持细胞
精子细胞
次级精母细胞
细胞核
初级精母细胞
紧密联合
精母细胞

图 10-3　精子发生

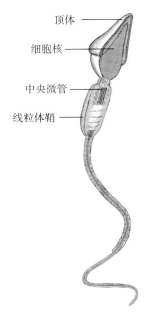

顶体

细胞核

中央微管

线粒体鞘

图 10-4　精子形态示意图

64 天才能完成。此外，人类的生精细胞数目相对较少，每个支持细胞相对应的生精细胞数目也较低，上述因素以及精子与支持细胞较低的比率（1∶5）导致人类的精子生成数目相对较少。人类每克睾丸组织在 24 小时内生成的精子数目为300～700 万。

二、精子成熟

精子在睾丸中完成形态分化后进入附睾。从睾丸曲精细管释放的精子尽管形态完整，但缺乏运动能力、精卵识别能力和与卵子结合的能力，需要在附睾中发育成熟。精子在附睾中的移行过程中，精子脂质小滴向末端移行直至脱落；胞浆、顶体等精子形态发生了进一步的变化；精子核染色质浓缩，对核酸酶的抵抗力增强；精子膜的电荷、糖基、脂质、蛋白质等成分发生明显的改变；不正常的精子被吞噬、吸收或降解。

精子从睾丸到附睾经历了一系列的物理、化学和形态的改变而获得成熟，这是一个高度程序化的过程，受到精子自身因素和附睾液环境的影响。附睾上皮分泌的蛋白质呈高度的区域化特征，为精子的成熟提供了一个不断变化的微环

境。在精子流经附睾头（caput）、体（corpus）、尾（cauda）部时，各区域的蛋白质对精子表面进行不断加工、修饰。从附睾不同部位提取的精子，膜表面成分有很大变化。由于精子的生物合成能力有限，这些变化可能主要来源于精子与附睾管腔液的相互作用。附睾上皮能分泌150～200 种蛋白质到管腔中，其中一些蛋白质能掺入或结合到精子膜表面；一些蛋白质可以改变精子膜蛋白的糖基组成，例如糖基转移酶、糖苷酶等；还有一些蛋白质可以保护精子，如抗氧化酶、蛋白酶抑制剂等；附睾细胞分泌的酶可以修饰精子膜的蛋白质和脂类，引起精子质膜成分的变化和分布位置的变化；有些蛋白质可结合疏水性小分子、脂类和离子等。精子从不成熟到成熟，其精子表面膜蛋白从高分子量转变为低分子量。这表明精子成熟过程中新的小分子量的蛋白质结合到精子表面，对这些分子的研究有助于更好地理解精子的成熟过程。

精子在附睾中成熟的过程经历了一系列代谢变化，其中钙离子的跨膜转运具有重要的生理意义[18]。精子在附睾转运过程中钙离子的积累能力有很大的变化，附睾头部精子中钙离子的浓度约为尾部精子的 2 倍，附睾头部精子从外部积累钙离子的速度比尾部快 2～4 倍。另外，精子在附睾成熟过程中，由附睾头部无规则运动转变成附睾尾精子直线运动的变化过程与钙离子依赖性机制的代谢改变有关。

三、精子发生和成熟过程的分子调控

精子发生和成熟过程受许多因素的调控作用：①内源因素：生精细胞内源性机制调控不同基因严格按照时间和空间特定表达，以保证精子发生过程中一系列阶段性的细胞事件正常进行，例如减数分裂重组、联会复合物的形成、姐妹染色体的结合、减数分裂后精子的分化等。生精细胞许多特异基因的阶段特异性表达，参与了精子发生这一特殊的细胞分化过程。包括精子发生相关的周期蛋白基因、细胞凋亡相关基因、热休克基因、原癌基因、无精子因子基因、细胞骨架基因等[19]。②外源因素：促黄体激素和促卵泡激素等通过调节支持细胞的基因

表达来影响精子发生过程。此外，一些附睾组织时空特异表达分子在精子成熟过程中发挥关键作用。

（一）精子发生和成熟中的内源基因调控

过去 20 年的研究发现，众多基因在调控睾丸精子发生过程中的精子形态转化以及精子在附睾和女性生殖道中的成熟过程发挥重要作用，其表达受严格的时空调节，这些基因的异常表达是精子功能缺失所导致的男性不育的主要因素[20]。

1. 细胞周期蛋白基因　细胞周期蛋白家族成员（cyclin）及其催化伴侣细胞周期蛋白特异激酶（cyclin-dependent kinase，Cdk）与生精细胞的有丝分裂与减数分裂密切相关[21]，其中 cyclin A1、cyclin B、cyclin E 和 cyclin H 在精子发生过程中表现出阶段特异性表达，参与了精子发生过程的调控（图 10-5）[22]。cyclin A1 基因仅在哺乳动物第一次减数分裂前的精原细胞和正处于第一次减数分裂中的精母细胞中表达，cyclin A1 基因敲除的雄性小鼠不育，其精子发生直到减数分裂双线期中期仍然正常，然而到双线期末期，精母细胞发育停滞并开始凋亡。进一步研究表明，cyclin A1 与其激酶伴侣分子 CDK2 构成的复合物可能通过激活 M 促成熟因子（maturation promoting factor，MPF）促进减数分裂进行。cyclin B1 在粗线期精母细胞中和第一次减数分裂前的晚期精母细胞中表达水平非常高，同时其表达产物的催化亚基 CDK1 在该阶段活性很大，当细胞完成减数分裂成为精子细胞时，cyclin B1 的表达下降。cyclin B1 产物和 CDK1 的结合最终使 MPF 活化，促使细胞完成 G2/M 的转换[23]。cyclin E 基因敲除雄性小鼠的生育力显著下降，约 50% 不育，同时精子数目比野生型降低 4 倍，精子发生不均一地停滞在不同时期，精母细胞可发育至偶线期，但没有晚期精母细胞和圆形精子细胞。cyclin H 在精母细胞核中大量表达，其表达特征与 cyclin A1 相似，同时 cyclin H 蛋白依赖激酶 CDK7 也呈高表达状态。cyclin H/CDK7 复合物可以激活 CDK2 的蛋白激酶活性，在生精细胞减数分裂中发挥作用。

2. 细胞凋亡相关基因　精子发生过程中存在明显的生精细胞凋亡现象，这是清除过量或异常生殖细胞的重要途径之一。与精子发生有关的细胞凋亡相关基因主要有 caspase 家族、Bcl-2 家族、Fas/Fas 配体（Fas ligand，FasL）、p53、干细胞因子（stem cell factor，SCF）/c-kit 等（图 10-6）[24]。睾丸形成后，在原生殖细胞分化为精原细胞过程中已开始细胞凋亡以控制精原细胞数

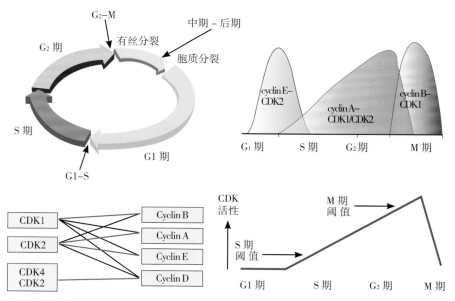

图 10-5　细胞周期蛋白成员及其催化伴侣细胞周期蛋白特异激酶与生精细胞有丝分裂、减数分裂密切相关

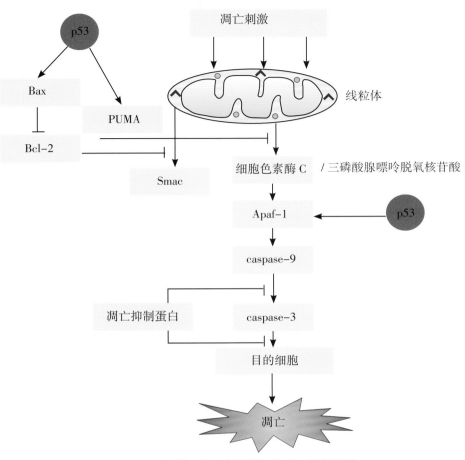

图 10-6　与精子发生有关的细胞凋亡相关基因

量，其中 caspase 家族成员通过调控内源及外源凋亡途径发挥关键作用。基因敲除和转基因小鼠研究发现内源凋亡途径相关 Bcl-2 基因家族成员在精子发生中有重要作用。其中凋亡诱导因子基因 Bax 过量表达可诱导细胞凋亡，Bax 基因敲除小鼠不能产生成熟精子，曲细精管中有大量不正常精原细胞的累积，最终导致不育；凋亡抑制因子基因 Bcl-2 和 Bcl-x 表达过量抑制细胞凋亡，小鼠精子发生不正常，同样引起不育[25-27]；过表达凋亡抑制因子基因 Bcl-w 抑制生殖细胞周期进展影响精子发生。Fas/FasL 系统是调控细胞凋亡的外在途径。Fas 基因主要在精母细胞和精子细胞中表达，FasL 基因主要在 Sertoli 细胞、粗线期精母细胞和精子细胞中表达。Fas 和配体结合后，通过胞内肽段的"死亡结构域（death domain）"激活相关的 caspase 蛋白激酶级联，引发细胞凋亡。利用反义 RNA 技术抑制 FasL 基

因的表达后，生精细胞凋亡程度显著降低[28-29]。p53 是肿瘤抑制蛋白基因，在睾丸组织中的表达很高，p53 基因敲除小鼠的精母细胞不能完成减数分裂，并形成多核巨细胞。生精细胞发生多种 DNA 损伤激活信号途径，包括 p53 水平上升、p38 MAP 激酶和 Erk1/2 等直接激活 caspase 级联信号，诱发生精细胞的自发性凋亡，参与精子的质量控制，保证雄性配子的遗传稳定性[30]。SCF 是 c-kit 受体酪氨酸蛋白激酶的相应配体，二者结合后，c-kit 被激活，抑制线粒体膜的去极化，保持细胞的氧化还原状态，从而间接抑制 p53 诱导的细胞凋亡，维持原始生殖细胞及精原细胞的生长和存活[31]。

3. 热休克蛋白基因　热休克蛋白（heat shock protein，HSP）又称为应激蛋白，是指所有生物细胞在理化和生物等应激原刺激后，发生热休克反应时产生的一类伴随细胞内功能性蛋白的伴侣

蛋白分子，研究表明众多 HSP 家族成员在精子发生和成熟过程中发挥重要作用[20]。

HSP60 可参与精子发生及受精过程。HSP60 在线粒体中表达，负责蛋白的运送和重折叠。HSP60 蛋白寡聚形成中央空腔结构，未折叠的蛋白通过疏水作用结合其中。HSP60 在人精子发生早期表达于基底上皮细胞中的精原细胞中。当精原细胞有丝分裂时，可见 HSP60 高表达，而在非有丝分裂阶段，HSP60 表达量较低。在不育症男性的睾丸中，精原细胞内 HSP60 表达水平越低，生精功能越差，其原因可能是 HSP60 对精原细胞有一定的保护作用。目前对 HSP60 功能研究主要集中在小鼠中。在小鼠中，HSP60 在精子发生早期的精原细胞和精母细胞中表达，但在精子发生后期不表达，直到精子通过附睾头部才重新出现 HSP60 蛋白，在精子获能过程中发挥重要作用。HSP60 的这一时空差异表达特性表明这些分子可能在精子成熟的不同阶段发挥截然不同的作用[32-33]。在 HSP70 在染色体形成联会复合、DNA 修复及基因重组中起着关键作用[34]。在 HSP70 基因敲除的雄性小鼠中，初级精母细胞无法完成第一次减数分裂，这可能是由于在精母细胞粗线期，HSP70 基因敲除影响了细胞周期蛋白 B 依赖的 CDC 激酶的装配，从而抑制细胞从 G2 期过渡到 M 期。HSP90 在未发生顶体反应的精子中分布于精子的颈部和尾部，发生顶体反应后，HSP90 仅见于精子的赤道区。HSP90 家族成员 HSP86 在小鼠精子获能过程中可发生酪氨酸磷酸化，提示其可能参与精子获能。另一成员 HSP90AB1 在精原细胞高表达，且仅表达与生精细胞的细胞膜和细胞质。HSP90AB1 特异性抑制剂 gamendazole 是一种研发中的新型男性口服避孕药，可抑制精子的发生[35]。

其他一些 HSP 家族成员也在精子发生和成熟过程中发挥重要作用。HSP10 可能参与精子 - 透明带相互作用，获能精子头部存在 HSP10，但在精子顶体反应后消失[36]。在精子发生的不同阶段，HSP27 的表达量不同，因而睾丸中 HSP27 表达量的变化可提示异常精子的生成。例如在精子成熟阻滞的睾丸中，HSP27 在支持细胞中高表达，而在精原细胞和精母细胞中低表达[37]。Dnajb1 基因编码热休克蛋白 Hsp40，用免疫印迹分析、原位杂交和免疫组织化学分析技术证明 Dnajb1 基因的表达产物存在于睾丸减数分裂后的生精细胞中，位于小鼠精子的头部和尾部[38]。Hspa4l 基因，属于 HSP110 热休克基因家族。研究表明，Hspa4l 基因广泛表达，并且主要在睾丸组织，存在于精母细胞的粗线期晚期至减数分裂后的精子细胞中。Hspa4l 表达产物是正常精子发生所必须的，在渗透耐受性中发挥着重要作用[39]。

热休克基因转录因子（heat shock transcription factor，HSF）是特异的 DNA 结合蛋白，在转录水平上调节热休克基因编码热休克蛋白。热休克基因转录因子基因家族的成员，至今在哺乳动物中发现了 3 种：HSF1、HSF2 和 HSF4，其中 HSF1 和 HSF2 与精子发生有关[40]。转基因小鼠过表达 HSF1 引起精子发生阻滞，HSF2 敲除雄鼠生育能力低下，睾丸重量减少，精子数量锐减 70%，精原细胞大量凋亡，表明 HSF2 能够促进减数分裂生殖细胞或分化的精子存活[41]。敲除 HSF1 对精子发生没有明显影响，但同时敲除 HSF1 和 HSF2 出现完全不育，表明 HSF1 和 HSF2 功能冗余但对精子起关键作用。双突变鼠明显没有晚期精母细胞或精子，生殖细胞不能通过减数分裂粗线期[42]。

4. 无精子因子基因　控制精子生成的基因称为无精子因子（azoospermia factor，AZF）基因，定位于 Y 染色体长臂（Yq11.23）（图 10-7）。AZF

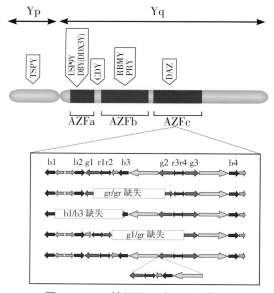

图 10-7　无精子因子（AZF）基因

基因可以分为 4 个区域：AZFa、AZFb、AZFc 和 AZFd。AZFa 区基因主导精母细胞的增生。AZFb 区基因缺失可导致生殖细胞成熟停滞。AZFc 区基因缺陷可导致无精子症或重度少弱精，是不育症患者中最常见的 Y 染色体微缺失。AZFc 区包括许多正常精子生成必须的基因家族，其中最主要的一个候选基因 Daz（deleted in azoospermia）是激活精子生成和保持种族 Y 染色体功能的重要基因，Daz1/Daz2 与生精障碍有关。研究发现，Daz 的部分缺失可发生于生精正常的男性，并可遗传到下一代。Cdy 基因包括 Cdy1 major、Cdy1 minor 和 Cdy2，只在睾丸中表达，其表达产物可在精子发生过程中修饰 DNA 和常染色体蛋白的表达[43]。

5. 睾丸特异性蛋白编码基因　睾丸特异性蛋白编码基因（testis-specific protein Y-encoded，TSPY）是一个串联重复序列基因，位于 Y 染色体 P 段。Tspy 基因主要表达于精原细胞阶段，其作用是参与 DNA 的复制，也有报道 Tspy 表达于精子细胞阶段，参与精子形成。Tspy 缺失可导致精子发生障碍。Liu 等利用 cDNA 微列阵杂交分析，确定了一种新的人睾丸蛋白 NYD-SP15，在睾丸发育过程和精子发生过程中起到了重要作用，其表达产物可能是控制男性不育的重要因子[44]。睾丸表达基因 18（Tex18）在雄性生殖细胞中特异性表达，主要表达与精子细胞分化阶段，研究发现 Tex18 基因敲除小鼠精子形态异常、活力降低，生育力明显下降[45]。Shen 等通过大规模队列研究发现，Tspy1 拷贝数变异是精子发生的潜在遗传修饰[46]。

6. 性别决定基因　1966 年 Jacobs 等证实，并不是整个 Y 染色体与性别决定有关，雄性决定因子只存在于 Y 染色体短臂上，称为睾丸决定因子（testis determination factor，TDF）。直到 1990 年，Sinclair 等才经定位克隆在此区分离出性别决定基因（sex determination region Y gene，SRY），位于 Yp11.3 区。哺乳动物的性别决定机制是以 Sry 基因为主导，多个基因协调作用的调控模式（图 10-8）。Sry 基因编码 DNA 结合蛋白，通过其 N 端的高可变区盒（high-mobility group box，HMG）结构域特异性结合到 DNA 上，作为转录因子调节其下游基因的表达，对性别决

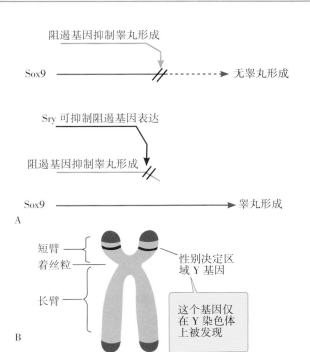

10-8　精子 Sry 基因调控
Sox9 基因位于 Sry 下游，Sox9 协调哺乳动物睾丸形成

定起开关控制作用，Sox 基因家族家族与此区域同源。研究证实，在减数分裂时，Sry 基因可从 Y 易位移至 X 染色体，导致 XX 受精卵发育成雄性特征，但生殖器官不能完全正常发育，且无生殖能力。如果具有 XY 的人，其 Sry 基因发生突变，就会造成男性性器官形成障碍而发育成女性性器官，从而出现性逆转的现象，临床称为斯威尔综合征（Swyer syndrome）[47]。Sox 位于 Sry 下游，负责协调哺乳动物睾丸的形成。此外，Sox9 和 Sox8 基因敲除小鼠的研究表明，二者在胚胎生殖腺发育过程中同样重要[48]。Sox3 也在生殖细胞中表达，其敲除小鼠生精小管缺陷，生殖细胞完全消失。Sry 和 Sox3 相互作用调节 Sox9 的功能，从而调节性别形成，女性中 Sox3 抑制 Sox9，而在男性中 Sry 通过抑制 Sox3 进而促使 Sox9 发挥其睾丸决定功能。

7. 原癌基因　在精子发生减数分裂前、减数分裂和减数分裂后都有不同的原癌基因阶段特异性表达，提示它们在精子发生过程中有复杂的功能，包括蛋白激酶家族基因（c-kit、c-abl、c-mos、craf 等）、核转录因子基因（c-myc、c-fos、c-jun 等）、wnt 家族基因、myb 家族基因等。c-kit 在精原细胞中高表达，对于进入或完成减数分裂

是必需的，c-kit 突变后，睾丸中分化的精原细胞显著减少[49]；c-mos 编码丝氨酸/苏氨酸蛋白激酶，通过信号传导磷酸化 Cdc2，进而调节精母细胞的减数分裂[50]。Myb 家族基因编码 DNA 结合核蛋白，作为转录因子控制细胞的生长和分化。其中 A-myb 对于减数分裂前期进一步发育很重要，而 B-myb 基因在生精细胞早期增殖中可能具重要作用[51]。

8. 染色质相关因子（chromatin-associated factor）　精子染色质包装和凝集所需的过渡蛋白（TNP1）和鱼精蛋白（PRM1）基因是 JHDM2A 的作用靶点，JHDM2A 直接结合并控制这两个基因的表达。JHDM2A（赖氨酸去甲基化酶 3A）基因缺失小鼠表现出减数分裂后染色质凝集缺陷。JHDM2A 催化结构域突变后引起精子数量减少及不育，形态和核异常，很少有圆形精子细胞能够发育成长形精子细胞[52]。RNA Ⅱ 多聚酶的核心 TF Ⅱ D 由 TATA 结合蛋白（TATA-binding protein，TBP）和 14 个 TBP 相关因子（TBP-associated factor，TAF）组成，其中 TAF4B 在生殖细胞中起特异性作用，Taf-4b 敲除的雄性小鼠不育，伴随生殖细胞的丢失和生精小管的降解[53]。

9. 细胞骨架蛋白基因　精子发生过程中，二倍体精原细胞转化为单倍体成熟精子，肌动蛋白（actin）和肌球蛋白（myosin）在其中发挥重要作用[54]。在精子发生过程中。肌动蛋白在细胞中以单体、低聚物和多聚物形式存在，后者称为微丝（microfilament）。随着精子发生过程，肌动蛋白细胞骨架显示积极重塑。小鼠中研究发现，生精细胞中 γ-actin 在粗线期初级精母细胞和早期精子细胞中水平较高，后来下降；而 β-actin 表达水平在球形精子细胞高于粗线期精母细胞。mysin 是 actin 作用依赖的分子马达，在精子发生过程中起着重要的作用，如参与顶体囊泡运输，生物合成，基因转录和核形成等。actin 细胞骨架和 actin 结合/调控蛋白协同作用促进精子发生。α- 微管蛋白（tubulin）广泛分布于睾丸的所有生精细胞，但是在精子形成过程中其表达量增加。在减数分裂前期，同源染色体配对和重组伴随着核骨架结构的重要变化，这些核骨架蛋白相关基因呈阶段特异性表达。哺乳动物精母细胞中核纤层（nuclear lamina）至少由 3 种核纤层蛋

白异构体组成（lamina C2、lamina B1 和 lamina B3）。联会体复合物（synaptonemal complex，SC）由 4 种主要蛋白质组成，lamina C2 为其中之一，推测同源染色体配对和重组伴随着减数分裂特异的核骨架蛋白基因的表达。

（二）激素对精子发生的调控

精子发生是一个连续不断的细胞增生与分化的过程，是激素依赖性的调控。雄激素是在体内以两种形式存在，即睾酮（testosterone）和二氢睾酮（dihydrotestosterone），在生长发育和男性体征的维持方面起重要作用。胚胎期睾酮主要作用于 Wolffian 管，使其生长分化为附睾、精囊、输精管等生殖系统器官；而二氢睾酮则影响男性尿道、前列腺、外生殖器等泌尿器官的发生。两种形式的雄激素都必须通过于细胞内的雄激素受体（androgen receptor，AR）结合才能发挥生理功能。雄激素及其受体通过 3 种方式对精子发生过程中的基因表达起调控作用[55]：①初级激素应答：雄激素 - 受体复合物直接与位于初级应答靶基因启动子区的顺式 DNA 元件相互作用，激活/抑制基因转录；②次级激素应答：初级应答引起新蛋白合成，作为转录因子继而激活其他基因；③非经典应答：雄激素通过提高第二信使如 Ca^{2+} 以及蛋白激酶活性水平引起的快速应答。AR 在睾丸内各种细胞中均有其各自的生理意义。目前认为，AR 至少在精子发生的 3 个过程中起关键作用：①第一次减数分裂；②圆形精子的变形；③精子游出曲细精管[56]。AR 基因的突变可导致机体对雄激素敏感性的降低，导致雄性哺乳动物泌尿生殖系统发育异常和严重的精子发生障碍[57]。

由于环境污染和食品安全问题，外源性雌激素引起雄性生殖系统发育异常的报道众多。同时，研究表明内源性雌激素与雄激素一样对雄性生殖系统的发育和功能起重要作用。内源性雌激素对精子成熟和睾丸功能的影响主要是局部的作用，雄性体内的内源性雌激素主要来自细胞的旁分泌和（或）自分泌。雌激素与其受体结合发挥生理功能，雌激素受体（estrogen receptor，ER）有 ERα 和 ERβ 两种，广泛存在于生殖系统和全身其他部位。哺乳动物的 ERα 亚型主要定位于输出小管，调节睾丸输精小管和附睾头部睾网液

的重吸收。ERα 基因敲除雄性小鼠的曲精小管和睾丸网扩张，输精管肿胀表明睾网液没有被正常吸收[58]。此外，ERα 基因敲除雄性小鼠缺乏雄激素转换为雌激素的芳香化酶（aromatase），导致生殖细胞减少，进而引起生殖缺陷。

促性腺激素 FSH 和 LH 在精子发生过程中也发挥重要作用（图 10-9）。其中 LH 促进睾丸间质细胞合成睾酮，FSH 则控制支持细胞的调节精子生成作用。睾酮可以抑制 LH 和 FSH 的分泌。精子发生的初次生精过程一般在 FSH 和 LH 的影响下完成，但是高浓度的睾酮单一作用也可以诱导精子发生。使用抗体免疫中和 FSH 可以明显减少灵长类动物以及人类的精子发生。在抑制内生性促性腺激素分泌后，FSH 可以持续地维持生精过程。最近的证据发现在脑垂体切除的患者中，在缺少 LH 和 FSH 受体激活性突变的情况下，生精功能可以正常存在。尽管还不知道睾丸间质的睾酮浓度，但是这例患者提示 FSH 受体结构激活对于正常生精是十分必要的。推测睾酮的作用可能是激活 FSH 受体，使 FSH 与其结合后发挥作用。

（三）睾丸因子对精子发生和成熟的调控

睾丸产生的局部因子对于激素活性调节可能非常重要；局部因子可以被视为调节激素活性和细胞间信号传导的物质。具有生理功能的局部调节物质首先要具备以下条件：在睾丸内合成、在活体睾丸内发挥作用。具有睾丸局部调控作用的物质因子包括生长因子、免疫因子、鸦片样物质、催产素和抗利尿激素，曲细精管管周细胞调节物、肾素、血管紧张素、GHRH、CRH、GnRH、钙调蛋白、血浆铜蓝蛋白、转运蛋白、糖蛋白、血浆酶原激活物、强啡肽和 PACAP 等。研究发现这些睾丸功能调节物质处于一种过量储备的状态，可以在这些物质缺乏时起到补偿作用。睾酮在睾丸内既作为内分泌激素，又作为局部调节物质（通过旁分泌和自分泌）而存在，具有重要的作用。生长因子与细胞表面受体结合后通过特殊的信号传导通道而诱导细胞特异的分化过程。参与生精调节的主要生长因子包括转移生长因子（TGF-α 和 TGF-β）、抑制因子、活性因子、神经生长因子（NGF）、胰岛素样生长因子

Ⅰ（IGF-Ⅰ）、表皮生长因子（EGF）。与细胞表面受体结合并刺激细胞分化和增殖的细胞因子包括干扰素、肿瘤坏死因子（TNF）、白介素、白血病抑制因子（LIF）、干细胞因子（SCF）、巨噬细胞移动抑制因子（MIF）等。

（四）精子发生过程中的表观遗传修饰

1. 小 RNA 分子 小 RNA 对于正常精子发生、成熟及雄性生育是必要的[59-60]。如缺乏合成 siRNA 及 miRNA 所需的 Dicer 小鼠，会产生异常形态精子，导致雄性不育[61]。表达谱研究证实哺乳动物睾丸中有多种 miRNA，有可能参与精子发生中的有丝分裂和减数分裂阶段的基因表达调节[62]。研究表明，miRNA122a 主要在雄性生殖细胞晚期阶段表达，抑制圆形精子标志物的转换蛋白 2（transition protein 2，TP2）转录，作为圆形精子细胞的标志物，在生殖细胞后减数分裂阶段起作用[63]。miRNA-17-92 激活 c-Myc 的表达导致 E2f1 转录抑制，从而阻止减数分裂重组中的凋亡[64]。此外，大鼠附睾特异表达的 microRNA like HongrES2 在精子运动和获能过程中发挥重要作用[65]。piRNA 也在精子发生中有重要的作用。piRNA 与 Piwi 亚家族蛋白结合形成 piRNA 复合物（piRC），piRC 通过对基因转录后的调节抑制与精子发生异常的相关基因表达，实现对精子发生的调控。哺乳动物 MIWI、MIWI2、MILI 蛋白为小鼠精子发生所必需[66-70]。

2. 组蛋白甲基化和乙酰化 表观遗传修饰在精子发生过程中的减数分裂重组、联会复合物的形成、姐妹染色体的结合、减数分裂后精子的变态、基因表达阻遏和异染色质形成过程中发挥着重要作用。其中具有一定组成形式、起抑制作用和（或）激活作用的组蛋白甲基化和乙酰化标记，不但保证了正确的染色体配对和二价染色体的成功分离，并且精确调节减数分裂特异性基因的适时表达。精子发生过程中组蛋白甲基化和（或）乙酰化错误会直接影响表观遗传修饰的建立和维持，导致生精细胞异常甚至引发不育[71]。精子发生过程中组蛋白甲基化，是指发生在组蛋白 H3 和 H4 N 端精氨酸或者赖氨酸残基上的甲基化，其由不同的组蛋白甲基转移酶（histone methyl-transferase，HMT）介导催化。组蛋白甲

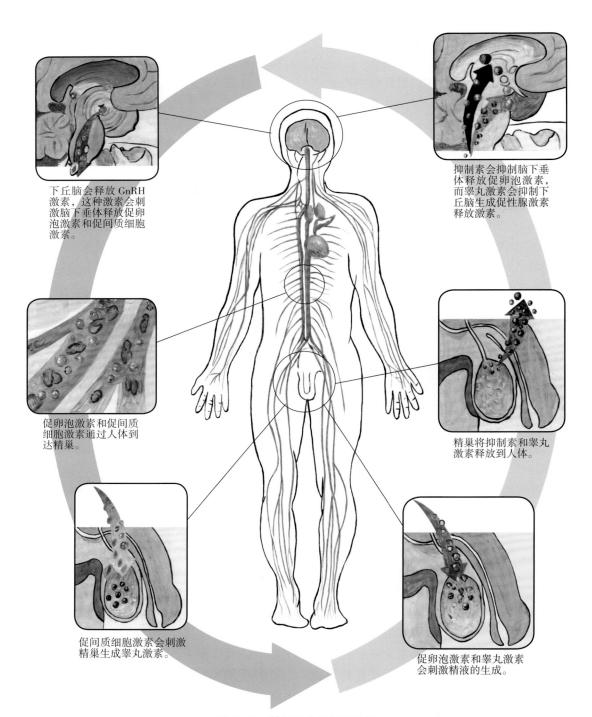

下丘脑会释放 GnRH
激素，这种激素会刺
激脑下垂体释放促卵
泡激素和促间质细胞
激素。

抑制素会抑制脑下垂
体释放促卵泡激素，
而睾丸激素会抑制下
丘脑生成促性腺激素
释放激素。

促卵泡激素和促间质
细胞激素通过人体到
达精巢。

精巢将抑制素和睾丸
激素释放到人体。

促间质细胞激素会刺激
精巢生成睾丸激素。

促卵泡激素和睾丸激素
会刺激精液的生成。

图 10-9 精子发生的激素调控

基化的功能主要体现在异染色质形成、基因印记、X 染色体失活和转录调控等方面。组蛋白乙酰化会使染色质松弛，以促进聚合酶 II（Pol II）对基因的转录，而去乙酰作用与基因沉默相关[72]。组蛋白赖氨酸残基乙酰化受组蛋白乙酰化酶（histone acetyltransferase，HAT）和组蛋白去乙酰化酶（histone deacetylase，HDAC）的动态调控，这两种酶对精子发生都至关重要[73-74]。

总之，精子发生过程中的表观遗传修饰（图 10-10），如 DNA 甲基化、基因组印记、组蛋白甲基化和乙酰化修饰、RNA 沉默等在精子发生过程中的调控机制研究尚处于起步阶段，还需要进一步研究逐步揭示表观遗传因子在精子发生、成熟过程中的调节功能，以期阐明相关男性生殖疾病的发生机制，并为临床治疗提供理论依据和合理化治疗方案。

LINE1 沉默的机制

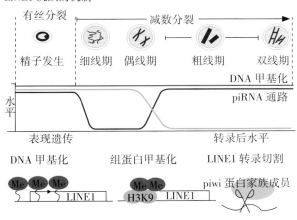

图 10-10 LINE1沉默的机制

（赵越）

参考文献

[1] Adler EM, Gough NR. Focus issue: from egg to egg-cell signaling in germ cells. Sci STKE, 2007, 383:3.

[2] McLaren A. Primordial germ cells in the mouse. Dev Biol, 2003, 262(1):1-15.

[3] Saga Y. Mouse germ cell development during embryogenesis. Curr Opin Genet Dev, 2008, 18(4):337-341.

[4] Hayashi K, De Sousa LS, Surani MA. Germ cell specification in mice. Science, 2007, 316(5823):394-396.

[5] Wylie C. Germ cells. Cell, 1999, 96(2):165-174.

[6] Molyneaux K, Wylie C. Primordial germ cell migration. Int J Dev Biol, 2004, 48(5-6):537-544.

[7] De Felici M, Scaldaferri ML, Lobascio M, et al. Experimental approaches to the study of primordial germ cell lineage and proliferation. Hum Reprod Update, 2004, 10(3):197-206.

[8] Aflatoonian B, Moore H. Human primordial germ cells and embryonic germ cells, and their use in cell therapy. Curr Opin Biotechnol, 2005, 16(5):530-535.

[9] Mollgard K, Jespersen A, Lutterodt MC, et al. Human primordial germ cells migrate along nerve fibers and Schwann cells from the dorsal hind gut mesentery to the gonadal ridge. Mol Hum Reprod, 2010, 16(9):621-631.

[10] Richardson BE, Lehmann R. Mechanisms guiding primordial germ cell migration: strategies from different organisms. Nat Rev Mol Cell Biol, 2010, 11(1):37-49.

[11] Saitou M, Barton SC, Surani MA. A molecular programme for the specification of germ cell fate in mice. Nature, 2002, 418(6895):293-300.

[12] Runyan C, Schaible K, Molyneaux K, et al. Steel factor controls midline cell death of primordial germ cells and is essential for their normal proliferation and migration. Development, 2006, 133(24):4861-4869.

[13] Raz E. Guidance of primordial germ cell migration. Curr Opin Cell Biol, 2004, 16(2):169-173.

[14] 乔江丽, 赵恩锋, 彭红梅. 人类原始生殖细胞的起源、迁移、增殖及凋亡过程. 解剖科学进展, 2012, 18(1):91-96.

[15] Ara T, Nakamura Y, Egawa T, et al. Impaired colonization of the gonads by primordial germ cells in mice lacking a chemokine, stromal cell-derived factor-1 (SDF-1). Proc Natl Acad Sci USA, 2003, 100(9):5319-2533.

[16] Hiller M, Liu C, Blumenthal PD, et al. Bone morphogenetic protein 4 mediates human embryonic germ cell derivation. Stem Cells Dev, 2011, 20(2):351-361.

[17] Kehler J, Tolkunova E, Koschorz B, et al. Oct4 is required for primordial germ cell survival. EMBO Rep, 2004, 5(11):1078-1083.

[18] Jones RC, Murdoch RN. Regulation of the motility and metabolism of spermatozoa for storage in the epididymis of eutherian and marsupial mammals. Reprod Fertil Dev, 1996, 8(4):553-568.

[19] 葛少钦, 康现江, 刘桂荣, 等. 精子发生过程中的相关基因. 遗传, 2008, 30(1):3-12.

[20] Dun MD, Aitken RJ, Nixon B. The role of molecular chaperones in spermatogenesis and the post-testicular maturation of mammalian spermatozoa. Hum Reprod Update, 2012, 18(4):420-435.

[21] Wolgemuth DJ, Manterola M, Vasileva A. Role of cyclins in controlling progression of mammalian spermatogenesis. Int J Dev Biol, 2013, 57(2):159-168.

[22] Wolgemuth DJ. Function of cyclins in regulating the mitotic and meiotic cell cycles in male germ cells. Cell Cycle, 2008, 7(22):3509-3513.

[23] Godet M, Thomas A, Rudkin BB, et al. Developmental changes in cyclin B1 and cyclin-dependent kinase 1 (CDK1) levels in the different populations of spermatogenic cells of the post-natal rat testis. Eur J Cell Biol, 2000, 79(11):816-823.

[24] Tripathi R, Mishra DP, Shaha C. Male germ cell development: turning on the apoptotic pathways. J Reprod Immunol, 2009, 83(1-2):31-35.

[25] Furuchi T, Masuko K, Nishimune Y, et al. Inhibition of testicular germ cell apoptosis and differentiation in mice misexpressing Bcl-2 in spermatogonia. Development, 1996, 122(6):1703-1709.

[26] Knudson CM, Tung KS, Tourtellotte WG, et al. Bax-deficient mice with lymphoid hyperplasia and male germ cell death. Science, 1995, 270(5233):96-99.

[27] Ross AJ, Waymire KG, Moss JE, et al. Testicular degeneration in Bclw-deficient mice.Nat Genet, 1998, 18(3):251-256.

[28] Lee J, Richburg JH, Younkin SC, et al. The Fas system is a key regulator of germ cell apoptosis in the testis. Endocrinology, 1997, 138(5):2081-2088.

[29] Xu JP, Li X, Mori E, et al. Expression of Fas-Fas ligand in murine testis. Am J Reprod Immunol, 1999, 42(6):381-388.

[30] Fujisawa M, Shirakawa T, Fujioka H, et al. Adenovirus-mediated p53 gene transfer to rat testis impairs spermatogenesis. Arch Androl, 2001, 46(3):223-231.

[31] Feng HL, Sandlow JI, Sparks AE, et al. Decreased expression of the c-kit receptor is associated with increased apoptosis in subfertile human testes. Fertil Steril, 1999, 71(1):85-89.

[32] Lachance C, Fortier M, Thimon V, et al. Localization of Hsp60 and Grp78 in the human testis, epididymis and mature spermatozoa. Int J Androl, 2010, 33(1):33-44.

[33] Asquith KL, Harman AJ, McLaughlin EA, et al. Localization and significance of molecular chaperones, heat shock protein 1, and tumor rejection antigen gp96 in the male reproductive tract and during capacitation and acrosome reaction. Biol Reprod, 2005, 72(2):328-337.

[34] Dix DJ, Allen JW, Collins BW, et al. HSP70-2 is required for desynapsis of synaptonemal complexes during meiotic prophase in juvenile and adult mouse spermatocytes. Development, 1997, 124(22):4595-4603.

[35] Tash JS, Chakrasali R, Jakkaraj SR, et al. Gamendazole, an orally active indazole carboxylic acid male contraceptive agent, targets HSP90AB1 (HSP90BETA) and EEF1A1 (eEF1A), and stimulates Il1a transcription in rat Sertoli cells. Biol Reprod, 2008, 78(6):1139-1152.

[36] Walsh A, Whelan D, Bielanowicz A, et al. Identification of the molecular chaperone, heat shock protein 1 (chaperonin 10), in the reproductive tract and in capacitating spermatozoa in the male mouse. Biol Reprod, 2008, 78(6):983-993.

[37] Adly MA, Assaf HA, Hussein MR. Heat shock protein 27 expression in the human testis showing normal and abnormal spermatogenesis. Cell Biol Int, 2008, 32(10):1247-1255.

[38] Doiguchi M, Kaneko T, Urasoko A, et al. Identification of a heat-shock protein Hsp40, DjB1, as an acrosome- and a tail-associated component in rodent spermatozoa. Mol Reprod Dev, 2007, 74(2):223-232.

[39] Held T, Paprotta I, Khulan J, et al. Hspa4l-deficient mice display increased incidence of male infertility and hydronephrosis development. Mol Cell Biol, 2006, 26(21):8099-8108.

[40] Bettegowda A, Wilkinson MF. Transcription and post-transcriptional regulation of spermatogenesis. Philos Trans R Soc Lond B Biol Sci, 2010, 365(1546):1637-1651.

[41] Nakai A, Suzuki M, Tanabe M. Arrest of spermatogenesis in mice expressing an active heat shock transcription factor 1. EMBO J, 2000, 19(7):1545-1554.

[42] Zhang Y, Huang L, Zhang J, et al. Targeted disruption of hsf1 leads to lack of thermotolerance and defines tissue-specific regulation for stress-inducible Hsp molecular chaperones. J Cell Biochem, 2002, 86(2):376-393.

[43] Kleiman SE, Lagziel A, Yogev L, et al. Expression of CDY1 may identify complete spermatogenesis. Fertil Steril, 2001, 75(1):166-173.

[44] Liu Q, Liu J, Cao Q, et al. NYD-SP15: a novel gene potentially involved in regulating testicular development and spermatogenesis. Biochem Genet, 2006, 44(7-8):409-423.

[45] Jaroszynski L, Dev A, Li M, et al. Asthenoteratozoospermia in mice lacking testis expressed gene 18 (Tex18). Mol Hum Reprod, 2007, 13(3):155-163.

[46] Shen Y, Yan Y, Liu Y, et al. A significant effect of the TSPY1 copy number on spermatogenesis efficiency and the phenotypic expression of the gr/gr deletion. Hum Mol Genet, 2013, 22(8):1679-1695.

[47] Shahid M, Dhillon VS, Hussain Z, et al. Analysis of the SRY gene in two sex-reversed XY sisters identifies two new novel point mutations in the high mobility group box domain. Fertil Steril, 2008, 90(4):1-8.

[48] Barrionuevo F, Scherer G. SOX E genes: SOX9 and SOX8 in mammalian testis development. Int J Biochem Cell Biol, 2010, 42(3):433-436.

[49] Rossi P, Sette C, Dolci S, et al. Role of c-kit in mammalian spermatogenesis. J Endocrinol Invest, 2000, 23(9):609-615.

[50] Nagao Y. Definitive expression of c-mos in late meiotic prophase leads to phosphorylation of a 34 kda protein in cultured rat spermatocytes. Cell Biol Int, 2002, 26(2):193-201.

[51] Latham KE, Litvin J, Orth JM, et al. Temporal patterns of A-myb and B-myb gene expression during testis development. Oncogene, 1996, 13(6):1161-

1168.

[52] Okada Y, Scott G, Ray MK, et al. Histone demethylase JHDM2A is critical for Tnp1 and Prm1 transcription and spermatogenesis. Nature, 2007, 450(7166):119−123.

[53] Falender AE, Freiman RN, Geles KG, et al. Maintenance of spermatogenesis requires TAF4b, a gonad−specific subunit of TFIID. Genes Dev, 2005, 19(7):794−803.

[54] Sun X, Kovacs T, Hu YJ, et al. The role of actin and myosin during spermatogenesis. Mol Biol Rep, 2011, 38(6):3993−4001.

[55] Sofikitis N, Giotitsas N, Tsounapi P, et al. Hormonal regulation of spermatogenesis and spermiogenesis. J Steroid Biochem Mol Biol, 2008, 109(3−5):323−330.

[56] Kerkhofs S, Denayer S, Haelens A, et al. Androgen receptor knockout and knock−in mouse models. J Mol Endocrinol, 2009, 42(1):11−17.

[57] Lazaros L, Xita N, Kaponis A, et al. Evidence for association of sex hormone−binding globulin and androgen receptor genes with semen quality. Andrologia, 2008, 40(3):186−191.

[58] Hess RA, Bunick D, Lee KH, et al. A role for oestrogens in the male reproductive system. Nature, 1997, 390(6659):509−512.

[59] Hayashi K, Chuva DSLS, Kaneda M, et al. MicroRNA biogenesis is required for mouse primordial germ cell development and spermatogenesis. PLoS One, 2008, 3(3):1738.

[60] Zhang YL, Zhang JS, Zhou YC, et al. Identification of microRNAs and application of RNA interference for gene targeting in vivo in the rat epididymis. J Androl, 2011, 32(6):587−91.

[61] Maatouk DM, Loveland KL, McManus MT, et al. Dicer1 is required for differentiation of the mouse male germline. Biol Reprod, 2008, 79(4):696−703.

[62] Barad O, Meiri E, Avniel A, et al. MicroRNA expression detected by oligonucleotide microarrays: system establishment and expression profiling in human tissues. Genome Res, 2004, 14(12):2486−2494.

[63] Yu Z, Raabe T, Hecht NB. MicroRNA Mirn122a reduces expression of the posttranscriptionally regulated germ cell transition protein 2 (Tnp2) messenger RNA (mRNA) by mRNA cleavage. Biol Reprod, 2005, 73(3):427−433.

[64] Novotny GW, Sonne SB, Nielsen JE, et al. Translational repression of E2F1 mRNA in carcinoma in situ and normal testis correlates with expression of the miR−17−92 cluster. Cell Death Differ, 2007, 14(4):879−882.

[65] Ni MJ, Hu ZH, Liu Q, et al. Identification and characterization of a novel non−coding RNA involved in sperm maturation. PLoS One, 2011, 6(10):26053.

[66] Carmell MA, Girard A, Van Der Kant HJ, et al. MIWI2 is essential for spermatogenesis and repression of transposons in the mouse male germline. Dev Cell, 2007, 12(4):503−514.

[67] Reddien PW, Oviedo NJ, Jennings JR, et al. SMEDWI−2 is a PIWI−like protein that regulates planarian stem cells. Science, 2005, 310(5752):1327−1330.

[68] Klattenhoff C, Theurkauf W. Biogenesis and germline functions of piRNAs. Development, 2008, 135(1):3−9.

[69] Kuramochi−Miyagawa S, Kimura T, Ijiri TW, et al. Mili, a mammalian member of piwi family gene, is essential for spermatogenesis. Development, 2004, 131(4):839−849.

[70] Grivna ST, Pyhtila B, Lin H. MIWI associates with translational machinery and PIWI−interacting RNAs (piRNAs) in regulating spermatogenesis. Proc Natl Acad Sci USA, 2006, 103(36):13415−13420.

[71] 葛少钦, 李建忠, 张晓静. 精子发生过程中的组蛋白甲基化和乙酰化. 遗传, 2011, 33(9): 939−946.

[72] Jenuwein T, Allis CD. Translating the histone code. Science, 2001, 293(5532):1074−1080.

[73] Lahn BT, Tang ZL, Zhou J, et al. Previously uncharacterized histone acetyltransferases implicated in mammalian spermatogenesis. Proc Natl Acad Sci USA, 2002, 99(13):8707−8712.

[74] Fenic I, Hossain HM, Sonnack V, et al. In vivo application of histone deacetylase inhibitor trichostatin−a impairs murine male meiosis. J Androl, 2008, 29(2):172−185.

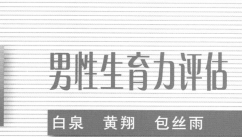

11 男性生育力评估

白泉　黄翔　包丝雨

第1节　男性生育力评估的定义

男性生育力的评估，从广义上包括精液质量及精子功能、性功能及射精功能、遗传学检测这3部分内容。其中，性功能方面包括性欲、勃起功能、性生活频率和是否能达到性高潮等；射精功能包括是否有阴道内射精、射精延迟、不射精和逆行射精等；遗传学检测方面主要包括染色体核型和Y染色体微缺失检测等与生精功能和胚胎发育等相关的遗传学检测。通常，临床上对于男性生育力的判定主要集中在精液的质量和精子功能两方面，本章节仅就这两方面内容进行详述。

一、精液质量的评估

精液质量是临床上评估男性生育力的重要指标之一。尤其对于生育力低下或不育的男性，精液检测是一种简单而直观的评估方法。精液质量检测可以为不育的治疗和疗效评估提供依据，并能为辅助生殖技术方法的选择和结局的预测提供指导[1]。长久以来，精液质量的评判标准均参考世界卫生组织（WHO）历年所制定的标准。WHO曾分别于1980年、1987年、1992年、1999年和2010年共5次发布相关标准，每一版本的偏重点不尽相同。其中1999年第4版《WHO人类精液和精子–宫颈黏液相互作用实

验室检验手册》[2-3] 曾被使用多年，至今仍为许多实验室所参考使用。2010年第5版《WHO人类精液检查与处理实验室手册》[4-5] 为目前WHO所推荐使用的标准，该版本与以往版本最大的不同是将精液参数的评定标准由以往的"正常值"或"参考值"改为第5个百分位数的"参考值范围"，并给出了95%可信区间。

精液质量评估的主要内容包括精液常规分析和精子形态学分析两部分，现详述如下。

（一）精液常规分析

精液常规分析中主要的参数包括精子总数、精子浓度*、精子活力和成活率等。WHO的第5版精液检查标准中有关精液常规分析的各项参数以及与以往几个版本的对比情况参见表11-1和表11-2。

通常情况下，精液质量取决于生殖系统的发育和功能等一些固定的因素，如睾丸的生精功能、附睾的功能、副性腺的分泌等。但是，仍有一些偶然因素会影响每次精液的质量，如禁欲时间、射精的充分程度（与取精方式及性活动时间长短等有关）以及精液收集是否完整等。由于射精是一个分段的过程，射精的初始部分为富含精子的附睾液与前列腺液的混合物，如果在收集精液时将这一部分遗漏，将会极大地影响精子总数

---

*2010年第5版《WHO人类精液检查与处理实验室手册》建议使用的"精子浓度"（sperm concentration）是指每单位体积的精子数目，以往被经常使用的"精子密度"（sperm density）并不恰当。

表11-1 WHO（2010年）精液参数的参考值下限

精液参数	参考值下限（第5个百分位数，95%可信区间）
精液体积（ml）	1.5（1.4~1.7）
精子总数（10^6/一次射精）	39（33~46）
精子浓度（10^6/ml）	15（12~16）
总活力（PR+NP，%）	40（38~42）
前向运动精子（PR，%）	32（31~34）
存活率（活精子，%）	58（55~63）
正常形态精子（%）	4（3.0~4.0）
其他共识临界值	
pH	≥7.2
过氧化物酶阳性白细胞（10^6/ml）	<1.0
MAR试验（与颗粒结合的活动精子，%）	<50
免疫珠试验（与免疫珠结合的活动精子，%）	<50
精浆锌（mol/一次射精）	≥2.4
精浆果糖（mol/一次射精）	≥13
精浆中性葡萄糖苷酶（mU一次射精）	≥20

表11-2 WHO不同版本手册中精液分析标准值的比较

版本（年份）	第2版（1987）	第3版（1992）	第4版（1999）	第5版（2010）
参考标准的称谓	正常值	正常值	参考值	参考值下限（第5个百分位数，95%可信区间）
精液体积（ml）	≥2	≥2	≥2	1.5（1.4~1.7）
精子总数（10^6）	≥40	≥40	≥40	39（33~46）
精子浓度（10^6/ml）	≥20	≥20	≥20	15（12~16）
前向运动精子（%）	≥50	≥50	≥50	32（31~34）
存活率（%）	≥50	≥75	≥75	58（55~63）
正常形态精子（%）	≥50	≥30	≥15	4（3.0~4.0）

和精子浓度的测定值。

1. 精子浓度和精子总数 受精的发生部位在女性输卵管壶腹部，每个卵细胞的周围大约需要数百个具备良好受精能力的精子，而要满足这一条件则需要精液中的精子数量达到一定的标准，因此临床上通常以精子浓度和精子总数作为判断男性生育力的首要指标。尽管卵母细胞质内单精子注射技术（intracytoplasmic sperm injection，ICSI）的出现使得理论上只有一个精子也可能满足辅助生育的要求，但是作为男性生育力的评估，尤其是对于期待自然受孕的夫妇，精子数量是受孕最重要的前提。有研究表明，每次射精的精子总数和精子浓度与妊娠等待时间（time to preganancy，TTP）存在相关性，并可作为预测生殖结局的指标。

成年男性随着年龄增长，精子总数呈现下降趋势，但由于精浆量也在同时降低，因此精子浓度可能不会有明显改变[6]。每次射精的精子总数与睾丸的生精功能密切相关，在评估生育力方面，大多数研究认为精子总数比精子浓度更有价值。尽管精子浓度不是评价睾丸功能的特异性指标，但是有许多研究显示它与受精率和妊娠率有关。Slama 等[7]在对欧洲 942 对自然受孕夫妇进行的一项调查研究中发现，精子浓度在 55×10^6/ml 以下时，增加精子浓度可以缩短 TTP。Zinaman 等通过对 210 对育龄夫妇在排除不育因素后进行的一项连续 12 个月经周期的调查统计中发现，一次射精的总数与妊娠率之间存在显著相关性。每次射精的精子总数不但反映了睾丸的生精功能，同时还能反映输精管道的通畅程度。

在 WHO 第 1 版 ~ 第 4 版手册中，精子浓度的标准为 ≥ 20×10^6/ml，每份精液中精子总数的标准为 ≥ 40×10^6/ml。目前，第 5 版手册中精子浓度的参考值下限已调整为 15×10^6/ml，以此作为切点值，参考人群中单侧第 5 个百分位数。精子浓度的分布并不是正态分布，而是一个右偏态分布，95% 可信区间为 $(12 \sim 16) \times 10^6$/ml。精子总数的参考值下限为 39×10^6/ 一次射精（第 5 个百分位数），95% 可信区间为 $(33 \sim 46) \times 10^6$/ 一次射精。

在每一次精液分析的实际操作中，精子浓

度测定结果会因一些因素的干扰而造成差异，这包括以下几种因素：①取样因素（取样时精液的液化程度及精液是否充分混匀）；②技术人员操作手段的差异；③计算机辅助精液分析（CASA）所使用分析仪的系统差异。除此之外，在评估精子浓度和精子总数时，还有一项重要的因素应该考虑，即精子数量的自然波动。WHO 第 5 版手册中引用了 5 位健康志愿者在一年半的时间内连续观察精子浓度和精子总数的变化情况，发现半数以上志愿者的精液参数中这两项指标均有明显的波动[4]。男性在每次射精时并非将附睾管内所存的精子完全排出，由于性活动时间的长短和性高潮的程度不同，每次射精时附睾管收缩的程度以及所排出精子的数量各不相同，因此每次射精的精子总数并不一致，有时甚至差别很大。另外，由于睾丸的生精状况与近期（通常为 3 个月内）身体所受的外界环境因素影响有关，因此在不同时期的精液中精子总数和浓度也会有所波动。由此可见，精子数量的自然波动是实际存在的，一次或两次的精液分析报告未必能真实反映生育力状况，尤其是对于精液分析结果异常的男性，应建议至少应进行两次以上的精液检测，检测时间间隔最好在半个月以上。

2. 精子活力　精子活力是精液分析中评估精子运动能力的一项重要内容。性交后精子需要穿透宫颈黏液、穿过宫腔，到达输卵管壶腹部与卵子结合。精子能否迅速完成这一过程有赖于精子的运动能力。Jedrzejczak 等[8]的研究显示，精子活力与自然受孕率呈正相关。Bjrndahl 等[9]的研究显示，在常规体外授精时，如果精液中 A 级精子缺乏或不充足，授精失败的风险很高，并认为 A 级精子是预测 IVF 常规受精率的一个有效指标。由此可见，充足的 A 级精子不但是进行宫腔内人工授精（intrauterine insemination，IUI）成功的必备条件，也是提高体外受精（in vitro fertilization，IVF）成功率的重要保障。因此，在精液分析过程中区分快速前向运动精子（A 级）和慢速前向运动精子（B 级）是具有临床意义的。值得注意的是，在精液优选精子上游的处理过程中，精液与精子孵育液经过充分混匀后，一些以 B 级精子为主的精液样本可能会变成以 A 级精子为主。精子在女性生殖道内的实际运动情况，包括进入阴道后穹精液池内，以及之后在宫颈黏液中的实际运动状况，可能会与体外检测到的结果不一致（图 11-1）。

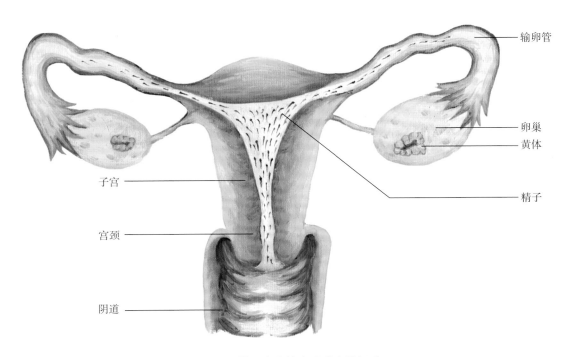

11-1　精子在女性生殖道中的运动

WHO 第 4 版手册中将精子活力分为 4 级：A 级 — 快速前向运动精子；B 级 — 慢速前向运动精子；C 级 — 非前向运动精子；D 级 — 不活动精子。WHO 第 5 版手册则将精子活力分为 3 种：①前向运动精子（相当于第 4 版手册的 A 级和 B 级）；②非前向运动精子（相当于第 4 版手册的 C 级）；③不活动精子（相当于第 4 版手册的 D 级），包括死精子以及不具备运动能力的活精子。第 5 版手册简化了对精子活力的评级，对于这一新的精子活力的分级法，依然有较多学者持不同观点，认为其并不能很好地评估精液中最具授精潜能的快速前向运动精子所占的比例。目前，在国内大多的精液检测机构仍在沿用第 4 版的活力评估标准。

3. 精子存活率 精子存活率指存活精子在所检测精子总数中的百分比。精子的存活率可以通过检测精子膜的完整性来评价。WHO 建议，当活动精子百分数低于 40% 时，应检测精子的存活率。实际上，不动的精子并非都是死亡精子，也可能是丧失了运动能力的活精子。如果精液中不运动的活精子占较大比例，则提示可能存在精子鞭毛结构的缺陷[10]。当不运动精子和无活力的死精子所占比例较高时，则提示可能存在附睾的病理及功能改变[11]。

临床上，鉴定精子存活率的方法有两种，分别是染色法和低渗肿胀试验（hypoasmotic swelling test，HOST）法。在染色法中，WHO 推荐采用伊红 - 苯胺黑染色排除法，其原理为，存活精子的细胞膜完整可阻止精子被伊红所染色；死亡精子则因细胞膜通透性改变而被伊红染为红色，用光学显微镜或相差显微镜检测可以区分活精子（未着色）和死精子（红色），而加用苯胺黑给以黑色的背景，使精子头更易辨别。另外，也可以单独使用伊红染色试验。染色法简便、实用、应用广泛，但由于与染液接触过的精子不能再被应用于辅助生殖技术中，因此该试验只适合于临床诊断。

低渗肿胀试验的基本原理是利用存活精子的细胞膜能够形成渗透梯度的特性，当存活精子被置于渗透压低的液体中时，可因细胞外水分进入而造成细胞的肿胀，表现为精子头部的肿大、尾部的卷曲、盘绕或局部肿胀等；死亡精子因细胞膜水通道的异常而不会出现这种现象，表现为僵直的状态。由于在低渗肿胀试验的过程中所使用

的低渗液对精子的授精功能并未造成不利影响，因此经过该试验筛选出的存活精子仍然可以应用于辅助生殖技术中。

（二）精子形态学分析

由于人类精子形态的多样性，使得精子形态学分析成为每个男科实验室的难题。精子正常形态的标准是通过观察回收性交后宫颈黏液中的精子或从卵子透明带表面回收的精子形态来参考定义的。由于是依据这些假定为正常精子的特征来人为设定临界标准，就其标准设定的本身就具有一定的主观性。另外，由于目前精子形态学分析大多采用人工比对的方法来进行，因此实际操作中存在很大的主观性，难以标准化。

精子形态的评估标准分为自由标准和严格标准（Tygerberg criteria）。自由标准是将明显的异常形态精子归为畸形精子，对于不能确定是否形态异常的精子归为正常精子；而严格标准则是将所有不能确定为形态正常的精子归为畸形精子。这样在严格标准的评估下精液中正常形态精子的比例很少会超过 25%。WHO 建议采用严格标准，而且正常形态精子比例的参考值下限从 15%（1999 年）下调至 4%（2010 年）。Menkveld 等在对其实验室不同时期的精子涂片进行了研究后发现，正常形态精子比例的平均值呈现下降趋势，这与 WHO 的下限标准的降低一致，并认为这一下降趋势与采用了严格标准的评估方法有关，但的确也和生殖毒性物质等诸多生殖不利因素造成的男性生殖力的总体下降有关。

精子的畸形包括精子头部、颈部和尾部（中段、主段）畸形和混合畸形几种类型。通常包含有头部畸形的混合畸形均归纳入头部畸形。精子的颈部和尾部畸形将会导致精子尾部的摆动异常，影响精子的运动速率和物理穿透力；精子头部畸形，如顶体缺乏等，将导致精子的化学穿透力减弱，同时头部畸形的精子携带异常 DNA 的概率明显增高[12]，即便这些精子能够成功穿过透明带进入卵母细胞质内，其最终的受精率也会降低。有研究显示，正常形态精子百分率与 TTP、自然妊娠率和体外受精妊娠率之间存在相关性，利用正常形态精子百分率可以预测 IVF 的结局。

近年来，一些国外的辅助生殖机构开展

了所谓的"形态学选择的精子卵细胞浆内注射（intra-cytoplasmic morphologically selected sperm injection，IMSI）"。IMSI采用更高的放大倍数（×6000）能在活体状态下清楚地显示精子完整而立体的形态，以及精子头部不同部位的致密度，由此可以选出形态上更趋"完美"的精子进行卵细胞浆内注射。Knez等[13]在一项随机对照研究中将IMSI和传统的ICSI进行比较，发现在妊娠率和妊娠结局上IMSI都显著优于ICSI。Setti等[14]在一项包括500对夫妇的随机对照研究中发现，IMSI在受精率方面明显优于ICSI。Oliveira等[15]对反复性胚胎移植失败的夫妇采用IMSI治疗，发现其受精率、临床妊娠率及临床活产率均有增高，而妊娠流产率降低。Antinori等[16]的研究显示，在少、弱、畸精子症患者中，精子经过形态学选择后用于ART，较未经形态学选择的患者临床妊娠率显著增高。这一现象的详尽机制还不甚清楚，可能的原因是异常形态精子携带受损的染色体或DNA的风险增加。

计算机辅助精子形态学计量分析（computer-aided sperm morphometric assessment，CASMA）是近十余年开展起来的检测方法。理论上讲，应用自动分析系统比手工操作具有更好的客观性、精确性和可重复性。然而，方法学上的差异，如样本的处理、染色技术、成像系统的设备性因素以及分析软件对精子头和碎片的辨识误差等，均可能影响CASMA系统的准确性。尽管一些市售的精子形态分析软件试图通过诸多量化指标来使其更精确和标准化，但目前还缺乏能得到广泛认可的分析软件和实际应用经验。

（三）男性生育力指数

在临床生殖医学中，如何对男性生育能力做出客观、准确的评价，一直是一个难题。从男性完成性活动到精子与卵子相遇并完成受精的整个过程中，只有活力强的精子方能首先到达受精部位（输精管壶腹部）。有研究表明，在射精后15～45分钟，女性输卵管内精子数目累积到最多，可达300～500个。也有学者认为，在女性排卵期，阴道内射精后1小时内，每$14×10^6$个阴道内活动精子中只有一个能到达输卵管[3]。因此，为了完成精卵结合的任务，精液中必须存有足够数量的活动精子，才能保证输卵管壶腹部内积累一定数量的精子，最终只有形态正常、活力及穿透能力最强的精子才有可能完成精卵结合。因此，通常把精子浓度、精子活力和精子正常形态率作为评估精液质量的主要指标。然而，在实际临床上仍然可以发现一些精液指标明显低于正常参考值的男性使其配偶自然妊娠。Almagor等报道了1例精液中活动精子数仅有$0.05×10^6$/ml的年轻夫妇自然受孕。笔者在临床治疗低促性腺激素性性腺功能低下的患者时也曾遇到类似的情况。另外，还有报道严重少、弱精子症患者多次IVF或ICSI失败后却自然妊娠。

鉴于这些具有生育能力的男性其精液检查的各个参数的差异较大，有国内外学者曾尝试设计一种简便、可行的方法来对男性生育能力进行较为全面的评估。早在1953年，Harvey等对150对生育力低下男性精液进行检测，并利用精子浓度、精子活动率和精子正常形态率3个参数计算出生育力指数（fertility index，FI），其计算公式为：FI = 精子浓度（$×10^6$/ml）× 精子活动率（%）× 精子正常形态率（%）。所得出结果实际为每毫升精液中具有运动能力且形态正常的精子数，是具有潜在授精能力的精子。另一项研究利用此方法对656对生育力低下夫妇进行了为期2年的追踪，结果显示男性FI在30～49时，2年平均受孕率为33.3%，随着FI升高平均受孕率也进一步增加。因此认为FI在评价男性生育能力和男性不育的治疗效果方面具有较好的作用。1992年王益鑫等利用精子活力得分、精子浓度、畸形精子百分率和精子平均运动速度等参数计算出生育力指数，并通过比较正常生育组（$n=11$）和不育组（$n=480$）发现，精子数量减少、精子活力减低及畸形率增高对生育力影响较大，而精液黏稠度、精液液化程度或液化时间等参数对生育力影响较小。因此，一般认为FI比单一的精子浓度、精子活力和精子形态参数更能反映精子质量和男性生育能力。然而由于每个作者所使用的计算公式和精液参数的不统一，难以对FI进行比较和分析，因而影响了该指数在生殖医学临床上的应用。

（白泉）

第2节 男性生育力评估的方法与指标

一、宫颈黏液穿透试验

精子穿透宫颈黏液是受孕过程的第一步，而精子对宫颈黏液的穿透是一个复杂的化学及物理过程。一方面，精浆中的酶，如纤溶酶、蛋白酶等，通过化学分解降低宫颈黏液的黏稠度，便于精子穿过；另一方面，通过精子自身的运动，主要是靠尾部鞭毛的高速摆动，使得精子能快速穿过。检测精子这一功能的最理想方法是宫颈黏液穿透实验，该实验包括体内试验和体外实验两种。

1. 体外实验：牛宫颈黏液穿透试验 鉴于人宫颈黏液来源困难，且难于保证黏液特性的一致性，体外实验多采用牛宫颈黏液。在牛发情期采集宫颈黏液，填充在玻璃毛细管内，并置于待测精液样品中，同时设置标准品对照，在一定时间后进行检测，最终根据精子穿过宫颈黏液的距离来判断其穿透能力，该试验方法的可靠性已得到了充分的肯定。

2. 体内试验：性交后试验 体外实验毕竟是非自然的，不一定能反映出体内真实的情况，况且每位患者的配偶的宫颈黏液情况不尽相同，因此临床上多采用了性交后试验，通过采集性交后（9~14小时）女性配偶的宫颈黏液，测定其中的活动精子数目，以及宫颈黏液中精子的存活状态来判断精子的穿透能力。该试验的时间选择在尽可能临近排卵时（可通过月经周期、基础体温、激素检测以及宫颈黏液检查来确定）。应注意避免性交前进行阴道冲洗和性交过程中使用润滑剂。如果宫颈黏液中没有精子，试验结果为阴性，需要排除其他因素或重复试验；如果存在快速前向运动精子，即可认定精子的运动及穿透能力。

二、精子穿卵试验

目前，判断精子授精能力的最广泛使用的试验方法是精子穿透试验（sperm penetration assay，SPA）。SPA是测定精子获能、顶体反应、卵膜融合能力以及精子核解聚能力的经典方法。理论上，SPA中最好使用人卵母细胞，但由于取材困难，而且还涉及人类配子应用的伦理学问题，因此选择利用超促排卵的方法获取仓鼠的卵母细胞，再经去除透明带后进行精卵结合试验。仓鼠卵母细胞在去除透明带后即丧失了受精的种系特异性，对多精穿卵的阻滞也不复存在。人类精子对于仓鼠去透明带卵的穿透能力已被试验所证实，因此SPA已经被作为检测人类精子授精能力的理想模型。该试验可以反映精子获能、顶体反应、精卵融合等多个环节的功能特征，被证明是判断精子授精力的行之有效的方法。目前，国外一些检测机构已将其作为精子授精功能的常规检测方法。但由于SPA对实验条件和技术要求高、操作复杂，国内还仅限于科研机构以研究为目的的应用，尚未作为常规临床检测方法。

该试验的影响因素较多，以往不同的研究结果得到的卵子受精率有较大差异。比较公认的看法是，正常生育的男性SPA的卵子受精率不应该小于10%。对于卵子受精率<10%的男性，可以认为其精子缺乏自然授精能力，应建议直接选择ICSI助孕治疗。在临床上，这类精子穿卵功能有缺陷的患者多以"不明原因的不育"而采取辅助生殖技术治疗。由于他们的精液分析结果大多无明显异常，通常在IVF时会选择常规受精方式，在发现受精失败后可能会采取补救性ICSI，或者是因受精失败而终止治疗，再次行IVF时事先决定采用ICSI。因此，精子穿卵试验对于不明原因性不育和体外受精失败的患者的生育力评估方面尤为重要。

三、精子DNA损伤的检测

常规精液分析是从精子数量、活力和形态方面进行检测，精子功能试验是从精子的穿透能力和授精能力方面进行考察，而精子所携带的遗传物质的检测不但能考察精子的授精能力，还会对受精后的结局进行预测[17]。Fraser 等[18]发现在进行常规 IVF 时，一些精液参数接近的患者常会有明显不同的受精率和妊娠结局。还有许多研究发现，不育男性的精子核会出现多种异常，包括染色质结构异常（如基因突变、易位、缺失）、染色质结构重排、非整倍体和 DNA 单链或双链的断裂。精子 DNA 损伤可能与氧化应激、精子染色质包装与分离异常及凋亡异常发生等因素有关。DNA 受损的精子会导致受精失败或影响受精后原核的形成、胚胎着床以及后代的健康。因此，对于精子 DNA 损伤程度的检测有助于判断精子的授精能力及形成携带完整遗传基因的胚胎的能力。现有的 DNA 完整性或损伤程度的检测方法有多种，各有侧重点及优缺点，其评价指标为 DNA 碎片率（DNA fragmentation rate，DFI）。

1. 精子染色质结构分析（sperm chromatic structure assay，SCSA）　本方法是利用吖啶橙的异染性，与弱酸处理后的变性 DNA 结合。与双链 DNA 结合呈单体形式发出绿色荧光，与单链 DNA 结合呈聚合物形式发出红色荧光，配合专用软件的流式细胞仪，并进行数据处理，快速识别带有不正常染色质结构的精子。DFI 的计算公式是 DFI 等于红色荧光数除以红色荧光和绿色荧光数之和。SCSA 的创始人 Evenson 等对 SCSA 参数用于男性生育力的评估和预测亚临床不育进行了大量研究，并得出评估男性生育潜能的 DFI 阈值：0～15% 具有高生育潜能，16%～29% 具有中生育潜能，≥30% 具有低生育潜能，80%～90% 无生育能力。DFI 可用于预测胚胎发育潜能、胚胎种植率、流产率及子代遗传性出生缺陷发生的风险。SCSA 参数是独立于常规精液参数以外的特殊检验参数，反映了不同精子染色质构象结构的异质性，该方法为定量检测，便于标准化，且快速、简便，目前已成为检测精子 DNA 完整性的"金标准"（图 11-2）。

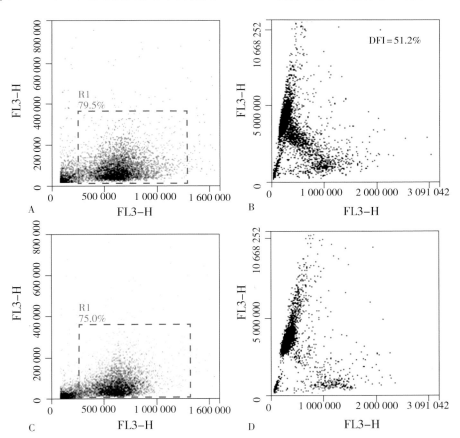

图 11-2　流式细胞术（吖啶橙染色法）检测不孕症病人精子 DNA 完整性

精子 DNA 完整性低的病人：A 可检测到荧光信号的精子数量；B 损伤的精子 DNA 单链信号与正常精子的 DNA 双链信号比例 DFI 51.2%。

精子 DNA 完整性高的病人：C 可检测到荧光信号的精子数量；D 损伤的精子 DNA 单链信号与正常精子的 DNA 双链信号比例 DFI 12%

2. 末端脱氧核苷酸转移酶介导的脱氧尿苷三磷酸标记法（terminal deoxynucleotidyl transferase mediated dUTP nick and labeling，TUNEL） 使用末端脱氧核苷酸转移酶将一段标记的dUDP核苷酸连接到断裂的单链或双链DNA片段的3'-羟基末端，可在光镜或荧光显微镜下观察，也可用流式细胞仪检测[19]。对DNA断裂具有较高的特异度和敏感度，但操作复杂、成本高且变异性较大。TUNEL法常用于评估精子细胞的凋亡。

3. 精子染色质扩散试验（sperm chromatin dispersion，SCD） 正常精子在经过酸性变和去掉核蛋白后，精子染色质变得松散，DNA附着在残留的核结构上，经着色剂处理后会形成特征性光晕，而DNA受损的精子由于形成DNA碎片则不会产生光晕或形成很小的光晕，根据光晕的大小可以判断精子DNA的受损程度。使用光学显微镜或荧光显微镜观察，根据光晕与精子头部横径的比例，分为大、中、小和无光晕4个等级，大和中光晕表示精子DNA完整无碎片，小和无光晕表示精子DNA断裂为碎片（图11-3）。通过测量一定数量的精子，计算出DFI值。该方法简单、快捷、廉价，结果易于分辨。

4. "彗星"试验 又称单细胞凝胶电泳。当精子细胞DNA出现断裂时，超螺旋结构变得松散，负电荷暴露，受损DNA片段在电场力的作用下向阳极迁移，从而形成"彗星"样拖尾现象。在荧光显微镜下观察，根据"彗星"细胞的头、尾长度评估精子DNA的碎片化程度[20]。试验结果的判断有两部分内容，一是计数一定量细胞中"彗星细胞"的比例；二是测出彗星细胞的拖尾长度，以评估DNA的损伤程度。在较低损伤程度时，拖尾长度与损伤程度呈线性关系，当超过一定程度后，拖尾长度不随损伤程度的增加而增长，表现为荧光强度增加和拖尾宽度增加。该方法可定量检测，所需样品和精子数量少，且灵敏度较高。但检测时间长，方法复杂，且不易标准化。

5. 8-羟基脱氧鸟嘌呤核苷（8-hydroxydeoxy-guanosine，8-OHdG）法 以8-OHdG为标记物，采用高效液相色谱分析法检测DNA损伤。8-OHdG是反映精子DNA氧化损伤较理想的分子生物学标记物，可用来检测ROS对精子DNA氧化损伤的程度。该方法为定量检测，敏感度高，需样品量小，非损伤性而且快速，但是操作复杂，成本高，并可因存在DNA的不完全酶解而导致检测值比真实值偏高。

6. 荧光原位杂交技术（fluorescence *in situ* hybridization，FISH） 用已知的荧光标记核酸探针与精子染色体进行杂交，在荧光显微镜下观察荧光信号，以检测精子染色体的异常，并可同时对多条染色体进行非整倍体率的分析。此项技术已经用于检测正常人、不育者、染色体平衡易位携带者及肿瘤患者化疗前后精子染色体非整倍体率的改变，如染色体罗氏平衡异位携带者FISH结果（图11-4）。

7. 聚合酶链反应（polymerase chain reaction，

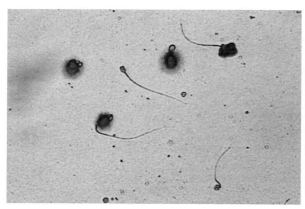

图11-3　精子染色质扩散试验显示3条正常精子和3条异常精子

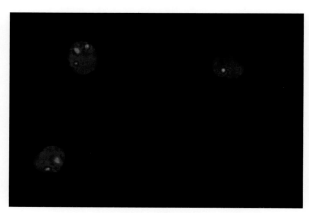

图11-4　精子染色体FISH图

PCR) 近年来很多研究将 PCR 技术应用于精子线粒体 DNA (mtDNA) 的突变、缺失及拷贝数改变的检测，并研究其与精子活力低下的关系，多数结果显示精子活力与 mtDNA 的缺失呈负相关。另有研究发现，精子 mtDNA 的突变和线粒体结构的改变均可影响精子授精过程的能量供给。该方法可更精细地了解精子线粒体 DNA 的完整性，并发现如缺失、突变等更细微的变异。

曾有研究报道，对不育男子连续两次的精液标本分别进行精子 DNA 完整性检测和常规精液分析，发现两次 DNA 完整性结果的变异程度明显低于两次常规精液分析结果的变异，且同一份标本重复测定精子 DNA 的完整性，其变异系数 <5%。由此可见，DFI 是比传统精液分析参数更稳定的一项预测男性生育能力的指标。Serqerie 等[21]的研究结果显示，应用精子 DNA 完整性的分析结果来区别不育男性和正常生育男性的敏感度为 96.9%，特异度为 89.4%，这提示精子染色质或 DNA 完整性有可能作为男性生育力的独立预测指标。

ICSI 技术的发展使得越来越多的严重少、弱、畸精子症患者获得了生育的机会。有研究显示，在辅助生殖技术中，采用 ICSI 的夫妇比进行常规 IVF 的夫妇流产率更高。这可能是因为那些本来不具备自然授精能力的精子通过 ICSI 可以成功受孕，但由于这些精子携带异常遗传物质的风险更高，因而导致其更容易发生胚胎流失[22]。有研究显示 DNA 损伤不仅影响配偶自然妊娠率，而且当精子 DNA 损伤率高

于 30% 时（SCSA 法），自然妊娠率和宫腔内人工授精（IUI）的妊娠率几乎为零[23]。Duran 等通过 TUNEL 法发现 IUI 时，精子 DFI>12% 的夫妇均未获得妊娠。并认为精子 DFI 水平可预测 IUI 的成功率。Henk 等报道，即使精子 DFI 没有影响到受精率和体外培养胚胎碎片发生率，TUNEL 阳性（>36.5%）的 IVF 患者的妊娠率仍很低。Giwercman 等[24]采用 SCSA 法研究发现，与 DFI<10% 的患者相比，DFI 在 10%～20% 的患者不育的风险增高，DFI>20% 患者的风险进一步增加，提示 DFI 可作为预测自然受孕能力的一项指标。Virro 等[25]用 SCSA 法对 249 对行 IVF-ET 或 ICSI 的夫妇进行精子 DNA 完整性分析，研究 DFI 与受精、囊胚发育及妊娠的关系，结果显示高 DFI 组和低 DFI 组的受精率无统计学差异。但当 DFI ≥ 30% 时，其囊胚形成率降低（<30%），且无一例夫妇妊娠。

总之，男性生育力需要从多方面判定并分步骤地进行。通常，首先应采用简单、经济的方法，CASA 多为首选检查项目。如发现精液检查结果异常，并经过多次检查证实，则需要进行病因学探查；对于精液常规检查未发现异常的不育患者，则需要进行相应的精子功能检测。随着男性生殖领域各种新的检测技术和方法的出现，人们对男性生育及不育的认识也在逐步加深。同时，由于辅助生殖技术开展得更加广泛和深入，临床医生也更加注重其治疗结局的成功率和治疗过程的性价比。因此，要及时、客观而又准确地对男性生育力做出评估显得尤为重要。

（白泉 包丝雨）

第3节 抑制素 B 的水平在男性生育力评估中的价值

男性生殖细胞的发育过程高度依赖于其自身与支持细胞之间复杂、精密而协调的相互作用。生殖细胞与支持细胞之间可以通过配体与受体发生直接相互作用或通过旁分泌因子发生作用。生精小管腔内液体主要由支持细胞分泌，运

输相应物质至生精细胞，包括雄激素结合蛋白（androgen binding protein，ABP）、抑制素、激活素、转化生长因子（transforming growth factor，TGF）等。生精细胞发育过程中受到多种激素调节，包括 FSH、LH、雄激素（T）、雌激素以及

激活素和抑制素的精密调节[26]。

抑制素是由 McCullagh 于 1932 年首次在水溶性牛睾丸提取物中发现的，由于这种提取物能够能抑制大鼠腺垂体细胞，推测睾丸中可能有一种非甾体类的分泌物起内分泌作用，命名为抑制素。然而，对抑制素生物学的认识的发展基于 1985 年抑制素首次被两个研究小组从牛的卵泡液中分离出来，并且发现它能够抑制培养的垂体细胞分泌 FSH。而紧随其后的研究已经证实抑制素调节 FSH 的分泌是通过抑制和抑制素结构类似的相关蛋白——激活素来实现的。通过几十年的研究发现，抑制素是一个大家族，抑制素与激活素都是转化生长因子 β 家族的成员，具有自分泌和旁分泌的生长因子活性，在性腺生长和分化过程中有改变自分泌和旁分泌功能的巨大作用，参与多种细胞、组织的生长和功能变化[27]。

抑制素与男性生育关系密切。然而，只有特定的抑制素亚基二聚体才具有生物活性。抑制素有两种活性形式，即抑制素 A 和抑制素 B。目前的研究认为：抑制素 B 是男性外周血中抑制素的主要存在形式。抑制素 B 主要来源于睾丸中的支持细胞。在未成熟和成熟睾丸中，抑制素的表达和分泌不同是源于支持细胞的功能不同。在成年男性中，血清抑制素 B 水平反映了睾丸生精上皮的功能状态，参与男性垂体功能的调节，并在睾丸生精过程中通过旁分泌的方式调节支持细胞的功能[28]。下丘脑 - 垂体 - 性腺轴是一个完整的反馈调节体系，而抑制素能选择性地抑制腺垂体合成和分泌 FSH，还可抑制下丘脑刺激引起的垂体 FSH 释放，它对 FSH 的分泌发挥着极强的负反馈作用，这在许多生理和病理情况下均有表现。因此，抑制素 B 是由 FSH、支持细胞、间质细胞和生殖细胞之间复杂的相互作用共同调控的。另外，抑制素也可能在自分泌或旁分泌水平调节激活素的作用。虽然有许多研究把抑制素 B 作为一种反映男性生殖健康的指标，但抑制素 B 的合成、分泌功能和作用机制等方面仍然不清楚，并且许多研究结果间互相矛盾。血清中的抑制素 B 与 FSH 浓度在绝大多数情况下相关性很好，测量血清抑制素 B，可能避免侵入性的诊断和干预措施，虽然目前尚未在临床常规应用，然而测量血清抑制素 B 至少可以帮助我们了解男性性腺功能[29]。

一、抑制素 B 的结构及其功能

抑制素是由一个 18k 的 α 亚基和一个 14k 的 β 亚基组成的异质二聚体糖蛋白激素，二者间以二硫键连接。相关的其他形式蛋白亚基在组织和外周血中也存在，除了较高的分子量不成熟的形式外，还包括游离的 α 亚基和其前体 Pro-αC。β 亚基有 βA 基和 βB 基两种形式，因而与一个共同的 α 亚基结合后可以形成两种活性形式的抑制素——抑制素 A 和抑制素 B（α-βB）。抑制素 A 和 B 都有直接作用于垂体，抑制 FSH 的分泌的功能，形成经典的反馈环路。而 β 亚基也可以通过二硫键结合成二聚体形成 3 种激活素：激活素 A（βA-βA）、激活素 B（βB-βB）、激活素 AB（βA-βB）。抑制素和激活素是转化生长因子家族成员。尽管与抑制素有共同的 β 亚基，激活素具有与抑制素相反的效果，能刺激 FSH 的释放。抑制素 A 在男性血液循环中是检测不到的，而抑制素 B 则是血液循环中唯一有生物学活性的抑制素。此外，在外周血中还有多种分子形式存在，包括成熟和不完全成熟的 α-β 二聚体分子及游离的 α 亚基、α 亚基前蛋白（Pro-αC）。

二、男性体内抑制素 B 的来源

在男性中，抑制素的主要来源是睾丸，去势后循环中抑制素水平迅速降至检测不到的水平而激活素水平不变。人类的前列腺和肾上腺也能产生抑制素。α、βA 和 βB 亚基的 mRNA 和蛋白质在前列腺中均有表达。初步研究表明，α 亚基可作为一种肿瘤抑制基因，男性恶性度高的前列腺癌的活检组织中 α 亚基表达下降。体外培养的人肾上腺细胞也表达 α、βA 和 βB 亚基 mRNA，分泌抑制素 A 和抑制素 B 以及激活素 A。人们对抑制素在肾上腺中的功能知之甚少，它可能有助于循环中抑制素 B 的水平。目前，对抑制素 B 分泌到血液中的路径仍然知之甚少。生物活性的抑制素 B 已经确认可以分泌到精浆中。正常男性精浆中抑制素 B 水平的变化范围很大，而在输精管切除患者的精浆中检测不到抑制素，再次证明来源于睾丸。精浆中抑制素 B 的浓度变异很大而血清中抑制素 B 的浓度相当恒定的原因到目前为止尚未可知，但这提示抑制素 B 进入血液中的运输可能涉及一些未知的主动转运机制。睾丸中的支持细胞曾经被认为是抑制素 B 的主要来源。这种观念因为一些相互矛盾的研究结果，目前受到了严重挑战。识别抑制素亚基的 mRNA 的表达部位和蛋白产生部位是理解抑制素生物学的关键。然而，这要考虑到可能会形成的抑制或激活素二聚体的情况，因为 α、βA 和 βB 亚基可能形成抑制素 B、抑制素 A、激活素 A、激活素 B 和（或）激活素 AB。基于对抑制素亚基的免疫定位以及在体外和（或）在体内抑制素 B 产生的各种研究表明，生殖细胞甚至睾丸间质细胞都可能产生抑制素 B。在人类，男性抑制素亚基的分泌和定位在男性发育的不同阶段差异明显。血清抑制素 B 水平在男性一生中是不断变化的。抑制素分泌调控的主要变化发生在青春期[30]。在此背景下，有必要研究在男性不同发育阶段的抑制素表达的变化。

三、胎儿期抑制素 B 的来源

研究已证实 α 和 β 亚基的 mRNA 和蛋白质在大鼠和人类胎儿睾丸支持细胞和间质细胞中表达。目前认为 α 亚基早在交配后 14.5 天的大鼠和妊娠 13 周的人类中就有表达。在大鼠性腺细胞只检测到 βA 亚基，提示仅有激活素 A 的产生，而在人类性腺细胞只有 βB 亚基表达，从而有激活素 B 产生的可能。这些数据表明，胎儿睾丸间质细胞和支持细胞可以产生抑制素和激活素，但性腺细胞仅仅产生激活素。这时的抑制素 B 水平很低，但脐带血中可以检测到，并且早在新生男婴产后第 1 周就增加到成年人正常水平的下限[31]。

四、新生儿到青春期抑制素 B 的来源

抑制的表达部位在睾丸支持细胞增殖时发生变化，从间质细胞转移到支持细胞。在新生儿出生后 1 周，恰逢 FSH、LH 和睾酮水平高，循环中的抑制素 B 的浓度迅速上升。抑制素 B 浓度峰值在 3~6 个月，然后逐步下降，在 3~6 岁时达到最低。这种出生后早期增加大概是由于下

丘脑 - 垂体 - 睾丸轴的激活和睾丸支持细胞的增殖。睾酮和促性腺激素水平在 6~9 个月开始下降，男孩 3~9 岁一直保持在基础水平，而抑制素 B 的水平下降更慢，整个童年都可以检测到。有趣的是，相比 FSH，在产后早期，抑制素 B 的升高与 LH 和睾酮水平更相关。在人类，青春期前抑制素水平仍然很低，直到 FSH 水平增加的刺激与青春期发育后才显著升高[32]。青春期前血清抑制素与睾酮和促性腺激素存在显著的正相关关系。抑制素 B 在围产期和青春期之间表达水平很低。在出生后的婴儿，免疫组织化学染色检测到 α 亚基在睾丸支持细胞和间质细胞表达，但染色较弱；而 β 亚基蛋白表达下降，在 4 个月时已检测不到。然而，免疫组织化学同时也证明了在青春期前男孩，α 和 β 亚基在间质细胞和支持细胞都有表达。

五、青春期抑制素 B 的来源

对男性而言，经历出生后 3~6 个月的上升后，血清抑制素 B 水平直到青春期前依然较低，但仍比精子发生受损的成人高。这表明，抑制素 B 分泌的调节在儿童与成人是不同的。抑制素 B 分泌调节的关键变化发生在青春期前中期[33]。控制抑制素 B 分泌的主要因素从 FSH 转到精子发生。青春期前男孩缺乏精子发生和分泌抑制素 B（可检测到的水平）相关的生殖细胞类型。而精子发生严重受损的成年唯支持细胞综合征患者，血清抑制素 B 水平可低至检测不到并伴有 FSH 浓度升高。显然，青春期前抑制素 B 水平独立于生殖细胞增殖活性而存在，青春期后血清抑制素 B 水平与生精状态密切相关。抑制素 B 的浓度从青春期早期到青春期中期逐步增加，青春期中期时达到成人水平。在青春期第一阶段的最后一波支持细胞增殖时，观察到抑制素 B 和 FSH 之间呈正相关；而在这个时期（Tanner 分期的 G3 和 G4 阶段），抑制素 B 和 FSH 的关系从正相关转为负相关。这表明负反馈调节环路在这一发育阶段已经完全建立[34]。

总之，现有的数据表明，FSH 对抑制素 B 分泌的刺激伴随着支持细胞增殖。在青春期，当睾丸细胞增殖停止和精子发生开始，抑制素 B

的基础水平可以作为一个支持细胞密度指数。一旦完全的精子发生开始，抑制素 B 水平的变化主要反映生殖细胞的增殖和发育的状态，其次才取决于 FSH 的水平。因此，抑制素 B 的表达和分泌，似乎在进入青春期后发生改变。进而推测睾酮可能诱发青春期抑制素亚基表达的变化。

六、成年男性抑制素 B 的来源

抑制素亚基在成年男性表达与精子发生有关。抑制素的合成及分泌到血液循环代表了支持细胞与生精细细胞的功能状态。在整个成年期和老年阶段，循环中抑制素 B 的浓度和 FSH 的浓度始终呈负相关[35]。在 20～29 岁时循环中抑制素 B 的浓度达到高峰期，其后循环抑制素水平逐渐下降，伴随 FSH 逐步增加和精子发生功能的下降。

在成人睾丸中，α 和 βB 亚基的 mRNA 和蛋白质定位于支持细胞和间质细胞[35]。βB 亚基 mRNA 和蛋白在生殖细胞中的表达方面研究结论不一。Andersson 等前期免疫组织化学染色已经证明 β 前亚基在支持细胞表达，在生殖细胞表达很少或根本没有表达。然而，在其随后的研究中发现，β 亚基在粗线期精母细胞到圆形精子细胞呈强阳性染色，但在支持细胞中无表达。Marchetti 等 βB 亚基免疫组织化学结果类似，但也显示，βB 亚基 mRNA 在正常的睾丸和 SCOS 患者睾丸的支持细胞中高度表达[36]。而这三个研究中使用的抗体相同。于是有研究者提出抑制素 B 在生殖细胞中表达而不是在支持细胞表达。Anderson 等人通过对大鼠的研究提出，生殖细胞表达 βB 亚基而不是分泌抑制素 B。用放射线照射灵长类动物，精原干细胞增殖停滞在较晚期的生殖细胞，这种情况下依然可以发现抑制素 B 水平显著下降。而在 Reifenstein 综合征患者（精原干细胞是这类患者唯一的生殖细胞类型）抑制素 B 水平却是正常的。一般而言，抑制素 B 浓度在男性随着生精损害程度加重而逐步降低，在唯支持细胞综合征患者检测不到抑制素 B。然而，在许多个体抑制素 B 和生精细胞类型之间的关系不明确[37]。

近年来有研究表明，抑制素 α 亚基在支持细胞中表达明显，而 βB 亚基在粗线期精母细胞到早期的精子细胞中明显表达，但在支持细胞中却没有表达。而成年雄性大鼠抑制素亚基也有类似的表达模式，α、βA 和 βB 亚基的 mRNA 和蛋白质在支持细胞表达明显，在睾丸间质细胞表达较弱，但生殖细胞中只有 βA 和 βB 亚基表达。而 SCOS 患者雄激素和 LH 水平正常抑制素 B 水平却检测不到。这表明构成抑制素 B 的两个亚基在成年男性来源于不同类型的细胞。电子显微镜观察结果显示，在人类睾丸中抑制素 α 亚基从支持细胞转运到精母细胞，抑制素亚基二聚化有可能发生在精母细胞，二聚化也可能发生在细胞外基质。如果 α 亚基和 βB 亚基在间质细胞组装产生成熟的抑制素 B，睾丸间质细胞应是外周血中抑制素 B 的主要来源。然而，用重组的 LH 治疗性腺机能减退的男性或人绒毛膜促性腺激素（hCG）刺激正常的男性是无法提高血清抑制素 B 水平的。这表明，男性睾丸间质细胞不是外周血中抑制素 B 水平的主要来源。此外，人 hCG 造成了男性循环中雄激素的上升，但对抑制素 B 水平没有影响。这与 LH 或 hCG 的刺激体外培养的睾丸间质细胞产生 Pro-αC 是一致的[38]。睾丸间质细胞可能参与睾丸内的旁分泌或自分泌作用，在局部调节支持细胞产生抑制素。有研究表明，选择性破坏间质细胞可导致支持细胞的 α 和 βB 亚基产生增加，间质细胞的再生导致两个亚基产生下降。综合这些研究结果，虽然成年男性 SCOS 患者中支持细胞可能会产生少量抑制素 B，但抑制素 B 主要是由支持细胞和生精细胞共同表达的产物；FSH 水平升高刺激睾丸支持细胞抑制素 α 亚基的表达，生精细胞可能通过其他方式调控抑制素 βB 亚基的表达水平反过来抑制 FSH 的水平；而成年男性无精子症患者循环中的抑制素 B 水平主要取决于生精细胞的 βB 亚基的表达水平。这与成年男性循环中抑制素 B 的浓度和 FSH 的浓度始终呈负相关这一现象并不矛盾。

七、男性体内抑制素 B 水平的调控

支持细胞分泌抑制素 B 通常被认为受 FSH 刺激，FSH 上调 α 亚基表达。因此，FSH 刺激体外培养的支持细胞导致游离抑制素 α 亚基及

Pro-αC 分泌增加。反过来，抑制素通过垂体产生负反馈信号，抑制 FSH 的分泌。人类重组抑制素能特异性的抑制大鼠及灵长类 FSH 分泌，而对睾酮及 LH 没有影响。抑制素在负反馈回路中的生理作用在一些临床研究中已经得到证实。在男子肿瘤化疗效果的前瞻性研究中，抑制素 B 水平逐步下降，FSH 随之升高。GnRH 用于与特发性促性腺激素分泌不足性腺功能减退的男性导致 FSH 的增加，从而刺激抑制素 B 的分泌增加。在此前的研究中，在这些患者受 hCG 刺激导致抑制素分泌增加。然而，这最有可能反映了睾丸间质细胞的 Pro-αC 产生增加。这些研究提供了有关抑制素的生理机制，但在某些方面解释了 FSH、抑制素 B 和精子发生之间复杂的相互作用。

有证据表明，α 亚基的产生是促性腺激素依赖的而 βB 亚基的产生可能只有部分受促性腺激素直接作用。抑制素 α 亚基和 βB 亚基基因转录的机制不同。FSH 通过环磷酸腺苷（cAMP）机制上调 α 亚基 mRNA 的表达，但 βB 亚基基因启动子缺乏 cAMP 反应元件。与此相一致，FSH 刺激体外培养的支持细胞导致 α 亚基 mRNA 表达上升，但对 βB 亚基的 mRNA 没有影响。抑制素 B 的调控也似乎是支持细胞和生精功能两个因素依赖的。抑制素 B 和 FSH 之间虽然只有间接的联系，但 FSH 在这些过程中的作用不可或缺。在动物模型中，控制睾丸支持细胞的数量可导致抑制素 B 浓度平行变化。青春期之前的抑制素 B 生成的调控不同于成人，这反映了支持细胞数量和功能的作用。从胎儿到新生儿，支持细胞的发育在很大程度上独立于生殖细胞变化，这体现在抑制素 B 和 FSH 之间的正相关关系。在青春期，支持细胞的功能增强与精子的启动和负反馈回路的建立有关。青春期后支持细胞在精子发生过程中发挥重要作用，提供生殖细胞到成熟精子发展的理化环境。SCOS 男孩到青春期精子发生启动前抑制素 B 水平正常。青春期后，抑制素 B 的水平检测不到。越来越多的证据显示了生殖细胞对支持细胞功能的影响。生精周期中断可能会改变生殖细胞、支持细胞和其他目前未知因素之间的相互作用。这会影响支持细胞的功能，进而影响抑制素 B 的分泌。然而，调控抑制素 B 产生

的确切机制或特定的细胞类型的研究结论并不一致，这在前一节已经有论述[39]。这些研究结论的差异说明，调控生精上皮内支持细胞分泌抑制素 B 是一个复杂的机制。在人类，没有相关的临床证据证实抑制素在睾丸局部的旁分泌功能。抑制素 B 究竟通过何种机制发挥其生物学效应仍在深入研究中。与激活素等 TGF-β 家族的其他成员类似，通过 Smad 蛋白激活一种丝氨酸/苏氨酸激酶受体复合物实现信号转导[40]。然而，抑制素并不是在所有组织中起拮抗激活素的作用，这提示抑制素可能需要与特定的因子结合才能够发挥抑制作用。已证实胎儿和成人垂体促性腺激素细胞表达 α 和 βB 亚基，且产生抑制素 B 和激活素 B，并通过在垂体自分泌的机制发挥其对 FSH 分泌的作用[41]。这个过程是很短的反馈环，包括抑制素、激活素和卵泡抑素的调控。事实上，有两个推断的抑制素受体（β-glycan 和 p120）已被分离出来并进行了分子特征的鉴定[42]。β-glycan 又称三型转化生长因子 β 受体，在二型激活素受体存在的情况下作为抑制素的共受体发挥作用，增强抑制素拮抗激活素的行为。p120 也被称为抑制素结合蛋白，定位于脑垂体促性腺物质、间质细胞及支持细胞，与激活素受体结合，拮抗激活素介导的信号转导作用。

八、男性生殖中抑制素 B 的临床意义

1. 男性不育　目前，可用精液分析、血清 FSH 以及睾丸组织学预测睾丸的精子发生状态。已证实，抑制素 B 的水平与不育男性精子密度和睾丸体积相关。抑制素 B 的水平在生精功能正常的男性中高于精子发生受损的男性[12]。因此，抑制素 B 可作为睾丸生精状态的标志物[43]。单纯梗阻性无精子症患者的抑制素 B 水平正常。睾丸活检是一种侵入性的检查手段，有潜在的并发症。对于需要进行睾丸活检的无精子症患者，FSH 的诊断准确性有限，晚期生精阻滞不会导致 FSH 分泌水平的变化，FSH 在 SCOS 患者或者生精功能低下的患者可能是正常。已有研究表明，血清抑制素 B 是代表精子发生的良好指标，与 FSH、睾丸体积和精子数量相关。尤其是与 FSH

联合使用时，抑制素 B 比仅用 FSH 一个指标更准确[27]。然而，抑制素 B 不能准确预测生精损害的类型。例如，精子发生晚期成熟阻滞的情况下，抑制素 B 的浓度可能保持正常，与 FSH 类似。此外，在相当数量的非梗阻性无精子症患者与局灶性 SCOS 患者中，抑制素 B 和 FSH 都在正常范围内。但近年来的大部分研究认为血清抑制素 B 却并不比 FSH 预测 TESE 结局的准确性更高。而联合使用这两个指标比单独使用并不能大大提高 FSH 水平对患者的诊断和预后[44-45]。因此，即使抑制素 B 的数值是有意义的，临床决定是否进行 TESE 仍不能单纯基于抑制素 B 的水平或与 FSH 和其他参数组合。

2. 促性腺激素分泌不足性腺功能减退 特发性促性腺激素分泌不足性腺功能减退（idopathic hypogonadotropic hypogonadism，IHH）患者血清抑制素 B 水平在青春期前的范围内，在 GnRH 脉冲治疗或促性腺激素治疗过程中达到成年人水平。重组 FSH（150IU/d，1 个月）治疗获得性促性腺激素分泌不足的性腺功能减退患者，可逐步提高血清抑制素 B 水平，而重组 LH 没有影响[46]。与生理青春期类似，抑制素 B 和 FSH 在治疗过程中是负相关关系。长期进行激素治疗不会进一步增加抑制素 B 的水平。然而，当精子发生正常时，超生理剂量的 FSH 的剂量对进一步提高抑制素 B 水平是必要的。

3. 放疗或抗肿瘤化疗 抑制素 B 水平与生精状态关联，即使在睾丸癌睾丸切除术之前甚至手术后生精功能损害进一步加重也是如此[47]。同样，化疗使精子发生减少，可以通过抑制素 B 下降和 FSH 上升表现出来。但相比 FSH，抑制素 B 是否是一个对生精上皮损害比较敏感的和早期的参数尚未证实。然而，在猕猴的实验研究已表明，辐射可立即引起血清抑制素 B 水平大幅下降。这发生在睾丸体积减小、精子的数量减少和血清 FSH 增加之前。抑制素 B 是睾丸损伤的早期标志。

九、小结

目前的研究认为，抑制素 B 是男性外周血中抑制素主要的存在形式。抑制素 B 主要来源于睾丸中的支持细胞，并由 FSH、支持细胞、间质细胞和生殖细胞之间复杂的相互作用共同调控。男性抑制素亚基的分泌和定位在男性发育的不同阶段差异明显。在青春期，下丘脑 - 垂体 - 性腺轴负反馈调节体系完全建立，抑制素 B 和 FSH 的关系从正相关转为负相关。在成年男性中，血清抑制素 B 的水平反映出睾丸生精上皮的功能状态，并通过负反馈选择性地抑制腺垂体合成和分泌 FSH。另外，抑制素 B 还具有局部旁分泌作用。但至今为止，抑制素行使生物学功能的确切机制仍不清楚。血清抑制素 B 可作为反映精子发生状态的标志物，对男性不育患者有一定的临床诊断价值，但目前尚未在临床作为常规应用。

（黄翔）

参考文献

[1] Barratt CL. Semen analysis is the cornerstone of investigation for-male infertility. Practitioner, 2007, 251(1690):8-10.

[2] WHO. Laboratory manual for the examination of human semen and sperm-cervicalmucus interaction. 4th ed. Cambridge:Cambridge University Press, 1999.

[3] 世界卫生组织. WHO人类精液和精子-宫颈黏液相互作用实验室检验手册.第4版.北京:人民卫生出版社, 2001.

[4] World Health Organization. WHO laboratory manual for the examination and processing of human semen.5th ed. Geneva: World Health Organization Press, 2010.

[5] WHO. WHO Laboratory Manual for the Examination and Processing of Human Semen. 5th ed. Geneva: Geneva: World Health Organization Press, 2010// 谷翊群, 陈振文, 卢文红, 等. 世界卫生组织人类精液检查与处理实验室手册. 第5版.北京:人民卫生出版社, 2010:5-7.

[6] Fréour T, Jean M, Mirallie S, et al. Computer-assisted sperm analysis parameters in young fertile sperm donors and relationship with age. Syst Biol Reprod Med, 2012, 58(2):102-106.

[7] Slama R, Eustache F, Ducot B, et al. Time to pregnancy and semen parameters: a cross-sectional study among fertile couples from four European cities. Hum Reprod, 2002, 17(2):503-515

[8] Jedrzejczak P, Taszarek-hauke G, Hauke J, et al. Prediction of spontaneous conception based on semen parameters. Int J Androl, 2008, 31(5):499-507.

[9] Bjrndahl L. The usefulness and significance of assessing rapidly progressive spermatozoa. Asian J Androl, 2010, 12 (1):33-35.

[10] Chemes HE, Rawe YV. Sperm pathology: a

step beyond descriptive morphology. Origin, characterization and fertility potential of abnormal sperm phenotypes ininfertile men. Hum Reprod Update, 2003, 9(5):405–428.

[11] Correa–Pérez JR, Fernández–Pelegrina R, Aslanis P, et al. Clinical management of men producing ejaculatescharacterized by high levels of dead sperm and altered seminal plasma factorsconsistent with epididymal necrospermia. Fertil and Steril, 2004, 81(4):1148–1150.

[12] Mehdi M, Khantouche L, Ajina M, et al. Detection of DNAfragmentation in human spermatozoa: correlation with semenparameters. Andrologia, 2009, 41(6):383–386.

[13] Knez K, Zorn B, Tomazevic T, et al. The IMSI procedure improves poor embryo development in the same infertile couples with poor semen quality: a comparative prospective randomized study. Reprod Biol Endocrinol, 2011, 9:123.

[14] Setti AS, Figueira Rde C, Braga DP, et al. Ntra-cytoplasmic morphologically selected sperm injection benefits for patients with oligoasthenozoo spermia according to the 2010 World Health Organization reference values. Fertil Steril, 2011, 95(8):2711–2714.

[15] Oliveira JB, Cavagna M, Petersen CG, et al. Pregnancy outcomes in women with repeated implantation failures after intracytoplasmic morphologically selected sperm injection (IMSI). Reprod Biol Endocrinol, 2011, 9:99.

[16] Antinori M, Licata E, Dani G, et al. Intracytoplasmic morphologically selected sperm injection: a prospective randomized trial. Reprod Biomed Online, 2008, 16(6):835–841.

[17] Erenpreiss J, Elzanaty S, Giwercman A. Sperm DNA damage inmen from infertile couples. Asian J Androl, 2008, 10(5):786–790.

[18] Fraser L. Structural damage to nuclear DNA in mammalianspermatozoa: its evaluation techniques and relationship with male infertility. Pol J Vet Sci, 2004, 7(4):311–321.

[19] Smith R, Kaune H, Parodi D, et al. Increased sperm DNA damage in patients with varicocele: relationship with seminal oxidative stress. Hum Reprod, 2006, 21(4):986–993.

[20] Fraser L, Parda A, Filipowicz K, et al. Comparison of post–thaw DNA integrity of boar spermatozoa assessed with the neutral comet assay and spermsus halomax test kit. Reprod Domest Anim, 2010, 45(5):155–160.

[21] Serqerie M, Laforest G, Bujan L, et al. Sperm DNA fragmentation: threshold value in male fertility. Hum Reprod, 2005, 20 (12): 3446–3451.

[22] Tarozzi N, Bizzaro D, Flamigni C, et al. Clinical relevance of sperm DNA damage in assisted reproduction. Reprod Biomed Online, 2007, 14(6):746–757.

[23] Bungum M, Humaidan P, Axmon A, et al. Sperm DNA integrity assessment in prediction of assisted reproduction technology outcome. Hum Reprod, 2007, 22(1):174–179.

[24] Giwercman A, Lindstedt L, Larsson M, et al. Sperm chromatinstructure assay as an independent predictor of fertility in vivo: acase–control study. Int J Androl, 2010, 33(1):221–227.

[25] Virro MR, Larson–Cook KL, Evenson DP. Sperm chromatinstructure assay (SCSA) parameters are related to fertilization, blastocyst development, and ongoing pregnancy inin–vitro fertilization and intracytoplasmic sperm injection cycles. Ferti Steril, 2004, 81(5):1289–1295.

[26] Cheng CY, Wong EW, Yan HH, et al. Regulation of spermatogenesis in the microenvironment of the seminiferous epithelium: new insights and advances. Mol Cell Endocrinol, 2010, 315(1–2):49–56.

[27] Findlay JK, Drummond AE, Dyson M, et al. Production and actions of inhibin and activin during folliculogenesis in the rat. Mol Cell Endocrinol, 2001, 180(1–2):139–144.

[28] Meachem SJ, Nieschlag E, Simoni M. Inhibin B in male reproduction: pathophysiology and clinical relevance. Eur J Endocrinol, 2001, 145(5): 561–571.

[29] Pierik FH, Burdorf A, de Jong FH, et al. Inhibin B: a novel marker of spermatogenises. Ann Med, 2003, 35(1):12–20.

[30] Anderson RA, Cambray N, Hartley PS, et al. Expression and localization of inhibin alpha, inhibin/activin betaA and betaB and the activin type II and inhibin beta–glycan receptors in the developing human testis. Reproduction, 2002, 123(6):779–788.

[31] De Schepper J, Verlinde F, Cortvrindt R, et al. Serum inhibin B in normal term–born male and female neonates during the first week of life. Eur J Pediatr, 2000, 159(6):465–469.

[32] Chada M, Prusa R, Bronsky J, et al. Inhibin B, Follicle stimulating hormone, luteinizing hormone and testosterone during childhood and puberty in males: changes in serum concentrations in relation to age and stage of puberty. Physiol Res, 2003, 52(1):45–51.

[33] Raivio T, Wikstrom AM, Dunkel L. Treatment of gonadotropin–deficient boys with recombinant human FSH: long–term observation and outcome. Eur J Endocrinol, 2007, 156(1):105–111.

[34] Raivio T, Saukkonen S, Jaaskelainen J, et al. Signaling between the pituitary gland and the testes: inverse relationship between serum FSH and inhibin B concentrations in boys in early puberty. Eur J Endocrinol, 2000, 142(2):150–156.

[35] Bohring C, Krause W. Serum levels of inhibin B in men of different age groups. Aging Male, 2003, 6(2):73–78.

[36] Marchetti C, Hamdane M, Mitchell V, et al. Immunolocalization of inhibin and activin alpha and betaB subunits and expression of corresponding messenger RNAs in the human adult testis. Biol Reprod, 2003, 68(1):230–235.

[37] Von Eckardstein S, Simoni M, Bergmann M, et al. Serum inhibin B in combination with serum

folliclestimulating hormone (FSH) is a more sensitive marker than serum FSH alone for impaired spermatogenesis in men, but cannot predict the presence of sperm in testicular tissue samples. J Clin Endocrinol Metab, 1999, 84(7):2496-2501.

[38] Adamopoulos D, Kapolla N, Nicopoulou S, et al. Assessment of Sertoli cell functional reserve and its relationship to sperm parameters. Int J Androl, 2003, 26(4):215-225.

[39] Frydelund-Larsen L, Krausz C, Leffers H, et al. Inbibin B: a marker for the functional state of the seminiferous epithelium in patients with azoospermia factor C microdeletions. J Clin Endocrinol Metab, 2002, 87(12):5618-5624.

[40] Ikushima H, Miyazono K. TGF-β signal transduction spreading to a wider field: a broad variety of mechanisms for context-dependent effects of TGF-β. Cell Tissue Res, 2012, 347(1):37-49.

[41] Robertson DM, Hertan R, Farnworth PG. Is the action of inhibin mediated via a unique receptor? Rev Reprod, 2000, 5(3):131-135.

[42] Lewis KA, Gray PC, Blount AL, et al. Betaglycan binds inhibin and can mediate functional antagonism of activin signaling. Nature, 2000, 404(6776):411-414.

[43] Toulis KA, Iliadou PK, Venetis CA, et al. Inhibin B and anti-Mullerian hormone as markers of persistent spermatogenesis in men with non-obstructive azoospermia: a meta-analysis of diagnostic accuracy studies. Hum Reprod Update, 2010, 16(6):713-724.

[44] Mitchell V, Boitrelle F, Pigny P, et al. Seminal plasma levels of anti-Müllerian hormone and inhibin B are not predictive of testicular sperm retrieval in nonobstructive azoospermia: a study of 139 men. Fertil Steril, 2010, 94(6):2147-2150.

[45] Goulis DG, Tsametis C, Iliadou PK, et al. Serum inhibin B and anti-Müllerian hormone are not superior to follicle-stimulating hormone as predictors of the presence of sperm in testicular fine-needle aspiration in men with azoospermia. Fertil Steril, 2009, 91(4):1279-1284.

[46] Young J, Couzinet B, Chanson P, et al. Effects of human recombinant luteinizing hormone and folliclestimulating hormone in patients with acquired hypogonadotropic hypogonadism: study of Sertoli and Leydig cell secretions and interactions. J Clin Endocrinol Metab, 2000, 85(9):3239-3244.

[47] Petersen PM, Skakkebaek NE, Vistisen K, et al. Semen quality and reproductive hormones before orchiectomy in men with testicular cancer. J Clin Oncol, 1999, 17(3):941-947.

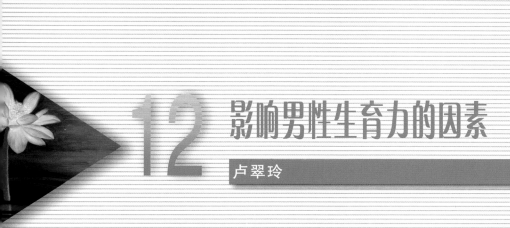

12 影响男性生育力的因素

卢翠玲

第1节 环境因素

不孕症目前影响全球 15% 的夫妇，其中约 50% 的病例是由于男方因素引起的[1]。病理生理因素（如精索静脉曲张和泌尿生殖道感染等）占男性不育症所有病例的 23%，环境因素，如接触环境毒物，是余下的主要原因之一[2]。环境毒物包括大量物质元素和不同类别的化合物，如重金属（如汞、铅和镉）、有机多氯联苯类（如 2，3，7，8- 四氯 -p- 二恶英）、二甲酰亚胺类杀菌剂（如乙烯菌核利）、酚类化合物〔如 2，2- 双（4- 羟基苯基）丙烷或双酚 A（BPA）〕等。人类消化吸收被污染的食物和水、使用消费类产品（如塑料制品摄入和化妆品）和吸入受污染的空气摄入了环境毒物[3-5]。

根据美国疾病预防和控制中心进行的国家健康和营养检测报告显示，在占国家总人口 90% 的人群的尿中能检测到生物活性水平的 BPA[6]。现在，汽车数量和工业生产飞速增长，最近研究发现，在 100% 的受试者中能测到多环芳烃类代谢物，且其水平很高且与男性不育相关[7]。这些结果表明，环境毒物已渗透至人类生活的多个方面，无论在发达国家还是在发展中国家都影响着人们的健康。

环境毒物能干扰人体内分泌系统，因此又被称为内分泌干扰物（endocrine disruptor，ED）。流行病学研究也证实人类暴露于环境污染物和内分泌被干扰之间存在因果关系。内分泌被干扰影响男性生殖能力的主要临床表现为精液质量下降。ED 类物质通过干扰下丘脑—垂体—睾丸轴系影响甾体激素与受体之间的相互作用、阻止甾体激素的生物合成、影响甾体激素的代谢、直接影响精子遗传物质和影响支持细胞之间的细胞连接等多种途径干扰男性生育力。ED 类物质可以在睾丸、附睾以及精囊腺等各个水平影响男性生育力。在宫腔内接触毒物，可能会导致高达四代的男性后代生殖系统异常[8]。环境毒物的分类见表 12-1[9]。

许多内分泌干扰化学物（ED chemical，EDC）是雌激素或抗雄激素活性的化学物质。可干扰雌二醇或睾酮的合成与活性，或干涉其激素受体。这些化学物质，包括药物、天然产物和人造化学产物，其中最被人熟知的是二氯二苯二氯乙烯（p，p0-DDE）。它是 1，1- 双（4- 氯苯基）-2，2，2- 三氯乙烷（DDT）的宿存的代谢产物，能干扰正常的 DNA 与 AR 以及雄激素反应基因的转录，还可促进受体的降解。p，p'- 异构体含量远远超过 o，p'- 异构体，工业级 DDT 大约由 80% 的 p，p'-DDT 和 20% 的 o，p'-DDT 组成。p，p'- 异构体被认为是雄激素受体的拮抗剂，而非外源性雌激素。当 p，p0-DDE 用于孕鼠时，后代会有尿道下裂和隐睾症发生。o，p'- 异构体被认为是具有弱雌激素作用的复合物，其作用可由雌激素受体介导。最新的调查表明，内源性和外源性雌激素以两种途径对细胞起作用，并强调应当对环境中的雌激素进行安全测试，人们有必要考虑其非基因效应途径和信号交叉作用，否则，那些缺乏 ER 亲和力，但具有类雌激素效应的化学品就容易被忽视[10]。

表12-1 内分泌干扰化学物（EDC）的分类

工业废气化合物或其代谢物	环境中的自然物（来自植物）	杀虫剂、杀菌剂和除草剂
乙醇和乙二醇	醌类化合物	氨基甲酸盐
芳香烃类	黄烷酮类	杀菌剂
苯胺类及衍生物	异黄酮类复合物	有机氯杀虫剂
苯类及衍生物	木脂素类	有机磷酸酯类
苯甲酮及衍生物	酚酸	拟除虫菊酯
联苯类及代谢物	维生素	混杂物
二噁英及代谢物	混杂物	
呋喃和代谢物		
萘酚和萘		
酚类和衍生物		
邻苯二甲酸酯类和衍生物		
硅氧烷		
苯乙烯和衍生物		
混杂物		

关于 EDC 及精子质量的研究焦点主要集中在暴露于有机卤素污染物（POP）即多氯联苯（PCB）、多氯代二苯并呋喃（PCDF）和 p, p0-DDE 的人群。1979 年，台湾禹城曾发生一起玉米油污染事件，导致人群发生严重的 PCB 和 PCDF 接触。对禹城人群的调查研究发现，胎儿期或出生后的接触会引起异常形态精子增加和穿卵能力减弱，精子活力也会降低。尽管原因不清楚，但有一系列病例表明，POP 的暴露水平与精子活力呈负相关。在一些流行病学研究中也发现，低 POP 暴露对精子浓度有负调节作用[11]。

2002 — 2006 年 EU 资助的一个项目研究了食物中的污染物对人类生育的影响，提供了暴露于 POP 可能对健康有影响的流行病学证据。多年来，人们一直因为 POP 可以干扰正常的激素分泌和作用，并具有雌激素、雄激素或抗雄激

的作用而受到困扰。最直接的证据是随着受试者血清中 CB-153 浓度（CB-153 和 p, p0-DDE 被用作 POP 暴露的生物标记）的增加，精子活力进行性地减少，但 POP 暴露水平与精子浓度或形态并不相关[12]。值得注意的是，这项研究仅强调出生后的婴儿，而至少根据 TDS 假说，胎儿期代表了 EDC 破坏的重要时间窗。在高加索人群中，有研究人员观察到 CB-153 对精子染色体完整性有影响[13]。这个发现表明，POP 暴露、基因因素和（或）其他生活方式是精子 DNA 完整性相关的环境因素。

世界各地的男性出生比例大致持平，占总出生率的 51.4%。然而，有两起严重暴露于 POP 的案例表明，小于 20 岁的男性接触 POP，其生育男性后代的比率降低。目前 POP 影响后代性别比的机制还不清楚。可能是与 POP 暴露对睾丸功能有影响或与产生异常 Y 染色体有关。

与杀虫剂暴露相关的报道也有几篇，这些化学品的水平与精子 DNA 损伤的水平呈正相关，而且对精子 DNA 的完整性也有负面影响。阿特拉津（Atrazine）是一种被广泛使用的杀虫剂，它可以通过抑制 LH 刺激睾酮生成而影响精子发生。Friedmann 等发现青春期雄性大鼠暴露于阿特拉津，50mg/（d·kg），可以引起外周血和睾丸局部睾酮浓度显著下降。体外实验也证明阿特拉津可以抑制大鼠间质细胞分泌睾酮。Muro 等研究发现，辛基苯酚（octylphenol）可刺激大鼠间质细胞产生睾酮，辛基苯酚的作用位点可能是 17α- 羟化酶 /17, 20- 裂解酶（催化孕酮转化成雌烯二酮）[14]。另外，胆固醇侧链的切割（将胆固醇转化成孕烯醇酮）和 17- 羟甾脱氢异构酶（催化孕烯醇酮变为孕酮）也可能是辛基苯酚潜在的作用位点。最新的研究表明，甲氧滴滴涕的代谢产物 2, 2- 对位羟苯基 -1, 1, 1- 三氯乙烷（2, 2-bis（p-hydroxyphenyl）-1, 1, 1-trichlor oethane，HPTE）对于成年大鼠间质细胞生成雄激素也有类似作用。HPTE 的作用位点可能在胆固醇侧链的切割，而不是通过传统的雌激素受体或抗雄激素作用，而此前的研究则认为 HPTE 通过雌激素受体对大鼠间质细胞基础或 hCG 刺激的睾酮分泌直接产生抑制作用[15]。

双酚 A 是已知的内分泌系统的干扰物，在

环保的剂量水平，它通过假定的膜雌激素受体（ERS），其中之一可能是 G 蛋白偶联受体30（GPR30）介导其生物效应（如增加睾丸精原细胞瘤细胞增殖）。事实上，各种常见的环境毒物（如多氯联苯甲氧滴滴涕）可以使内源性17β-雌激素与经典的核雌激素受体结合的亲和力低 1000 ~ 2000 倍[17]。这表明，这些毒物可通过非基因组膜雌激素受体传导的途径发挥作用[18]。此外，在产前和新生儿期暴露于双酚 A［低于 50mg/（kg·d）］已被证明能引起男性和女性生殖缺陷，而该剂量是美国食品和药物管理局（FDA）推荐的目前可接受的成年人每日摄入的"安全剂量"[19]。这表明，环境毒物可以通过多种途径和不同的机制影响生殖系统。

在过去的几年中，邻苯二甲酸酯暴露对内分泌的影响受到关注，这些化学品被认为能干扰间质细胞的功能，进而影响睾丸内睾酮的水平。到现在为止，邻苯二甲酸酯和精子功能关系的研究不多。有研究表明，不同浓度邻苯二甲酸酯与精子活力及精子浓度之间存在负相关关系。值得进一步关注的是，暴露于邻苯二甲酸酯（phthalate）和 PCB 与精子活力间的关系。美国的一项研究发现，出生前暴露于 phthalate 的男婴的肛门与生殖器的间距减小。最近一项研究表明，phthalate 暴露水平与 ROS 产生之间存在正相关[16]。所有这些化学品可能通过诱导产生高活性氧（reactive oxygen species，ROS）水平，使激素失调和干扰 DNA 损伤修复酶在细胞内的功能来影响精子 DNA 的完整性。动物体内研究已表明，有些 EDC 单独暴露时没有影响，但在多种 EDC 联合暴露时可能对健康有影响。这些暴露对生育的影响有多大，以及预防性的检测是否能减少经常接触的人群中不育男性的数量，还有待研究。

越来越多的证据表明在睾丸中诱导氧化应激反应是暴露于环境毒物后的另一常见反应。临床数据表明，80% 的男性不育症患者有氧化应激反应的增加。正常情况下，体内氧化应激处于平衡的可控制状态，ROS 产生增加。环境毒物诱导睾丸中氧化应激具有高度异质性。环境毒物有不同的化学结构，包括镉、双酚 A 和 2，3，7，8-四氯 -p- 二恶英等。有趣的是，这些环境毒物普遍下调抗氧化酶，如超氧化物歧化酶、过氧化氢酶和谷胱甘肽过氧化物酶的产生，产生过量的活性氧（ROS），从而增加氧化应激反应。活性氧可以破坏细胞中的脂类、蛋白质、糖类和 DNA，通过线粒体途径、FasL/Fas 途径或其他途径等诱发凋亡（图 12-1）。这些观察结果在另外的研究中也被证实，抗氧化剂，如维生素 E 与环境毒物合用，可减轻有毒物质对睾丸的病理生理作用（如精子计数减少）[18]。以上结果表明，环境毒物诱导的氧化应激反应是男性不育的主要因素之一。事实上，长期以来，尽管大多数研究集中在它导致生殖细胞异常或凋亡的作用方面，氧化应激一直与男性不育相关。

最近的研究发现，环境毒物诱导的氧化应激，通过磷酸肌醇 3 激酶（PI3K）/c-Src/ 黏着斑激酶（FAK）信号通路破坏支持细胞与支持细胞间、支持细胞与生殖细胞间的连接和黏附。因为暴露于人体的环境毒物往往是低于致细胞死亡的剂量水平，所以这个发现意义重大。下面我们具体说明环境毒物引起的氧化损伤激活 PI3K/c-Src 信号转导通路，以及丝裂原活化蛋白激酶（MAPK）和细胞因子（暴露于环境毒物时被激活）在睾丸中的病理生理作用。接触不同层次的

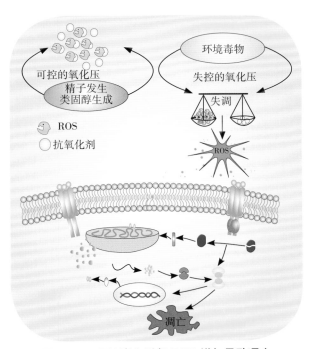

图 12-1 环境毒物引起 ROS 增加导致凋亡

环境毒物普遍都会增加睾丸的氧化应激。氧化应激已知可破坏细胞间紧密连接（TJ）和黏附连接（AJ），从而引起上皮细胞和血管内皮细胞通透性的增加[19]。事实上，氧化应激与上皮与间质转型的过程有关，即上皮细胞失去它们之间的连接结构和极性获得像间质细胞一样的迁徙能力。根据过去10年的研究结果，人们发现，PI3K在调节氧化应激诱导的细胞间连接的破坏过程中发挥着重要的作用[20]。发生氧化应激时，PI3K被激活，进而激活非受体酪氨酸激酶c-Src[21]。在睾丸组织中，c-Src阶段特异性地主要定位在血生

精小管屏障（BTB）和特异的锚定连接（ES）的顶端（Box 1）。引起氧化应激反应，激活PI3K/c-Src信号通路可能是环境毒物损害睾丸的一个共同机制。早期的证据显示，2，3，7，8-四氯-p-二噁英的毒性作用是通过诱导c-Src激酶活性引起的。此外，啮齿类动物暴露于镉后发现在睾丸中c-Src的水平显著增加，这表明多种环境毒物刺激后可激活c-Src[22]。

FAK是环境毒物引起的破坏细胞间连接效应中PI3K/c-Src信号通路的靶蛋白（图12-2）。FAK在BTB区的独特分布可以用来解释睾丸对

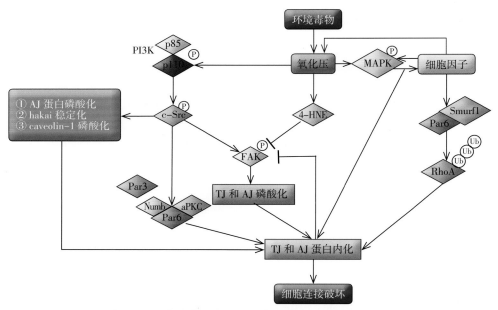

图12-2 环境毒物通过增加氧化应激激活的信号通路

镉损伤不寻常的易感性。虽然FAK介导其他环境毒物引起的睾丸BTB区的功能障碍仍然未知，但FAK可能是介导环境毒物引起的细胞连接破坏的共同靶标，从氧化应激研究收集的证据支持这一结论。

一、c-Src激活增强交界蛋白的内吞效应

除了激活FAK，c-Src直接参与调节细胞间连接。c-Src激活后通过3种途径破坏细胞间连接。① c-Src激活可以诱导E-cadherin蛋白、

N-cadherin和p120[ctn]亚型等AJ蛋白的磷酸化；② c-Src可以稳定Hakai，它是一种E3泛素连接酶，参与E-钙黏蛋白的泛素化；③激活c-Src可诱导小凹组成蛋白caveolin-1的磷酸化，干扰细胞连接蛋白的内吞作用和（或）胞转作用。研究结果显示，caveolin-1[-/-]小鼠可以抵抗抗氧化应激诱导的血管通透性损伤[23]。综上所述，环境毒物（如双酚A），可以通过膜雌激素受体介导的非基因途径发挥作用，其中包括通过PI3K/c-Src和（或）MAPK通路（见下文）。但是，蛋白质泛素化、内吞、再循环和（或）胞转的变化是否参与其中仍有待确定。

二、环境毒物活化的有丝分裂激活的蛋白激酶

蛋白激酶（MAPK）通路是许多环境毒物的共用信号通路。三种 MAPK（细胞外信号调节激酶（ERK）、c-Jun 的 N- 末端激酶（JNK）和 p38）已被证明暴露于环境毒物时，在睾丸中可被激活。蛋白激酶参与调节睾丸的正常生殖功能（如细胞周期的进程、减数分裂、BTB 动力学及细胞黏附动力学）。其中包括精子类固醇生成、精子超活化和顶体反应。接触环境毒物导致 MAPK 激活失调，使睾丸组织中的支持细胞、生殖细胞、间质细胞发生病理生理上的改变，其中包括 DNA 损伤和凋亡增加，细胞连接和类固醇生成受损。利用自由基清除剂（如 N- 乙酰半胱氨酸）阻止氧化应激，可以逆转镉诱导的 MAPK 激活 24。同时，氧化应激抑制 Ser/Tyr 蛋白磷脂酶 2A（PP2A）和 5（PP5），引起 MAPK 磷酸化的增加。出乎意料的是，镉还诱导 MAPK 磷脂酶 -1（MKP-1）的表达，它是 MAPK 活化的主要抑制因子[25]。因此，MKP-1 抑制蛋白激酶的保护作用被蛋白磷酸酶 PP2A 和 PP5 的抑制作用所取代，导致接触环境毒物后，MAPK 信号整体增加。此外，活化的 ERK 可导致氧化应激压力下的 c-Src、FAK 和 paxillin 的磷酸化，这表明蛋白激酶可能是激活这些非受体酪氨酸激酶的上游靶点之一[26]。

环境毒物激活 MAPK 可以上调炎性细胞因子的表达，如上调肿瘤坏死因子 α（TNFα）在巨噬细胞和单核细胞的表达。TNFα 可以从间质区的微血管扩散，它们可以干扰支持细胞的 TJ 渗透屏障，从而破坏 BTB。同样，镉和摩托车排气管污染物（如多环芳烃）分别增加转化生长因子 -β（TGF-β）和白细胞介素 6（IL-6）在睾丸组织中的表达。已知 TNFα、TGF-β 和 IL-1a 通过下调和（或）重新分配生精上皮的连接蛋白如 occludin、ZO-1 和 N-cadherin，从而破坏睾丸的支持细胞之间和支持细胞和生殖细胞之间的细胞连接。在细胞与细胞的界面缺失完整的膜蛋白会破坏 BTB，影响生殖细胞对生精上皮的黏附，从而导致生殖细胞从上皮细胞过早释放而导致不育。此外，炎性细胞因子（如 IL-6 和肿瘤坏死因子）激活白细胞产生活性氧，放大环境毒物诱导的氧化应激的有害影响。进一步研究发现，细胞因子（如 TGF-β）是通过 MAPK 途径扰乱细胞间连接。因此，蛋白激酶是环境毒物诱导细胞因子的刺激因子和诱发调解因子。因为睾丸的自我保护机制，使 MAPK 参与环境毒物诱导的信号通路更加复杂。这个保护行为是由 JNK 信号通路介导的，它可以诱导非特异性蛋白酶抑制剂（A2- 巨球蛋白）活化，以限制镉所造成的损害。A2- 巨球蛋白虽然不能挽救生殖细胞从生精上皮脱落的损失以及 BTB 的不可逆损坏，但它可以保护睾丸组织避免导致级联过程中致使睾丸生殖细胞的丢失的水解事件的发生。Src 和细胞因子介导的睾丸细胞连接动态调节是由极性蛋白（如 par6）等介导的，并确定它们是环境毒物通过氧化应激损伤细胞和组织的关键成分[27]。Par6 与适配器蛋白 Numb 等结合。Smurf 使 RhoA 泛素化，细胞因子 TGFb3 和 TNFα 等均在内吞途径调节的睾丸细胞连接动态中起重要作用。

男性生殖系统是环境毒物的主要攻击目标之一。急性意外接触到有毒物质，会引起睾丸细胞凋亡和坏死，然而慢性和亚致死性暴露于毒物在日常生活中更为普遍。由于这些有毒物质在哺乳动物体内的半衰期长（如镉的平均半衰期 >15 年），慢性或低水平的接触对人类可能造成长期且预料不到的有害影响。在这里强调通过氧化应激非受体酪氨酸激酶（如 c-Src 与 FAK）和细胞因子介导的环境毒物对细胞和细胞之间连接的破坏性影响，因为这种损害往往在凋亡发生之前，在暴露于低水平环境毒物时发生的。人们越来越清楚地认识到这些毒物通过增加氧化应激来破坏睾丸细胞之间的细胞连接而快速地造成有害影响。此外，内分泌紊乱及影响体内雌激素水平的毒物可能会导致 ROS 和氧化应激干扰的失衡，因为雌激不仅是精子发生所必需的，还是人类重要的自由基"清道夫"。

另外，与 EDC 相关的男性生殖系统异常的另一方面是生殖道癌症，特别是睾丸和前列腺癌。在过去的 35 年里，睾丸癌在世界范围的发生率持续增加，某些欧洲地区增加速度最快。尽管暴露于 EDC 会增加睾丸癌发病的直接证据有限，但有报道表明胚胎子宫内暴露于己烯雌酚与

患睾丸癌风险的增加有关。母体氯代物的水平提示具有混杂雌激素和抗雄激素活性的复合物与其子代的睾丸癌的发生有关。而且，根据兔子睾丸癌的模型研究发现，暴露于有抗雄激素作用的 di-n-butylphthalate（邻苯二甲酸二正丁酯，DnBP），能在原位诱导睾丸癌的发生[28]。有证据表明暴露于杀虫剂的农民患前列腺癌的风险增加，杀虫剂能抑制参与类固醇代谢的 P450 酶的活性。流行病学调查了暴露于 PCB 的职业，发现暴露强度与前列腺癌风险和死亡率有很强的相关性[29]。

三、基因与环境的相关性

基因与环境在许多方面具有相关性，并诱导疾病的发生。环境可能引起重要基因的损伤，从而引发疾病，这是直接的基因与环境相互作用的例子。特定基因的改变也使我们对一些疾病易感，例如影响我们对化学品接触时的去毒性能力。在第一代亲属中呈家族聚集性的疾病，一般认为在病因学中有很强的遗传倾向。暴露于环境污染物被认为有家族聚集的倾向，这是因为暴露于共同的环境毒物及共同的基因多态性，会引起这些人对环境影响如暴露于化学制品有共同的易感性。这当然还需要进一步对可能的基因进行确证和分析。另外，流行病学研究表明，对基因与环境有相关性的评价，其先决条件是在研究对象群体里，稀发基因突变体相对普遍。从理论或实验角度进行的稀发的基因突变体与基因环境相关的研究，需要有很大的样本量，否则环境的影响不能被大家认同。

基因与环境相关性的一个例子，就是暴露于 PCB 对男性生育功能的负面影响，AR 基因上有短 CAG 重复的男性有 20% 会发生精子数量减少[30]。而且，MI 基因半胱氨酸—丝氨酸转移酶特定改变的男性，对空气污染影响精子染色体的作用更敏感[31]。这些结果表明个体对环境和生活方式负面影响的易感性因基因差异而不同。

基因多态性会改变基因功能，而基因表达在发育和整个生命活动中也受到控制。基因密码之上的是表观遗传密码。表观遗传是指 DNA 甲基化、组蛋白修饰或调节性 RNA 的调节，它们调节 DNA 的组装以及 mRNA 的翻译和稳定。在单配子双胞胎，基因是相同的，但是表型不一致。双胞胎在少儿时期表观的不同不易察觉，而在年龄更长的时候，表观标记的不同变得更明显，暗示环境因素在基因型到表型的翻译中起作用。

哺乳动物的表观标记通常是稳定的，但有的时候这些标记会被重新编程；生殖细胞在发育时期表观标记会被清除，这个过程对确保配子的多能性是必要的。在生殖细胞发育过程中重新表达特异性的多潜能基因，进一步分化成多种组织。最新研究发现存在有跨代的表观遗传，但机制并不清楚，作者认为表观突变在受精后可能由基因因素引起。

越来越多的证据表明，许多环境因素和毒物可以通过干扰表观重编程来改变基因的表达。最近的研究表明，常用的杀真菌剂乙烯菌核利可以在破坏三代小鼠精子中的印记基因的甲基化模式。所以，表观改变在很长的生命阶段里是遗传因素和健康的纽带，最终参与毒性风险评价。

（卢翠玲）

第 2 节　病理因素

不孕不育在全球呈逐年上升的趋势。除了影响男性生育力的客观外界环境外，绝大部分的原因来自个体本身存在的病理因素。越来越多的病理因素已被证实可影响男性的生育能力。

一、分子遗传因素

我们将重点放在精子发生缺陷的病例。生精的问题是指在精子和精液常规分析中发现精子数量较低或无精子。所使用的术语有："无精子症"、"少精症"、"畸形"或"弱精子症"，以及两种或多种组合的综合征。我们所关注的重点的是"生精障碍"和非梗阻性男性不育，而不是梗阻性无精子症。精子生成异常的根本原因可以是后天的或先天性的，或两者兼而有之。就辅助生殖技术而言，由于这些缺陷可以被传代，所以获得男性不孕不育的遗传信息尤其重要。

本部分内容将集中讲述精子发生的因素，特别是染色体因素，如染色体非整倍性、结构和数量异常、核型异常和 Y 染色体微缺失等。染色体畸变会对生育产生重要影响。染色体异常的频率在总人群中约占 0.6%。有报道 2% ~ 14% 的男性不育具有异常核型。染色体畸变已被证实可增加重症不孕的比例。目前，临床常规对于非梗阻性无精症的遗传分析，仅局限于检查 Y 染色体长臂（YQ）的微缺失和（或）染色体异常。5% 的有生育问题的患者有染色体核型异常，而如果只计算无精症患者，该数值将超过 13%。大部分染色体异常涉及性染色体，克氏综合征（47, XXY）是最常检测到的男性不育的异常核型。绝大多数的非马赛克形式的克氏综合征患者有无精症 [32]。

1. 染色体非整倍性 染色体非整倍性是指在二倍体体细胞染色体或单倍体配子中染色体数目的改变。非整倍性可以是整条染色体全部或部分的获得或缺失，或者是在结构上一段染色体的获得或缺失。非整倍性主要是母源因素，但在卵胞浆内单精子注射时也发现，不育男性与可育男性相比，精子非整倍体的水平更高。

染色体非整倍性对发育而言大多是灾难性的，会引起自发性流产。在人类，染色体非整倍性的发生约占临床妊娠的 4%。据估计高达 60% 的妊娠实际上有染色体非整倍性的发生，在临床妊娠前会自发流产。其中损失一条染色体（单倍染色体）比染色体增多（三染色体）更有害。染色体 X 单体是唯一可以以非马赛克单体状态存在一生的，其很大程度上由 X 染色体失活造成。有少量的染色体（13、18、21、X 和 Y），可以以三染色体的形式持续到出生。需要注意的是，虽然这些存在染色体非整倍性的胎儿可以维持到出生，实际上绝大多部分在发育早期就流产了 [33]。

目前，很少有人了解精子非整倍体与不孕不育的关系，以及在辅助生殖技术中所占的比重。当前认为早期胚胎非整倍体主要来自母源（95%）或者是在有丝分裂时发生的，而性染色体的非整倍性是例外，父源因素占 50% ~ 100%。然而，很少有临床信息发现男性在胚胎的卵裂时期对非整倍性发生的作用。到目前为止，在 50 多个研究中，采用 FISH 技术来评价精子非整倍性的水平，主要评价了可育和不育男性的不同染色体的非整倍性的水平。研究发现，所有男性的精液中有一定比例的非整倍体精子，非整倍体精子的水平在可育男性中为 3% ~ 5%，而几乎所有的研究都证明在不育男性性非整倍体精子水平大约会增加 3 倍。包括少精症（低浓度）、弱精（低活力）和精子形态差等各种不孕表型均发现有非整倍体精子数量的增加。很明显，增加的程度与重症不孕是密切相关的。而非整倍体精子数量的最高水平则见于从睾丸取精的严重少、弱精的男性 [34]。

2. 非整倍体精子与出生非整倍体后代的风险之间是什么关系？ 目前我们没有办法评估用于体外受精或卵胞浆内单精子注射（ICSI）的单个精子的染色体核型。只有少数回顾性研究评估了父源因素导致出生非整倍体的后代个体的精子非整倍体水平。这些研究表明，在几乎所有情况下，这些人精子非整倍体的水平明显高于那些没有非整倍体后代的正常的男性。有一个案例报道了这种情况：1 个非整倍体精子水平非常高的人后来连续生了 4 个非整倍体的后代（其中 2 个被证实是父源因素）[35]。

另外一个值得注意的现象，是存在明显的染色体间效应（ICE），部分人群的精子有某个染色体不分离的趋势，可能是导致产生非整倍体后代的原因。从目前公布的数据可以看出，精子非整倍性与男性不育非常相关。最近也有数据表明，更高水平的非整倍体精子与反复 ICSI 失败相关，并且与异常染色体胚胎增加和低妊娠率、低活产率相关 [36]。这些研究虽然没有提供父亲染色体对后代非整倍性作用的直接证据，但足以说明非整倍体精子在非整倍体妊娠中扮演着更重要的角色。

3. 核型异常男性产生非整倍体精子的机制和风险 核型无论在数量或结构上的异常，都有异常妊娠的明显倾向。他们通常因反复自发流产不能成功妊娠而表现为不育。核型异常的主要表现是生育力降低，即染色体易位或倒置，非整倍性和 Y 染色体微缺失等，下面将详细讨论这方面的内容。

4. 染色体易位和男性不育 平衡染色体易位涉及两个染色体断裂和染色体片段异常修复，导致遗传物质从一个染色体转移到另一条染色体，没有任何遗传物质的丢失。在绝大多数情况下，平衡易位携带者本身表型是正常的，除非其中的易位断点在一个重要的基因或位置上。如果基因转移到另一位点表达上调或下调，可能导致患癌的风险增加。例如，易位能使肿瘤抑制基因失活或激活致癌基因。染色体平衡易位的携带者，虽然表型正常，但生育能力可能下降，发生自然流产或出生缺陷的风险大。在配子中，这些易位在减数分裂分离时会导致参与易位的区域重复或缺失 [37]。易位携带者的生育率降低部分原因是同源染色体配对，在减数分裂中染色体易位形成一个四价或三价结构，四价或三价体的形成能导致生育能力下降。由于形成这样一个结构，因为力学和时间上的限制，这个结构分离的结果更容易产生不平衡配子。正常或不平衡配子产生的相对概率在很大程度上取决于参与的染色体类型、所涉及的区域大小、异染色质的存在、断点位置和易位区段间发生重组事件的可能性。

5. 罗伯逊易位和非整倍体后代的风险 罗伯逊易位只涉及近端着丝染色体，特别是 13、14、15、21 和 22 号染色体。在这种情况中，易位是一个着丝粒融合两个近端着丝染色体的结果。不平衡的精子据报道占 3%～36%，显著高于父源 13 或 21 三体（2%）的风险。

6. 相互易位和非整倍体后代的风险 相互易位涉及遗传物质在两个或多个染色体间的交换，包括至少一个非近端着丝粒染色体。相互易位携带者的遗传情况要复杂得多。对 30 个平衡相互易位携带者的精子进行分析，发现比罗伯逊易位携带者有更多的遗传不平衡精子，高达 29%～81%。

7. 染色体倒置 像染色体易位一样，染色体倒置也可以导致不育、自然流产和出生缺陷。在减数分裂过程中，染色体形成特化的结构（倒置环）以使同源染色体配对。形成的这些环会由于力学和时间限制的分离而影响生育。单精子 PCR

也证明了这些环内重组可导致减数分裂停滞，从而可能导致细胞凋亡，精子数量减少。另外，如果重组能在环内发生，这将产生一定比例的不平衡配子。像染色体相互易位一样，正常或不平衡配子取决于参与的染色体类型、涉及区域的大小和重组事件发生的可能性。

8. 染色体间效应 染色体间效应（ICE）指不参与重排的一个或多个染色体的异常，是另一种结构染色体畸变，在很多情况下表现出除重排以外的异常染色体增加。有学者研究了染色体结构异常携带者的非整倍性的水平，58% 的罗伯逊易位携带者存在 ICE，相互易位携带者为 64%。另外，PGD 的研究也证实了在胚胎中不参与重排的染色体有更高的非整倍体率。

9. 性染色体数量异常和不育 性染色体数量异常在男性相对常见的是 Klinefelter 综合征（47, XXY）和 47, XYY 综合征。每 1000 名活产儿约有 1～2 名发病。非马赛克形式的 Klinefelter 综合征占大约 11% 的弱精症发病群体，而马赛克形式的个体通常表现为少精症 [38]。现已明确 Klinefelter 综合征具有高度可变的表型。47, XYY 往往可育，但与正常 46, XY 核型男性相比，不育的可能性增加 [39]。

Klinefelter 和 47, XYY 综合征男性中存在一个额外的性染色体，理论上他们的精子至少 50% 有性染色体非整倍性的风险。随后有研究分析了马赛克和非马赛克 Klinefelter 综合征男性精子非整倍性的频率，发现这些个体的精子与对照相比性染色体非整倍性显著增加。非马赛克个体平均有 6% 的非整倍性（1%～25%），马赛克形式的 46, XY/47, XXY 平均有 3%（0～7%）的非整倍性 [18-20]。对于 47, XYY 个体，报道非整倍性水平显著高于核型正常的男性，但往往低于 Klinefelter 综合征患者（平均非整倍性水平的 4%（0.1%～14%）[40]。

从这些研究中不难看出，一些非整倍体细胞能够启动和完成减数分裂从而产生非整倍体配子。然而，的确还有些至今未知的减数分裂检验点能有效地消除大量的非整倍体精子。尽管如此，关于非整倍体的后代风险增加的问题，也应该作为咨询的内容让育龄夫妇有所了解。

10. Y 染色体微缺失和不孕 最普遍认知的

男性不育的一种分子遗传原因是 Y 染色体的微缺失（传统的细胞遗传学分析所不可见的染色体缺失）。1992 年，Y 染色体长臂微缺失被首次报道。自那时以来，已有超过 90 篇论文描述了不同患者和人群的长臂微缺失的频率。对超过 13 000 名不育男性进行评估的结果表明，长臂微缺失的患病率是 7.4%。在无精症人群中，患病率更高（9.7%），而在少精症的男性，患病率是 6.0%（表 12-2）[41]。

表12-2　少精症与无精症患者发生 Y 染色体长臂微缺失的频率

	总数	缺失	%
无精症（n）	3157	305	9.7
少精症（n）	3473	209	6
总例数（n）	13 097	969	7.4

*总数包括所有精液参数未定义或未分类的患者

在 Y 染色体的长臂包含了三个"无精症因子（AZF）的"区域：AZFa、AZFb 和 AZFc。最常检测到 AZFc 区域完全缺失（占 69%），AZFb 区域的缺失（占 14%）和 AZFa 区域的缺失（占 6%）（图 12-3）。AZF 区的缺失会引起不同程度的生精失败，甚至不育。AZF 区的微缺失发生在大约 4% 的少精症男性、14% 的重度少精症男性和 18% 的非梗阻性无精症男性。微缺失的发生绝大多数归因于在染色体内不稳定扩增子聚集区发生同源重组，导致一个或多个基因的缺失，以

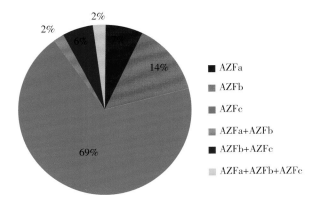

图 12-3　长臂微缺失的 3 种 AZF 区域的分布
AZF，无精症因子

致在精子发生过程中引起不同的生精缺陷。AZF 区域的候选基因已被广泛研究，在生殖细胞周期调控和减数分裂中起着至关重要的作用。但生精缺陷形成的分子基础尚不清楚。尽管如此，基因型和表型的关系目前越来越清晰，最常见的长臂微缺失发生在 AZFc 区，原因是与 AZFa 和 AZFb 相比其区域较大，约占报道的微缺失的 60%[42]。AZFc 区完全缺失的表型更多，从无精子症到严重的少精症（精子数 <5 000 000/ml）。据估计，约 70% 的 AZFc 区缺失患者还是有精子的。因此，对于这类患者，仍可用 ICSI 技术来治疗不育。ICSI 实施怀孕后，因为其男性后代有很高的出现生精障碍的风险，所以适当的遗传咨询是必要的，也就是给患者解释 ICSI 的可能后果，并告知这些人可能的替代方法或治疗方案，如植入前遗传诊断选择女胎等。其余的 AZFc 区微缺失的病例，往往存在严重的少精症。AZFa 区的缺失是最严重的，经常表现为唯支持细胞综合征。AZFb 区的微缺失，会有不同形式的生精停滞，从唯支持细胞综合征到精子生成机能低下。这两组患者的睾丸中都没有精子。因此，诊断 AZFa 或 AZFb 区的缺失便于给患者进行恰当的遗传咨询，避免睾丸活检。然而，在 AZFb 区缺失的情况下，最常见的现象是生殖细胞停滞在初级精母细胞期。当微缺失包含不止一个区域，基因型与表型的相关性毋庸置疑会更复杂，这方面已经有大量生精异常表型的报道。

AZFb+AZFc 缺失的患者即使通过睾丸取精也很难成功获得用于 ICSI 的精子。此外，相对前面提到的大的微缺失，越来越多的报告是关于 AZF 区的部分缺失。最常报道的是 gr/gr 的缺失（约占一半的 AZFc 区缺失）。gr/gr 缺失的表型仍有争议，一些研究报告称其对精子浓度影响很小或根本没有，但也与不育有关[43]，而有些报告指出 gr/gr 突变与少精或无精症有关系。因此应被认为是男性不育症的一个危险因素，而不是致病因素。除了 gr/gr 缺失与精子参数降低相关外，也可以检测到 Y 染色体上的其他部分缺失，包括 b1/b3 缺失和 b2/b3 缺失[44]。AZF 区的基因如 USP9Y 突变与生精失败相关。此外，在 AZFc 区也观察到重复和其他结构性变化。这些改变在不同人群分布不同，这使得对变化的后果解释更具

有难度，而且这些突变往往有高度可变的表型。另一方面是包括大量变异拷贝数的 Y 染色体基因图谱，最近发现这些拷贝数变异可能与男性不育相关。总之，如果 Y 染色体长臂微缺失的人有能用于 ICSI 的精子，实施之前需要给夫妇提供适当的遗传咨询，因为 Y 染色体长臂微缺失将不可避免地传递给所有男性后代，最终意味着所有男性后代可能有生育力低下的可能。

11. 单基因缺陷与多基因病因相比较 现在，单基因缺陷成为受关注的研究焦点。在一些患者中，基因突变或基因多态性组合起来可能会导致生育问题。潜在的先天性/遗传和环境的组合因素可能最终导致不育，而受单一基因缺陷影响的患者数目尚不清楚。大多数研究未能找出与观察到的表型直接相关的突变基因。有人认为，在具有定义明确或特定的精子生成缺陷的男性，单一的基因突变可以解释所观察到的表型。由此，人们把具有明确的精子形态异常表型，如球形或畸形大头精子细胞，作为研究对象。例如，从两个有多个不育男性的家庭，明确了由于球形精子造成不育的基因有两个，Dam 和 Liu 等分别检测到 SPATA16（生精功能相关的蛋白质 16）和 PICK1（蛋白质相互作用的 C 激酶 1）基因突变[45-46]。另有两个研究小组报道在球形精子患者检测到 12 号染色体上 DPY19L2 的纯合缺失。此外，在大头的多倍体精子细胞的患者，检测到 AURKc（极光激酶 c）基因突变，该基因参与染色体的分离和胞质分裂。典型的大头精子表型在北非男性中多见，其突变携带者频率估计为 1/50[47]。

Visser 等在观察到的基因敲除的小鼠表型的基础上，分析了 30 例相互无关联的弱精症患者，发现存在 9 个基因突变[48]。他们鉴定出 4 个精子阳离子通道基因，它们表达的蛋白质形成精子获能过程中钙离子内流的离子通道。GAPDHS、PLA2G6 与 ADCY10 编码精子特异表达的酶，SLC9A10 是一个与 NA 和氢交换有关的基因。在 ADCY10、AKAP4、CATSPER1、CATSPER2、CATSPER3、CATSPER4 和 PLA2G6 这 7 个基因中检测到 10 个潜在的突变，但所有突变都是杂合子改变。此外，已有报道 CATSPER1 基因突变和 CATSPER2 基因缺失与弱精症相关[49]。大

多数患者能检测到精子数的减少和形态异常精子数量的增加。

另一个患者群有精子的成熟停滞，也就是精子发生可能停滞在不同阶段，可以观察到减数分裂停滞。减数分裂必需的基因异常可能是精子发生过程缺陷的主要原因。如上所述，染色体异常也可以是减数分裂未能完成的根本原因。这个观点强调，检测基因突变之前需要先进行染色体核型分析。有研究小组检测了男性不育症中的 SYCP3（联会复合体基因 3）基因。Miyamoto 等检测到 2 名患者中存在一个单一的改变，预测这可能改变蛋白质的功能[50]。也有研究发现 X 连锁转录因子 TAF7L 基因与精子成熟停滞或无精症相关[51]。

正如上面所提到的，单基因缺陷特别适用于有特定表型的患者。然而，大多数患者只是表现为精液参数差。对于不明原因的少精症的男性，很难预测是否是单一的基因缺陷导致的生育问题。事实上，其原因可能是多方面的，包括一个或更多的基因缺陷并可能有环境因素参与的共同作用。每个因素本身可以被视为"危险因素"。例如极端的唯支持细胞综合征（生殖细胞在睾丸组织完全没有）也可能由多个风险因素累积引起。在这些患者中，也预测有单基因缺陷，如维持精原干细胞库的至关重要的基因的缺陷。

全基因组的方法，如 SNP 阵列、阵列比较基因组杂交分析和通过新一代测序全基因组或外显子组分析，使研究人员能够平行分析多个基因。这些研究将有助于确定多基因遗传的原因和单基因缺陷。这种方法还具有避免基因的选择偏好的优点。目前的研究主要基于小鼠的基因研究，该类研究和应用在人类还未广泛开展。

二、感染与免疫

泌尿生殖系统感染和炎症也是男性不育症的重要病因。据统计患感染和炎症的男性占男性群体的 6.9%～8%[52]。攻击机体或睾丸的外来抗原引起的免疫反应，释放促炎因子等，作用于下丘脑—垂体—睾丸轴，影响类固醇生成和精子发生的多个方面（图 12-4）。感染引起的疾病有慢

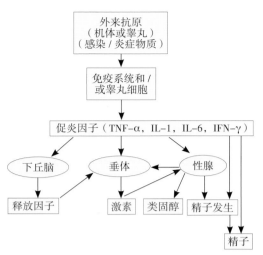

图 12-4　感染和炎症及产生的促炎因子对下丘脑—垂体—睾丸轴的作用

性尿道炎、不同类型的前列腺炎、附睾炎和睾丸炎。泌尿生殖道慢性病毒感染特别是人免疫缺陷病毒（HIV）可能导致生育能力下降。在此，总结了泌尿生殖系统感染和炎症对精液参数和男性生育能力的影响，特别侧重于尿道炎、前列腺炎、附睾炎、睾丸炎、艾滋病毒感染者和代谢综合征。

1. 慢性尿道炎　患者排尿时有尿急、尿道烧灼疼痛感，无尿道分泌物。性传播衣原体和淋球菌感染是典型的致病原因。10% 的淋病奈瑟菌感染的患者无症状且经常合并衣原体感染。慢性尿道感染可能导致尿道狭窄和附睾睾丸炎，长此以往可造成睾丸损害从而降低男性的生育能力。无论正常狭窄或引起阻塞都是射精量减少的原因。

2. 慢性细菌性前列腺炎（CBP-II NIH）　CBP是一种持续 3 个月以上的慢性细菌感染性前列腺炎。只有约 10% 的慢性前列腺炎患者有慢性细菌性感染。最常见的病原体是革兰阴性细菌，特别是大肠杆菌。革兰阳性和非典型菌的作用仍然有争议。CBP 与精液参数改变，特别是脓精症相关，但 Weidner 等分析了 31 例 CBP 患者的精子参数，与 42 名健康对照相比未发现有差别。

3. 慢性前列腺炎 / 慢性骨盆疼痛综合征（CP/CPPS-NIH III）　绝大多数的前列腺炎症患者有 CP/CPPS。慢性前列腺炎对精子参数的影响存在争议。这是因为前列腺炎分类标准的不统一和

对照组的选择问题。早在 1971 年，Boström 和 Andersson 评价了慢性前列腺炎对精子质量的影响，发现其与对照组没有区别。这些数据与最大的可行性研究包括 32 名 CBP、102 名 CP/CPPS NIH III A、142 名 CP/CPPS NIH III B 和 42 名健康志愿者的结果一致。Christiansen 等人发表了相反的研究结果，显示 3 个主要参数均显著减少。有一项研究以 95 人的大样本作为对照组，结果甚至透露 CP/CPPS 患者精子活力增加 [53]。所以，目前的研究结果显示，与 CP/CPPS 相关的炎症不会显著改变精子的浓度，但其对精子活力和形态上的负面影响不能排除。

4. 无症状的慢性前列腺炎　有证据表明，无症状的慢性前列腺炎（NIH-IV）对精子功能的负面影响是由于射精后可能出现的氧化应激，精子暴露于异常或炎性的前列腺液。前列腺炎对精子密度、活力和形态的影响仍有争议，其影响程度说法不一 [53]。

5. 附睾炎和附睾睾丸炎　附睾睾丸炎是唯一的上行尿路感染，直接影响附睾和睾丸功能。35岁以上的患者的致病菌主要来自肠道，而在 35岁以下的患者，性传播的病原体如沙眼衣原体和淋病奈瑟菌是主要致病菌。综合现有的研究，大多数患者在细菌附睾炎急性发作的瞬间可导致精液质量下降，而在一些患者可导致永久性影响。这是由于两侧睾丸的精子发生都受影响，因而生殖细胞数量减少 [50]。

6. 慢性睾丸炎　与附睾炎相比，睾丸炎大多数是由全身性感染尤其是病毒引起。急性睾丸炎被认为是罕见的。不育男性睾丸活检炎症反应的比率很高，其中一个特点是管周淋巴细胞浸润和伴随的生精小管的损害，见于各种来源的慢性睾丸炎。诱导睾丸炎症与 T- 细胞介导的自身免疫反应相关。慢性无症状的睾丸炎是男性不育的主要原因或辅助原因，而这一概念一直是被忽视的。

7. 腮腺炎病毒　青春期前的男孩，腮腺炎症状通常仅限于感染性腮腺炎。但是在成年男性，睾丸炎是最常见的并发症。感染腮腺炎的成年患者中 5% ～ 37% 发展为睾丸炎 [54]。在感染的最初几天，病毒直接攻击睾丸，破坏睾丸实质和降低雄激素的生产。睾丸炎患者中 40% ～ 70% 可观察到睾丸萎缩，单侧受累常见，双侧受累发生在

15%～30%的睾丸炎患者中。13%的患者双侧睾丸炎，导致生育能力降低、少精子症和睾丸萎缩[55]。在20世纪40年代对腮腺炎和睾丸炎的形态学进行了有相关研究。由于腮腺炎病毒在体外似乎并不能引起生殖细胞转化或增殖，所以它的影响可能是间接的。对腮腺炎诱导生殖细胞退化有几种可能的解释：①与疾病相关的高热导致睾丸温度的变化，引起生殖细胞变性（最常见的假设）；②生殖细胞变性可能是生精小管阻塞后的间质水肿造成的；③睾丸间质细胞产生的睾酮的修饰对生精小管功能可能产生有害影响。关于睾丸炎对睾丸内分泌功能影响的后果的数据比较少。Adamopoulos等描述了在疾病的急性期睾丸间质细胞功能严重改变。他们在27例腮腺炎性睾丸炎患者观察到睾丸激素下降，促黄体激素（LH）和卵泡刺激素（FSH）水平增加。另一项研究在3例患者中也观察到伴有睾酮减少和LH、FSH水平增加的睾丸萎缩、性欲下降、阳痿和男性乳房发育。在某些情况下，睾丸间质细胞功能似乎由腮腺炎病毒感染而被破坏。这种改变是由于病毒对细胞直接还是间接的影响仍不清楚。这样的功能障碍会导致有腮腺炎的男性睾丸癌的发病率比正常对照组男性高。有报道阐述，腮腺炎病毒在睾丸内可以复制，病毒通过睾丸静脉在离体培养的猴子睾丸间质组织内复制。Bjorvatn等对腮腺炎病毒感染的患者睾丸活检时发现有腮腺炎病毒[56]。

8. 艾滋病对生育能力的影响　多种病毒感染，包括柯萨奇病毒、EB病毒、流感病毒和人类免疫缺陷病毒都与睾丸炎有关。艾滋病病毒因性传播途径是其传播的重要途径之一，且临床意义重大，所以引起了广泛的关注。早在1991年，Krieger及其同事调查了艾滋病对生育力的影响，他们对21名HIV阳性的男性与40名志愿者的精液进行了比较，发现两组之间的精子参数并没有区别[41-57]。随后几年，关于HIV感染对精液参数影响的研究也出现了不同的结果，目前认为，艾滋病患者早期生育尚可，但随着疾病进展，疾病对精液参数的影响越来越明显[57]。

值得注意的是，在射精量、精子活力、精子浓度或精子形态这些参数中，至少有一个与CD4+血细胞的数目显著相关。一项研究发现，精子密度、精子活力和形态正常精子数量的减少与HIV感染的男性精液每个细胞中的线粒体DNA拷贝数升高有关。慢性疾病对男性生殖系统的损害可能是出现这种现象的主要原因。这些数据与AIDS晚期观察到的残留细胞质精子、未成熟的生殖细胞、脓性精子、异常精子的数量增加是一致的，最终导致艾滋病患者的睾丸萎缩[58]。

总之，有证据表明慢性感染艾滋病毒对男性的生育能力有负面影响，预测精液质量的最好参数是CD4+血细胞计数[59]。

9. 菌精　射出的精液里病原体的浓度≥1000 CFU/ml视为明显菌精。最常见的细菌是大肠埃希菌、粪肠球菌和溶脲脲原体。众所周知，约70%的随机精液样本常被前尿道的非致病菌污染，所以，菌精并不意味着必然感染。在一项回顾性研究中，对白细胞精子症患者的精液进行培养，只有12.8%出现明显的细菌菌落，这些标本中70.9%是革兰阳性混合菌，只有11.6%是革兰阴性病原体。而比较第一段无效尿、中段尿以及精液中细菌的数量发现精液中的WBC与妊娠率没有相关性[60]。

精子和细菌之间相互关系的大部分数据来自体外研究，所以其对体内感染的适用性受到质疑。体外实验使用的细菌浓度无疑是远高于精液标本的，而且在体内，男性生殖道和细菌之间的接触时间和部位决定最终相互作用的结局。与精液有关的细菌中，已经明确为致病菌的是大肠埃希氏菌、解脲脲原体、人型支原体和沙眼衣原体。大肠埃希菌在体外能黏附于人类精子，从而导致精子的凝集。随着时间的推移，精子形态严重改变，精子活力明显下降。形态学变化包括质膜缺陷和顶体变性。大肠埃希菌培养液上清孵育精子会导致线粒体膜电位显著降低，生存能力和蠕动性减弱。

10. 白细胞精子症　在排除尿道炎等下尿路感染后，每毫升精液中过氧化物酶阳性的白细胞≥$1×10^6$/ml。根据WHO分类标准，定义为白细胞精子症。精液中白细胞的数目并不一定反映其功能状态。精液中的白细胞主要是中性粒细胞和巨噬细胞（PMN）。这两种类型的白细胞通过产生蛋白酶和活性氧（ROS）及诱导细胞凋亡而损坏精子。20%～30%的精液白细胞是巨噬细胞，它们不能通过过氧化物酶染色鉴别。巨噬细胞的活性标记物新蝶呤的浓度与精子的氧化应激、DNA片段化和细胞凋亡相关，在不育男性比可育男性高3倍[61]。白细胞精子症对精子功能的影响是复杂的，有人建议使用不同参数分类，如白细胞精子症、中性粒细胞弹性蛋白酶和（或）促炎细胞因子证实精液感染。

总之，以上讨论的疾病对男性精液参数和质量都有负面影响。而损伤程度取决于潜在的炎症/感染和受累的男性生殖道部位。

睾丸的免疫作用为生育男性生殖细胞提供保护，同时参与针对感染的正常的保护性的炎症反应。在男性生殖道中抗感染的过程中，微生物首先引起附属性腺的防御反应，包括非特异性和特异性免疫反应，最后导致从被感染的组织到睾丸后精子库精子的氧化损伤。由此微生物病原和（或）炎症反应会引起分泌功能紊乱，这一过程是对精子质量造成负面影响的最重要的原因。这一反应是通过非特异性慢性炎症反应（如脓精症、精浆促炎症细胞因子、IL-1、IL-6、IL-8、肿瘤坏死因子等增加）、ROS生产过剩和（或）特异性自身免疫性应答（抗精子自身抗体生产过剩）介导的。这些生物活性物质在应用抗生素清除微生物后会持续存在。感染/炎症引起的组织损伤会损害男性附属性腺（附睾、前列腺和精囊腺）的分泌功能。前列腺炎表现为前列腺分泌物中粒细胞增加。一个或多个腺体的功能损伤可以通过测量这些精浆的分泌产物确定。如α-葡萄糖苷酶、果糖、前列腺素、锌和柠檬酸、其中柠檬酸在精子生理中是至关重要的。不同的感染性病原体通过炎症反应本身和继发梗阻可能损害男性附件腺体功能。

在正常情况下，附睾分泌的因子参与精子的成熟过程。附睾的功能可以通过测定精液中的L-肉碱、甘油磷脂酰胆碱和-葡萄糖苷酶来评价。α-葡萄糖苷酶的分泌水平是用来评估附睾功能的一种准确方法。精囊可产生果糖、抗坏血酸、麦角硫因、前列腺素和碳酸氢盐、这些物质作为还原剂可防止精子凝集。先前有报道，感染对精囊分泌功能的有害影响可以通过果糖水平来评价，而这些研究结果尚未被认可。目前，前列腺腺体的分泌功能已被广泛研究：精浆pH值、

柠檬酸、c-谷氨酰肽转移酶和锌已被建议作为前列腺外分泌功能和精浆浓度的标记物。因为这些指标在细菌感染和炎症时通常会改变。有人发现，与对照组相比α-葡萄糖苷酶、果糖、锌和精子浓度在被感染患者中均显著降低[62]。虽然感染已被作为男性生殖道阻塞的常见原因，但阻塞不是感染过程中损害男性附属性腺功能的重要原因。最近的研究也证实了阻塞很少发生在男性生殖道感染和炎症患者。

11. 氧化应激的影响　活性氧产生增加和（或）抗氧化防御系统功能减弱会导致精子异常，包括精子活力下降、顶体活动和精卵融合能力降低。事实上，精子功能异常的少精症患者（＜25％的精子–卵母细胞穿透率）与ROS的产生和增加密切相关[63]。ROS引起的精子活力抑制已被报道与精液中丙二醛（MDA）水平呈负相关性，而MDA减少与妊娠率增加相关[64]。氧化应激的增加可导致不育男性高黏精浆。增加氧化应激反应可损伤精子染色质/DNA的完整性（图12-5）。事实上，暴露于ROS可以增加正常精子中的DNA碎片，导致染色质中DNA与蛋白质交联，增加DNA单/双链断裂的频率以及DNA碱基氧化变化等[65]。精子DNA碎片与受精率不相关，但当用TUNEL检测阳性的精子进行ART时，妊娠率显著降低[66]。因此，DNA受损的精子能够使卵母细胞受精，但当父系基因组启动时，后续的发育便会停滞。DNA损伤会导致流产风险和染色体异常增加。

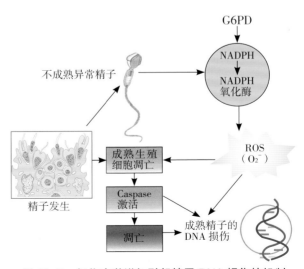

图12-5　氧化应激增加引起精子DNA损伤的机制

12. 促炎性细胞因子的影响　细胞因子是淋巴和非淋巴细胞产生的可溶性介质，在先天免疫和后天免疫反应中发挥关键作用。在动态的炎症反应中，细胞因子具有多效性和后续影响。例如，肿瘤坏死因子 α 在初始炎症触发时存在，但它也是趋化因子，参与嗜中性粒细胞的趋化作用，增强了最终的毒性效果，诱导细胞凋亡。白细胞介素 6（IL-6）参与初始炎症触发，但它也可造成白细胞的活化和分化，通过 ROS 生产过剩参与最后的毒性效应。IL-8 在炎症部位参与中性粒细胞的趋化吸引和中性粒细胞活化到细胞吞噬的过程。因此，细胞因子在多方面的作用可能会干扰男性附属性腺的功能。

13. 白细胞介素 1　据报道，精浆中的白细胞介素 1（IL-1）的浓度在不育男性中比正常对照组高。然而，按运动或异常精子百分比划分的不同亚组之间并没有显著差异。IL-1 对自发或钙离子载体介导的正常精子的顶体反应无任何影响。

14. 白细胞介素 6　精浆白细胞介素 6（IL-6）的浓度在不育患者中比正常生育男性高。它与精子 MDA 呈负相关，参与 ROS 介导的脂质过氧化过程。有报道表明，体外 IL-6 对精子的抑制作用有剂量和时间依赖性，似乎与一氧化氮（NO）生产过剩有关[67]。此外，IL-6 可同时抑制自发的和钙离子载体或孕激素诱导的正常精子的顶体反应。

15. 白细胞介素 8　IL-8 体外对精子活力和离子载体诱导的精子顶体反应没有影响。相比之下，精浆 IL-8 的浓度与活动精子总数呈负相关。精浆中 IL-8 和白细胞计数呈显著的正相关趋势[68]。

16. 干扰素 C　体外报道干扰素 C（IFNc）对精子活力有显著的抑制效果。与精子运动的抑制与精子穿透卵的能力降低显著关联。在生理浓度，IFNc 能增加精子膜的脂质过氧化，但在较高浓度时，MDA 的产生并没有如那些感染 / 炎症的过程中发现的那样进一步增加。IFNc 对钙离子载体诱导的顶体反应没有显著影响，而它对自发顶体反应和顶体酶活性具有抑制作用。正常精子加 IFNc 孵育可观察到 Na^+/K^+-ATP 酶、Ca^{2+}-ATP 酶和超氧化物歧化酶活性显著减少和 NO 生成增加[69]。这些影响可以解释 IFNc 对精子顶体酶活性和顶体反应的不利影响。

17. 巨噬细胞迁移抑制因子　巨噬细胞迁移抑制因子（MIF）是一种促炎因子，是精浆的组分之一。它在附睾中表达，是精子成熟的一个重要因子。MIF 与精子活动呈负相关。人精液中的 MIF 水平和生育状况呈负相关。此外，正常精子加入 MIF 后，会减少总精子数和活力，并增加 PS 外翻或 DNA 断裂的精子百分比。另据报道，MIF 高浓度时对精子活力有影响，而低浓度时在精子获能过程中可能发挥生理性作用[70]。

18. 肿瘤坏死因子 α　肿瘤坏死因子（TNFα）在正常男性精浆和细菌感染的患者精浆中的浓度类似，但有报道表明，精浆中 TNFα 的浓度在感染细菌或支原体的患者中高于那些没有未感染的男性。并且脓精和（或）菌精与释放较高的 TNFα 相关。虽然一些研究分析了 TNFα 对精子参数的影响，但至今没有明确结论。精子穿透卵母细胞的能力和钙离子载体诱导的顶体反应并不受 TNFα 的影响。在正常男性，未报道 TNFα 的浓度和精子参数有关联，也未发现对精子活力有影响，而在体外用仓鼠卵母细胞进行实验，却发现 TNFα 对精子活力和受精能力有显著的负面影响[71]。Gruschwitz 等人的研究结果显示，细菌或支原体感染患者的精液 TNFα 的浓度与逐步运动精子数呈负相关。最新的一项研究发现，肿瘤坏死因子抑制总精子活力和运动呈浓度和时间依赖性。这种不利的影响，因为 NO 产量增加，可能涉及精子线粒体功能降低。TNFα 增加细胞凋亡早期磷脂酰丝氨酸外化的百分比，增加凋亡晚期的 DNA 断裂。类似的毒性作用见于精子活力降低、精子膜的完整性破坏和 DNA 片段化[72]。

（卢翠玲）

第3节　社会因素

一、心理因素

全球不孕不育的发生率在 5% ~ 30%，在发展中国家发生率较高。据统计，美国成年人有情绪障碍的据估计占 9.5%，两个群体之间可能有重叠。在此将阐述男性生育能力和心理健康之间可能的联系。

1. 精液参数及其生物变化　不孕不育中 50% 是由男性因素引起的。最近由世界卫生组织（WHO）给出了精液分析最新的精子标准。精液分析仍然是评估男性不孕不育的标准。然而，传统的 WHO 参考值是否能全面解释精子质量对不孕不育的影响值得商榷。受多种因素影响，不同个体之间及同一个体不同阶段的精子质量不同。在个体内和个体间变异最大的精液参数是浓度。精子浓度范围广，在可育和低生育力的人群显示出很大重叠。目前许多研究标明，精子的形态能更好地对精液参数进行进一步鉴别。

许多可控因素在一段时间内可影响精液参数，包括禁欲时间。尽管吸烟并不总是与精子形态变化相关，但其可能会影响精子质量，同时也可能增加睾丸癌的发病率[74]。精子活动力低、精子形态异常、精子 DNA 碎片增加都与异常较高的身体质量指数（BMI）有关[75]。最近一次系统调查表明，吸烟会使所有的精子参数恶化，饮酒可降低精液量，心理压力可能会降低精子密度和运动[76]。

精子 DNA 是评价精子质量的一个独立指标，并可能比标准精液分析产生更准确的诊断和预后的信息。最近一篇综述系统地论述了各种因素对精子 DNA 完整性的影响，包括物理因素（如化疗或放疗）、化学因素（如吸烟）和生物因素（如性传播疾病、BMI、胰岛素依赖性糖尿病）[77]。其他精子 DNA 损伤的病因还包括恶性肿瘤、发热性疾病、精索静脉曲张等[78]。许多研究表明男性精子 DNA 损伤水平增加与不孕不育有关[79]。虽然 DNA 损伤的起因可能是多因素的，精子的 DNA 损伤是不依赖于精液分析的可反映男性生育力低下的指标。Saleh 等的一项前瞻性研究显示，在精子参数正常的不育男性中可以发现精子 DNA 损伤增加。此外，精子 DNA 碎片 >30% 对生殖结局将会产生负面影响。所以，DNA 损伤可能是衡量精子质量的客观指标，可以用来解释不育的原因，但像 DNA 损伤这样的分析结果用于临床实践中，需要有明确的预后值作为支持。最近美国生殖医学会表明，目前尚未明确 DNA 完整性检测在男性不育因素评价中的作用。

2. 心理压力对育龄男性精液的影响　社会心理压力也影响精子参数。在男性不育症中难以将压力作为独立的危险因素，因为它可能会与抑郁和焦虑、肥胖、饮酒及吸烟倾向混淆。人们需要从生理水平考虑心理压力和性腺功能之间的因果关系，例如抑郁症和睾丸激素水平低的关系。回溯近 30 的文献，综述了心理应激及其对男性生殖的影响，发现由轻度到重度情绪紧张会降低睾丸激素的水平，并可能干扰精子发生。Giblin 等研究健康男性志愿者精液分析的结果，并同时对射精频率、健康状况以及其相关社会压力、人生大事等进行了调查，他们发现，压力与精液指标（尤其是形态）呈负相关。

最近，Gollenberg 研究了紧张的生活事件和 744 例可育男性的精液参数之间的关联性，发现有 2 个以上应激性生活事件的研究对象，精子密度低于 WHO 定义的活动率和形态的“正常阈值”，进一步的研究结果支持心理压力是男性不孕不育的致病因素这一观点[80]。精液分析外加 2 份问卷调查，WHO 幸福指数和 Zung 焦虑量表，评估了 3 个月前有急性应激的精液样本，发现精子浓度和 WHO 幸福指数得分相关，包括应对措施差，并可能产生抑郁。另外的混杂因素还包括与抑郁症和焦虑相关的饮酒和吸烟。

对突发事件的应对方式和人格特质，也可能涉及精子的健康。因此，在健康生育男性的横断面研究中发现，精子浓度与主动的应对措施呈负相关，定义为自信/对抗性的应对。根据动物和人类的统计数据显示，有人提出积极应对能增加肾上腺素能激活，增加神经递质（如肾上腺素和去甲肾上腺素）释放，促进末梢血管包括供应睾丸的动脉收缩，有可能导致睾丸激素水平下降及精子运动减少。因此，心理压力以及应付这些压力可能会影响生育能力。

一项对 439 名中年男性进行的横断面研究支持了这个理论。表明社会压力与睾酮水平呈负相关。此外，另一方面的研究观察了睾丸激素水平和抑郁症的关系。抑郁男性（与正常人相比）的性腺功能紊乱体现为睾丸激素减少、LH 脉冲趋势下降。因此，提出心理压力与性腺功能包括精液质量相关，而抑郁症是睾丸激素水平降低的结果还是原因，其中的机制还是个未知数。

3. 不育的困扰对精子质量的影响　Willams 和 Zappert 指出，不孕不育常引起悲伤情绪反应。而不能受孕引起的正常的悲伤应与定义为抑郁症的病理性的悲痛区分开来。不孕不育的夫妇代表一个心理上的弱势群体。有一项对进行 IVF 的人群的基于精神病诊断手册的问卷调查，对其精神疾病患病率进行了研究，发现 30.8% 的女性和 10.2% 的男性被诊断有心理问题。重度抑郁症是最常见的疾病[81]。

不孕症的诊断和治疗可能会延续数月或数年。虽然大多数研究没有进行初始的心理评估和后续的精液分析，但许多研究已认识到压力和不孕不育及精液参数间的关系。其中一项研究评估了应激是否负面影响精子的质量（包括密度、活力、形态），研究人员开发了不孕不育的困扰量表（IDS）的问卷调查，用来评估被调查者的压力和对不孕不育的看法。调查结果支持之前的假设，即不孕不育引起的困扰是精子质量下降的一个危险因素，所以 IDS 可用于预测精子浓度和活力的潜在变化。研究人员在确定每个生育方案之前让患者完成 IDS，检查还包括初始的精液分析。经过 6 个月的随访。从最初分析到后续随访，虽然精子浓度保持在正常范围内，但严重抑郁症的患者，由于不孕不育困扰导致平均精子浓度明显降低。然而，研究人员指出，因为缺乏基线压力评分，心理评估也不完善。因此，由研究者进行的回归分析表明了由不育带来的压力对精子浓度有负面影响[82]。这项研究发现，做试管婴儿的男性患者在研究开始时有中度至高度的焦虑。精液分析结果表明，总精子浓度减少 39%，活动精子浓度减少 47%，总能动精子计数降低 48%，而精液量或精子形态没有变化。该研究的局限性包括缺乏控制吸烟等混杂因素。

Clarke 等人推测，压力导致的激素变化也可能会减少精子生成的质量。动物模型实验已经证明，社会压力与睾丸功能下降有关，并且可能是 LH 波动和睾丸激素改变的结果。虽然 LH 波动和男性应激的关系还不清楚，社会压力的心理应激影响可育和潜在的不育男性人口的精液质量。今后的研究需要有持续的激素测量数据（例如皮质醇和血浆睾酮）作为评估和治疗生育应力的功能。

总之，精神心理因素可以影响男性的生殖功能。心理因素所致的男性生育力低下，主要是因为患者精神心理状态的异常，导致机体神经内分泌发生紊乱，睾丸的功能受到影响，从而干扰了精子的生成。外界刺激造成精神心理异常，影响睾酮的分泌功能，抑制了精子生成，这种情况常见于在狱犯人、集训的运动员、性格内向的男性在大手术之后以及突然的应激刺激等。精神心理因素所致的不育症，主要还表现在不射精和阳痿。精神心理因素所致的不射精，常与婚前心理创伤、父母教育不当、恋爱受挫、婚后感情不和、关系不协调、相互间缺乏理解以及由此出现的性厌恶感有关。有人则是因缺少生殖生理知识和性生活经验、怕怀孕、畏惧性生活等缘故。精神性阳痿多与初次性交失败、受宗教戒规影响、对性生活认识不正确、婚姻不和谐不圆满、精神压抑及长期吸烟酗酒有关。

二、年龄因素

年龄对生育力的影响是显而易见的。为解释与年龄相关的精子质量改变，有两个方面应当考虑：①在睾丸、储精囊、前列腺和附睾中有细胞或相关的质量改变。从意外死亡的男性尸体中发现年龄增大会有睾丸管腔变窄和硬化，精子生成能力降低，生殖细胞退化增加，间质细胞数量减少、功能降低。随着年龄增长，前列腺的平滑肌萎缩，蛋白质及水含量减少，精液减少，活力降低。同时，对激素敏感的附睾也会发生年龄相关的改变。激素或附睾的衰老会引起精子活力降低。②年龄增加意味着更多地暴露于外源性的损伤或疾病。除了年龄因素外，泌尿生殖器的感染、血管疾病或有毒物质的积聚（烟草）均可恶化精液参数。在对 3698 例不育男性的回顾性横断面研究发现，小于 25 岁的男性附属性腺的感染率是 6.1%，而大于 40 岁的感染率达 13.6%，总精子数量在附属性腺感染的患者中显著降低。此外，年龄增长会引起多氯联苯（PCB）的增加，在精液参数正常的男性，PCB 的浓度与精子数量及活力呈负相关，另外在睾丸附睾和前列腺中镉的浓度也增加，尽管铅和硒的浓度在整个年龄段保持恒定。

Handelsman 和 Staraj 证明，排除疾病引起的睾丸减小的因素外，年龄对睾丸体积的影响似乎仅在 80 岁时开始。在这个年龄组的健康男性中，睾丸体积比 18~40 岁的男性的睾丸体积小 31%[86]。然而，最近一项研究表明，睾丸体积随年龄增长而变小，尤其在 45 岁以后。年长的男性睾丸的形态特点包括支持细胞数量的减少和胞内脂滴的增加。间质细胞数量的减少并可能出现多核。小管退化而固有层被膜增大，引起生精上皮减少，生精小管逐渐硬化甚至最终完全硬化。睾丸硬化与睾丸实质的血管生成缺陷及受累人群的系统性动脉硬化有关。附睾和睾丸动脉硬化的形式支持这些发现且与系统性动脉硬化的程度有关。此外，年龄依赖的前列腺改变很常见，在 50 岁男性有 50% 能检测到组织学改变，超过 90 岁的男性 90% 可见改变[87]。已证明 35 岁以上的男性不育的可能性是 25 岁以下男性的 2 倍，辅助生殖包括人工授精的夫妇，获得妊娠所需要的时间随男性的年龄增加而增加。

1. 遗传风险增加　随着年龄增长，精子的DNA 质量下降。在生精过程中基因异常的发生率增加。而且随着年龄增长，精子染色体数量和结构异常增加。Reichenberg 等最近报道了父亲

年龄增加与后代自闭症（ASD）发生风险的显著相关性[88]。40 岁以上男性的后代比 30 岁以下男性的后代患 ASD 的概率高 5.75 倍。老年男性生育精神分裂症后代的风险也增加。母亲年龄超过 35 岁时，父亲年龄在一半的唐氏综合征病儿中是重要因素[89]，而且，当母亲年龄大于 35 岁时，随着父亲年龄增大，流产率也增加。所以，越来越多的证据表明父亲高龄以及母亲和父亲均高龄能增加基因异常的风险，引起流产或后代疾病。

2. 睾酮水平降低　随着年龄增长，大多数男性血中睾酮水平下降，即使在健康男性也是如此。这个下降在 30 岁左右时发生，下降率在个体间显著不同。睾丸产生睾酮减少是睾酮水平下降的主要原因。30 岁之后，睾酮每年下降 1%，对此下降准确的表述是高龄男性的"症候性性腺机能减退"。性腺功能低下不是由任何特定的血清雄激素水平决定的。这是由于导致功能障碍的睾酮水平在个体之间有很大差异[90]。老年男性性腺功能低下症包括性欲减退、肌肉质量下降、骨密度降低、脂肪量增加、向心性肥胖、胰岛素抵抗、情绪烦躁、烦躁不安和勃起功能障碍。低血清睾酮指总睾酮水平低于 250ng/dl（8.68nmol/L 的），或游离睾酮水平小于 0.75ng/dl（0.03nmol/L 的）。历时 8 年的一项研究显示，低睾酮水平的男性的死亡率为 35%，而睾丸激素水平正常的男性的死亡率只有 20%[91]。

3. 疾病医疗情况　老龄化和糖尿病之间似乎存在联系，2 型糖尿病和代谢综合征（其中包括糖尿病前期症状和心血管疾病的危险因素）与睾丸激素水平低有密切联系。Grundy 发现，年龄在 40~49 岁的 2 型糖尿的男性患者中有 40% 患性腺机能减退，在 70 岁时，发生率接近 55%。2 型糖尿病男性的睾酮水平低，勃起功能障碍（ED）高发，发生率在 35%~75%。最近的研究发现，ED 也与抑郁症、良性前列腺增生（BPH）和心血管疾病（CVD）有关。另外，ED 也与年龄相关的几种慢性疾病相关。例如，ED 在心脏病和高血压患者中高发。ED 被认为是高血压的标记。抑郁症与 ED 和心血管疾病均有联系。ED 与抑郁和焦虑的负面心理效应有确切关系。有ED 的患者比没有 ED 的更可能发生抑郁，增加了发生 CVD 的风险。ED 与 BPH 的关系也得到

了阐述。ED、CVD、抑郁和 BPH 是老年男性中常见的症候。

更好地理解男性衰老的生物钟，在生殖方面有助于减少高龄男性生出不健康后代的风险。

（卢翠玲）

第4节 其他因素

一、阿片系统对生殖系统的激素控制

阿片系统是一种生物信号系统，其功能是通过所谓的内源性阿片肽（EOP）介导。这些肽由它们的前体经过加工而合成，前体由 3 个不同的基因编码：PRO- 脑啡肽（PENK）、前阿黑皮素原（POMC）、亲强啡肽（PDYN）。EOP 通过与阿片受体结合而发挥作用[92]。阿片系统是神经内分泌产物（多巴胺、精氨酸加压素、促肾上腺皮质激素释放激素、胆囊收缩素等）的作用通路之一，参与控制释放促性腺激素释放激素（GnRH）、性激素卵泡刺激素（FSH）和促黄体激素（LH）。FSH 和 LH 由垂体前叶分泌，直接刺激睾丸体细胞，促进精子的发生。

支持细胞表达 FSH 受体，而 LH 受体的表达主要分布在间质细胞，在生精细胞中有微弱表达。FSH 的主要功能是在青春期刺激 Sertoli 细胞的增殖，而 LH 是在成年睾丸中调节睾酮的合成。吗啡会抑制 LH 的释放，而阿片受体拮抗剂（如纳洛酮和纳曲酮）的使用能增加人类和许多动物血清中 LH 的水平。阿片类药物抑制 LH 释放是由下丘脑介导的，一方面，纯化的促性腺激素可结合阿片受体；另一方面，体内 GnRH 拮抗剂治疗完全阻断纳洛酮诱导的 GnRH 释放。因此，阿片类药物不但减少 LH 释放，也减少体内睾酮和雌二醇的水平，这些对睾丸的功能都有影响[93]。事实上，阿片类药物滥用主要是导致性腺功能低下，包括性欲降低、勃起功能障碍和男性不育[94]。添加阿片受体拮抗剂（如纳曲酮）可以改善性腺功能低下的症状和改善勃起功能，但不增加睾酮或 LH 水平，暗示阿片受体可能在

中枢而不是外围起调节作用。这些研究清楚地表明，吗啡样肽（EOP）可以在中枢神经系统水平通过抑制 GnRH 分泌，调节生殖功能（中枢神经系统）。

1. 阿片类药物对睾丸功能的调节　大量研究已证明在不同的睾丸细胞上存在 EOP。此外，三种类型的阿片受体（DOR、MOR 和 KOR）在支持细胞上表达。阿片类药物前体的编码基因 PENK、PDYN 和 POMC 均发现在大小鼠睾丸有表达。转基因小鼠过表达 PENK，睾丸形态则不正常，生育能力受损，精子活力低，进一步表明阿片样物质参与调节睾丸功能。体外 Sertoli 细胞暴露于 FSH，表达的 PENK 基因以及甲硫啡肽的水平上调，这表明支持细胞有助于在睾丸中从头合成 EOP。另一方面，有人认为，生殖细胞还可以调节生精过程中的 EOP 的水平，通过控制 PENK 在周围细胞的表达，然而，其中的机制仍不十分清楚。

EOP 在睾丸中主要是由睾丸间质细胞合成，在大鼠睾丸内用阿片拮抗剂纳洛酮和纳美芬，睾酮基础分泌减少和血清睾酮降低。而在睾丸间质细胞未检测到阿片受体，这表明 EOP 间接调节睾酮的分泌。另一方面，睾丸间质细胞合成的 β- 内啡呔对睾丸支持细胞有抑制性的旁分泌作用。也就是说，β- 内啡肽抑制 FSH 刺激下的支持细胞的 ABP 的产生，而纳洛酮可以逆转这种抑制作用。ABP 可调节曲细精管内的睾酮水平，如前所述，它负责将睾酮运输到生精小管的内腔。因此，β- 内啡肽参与控制正常精子发生所需要的睾酮的精确水平。此外，已报道 β- 内啡肽可以抑制 FSH 刺激的支持细胞的增殖和分化，并改变支持细胞增殖和增加阿片受体拮抗剂处理

的新生大鼠睾丸内 ABP 水平[95]。这些研究结果表明，EOP 能抑制支持细胞的发育，它的作用可能有助于保持青春期前睾丸性状态的平稳（图 12-6）。

综上所述，EOP 存在于男性性腺的不同细胞，并可能参与调节精子发生的机制。阿片类药物前体在睾丸体细胞和生殖细胞的差异表达，表明 EOP 可通过合成途径来调节睾丸功能。特别是，LH 和促肾上腺皮质激素释放因子刺激睾丸间质细胞产生 EOP，这些阿片肽以旁分泌的方式抑制支持细胞的作用。

2. 阿片系统调节精子的受精能力　在人类精子细胞膜上存在 3 种类型的阿片类药物的受体（MOR、DOR 和 KOR），表明 EOP 可能通过对精子的直接作用对人类生殖进行调节[96-97]。除了这些阿片受体，在顶体区已检测到亮氨酸、脑啡肽和 β- 内啡肽的免疫反应，以及在顶体区发现

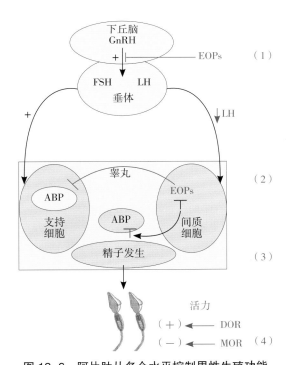

图 12-6　阿片肽从多个水平控制男性生殖功能
(1) 在 CNS 水平，EOPs 抑制 GnRH 的分泌，从而抑制垂体释放 LH。(2) 在睾丸水平，EOPs 主要由间质细胞在 LH 刺激后合成，它们对支持细胞发挥抑制作用，特别是 EOPs 能通过抑制 FSH 刺激支持细胞产生 ABP 而调节睾酮的水平。(3) 编码阿片肽前体的基因在生殖细胞、睾丸体细胞的表达不同，它们的转录本在生精细胞的翻译效率不同。(4) 在精子，阿片系统通过激活不同受体以特定模式调节精子活力

对多种 PENK 产物的免疫反应。在人类精子的不同亚细胞器也能通过免疫组化法检测到阿片类药物前体 PENK、PDYN 和 POMC 的表达。脑啡肽和内啡肽存在于精液中，它们的浓度比血液中检测到的高 6～12 倍，酶解作用控制 EOP 的水平。氨肽酶和肽链内切酶降解脑啡肽。研究人员从生育力低下的患者的精液发现氨肽酶的活性发生了改变，提示这种酶对男性生育能力可能起到重要作用。

精子活力是生育能力的一个重要指标，因为精子要到达卵母细胞并穿透其细胞外基质。因此，精子活力被认为是控制生育的关键因素之一[98]。阿片系统参与精子运动的调控。弱精症（活力降低）是常见的阿片类药物成瘾者的精子症状，其精液中脑磷脂水平降低。用阿片受体拮抗剂与激动剂进行的实验表明 EOP 对精子活力有双重作用。一方面，用吗啡（MOR 激动剂）后精子活力下降；另一方面，纳曲吲哚（DOR 拮抗剂）抑制精子的活力[99]。纳曲吲哚的抑制作用是竞争替代内源性的脑啡肽，这对维持精子活力是必要的。然而，较高剂量的脑啡肽的抑制作用可能是它们对 MOR 作用的结果。这与不同剂量的阿片类药物拮抗剂纳洛酮对精子活力影响的结果是一致的，高剂量纳洛酮使精子活力显著降低，而低剂量的则使其活力明显增加[97]。因此，阿片样物质由不同的受体激活，以各种不同的方式调节精子的活力。然而，最近在大鼠上进行的研究表明，羟二氢吗啡酮（羟吗啡酮）不影响雄性精子数量、活力或生殖器官的重量[100]。后者可能是由于 DOR 和 MOR 的补偿效应，因为羟吗啡酮与两个受体有几乎相同的结合亲和力[101]。

精子细胞发生初期是不成熟的，不具备生育能力，必须经过多种修饰后才具有受精能力。这些修饰包括不同的过程，如精子运动的激活、获能和过度活化。获能涉及精子膜的重组，而活化则涉及运动模式的改变。只有获能和活化后的精子才可以穿透卵母细胞的透明带。目前对阿片样物质在顶体反应中的作用知之甚少。体外研究发现纳洛酮可诱导马精子获能，但不会影响精子顶体反应。此外，发现 DOR 拮抗剂 naltrindol 能诱导获能和顶体反应，而相应的激动剂脑啡肽抑制精子顶体反应，却不会影响获能[99]。此外，还

有研究表明，DAMME 的合成类似物甲硫啡肽，以剂量依赖的方式抑制自发的顶体反应。迄今为止，还没有在这方面的体内研究的证据。

总而言之，在中枢神经系统的水平，EOP 调节生殖功能是通过抑制促性腺激素释放激素的分泌，从而抑制黄体生成素释放和性激素，如睾酮和雌二醇。在睾丸，EOP 主要由睾丸间质细胞和支持细胞合成，并以自分泌和旁分泌的方式抑制睾丸支持细胞的功能。然而，阿片类药物的前体在体细胞和生殖细胞表达有差异，且 EOP 在生精细胞的作用仍是未知数。最后，检测精子细胞的 EOP，其降解特定的酶以及阿片受体的结果表明阿片系统可能有助于精子的生育能力，EOP 可以用作诊断和治疗男性生育能力的生化工具[102]。这些发现开辟了一个男性不育症治疗的新领域。

二、超重和肥胖与男性生殖

1. 精液参数　研究表明，增加 BMI 或腰围 / 臀围比是否与睾丸体积、精液参数和生育能力相关，不同研究小组得出了不同的结论。有些研究证实 BMI 和男性生育能力之间存在关系，而有些研究小组却没有得出相同结论。总之，肥胖似乎具有使人们发生生育问题的倾向，但却不是发病的原因。在超重 / 肥胖与精液参数之间的关系的研究中，人们发现精液量和腰 / 臀比呈负相关，但没有观察到总精子数和活动精子数目的变化[103]。研究显示在超重和肥胖的男性正常的能动的精子比例显著下降。不过，在这项研究中，正常活动精子的比例是基于浓度 % × 活动 % × 形态 % 的，使其无法评估对单个精液参数的影响。

精液参数并不是在所有超重和肥胖者中都与 BMI 呈负相关。相反，在这些受试者中，精液质量却一直是正常的。而与那些精液正常的非超重男性相比，精液质量差在肥胖人群的发生率较高。因此，人们疑惑究竟哪一个才是决定性因素：是肥胖还是预先存在的生育问题？有学者认为高 BMI 可以引起有生育问题的人不育[104]。

肥胖男性生育受影响的另一种解释是，在耻骨上和大腿区域的脂肪组织的积累，引起阴囊温度升高，对精子生成可能有不利影响。在肥胖者中，可能会出现不孕的非肥胖者看不到的阴囊脂肪组织特定的积累方式。根据作者报道，手术切除过多的脂肪垫，可致精液质量显著改善。这项研究的缺点是，未设正常生育的肥胖者作为对照，所以很难得出任何确切的结论。由于脂肪组织是一个生产和代谢激素的重要场所，体内脂肪大量堆积，可能会影响睾丸的激素调节功能。几项早期的研究表明，与肥胖有关的代谢参数，如血浆中的胆固醇和（或）甘油三酯水平高，对睾丸功能有直接的不利影响，导致精液质量差和不育。这些结果由最近的一个调查报告得到了证实，在 106 名不孕夫妇的男性受试者中，有 65% 发生单纯的高胆固醇血症、高甘油三酯血症或两者兼具的血脂异常。

与肥胖有关的脂肪堆积与氧化应激和脂质过氧化增加也有关系。一些研究表明，活性氧（ROS）引起的脂质过氧化对人类精子有很大的毒性，暗示男性不育症的重要原因可能是氧化应激[105]。与此一致的是，不育男性的精子与有正常生育能力的对照相比，显示出更大的氧化损伤的迹象。这些结果均已被体外研究所证实。其中，Kasturi 等得出的结论证明，氧化应激可能导致精子细胞膜脂质过氧化作用。这可能损害正常精子活力所必需的细胞膜上的离子交换，导致精子运动减少和膜功能障碍。过多氧化应激也可能会导致 DNA 损伤，增加受影响精子的遗传变异。Kasturi 等指出肥胖男性 DNA 片段化的指数增加，可能确实反映出这些男子的睾丸微环境和输出管道系统的异常氧化状态[106-107]。现已证明，维生素 E 具有很强的抗氧化作用，可能有助于保护受到氧化攻击的精子。体外研究明确发现，a- 生育酚能保护精子 DNA 免受氧化损伤，而在精液中活动精子的百分比与精子中 a- 生育酚含量相关。抗氧化剂对精子 DNA 损伤的保护作用在动物实验已经得到证实，雄性大鼠饲喂含 1% 胆固醇的高脂肪饮食，由于这些饮食引起高胆固醇血症，大鼠生育率下降，之后通过添加 a- 生育酚及降血脂和降胆固醇药物辛伐他汀可以改善这种状况。抗氧化剂治疗显然可以保护精子不发生脂质过氧化，恢复细胞膜的流动性，从而保护精子功能和受精能力。不只限于肥胖，最近一篇系统性综述也支持抗氧化治疗有助于改善精子质量[108]。

在50%的研究中发现肥胖会影响生育，但仅有4项研究表明，超重或肥胖引起促性腺激素分泌不足、性腺功能减退并与少精症的发病率增加有关[109-111]。在大多数研究中观察到超重和肥胖对精子浓度和质量的影响很小，且都在正常范围内[75]。因此有人建议，BMI值高可能导致生育率下降的风险可能只是发生在那些有别的生育问题的男性身上。与上述的结论一致，最近有研究小组通过研究BMI对男性精液参数和生殖激素的影响，使用了非常严格的准入和排除标准，也得出结论：没有证据显示BMI与精子浓度或精子总数之间有关系[112]。

2. 激素与睾丸功能　虽然血浆中胆固醇和甘油三酯水平的变化可能是与肥胖相关的不孕不育的重要因素，但这些因素在分析超重和肥胖者的内分泌参数时一般不考虑。相反，大多数研究都集中在促性腺激素水平，研究类固醇激素结合球蛋白（SHBG）、睾酮、雌二醇和抑制素水平的变化。有几项研究还检测了脂肪因子瘦素的水平。对超重/肥胖和内分泌参数之间的相关性的报告有待进一步论证。

3. 类固醇激素结合球蛋白　有一个普遍的共识，肥胖与血浆SHBG水平呈负相关，然而在某些情况下，这种相关性只出现在有生育问题的肥胖男性。当肥胖男性大幅度体重下降时，SHBG结合类固醇的能力增加。当体重接近正常时，血浆SHBG水平恢复到正常范围。血浆中SHBG水平降低的原因是肥胖的男性有胰岛素抵抗，从而有高胰岛素血症的风险，高胰岛素血症影响肝功能，这被认为是肥胖相关的SHBG水平降低的主要原因。

4. 睾酮和雌二醇　大多数调查研究报告肥胖会引起总睾酮水平和游离睾酮水平的下降。减少的原因至少部分是由于SHBG水平降低，影响睾丸激素的半衰期，造成睾丸激素减少[113]。睾酮水平降低不足以产生生物效应，影响精子生成，这是一个一直有争论的话题。在轻度和中度肥胖的男性，总睾酮的减少被认为没有生物效应，因为SHBG水平随之会下降。然而，在重度肥胖的男性，性激素结合球蛋白的减少程度太小，以至

于无法弥补睾丸激素水平的下降，导致游离睾酮水平显著减少。

超重和肥胖者的睾丸激素水平下降的原因，有多种解释。由于SHBG水平下降，在脂肪组织更多的睾丸激素可以被转换成雌激素。在某些情况下，这导致了血浆雌二醇水平轻度增加，但即使雌激素水平不增加，因睾丸激素水平的降低，睾酮（T）/雌二醇（E_2）的比例也会降低。在人类，T/E_2比下降已被证明与不孕等相关。虽然这些相对较小的变化是否足以改变睾丸类固醇浓度和影响精子生成还不能肯定，但值得注意的是，雌激素可以在比睾酮浓度低得多的水平发挥生理作用。用芳香化酶抑制剂（如睾内酯、来曲唑或阿那曲唑）治疗病态肥胖患者，阻止睾酮转化成雌二醇，会使睾酮水平恢复正常，抑制雌激素水平，并在某些情况下使精子的发生正常化和恢复生育能力[114]。但问题是，在大多数情况下，因为受试者数目有限，这些研究缺乏病例对照。因此，使用芳香酶抑制剂可以治疗与肥胖有关的生育问题还没有定论。另一种方式是用抗雌制剂抑制雌二醇水平来改善T/E_2比。用抗雌激素的他莫昔芬柠檬酸处理体重正常的患特发性少精症的患者，可以提高精子数量和质量。当这种方法与十一烷酸睾酮结合，精子质量能得到进一步提高，妊娠率更高[110]。尽管有这些积极的结果，这种用于治疗超重/肥胖者患生育率下降的方法因尚无病例对照，研究结果还未发表。

5. FSH和LH　Sertoli细胞为生殖细胞提供结构和激素的支持。成人睾丸支持细胞的数量决定了睾丸的大小和每日精子生成，因为每个Sertoli细胞只能支持和滋养固定数量的生殖细胞。在人类的男性，Sertoli细胞会经历两个特定的增殖时期，新生儿期和（围）青春期。在这些时期以抑制FSH水平来降低Sertoli细胞在成年后的最终数目。

在新生儿期和（围）青春期支持细胞数量的增加联动上升循环中抑制素B的水平。Winters等进一步指出，抑制素B水平在肥胖的年轻成年男子比体重正常的男性低，而抑制素B水平在青春期前男孩与BMI无关。推测抑制素B水平的减少反映了在青春期睾丸支持细胞

增殖抑制[115]。尽管睾丸激素水平上升，但在一些病态肥胖的人减肥后，原本低水平的抑制素B却不增加。这说明了（围）青春期肥胖对Sertoli细胞增殖的负面影响在成年后可能会危及男性生殖功能。不过，这些结论是基于抑制素B水平作为Sertoli细胞数量的替代标记，而在（围）青春期的男孩支持细胞的增殖和血浆FSH水平尚未确定。因此，Winterr等人的假设还需要进一步证实。

如上所述，在超重和肥胖者雌激素水平轻度升高。除了影响LH脉冲，据推测，这些升高的雌激素水平也可能会影响GnRH、LH和FSH的释放，导致激素分泌不足、性腺功能减退和超重肥胖者的生育率下降。而目前大多数研究不支持这一假设，因为在超重和肥胖的男性LH和FSH水平的变化尚无报道。这个原因可能是雌二醇水平的小幅升高被伴随的睾酮水平下降所抵消，最终结果没有引起促性腺激素释放的改变。尽管如此，有一部分肥胖的男性，其肥胖程度与促性腺激素水平降低以及随后的促性腺激素分泌不足、性腺功能减退显著相关，有可能这些人的生育能力下降甚至不孕，连同其肥胖状况都具有遗传倾向。

6. 瘦素　与肥胖有关的睾酮水平的降低的另一种解释是睾丸间质细胞功能的损害。睾酮水平与循环中瘦素水平呈负相关，它是由脂肪细胞产生的脂肪因子，受体在睾丸间质细胞上表达。瘦素能通过抑制17羟-孕酮转换成睾酮，直接抑制促性腺激素刺激的睾酮的产生[116]。

除了通过抑制睾酮的产生影响睾丸功能，瘦素对生殖细胞可能也有直接影响。精母细胞阶段性地表达功能性瘦素受体，尽管生精功能障碍与睾丸瘦素水平增加相关。在人类男性精母细胞中被证明存在瘦素，遗憾的是，在这个研究中瘦素是如何到达精母细胞的仍不清楚。研究人员发现，血浆瘦素水平与精液瘦素水平正相关，增加血浆瘦素水平可能会随后导致生殖细胞暴露于瘦素增加。用正常人类精子进行的体外研究进一步表明，瘦素可增加精子活力。然而，长期暴露于瘦素，对精子细胞的质量和功能可能产生的后果目前仍不清楚。

7. 内分泌的影响　超重和肥胖的男性内分泌谱比精液参数更容易受到影响。大多数研究报道了肥胖使血浆性激素结合球蛋白和睾酮水平降低，而在88%的研究中，睾酮水平的下降不伴有LH和FSH水平的降低。因此，分析超重和肥胖对男性生育的影响，重要的是检查精液参数并与内分泌谱相结合。对垂体-睾丸轴应给予特别强调和重视，以确定睾丸激素的减少是否由促性腺激素分泌不足、性腺功能减退或睾丸间质细胞功能障碍所引起。此信息将为治疗不孕不育提供重要的线索。

在最近发表的Meta分析研究中，MacDonald等发现BMI的增加和血浆睾酮、游离睾酮SHBG水平间呈负相关。BMI与游离睾酮水平呈负相关，虽然这种相关关系不如与总睾酮或性激素结合球蛋白强[117]。

8. 遗传性肥胖综合征与生育　超重和肥胖具有复杂的特点，与环境和多种遗传因素相互作用导致多样的临床表现。事实上，人类全基因组关联研究已经表明，许多基因组与肥胖有关[118]。在啮齿动物最初确定的与肥胖有因果关联的第一个基因是瘦素。

罕见的经典的先天性瘦素功能障碍的特点包括贪食和病态肥胖。虽然瘦素基因的多态性与男性生殖系统紊乱并不相关，瘦素基因完全缺失的受试者却不能达到青春期，如果治疗不及时会造成成年期不孕。在大多数情况下，瘦素合成的缺陷在童年期就能确定[119]。完全丧失功能的突变，在瘦素受体基因比在瘦素基因上罕见。瘦素受体基因突变的表型特征不如瘦素基因缺失严重。可能的解释是瘦素受体可以使用多个信号通路。瘦素和瘦素受体对人类正常的生殖发育和生育似乎是必不可少的[120-121]。

9. 代谢综合征与生育　超重和肥胖现在被认为是全球领先的慢性疾病之一。在更广泛的意义上，这些人具有代谢综合征（MetS），包括多个相互关联的疾病：内脏疾病、高血糖、血脂异常和高血压。有代谢综合征的男性不孕不育患病率高于正常人群，数据表明，代谢综合征有降低生殖能力的潜能[106]。代谢综合征与全身慢性炎症反应相关。存在质疑的是代谢综合征患者是否更容易发生泌尿生殖系统炎症，泌尿生殖道的哪部分更容易受累及，并确定炎症标记和生育能力下降之间是否有相关性。有报道，代谢症候群的男性性腺功能低下与慢性炎症状态相关，睾酮的合成受抑制[122]。肥胖通过芳香化酶的活性，增加睾酮转化为雌激素，可能会导致继发性性腺功能低下。血脂异常和促炎状态可能会导致 ROS 形成增加，随后使精子膜脂质过氧化，蠕动减少，DNA 损伤增加。BMI 增加与低精子活力和射精量少相关。这些在前面都有详细的介绍。

三、小结

总结影响男性生育力的诸多因素，除了遗传及表观遗传等内在的因素之外，绝大部分因素都与氧化应激反应有关。氧化应激在男性不育的机制中起着重要作用，且越来越引起大家的重视。我们将可以引起氧化应激反应影响男性生育力的因素进行归纳如下（图 12-7）。男性生殖系统的主要病理，环境生活方式因素，机体病理等因素都可以造成精子生成过程的氧化应激反应，产生的 O_2、H_2O_2、OH 等对精子造成损伤，使生精功能受损，影响男性的生育力。

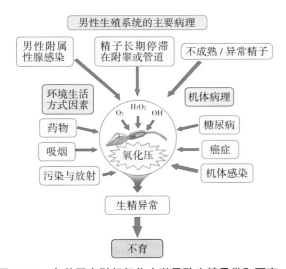

图 12-7　多种因素引起氧化应激导致生精异常和不育

（卢翠玲）

参考文献

[1] Sharlip ID, Jarow JP, Belker AM, et al. Best practice policies for male infertility. Fertil Steril 2002, 77 (5):873–882.

[2] Kashir J, Heindryckx B, Jones C, et al. Oocyte activation, phospholipase C zeta and human infertility. Hum Reprod Update, 2010, 16 (6):690–703.

[3] Aitken RJ, Koopman P, Lewis SE. Seeds of concern. Nature, 2004, 432 (7013):48–52.

[4] Sharpe RM. Environmental/lifestyle effects on spermatogenesis. Philos Trans R Soc Lond B Biol Sci, 2010, 365 (1546):1697–1712.

[5] Wirth JJ, Mijal RS. Adverse effects of low level heavy metal exposure on male reproductive function. Syst Biol Reprod Med, 2010, 56 (2):147–167.

[6] Welshons WV, Nagel SC, Vom SF. Large effects from small exposures. III. Endocrine mechanisms mediating effects of bisphenol A at levels of human exposure. Endocrinology, 2006, 147:56–69.

[7] Pesch B, Spickenheuer A, Kendzia B, et al. Urinary metabolites of polycyclic aromatic hydrocarbons in workers exposed to vapours and aerosols of bitumen. Arch Toxicol 2011, 85:29–39.

[8] Skinner MK, Manikkam M, Guerrero-Bosagna C. Epigenetic transgenerational actions of environmental factors in disease etiology. Trends Endocrinol Metab, 2010, 21 (4):214–222.

[9] Giwercman A, Giwercman YL. Environmental factors and testicular function. Best Pract Res Clin Endocrinol Metab, 2011, 25 (2):391–402.

[10] Silva E, Kabil A, Kortenkamp A. Cross-talk between non-genomic and genomic signalling pathways-distinct effect profiles of environmental estrogens. Toxicol Appl Pharmacol, 2010, 245 (2):160–170.

[11] Dallinga JW, Moonen EJ, Dumoulin JC, et al. Decreased human semen quality and organochlorine compounds in blood. Hum Reprod, 2002, 17 (8):1973–1979.

[12] Toft G, Rignell-Hydbom A, Tyrkiel E, et al. Semen quality and exposure to persistent organochlorine pollutants. Epidemiology, 2006, 17 (4):450–458.

[13] Spano M, Toft G, Hagmar L, et al. Exposure to PCB and p, p'-DDE in European and Inuit populations: impact on human sperm chromatin integrity. Hum Reprod, 2005, 20 (12):3488–3499.

[14] Murono EP, Derk RC, De Leon JH. Octylphenol inhibits testosterone biosynthesis by cultured precursor and immature Leydig cells from rat testes. Reprod Toxicol, 2000, 14 (3):275–288.

[15] 唐文豪, 姜辉, 马潞林. 环境危险因素与男性生殖力. 临床泌尿外科杂志, 2007, 2:155–159.

[16] Pant N, Shukla M, Kumar PD, et al. Correlation of phthalate exposures with semen quality. Toxicol Appl Pharmacol, 2008, 231 (1):112–116.

[17] Latchoumycandane C, Mathur PP. Effects of vitamin E on reactive oxygen species-mediated 2,3,7,8-tetrachlorodi-benzo-p-dioxin toxicity in rat testis. J Appl Toxicol, 2002, 22 (5):345–351.

[18] Acharya UR, Mishra M, Patro J, et al. Effect of vitamins C and E on spermatogenesis in mice exposed to cadmium. Reprod Toxicol, 2008, 25 (1):84–88.

[19] Sandoval KE, Witt KA. Blood-brain barrier tight junction permeability and ischemic stroke. Neurobiol Dis, 2008, 32 (2):200-219.

[20] Wong EW, Cheng CY. Impacts of environmental toxicants on male reproductive dysfunction. Trends Pharmacol Sci, 2011, 32 (5):290-299.

[21] Qin S, Chock PB. Implication of phosphatidylinositol 3-kinase membrane recruitment in hydrogen peroxide-induced activation of PI3K and Akt. Biochemistry-US, 2003, 42 (10):2995-3003.

[22] Wong CH, Mruk DD, Lui WY, et al. Regulation of blood-testis barrier dynamics: an in vivo study. J Cell Sci, 2004, 117 (5):783-798.

[23] Park S, Dong B, Matsumura F. Rapid activation of c-Src kinase by dioxin is mediated by the Cdc37-HSP90 complex as part of Ah receptor signaling in MCF10A cells. Biochemistry-US, 2007, 46 (3):899-908.

[24] Xu J, Maki D, Stapleton SR. Mediation of cadmium-induced oxidative damage and glucose-6-phosphate dehydrogenase expression through glutathione depletion. J Biochem Mol Toxicol, 2003, 17 (2):67-75.

[25] Chen L, Liu L, Huang S. Cadmium activates the mitogen-activated protein kinase (MAPK) pathway via induction of reactive oxygen species and inhibition of protein phosphatases 2A and 5. Free Radic Biol Med, 2008, 45 (7):1035-1044.

[26] Sen U, Moshal KS, Tyagi N, et al. Homocysteine-induced myofibroblast differentiation in mouse aortic endothelial cells. J Cell Physiol, 2006, 209 (3):767-774.

[27] Lui WY, Lee WM, Cheng CY. Transforming growth factor beta3 regulates the dynamics of Sertoli cell tight junctions via the p38 mitogen-activated protein kinase pathway. Biol Reprod, 2003, 68 (5):1597-1612.

[28] Veeramachaneni DN. Impact of environmental pollutants on the male: effects on germ cell differentiation. Anim Reprod Sci, 2008, 105 (1-2):144-157.

[29] Prince MM, Ruder AM, Hein MJ, et al. Mortality and exposure response among 14,458 electrical capacitor manufacturing workers exposed to polychlorinated biphenyls (PCBs). Environ Health Perspect, 2006, 114 (10):1508-1514.

[30] Giwercman A, Rylander L, Rignell-Hydbom A, et al. Androgen receptor gene CAG repeat length as a modifier of the association between persistent organohalogen pollutant exposure markers and semen characteristics. Pharmacogenet Genomics, 2007, 17 (6):391-401.

[31] Rubes J, Selevan SG, Sram RJ, et al. GSTM1 genotype influences the susceptibility of men to sperm DNA damage associated with exposure to air pollution. Mutat Res, 2007, 625 (1-2):20-28.

[32] Massart A, Lissens W, Tournaye H, et al. Genetic causes of spermatogenic failure. Asian J Androl, 2012, 14 (1):40-48.

[33] McLachlan RI, O'Bryan MK. Clinical Review: State of the art for genetic testing of infertile men. J Clin Endocrinol Metab, 2010, 95 (3):1013-1024.

[34] Tempest HG, Griffin DK. The relationship between male infertility and increased levels of sperm disomy. Cytogenet Genome Res, 2004, 107 (1-2):83-94.

[35] Tang SS, Gao H, Robinson WP, et al. An association between sex chromosomal aneuploidy in sperm and an abortus with 45,X of paternal origin: possible transmission of chromosomal abnormalities through ICSI. Hum Reprod, 2004, 19 (1):147-151.

[36] Nicopoullos JD, Gilling-Smith C, Almeida PA, et al. The role of sperm aneuploidy as a predictor of the success of intracytoplasmic sperm injection? Hum Reprod, 2008, 23 (2):240-250.

[37] Tempest HG, Cheng SY, Gillott DJ, et al. Scoring of sperm chromosomal abnormalities by manual and automated approaches: qualitative and quantitative comparisons. Asian J Androl, 2010, 12 (2):257-262.

[38] Van Assche E, Bonduelle M, Tournaye H, et al. Cytogenetics of infertile men. Hum Reprod, 1996, 11:1-26.

[39] Yoshida A, Miura K, Shirai M. Cytogenetic survey of 1,007 infertile males. Urol Int, 1997, 58 (3):166-176.

[40] Tempest HG. Meiotic recombination errors, the origin of sperm aneuploidy and clinical recommendations. Syst Biol Reprod Med, 2011, 57 (1-2):93-101.

[41] Harton GL, Tempest HG. Chromosomal disorders and male infertility. Asian J Androl, 2012, 14 (1):32-39.

[42] Hopps CV, Mielnik A, Goldstein M, et al. Detection of sperm in men with Y chromosome microdeletions of the AZFa, AZFb and AZFc regions. Hum Reprod, 2003, 18 (8):1660-1665.

[43] Lynch M, Cram DS, Reilly A, et al. The Y chromosome gr/gr subdeletion is associated with male infertility. Mol Hum Reprod, 2005, 11 (7):507-512.

[44] Visser L, Westerveld GH, Korver CM, et al. Y chromosome gr/gr deletions are a risk factor for low semen quality. Hum Reprod, 2009, 24 (10):2667-2673.

[45] Dam AH, Koscinski I, Kremer JA, et al. Homozygous mutation in SPATA16 is associated with male infertility in human globozoospermia. Am J Hum Genet, 2007, 81 (4):813-820.

[46] Liu G, Shi QW, Lu GX. A newly discovered mutation in PICK1 in a human with globozoospermia. Asian J Androl, 2010, 12 (4):556-560.

[47] Dieterich K, Zouari R, Harbuz R, et al. The Aurora Kinase C c.144delC mutation causes meiosis I arrest in men and is frequent in the North African population. Hum Mol Genet, 2009, 18 (7):1301-1309.

[48] Visser L, Westerveld GH, Xie F, et al. A comprehensive gene mutation screen in men with asthenozoospermia. Fertil Steril, 2011, 95 (3):1020-1024.

[49] Avenarius MR, Hildebrand MS, Zhang Y, et al. Human male infertility caused by mutations in the CATSPER1 channel protein. Am J Hum Genet, 2009, 84 (4):505–510.

[50] Bolor H, Mori T, Nishiyama S, et al. Mutations of the SYCP3 gene in women with recurrent pregnancy loss. Am J Hum Genet, 2009, 84 (1):14–20.

[51] Akinloye O, Gromoll J, Callies C, et al. Mutation analysis of the X–chromosome linked, testis–specific TAF7L gene in spermatogenic failure. Andrologia, 2007, 39 (5):190–195.

[52] Hedger MP. Immunophysiology and pathology of inflammation in the testis and epididymis. J Androl, 2011, 32 (6):625–640.

[53] Henkel R, Ludwig M, Schuppe HC, et al. Chronic pelvic pain syndrome/chronic prostatitis affect the acrosome reaction in human spermatozoa. World J Urol, 2006, 24 (1):39–44.

[54] Dejucq N, Jegou B. Viruses in the mammalian male genital tract and their effects on the reproductive system. Microbiol Mol Biol Rev, 2001, 65 (2):208–231.

[55] Casella R, Leibundgut B, Lehmann K, et al. Mumps orchitis: report of a mini–epidemic. J Urol, 1997, 158 (6):2158–2161.

[56] Bjorvatn B. Mumps virus recovered from testicles by fine–needle aspiration biopsy in cases of mumps orchitis. Scand J Infect Dis, 1973, 5 (1):3–5.

[57] Rusz A, Pilatz A, Wagenlehner F, et al. Influence of urogenital infections and inflammation on semen quality and male fertility. World J Urol, 2012, 30 (1):23–30.

[58] Dulioust E, Du AL, Costagliola D, et al. Semen alterations in HIV–1 infected men. Hum Reprod, 2002, 17 (8):2112–2118.

[59] Cardona–Maya W, Velilla P, Montoya CJ, et al. Presence of HIV–1 DNA in spermatozoa from HIV–positive patients: changes in the semen parameters. Curr HIV Res, 2009, 7 (4):418–424.

[60] Gdoura R, Kchaou W, Znazen A, et al. Screening for bacterial pathogens in semen samples from infertile men with and without leukocytospermia. Andrologia, 2008, 40 (4):209–218.

[61] Tremellen K, Tunc O. Macrophage activity in semen is significantly correlated with sperm quality in infertile men. Int J Androl, 2010, 33 (6):823–831.

[62] Marconi M, Pilatz A, Wagenlehner F, et al. Impact of infection on the secretory capacity of the male accessory glands. Int Braz J Urol, 2009, 35 (3):299–309.

[63] Lanzafame FM, La Vignera S, Vicari E, et al. Oxidative stress and medical antioxidant treatment in male infertility. Reprod Biomed Online, 2009, 19 (5):638–659.

[64] Saraniya A, Koner BC, Doureradjou P, et al. Altered malondialdehyde, protein carbonyl and sialic acid levels in seminal plasma of microscopically abnormal semen. Andrologia, 2008, 40 (1):56–57.

[65] Barroso G, Morshedi M, Oehninger S. Analysis of DNA fragmentation, plasma membrane translocation of phosphatidylserine and oxidative stress in human spermatozoa. Hum Reprod, 2000, 15 (6):1338–1344.

[66] Henkel R, Kierspel E, Hajimohammad M, et al. DNA fragmentation of spermatozoa and assisted reproduction technology. Reprod Biomed Online, 2003, 7 (4):477–484.

[67] Lampiao F, Du Plessis SS. TNF–alpha and IL–6 affect human sperm function by elevating nitric oxide production. Reprod Biomed Online, 2008, 17 (5):628–631.

[68] Eggert–Kruse W, Boit R, Rohr G, et al. Relationship of seminal plasma interleukin (IL) –8 and IL–6 with semen quality. Hum Reprod, 2001, 16 (3):517–528.

[69] Bian SL, Jin HB, Wang SZ, et al. Effects of interferon–gamma and tumor necrosis factor–alpha on the fertilizing capacity of human sperm and their mechanisms. Zhonghua Nan Ke Xue, 2007, 13 (8):681–684.

[70] Carli C, Leclerc P, Metz CN, et al. Direct effect of macrophage migration inhibitory factor on sperm function: possible involvement in endometriosis–associated infertility. Fertil Steril, 2007, 88:1240–1247.

[71] Hill JA, Cohen J, Anderson DJ. The effects of lymphokines and monokines on human sperm fertilizing ability in the zona–free hamster egg penetration test. Am J Obstet Gynecol, 1989, 160:1154–1159.

[72] Perdichizzi A, Nicoletti F, La Vignera S, et al. Effects of tumour necrosis factor–alpha on human sperm motility and apoptosis. J Clin Immunol, 2007, 27 (2):152–162.

[73] Hall E, Burt VK. Male fertility: psychiatric considerations. Fertil Steril, 2012, 97 (2):434–439.

[74] Belcheva A, Ivanova–Kicheva M, Tzvetkova P, et al. Effects of cigarette smoking on sperm plasma membrane integrity and DNA fragmentation. Int J Androl, 2004, 27 (5):296–300.

[75] Chavarro JE, Toth TL, Wright DL, et al. Body mass index in relation to semen quality, sperm DNA integrity, and serum reproductive hormone levels among men attending an infertility clinic. Fertil Steril, 2010, 93 (7):2222–2231.

[76] Li Y, Lin H, Li Y, et al. Association between socio–psycho–behavioral factors and male semen quality: systematic review and meta–analyses. Fertil Steril, 2011, 95 (1):116–123.

[77] Pacey AA. Environmental and lifestyle factors associated with sperm DNA damage. Hum Fertil (Camb) , 2010, 13 (4):189–193.

[78] Sergerie M, Mieusset R, Croute F, et al. High risk of temporary alteration of semen parameters after recent acute febrile illness. Fertil Steril, 2007, 88 (4):970–971.

[79] Zini A, Kamal K, Phang D, et al. Biologic variability of sperm DNA denaturation in infertile men. Urology, 2001, 58 (2):258-261.

[80] Gollenberg AL, Liu F, Brazil C, et al. Semen quality in fertile men in relation to psychosocial stress. Fertil Steril, 2010, 93 (4):1104-1111.

[81] Volgsten H, Skoog SA, Ekselius L, et al. Prevalence of psychiatric disorders in infertile women and men undergoing in vitro fertilization treatment. Hum Reprod, 2008, 23 (9):2056-2063.

[82] Pook M, Tuschen-Caffier B, Krause W. Is infertility a risk factor for impaired male fertility? Hum Reprod, 2004, 19 (4):954-959.

[83] Tanrikut C, Feldman AS, Altemus M, et al. Adverse effect of paroxetine on sperm. Fertil Steril, 2010, 94 (3):1021-1026.

[84] Agarwal A, Said TM. Role of sperm chromatin abnormalities and DNA damage in male infertility. Hum Reprod Update, 2003, 9 (4):331-345.

[85] Safarinejad MR. Sperm DNA damage and semen quality impairment after treatment with selective serotonin reuptake inhibitors detected using semen analysis and sperm chromatin structure assay. J Urol, 2008, 180 (5):2124-2128.

[86] Mahmoud AM, Goemaere S, El-Garem Y, et al. Testicular volume in relation to hormonal indices of gonadal function in community-dwelling elderly men. J Clin Endocrinol Metab, 2003, 88 (1):179-184.

[87] Hermann M, Untergasser G, Rumpold H, et al. Aging of the male reproductive system. Exp Gerontol, 2000, 35 (9-10):1267-1279.

[88] Reichenberg A, Gross R, Weiser M, et al. Advancing paternal age and autism. Arch Gen Psychiatry, 2006, 63 (9):1026-1032.

[89] Fisch H, Hyun G, Golden R, et al. The influence of paternal age on down syndrome. J Urol, 2003, 169 (6):2275-2278.

[90] Bhasin S, Cunningham GR, Hayes FJ, et al. Testosterone therapy in adult men with androgen deficiency syndromes: an endocrine society clinical practice guideline. J Clin Endocrinol Metab, 2006, 91 (6):1995-2010.

[91] Shores MM, Matsumoto AM, Sloan KL, et al. Low serum testosterone and mortality in male veterans. Arch Intern Med, 2006, 166 (15):1660-1665.

[92] Cesselin F. Opioid and anti-opioid peptides. Fundam Clin Pharmacol, 1995, 9 (5):409-433.

[93] Bliesener N, Albrecht S, Schwager A, et al. Plasma testosterone and sexual function in men receiving buprenorphine maintenance for opioid dependence. J Clin Endocrinol Metab, 2005, 90 (1):203-206.

[94] Vuong C, Van Uum SH, O'Dell LE, et al. The effects of opioids and opioid analogs on animal and human endocrine systems. Endocr Rev, 2010, 31 (1):98-132.

[95] Da SVJ, Vieira AC, Pinto CF, et al. Neonatal treatment with naloxone increases the population of Sertoli cells and sperm production in adult rats.

Reprod Nutr Dev, 2006, 46 (2):157-166.

[96] Agirregoitia E, Valdivia A, Carracedo A, et al. Expression and localization of delta-, kappa-, and mu-opioid receptors in human spermatozoa and implications for sperm motility. J Clin Endocrinol Metab, 2006, 91 (12):4969-4975.

[97] Albrizio M, Guaricci AC, Calamita G, et al. Expression and immunolocalization of the mu-opioid receptor in human sperm cells. Fertil Steril, 2006, 86 (6):1776-1779.

[98] Quill TA, Wang D, Garbers DL. Insights into sperm cell motility signaling through sNHE and the CatSpers. Mol Cell Endocrinol, 2006, 250 (1-2):84-92.

[99] Albrizio M, Lacalandra GM, Micera E, et al. Delta opioid receptor on equine sperm cells: subcellular localization and involvement in sperm motility analyzed by computer assisted sperm analyzer (CASA). Reprod Biol Endocrinol, 2010, 8:78.

[100] Shuey DL, Stump DG, Carliss RD, et al. Effects of the opioid analgesic oxymorphone hydrochloride on reproductive function in male and female rats. Birth Defects Res B Dev Reprod Toxicol, 2008, 83 (1):12-18.

[101] Ananthan S, Khare NK, Saini SK, et al. Identification of opioid ligands possessing mixed micro agonist/delta antagonist—activity among pyridomorphinans derived from naloxone, oxymorphone, and hydromorphone [correction of hydropmorphone. J Med Chem, 2004, 47 (6):1400-1412.

[102] Garrido N, Remohi J, Martinez-Conejero JA, et al. Contribution of sperm molecular features to embryo quality and assisted reproduction success. Reprod Biomed Online, 2008, 17 (6):855-865.

[103] Kort HI, Massey JB, Elsner CW, et al. Impact of body mass index values on sperm quantity and quality. J Androl, 2006, 27 (3):450-452.

[104] Ramlau-Hansen CH, Thulstrup AM, Nohr EA, et al. Subfecundity in overweight and obese couples. Hum Reprod, 2007, 22 (6):1634-1637.

[105] Agarwal A, Sharma RK, Desai NR et al. Role of oxidative stress in pathogenesis of varicocele and infertility. Urology 2009, 73 (3):461-469.

[106] Kasturi SS, Tannir J, Brannigan RE. The metabolic syndrome and male infertility. J Androl, 2008, 29 (3):251-259.

[107] Kort HI, Massey JB, Elsner CW, et al. Impact of body mass index values on sperm quantity and quality. J Androl, 2006, 27 (3):450-452.

[108] Ross C, Morriss A, Khairy M, et al. A systematic review of the effect of oral antioxidants on male infertility. Reprod Biomed Online, 2010, 20 (6):711-723.

[109] Hammoud AO, Wilde N, Gibson M, et al. Male obesity and alteration in sperm parameters. Fertil Steril, 2008, 90 (6):2222-2225.

[110] Hanafy S, Halawa FA, Mostafa T, et al. Serum

leptin correlates in infertile oligozoospermic males. Andrologia, 2007, 39 (5):177-180.

[111] Fejes I, Koloszar S, Zavaczki Z, et al. Effect of body weight on testosterone/estradiol ratio in oligozoospermic patients. Arch Androl, 2006, 52 (2):97-102.

[112] MacDonald AA, Herbison GP, Showell M, et al. The impact of body mass index on semen parameters and reproductive hormones in human males: a systematic review with meta-analysis. Hum Reprod Update, 2010, 16 (3):293-311.

[113] Foresta C, Di Mambro A, Pagano C, et al. Insulin-like factor 3 as a marker of testicular function in obese men. Clin Endocrinol (Oxf), 2009, 71 (5):722-726.

[114] Roth MY, Amory JK, Page ST. Treatment of male infertility secondary to morbid obesity. Nat Clin Pract Endocrinol Metab, 2008, 4 (7):415-419.

[115] Winters SJ, Wang C, Abdelrahaman E, et al. Inhibin-B levels in healthy young adult men and prepubertal boys: is obesity the cause for the contemporary decline in sperm count because of fewer Sertoli cells? J Androl, 2006, 27 (4):560-564.

[116] Ishikawa T, Fujioka H, Ishimura T, et al. Expression of leptin and leptin receptor in the testis of fertile and infertile patients. Andrologia, 2007, 39 (1):22-27.

[117] MacDonald AA, Herbison GP, Showell M, et al. The impact of body mass index on semen parameters and reproductive hormones in human males: a systematic review with meta-analysis. Hum Reprod Update, 2010, 16 (3):293-311.

[118] Speliotes EK, Willer CJ, Berndt SI, et al. Association analyses of 249,796 individuals reveal 18 new loci associated with body mass index. Nat Genet, 2010, 42 (11):937-948.

[119] Farooqi IS, O'Rahilly S. Leptin: a pivotal regulator of human energy homeostasis. Am J Clin Nutr, 2009, 89 (3):980-984.

[120] Farooqi IS, Wangensteen T, Collins S, et al. Clinical and molecular genetic spectrum of congenital deficiency of the leptin receptor. N Engl J Med, 2007, 356 (3):237-247.

[121] Teerds KJ, de Rooij DG, Keijer J. Functional relationship between obesity and male reproduction: from humans to animal models. Hum Reprod Update, 2011, 17 (5):667-683.

[122] Kalyani RR, Dobs AS. Androgen deficiency, diabetes, and the metabolic syndrome in men. Curr Opin Endocrinol Diabetes Obes, 2007, 14 (3):226-234.

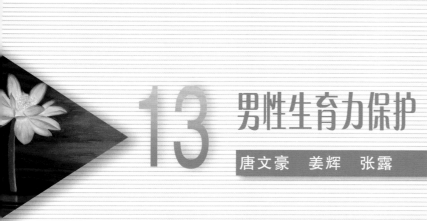

13 男性生育力保护

唐文豪　姜辉　张露

第1节　男性生育力保护的定义

广义上的生育力保护（fertility preservation）是指使用手术、药物或者实验室措施对处于不孕或不育风险的成人或者儿童提供帮助，保证其产生遗传学后代的能力。这些不孕或不育风险主要包括医疗过程中或环境中的生殖腺毒性药物或物质，以及累及生殖器官的疾病[1]。

女性子宫内膜异位症或者子宫肌瘤，男性输精管绝育术前的精子保存，这些情况导致的不孕或不育可以通过常用的辅助生育技术（assisted reproductive technology，ART），如体外受精胚胎移植技术（in vitro fertilization and embryo transfer，IVF-ET）或宫腔内人工授精（intrauterine insemination，IUI）达到产生遗传学后代的目的，这些情况的生育力保护则是狭义上的生育力保护[1]。

一、生育力保护的学科发展史

最近几十年，越来越多的学术会议和研究都在关注生育力保护，甚至成立了国际生育力保护协会（International Fertility Preservation Society）[2]。生育力保护这一生殖医学领域内新兴学科的出现和发展，主要得益于生殖医学领域内两方面的进步：①生育力保护技术的进步；②生育力保护的主要需求对象——肿瘤患者的发病年轻化和生存率的逐年提高。

（一）男性生育力保护技术的进步

最早的文献提示 200 多年前人类就利用雪成功地冷冻和复苏精子，但直到 20 世纪 50 年代，人们才偶然发现甘油是良好的冷冻保护剂，随后成功地使用甘油冷冻动物精子并诞生了一头小牛[3]，从此人类精子冷冻保存技术逐渐成熟，走向临床应用，并于 1953 年诞生了第一批供精人工授精婴儿。随着医学技术的进步，特别是肿瘤患者的年轻化和治疗后生存率的逐年提高，精子冷冻技术成为男性生育力保护的主要手段[4]。近年来精子冷冻保护技术也在不断进步，主要有精子冷冻前准备和解冻后的处理、冷冻保护剂和扩容剂的研究和新式冷冻包装技术等，现已能利用微滴法[5]、卵细胞透明带法[6]、冷冻环法[7]、玻璃化冷冻技术[8-9]或利用某些藻类作为包装介质对于少数精子甚至几个精子进行冷冻保存[10]。

（二）肿瘤患者发病年轻化和生存率的逐年提高

2005 年，美国有 1 372 910 例新增肿瘤患者，其中约 4%（约 55 000 名）患者年龄小于 35 岁[11]；其中 40 岁以下肿瘤患者中的主要肿瘤类型是乳腺癌、恶性黑色素瘤、宫颈癌、非霍奇金淋巴瘤和白血病[12]。2010 年，美国新增肿瘤患者约 150 万，其中约 10% 的患者年龄小于 45 岁，1% 的患者小于 20 岁，20～40 岁新增肿瘤患者中的主要肿瘤类型是乳腺癌、淋巴瘤、皮肤癌和白血病[13]。

随着医学的进步，肿瘤患者的生存率逐年提高，现在 50 岁以下肿瘤患者 5 年生存率接近80%。在解决生存问题之后，肿瘤患者越来越多地关注生活质量的提高，包括想拥有遗传学的后代。国外资料表明，大约 3/4 的年龄小于 35 岁的肿瘤患者希望拥有自己的后代。青春期女性肿瘤患者中约 81%（其父母中约 93%）对于生育力保存技术感兴趣，即使这些技术尚处于实验室阶段[14]。因此，2006 年美国肿瘤学会指南中建议对处于生育阶段的肿瘤患者进行生育力保存方面的咨询和评估[15]。

（三）生育力保护学科初具雏形

生育力保护目前已形成生殖医学的一个重要分支。国外将生殖医学分为 5 个分支：第一类是临床上常用的辅助生育技术，如 IVF 和 IUI 等，采用此类技术可以治疗的患者能够产生正常的精子和卵细胞，但由于先天或后天原因导致生殖系统解剖或生理方面改变，无法自然受孕，需要借助于手术、促排卵和实验室技术等达到生育目的；第二类使用的技术和第一类是一样的，但是由于患者一方不能产生生殖细胞或者有严重遗传疾病需要赠精或赠卵的；第三类是植入前遗产学诊断技术（preimplantation genetic diagnosis，PGD），因为患者有遗传疾病或者非整倍体等情况下，需要采用此类技术；第四类是利用基因技术，这主要在实验室和畜牧业进行，然而由于伦理学原因未应用于人类生殖技术，但此类技术中干细胞技术或者去分化体细胞技术还是在生殖医学中有一定前景的；第五类就是最近发展起来的生育力保护技术，利用生育力保护技术进行生殖细胞和胚胎保护，对于不愿意接受赠精或者赠卵的患者具有重要意义[1]。

二、男性生育力保护的适用人群

男性生育力保护主要适用人群有下列几类。

（一）肿瘤患者

肿瘤患者发病年轻化和生存率的逐年提高，

使肿瘤患者成为生育力保护技术重要服务对象。多数化疗药物会影响生育，其中烷化剂和铂类化疗药物对于生育力的影响最大[16-17]。目前很多研究资料涉及化疗药物组合对于生育力的影响，估计约 50% 的男性在化疗结束后出现少精症[2]。放疗也会影响男性生育力，例如前列腺和睾丸的放疗会导致男性丧失生育力，当然这还取决于放疗的剂量。研究表明，放疗强度 <0.2Gy，对于睾丸影响不大，放疗强度在 0.2～0.7Gy 可引起少精症，但 1～2 年可以恢复，放疗强度 >1.2Gy 则可能严重影响睾丸生精功能[15]。

（二）从事可能影响生育力的职业前进行生育力保护

这些职业如纺织业、临床实验室、印刷业和干洗业等，从事这些职业可能接触到损害生育能力的化学物质。医务工作者可能接触到雌激素类药物、气体麻醉剂、化疗药物、有生殖毒性的药物，还可能接触病原微生物（如乙肝病毒和人类免疫缺陷病毒等）。士兵则可能接触影响生育的放射性物质、化学物品等。还有些男性可能接触除草器、杀虫剂等。

（三）接受可能影响生育的治疗

患者因为治疗某些疾病，而不得不使用对于生育干扰较大的药物；患者接受涉及睾丸或者性功能的手术，如前列腺切除术、腹膜后淋巴结清扫术等；接受输精管切除术等。

（四）作为不育症的辅助治疗措施

无精症患者进行睾丸穿刺取精或者附睾穿刺取精时，对于剩余的精子，如果实验室技术成熟，可以进行冷冻保存，以避免反复进行睾丸穿刺或附睾穿刺，少精症患者进行多次取精保存等。

三、生育力保护技术的发展前景

生育力保护涉及生殖医学、肿瘤学、放射医学、伦理学和基础医学等多个学科，具有广阔的发展前景。以后可能的发展方向有以下几种。

1. 从社会学和伦理学等方面考虑生育力保护技术的适用人群和排除人群，以及生育力保护技术对于患者和患者家庭的影响。

2. 评估生育力保护技术对于患者可能的负面影响。

3. 建立青春发育期前男性睾丸模型。

4. 进行生精干细胞研究。

5. 建立合适的模型，用以研究新药以及评估物理或化学物质对生育力损伤的机制。

6. 发展新的实验室技术，以筛选优质精子。

7. 研究睾丸体细胞（如支持细胞、间质细胞等），因为研究睾丸体细胞有利于睾丸移植技术的研究。

8. 研究干细胞生物学，加深对于精子冷冻技术和生殖激素调控的研究。

9. 进行影响生育力有毒物质的流行病学研究。

10. 研究生育力保护技术的影响因素，如环境等。

11. 研究评估各种治疗对于生育力影响的量化指标。

12. 进行基础医学和临床医学关于生育力保护方面的协作研究。

（唐文豪　姜辉　张露）

第 2 节　男性生育力保护的措施

男性生育力保护主要有利用精子冷冻保存技术进行自身精子冷冻保存（自精保存技术）、通过促性腺激素释放激素类似物等进行性腺保护、睾丸异种移植和精原细胞分离技术、放疗过程中的性腺防护等。其中自精保存最成熟，其余多数处于实验阶段。本节对这些主要的生育力保护技术进行详述如下。

一、精子冷冻保存技术

由于精子冷冻保护技术和试管婴儿技术，主要是卵胞浆内单精子显微注射技术（intracytoplasmic sperm injection，ICSI）的进步，自精保存，甚至是严重少弱精状态的自精保存都成为男性生育力保存的有效手段。冷冻保存技术主要涉及冷冻保存技术的基本原理、冷冻前精液处理、冷冻过程（包括冷冻保护剂和冷冻方法等）、精子复苏和复苏后精子筛选等。一般情况下，手淫取得精子可直接采用精子冷冻技术，但对于一些特殊情况，如逆向射精患者、采用辅助手段取精（如采用电刺激取精或直接震动刺激阴茎等）的患者和需要睾丸、附睾取精的患者，则还需要采取一些进一步的处理措施。

1. 精子冷冻保存技术的基本原理　1953 年，

Bunge 和 Sherman 首次完成精子的冷冻保存。可能由于精子质膜的高流动性或者精子含水量只有约 50%，低于一般细胞，所以精子耐受冷冻的能力较强[18]。但冷冻仍会损伤精子的结构和功能，损伤精子质膜、线粒体和精子 DNA 的完整性，复苏后精子运动能力下降，受孕率降低[19]。研究表明，冻融后只有 50% 的精子能存活[20]。冷冻损伤的超微结构表现为冻融后精子顶体出现肿胀、精子顶体内膜和外膜出现分离现象、精子顶体外膜出现波浪状改变、精子核局部出现凹陷和线粒体出现基质密度降低等[21]，此外，还可见精子顶体区和顶体后区细胞膜流动性明显下降[22]、精子染色体浓缩等[23]。

精子冷冻过程中的损伤主要是由于冷冻过程中出现相变现象。相变是指化合物从一种相态转变成另一种相态，在临界点附近，温度的微小变化就会导致相变突然产生（如在 0℃时，水从液态转换成固态的冰）。Sawada 最早证明相变会损伤精子质膜，甚至引起精子死亡。在冷冻过程中，冷却速度缓慢会导致细胞外冰晶形成，细胞外渗透压升高，这种相变使细胞脱水，从而造成细胞内高渗环境损伤细胞，甚至导致细胞死亡；相反，冷却速度过快会导致细胞内冰晶的形成，也会损伤细胞，严重也会导致细胞死亡。提高冻融后精子的存活率主要取决于能否将精子细胞内冰晶形成最小化，通过应用合适的冷冻保护剂和采取适宜的冻融温度改变速度，可以达到这一目的。-135℃是玻璃化转变的温度，如果在此温度段经历时间太长，尤其是复温过程中，则可能使冰晶再次出现，从而损伤精子。

通过调整冷冻速度和精子所处的介质可以降低相变所带来的损伤。酵母中进行的实验表明，将冷冻速度提高可防止细胞外冰晶形成，从而增加细胞的存活率，同时避免造成细胞内冰晶形成损伤细胞。资料表明，人类精子最佳的冷却速度为先逐步以 -10℃/分钟降至 -80℃，然后在维持 20 分钟，接着永久储存在 -196℃的液氮中[24]。但最近的研究表明，传统的线性降温方法对于一般细胞效果良好，但精子是一种高度分化的细胞，利用计算机控制的降温仪进行非线性降温可能使冷冻保存效果更好[25-26]。

2. 冷冻前精液处理 冷冻前精液质量越高，精子冷冻保存的效果就越好。研究表明，冷冻前精子细胞膜的流动性、还原型谷胱甘肽和谷胱甘肽过氧化物酶的浓度对于冻融后精子活力有一定预示作用[27-28]。一般正常男性精液可以直接添加冷冻保护剂进行精子冷冻保存，但对于少精症、弱精症、白细胞精子症等患者的精液，在精子冷冻保存前需要采取一些技术（如用精子上游法和非连续密度梯度离心法等），进行精子优选，然后再进入冷冻保存阶段。很多男性肿瘤患者治疗前精液质量就差；治疗后，即使一个疗程的化疗，精液质量也会出现明显下降，精子 DNA 完整性也会受损[29-32]；甚至有些男性肿瘤患者只能冷冻 1~2 次精液标本就要马上接受化疗的。因此，男性肿瘤患者进行精子冷冻保存时，冷冻前需要采取这些精子优选技术的可能性更大。

上游法常用于精液参数基本正常的标本，非连续密度梯度法则主要用于严重少精子症、畸精子症或弱精子症的精液标本。上游法能去除非前向运动精子、其他细胞（如白细胞和圆细胞等）和精浆，能改善精子冷冻后的活力，甚至由于避免精子顶体反应而改善冻融后精子顶体状态[33]。但由于上游法同时去除精浆，有研究提示由于精浆中具有保护精子细胞膜作用的谷胱甘肽等也被去除，所以上游法处理后会影响精子冷冻保存效

果[34]。非连续密度梯度法能很好地将精子和其他细胞、细胞碎片分开，是目前精子优选的最佳方法。最近研究表明非连续密度梯度法通过去除白细胞、受损或死亡精子和细胞碎片等活性氧的主要来源，从而优选出来的精子 DNA 完整性更好，精子质量更高[35]。

当然还可用多种方法处理微生物感染精液等。对于有病原微生物的精液标本，技术人员要严格按照实验室安全指南进行。人类免疫缺陷病毒（human immunodeficiency virus，HIV）感染精液标本的精浆里和非精子细胞内发现 HIV 的 RNA，由于 HIV 受体只在非精子细胞表达，所以可以通过非连续密度梯度离心法去除位于上清液中病毒感染的非精子细胞和精浆，然后用上游法获得无 HIV 感染的活动精子，使用前再用反转录聚合酶链反应（reverse transcription polymerase chain reaction，RT-PCR）进行检测，确认无 HIV 病毒后才能应用[36-37]。但这些精液处理技术只能尽可能清除病原微生物，并不是绝对安全的。

3. 冷冻过程（包括冷冻保护剂和冷冻方法等）

（1）冷冻保护剂：冷冻保护剂主要分为两类：①渗透型冷冻保护剂，如二甲基亚砜、丙二醇和甘油等；②非渗透型冷冻保护剂，如蔗糖、棉子糖和甘氨酸等。一般而言，小分子冷冻保护剂的应用更广，甘油就是一种小分子冷冻保护剂，在 0℃以下甘油会形成玻璃状态而产生冰晶，可降低水的冰点，甘油可以单独作为冷冻保护剂，其使用最终浓度从 5%~10%，虽然有研究表明更高的浓度（12%~16%）可使精子冻融后活力更好，但 7.5% 是公认的最佳浓度[38]。为了提高冷冻保护剂的效能，更复杂的冷冻保护剂（主要是非渗透型的冷冻保护剂）相继被研究出来；并且，人们还研究出很多冷冻保护剂复方，如最早为人类所熟知的甘油 - 蛋黄 - 柠檬酸冷冻保护剂。为了达到理想的冷冻效果，人类精子在冷冻前与冷冻保护剂混合时间应少于 10 分钟。

（2）冷冻方法：冷冻方法可分为传统冷冻方法和新兴冷冻方法。按照包装方式，传统冷冻方法又进一步分为颗粒法、试管法、安瓿法和毛细管法；按照冷冻时的降温速度，传统冷冻方法又

进一步分为快速冷冻和慢速冷冻。为了提高精子冷冻保存技术，一些新的冷冻方法不断出现，如玻璃化冷冻、冷冻环法和透明带法等。

按照包装方式，传统冷冻方法分为颗粒法、试管法、安瓿法和毛细管法。①颗粒法是先将装有精液和冷冻保护剂的烧杯放入4℃冰箱内进行45分钟的冷平衡，然后放入不锈钢分样筛，将不锈钢分样筛置于-80℃的液氮蒸气，用滴管吸取混合液在分样筛上滴成直径约5mm的颗粒，2~3分钟待其完全凝固后用无菌镊子夹入5ml试管中，并迅速沉入液氮。②试管法是将精液和冷冻保护剂的混合液分装入冻存管，然后使用程序降温仪进行冷冻，试管法易于大规模操作，且分装均匀。③安瓿法是将精液和冷冻保护剂混合液分装入1ml安瓿管，封口后放入4℃冰箱进行45分钟冷平衡，而后置于-80℃液氮蒸气中，平衡10分钟后迅速浸于液氮中。④毛细管法是用无菌针筒将精液和冷冻保护剂的混合液注入一端封闭的毛细管中，然后将全部毛细管放入试管内，接着直接浸入液氮中，15分钟后取出试管，再将毛细管转移液氮罐的指定位置，毛细管法分装均匀，不易破裂，解冻后可直接用于临床治疗[39]。

按照冷冻时降温速度，传统冷冻方法又分为快速冷冻和慢速冷冻。快速冷冻是将标本先在液氮蒸气上悬吊5~30分钟后迅速浸入液氮中保存，快速跨过冰晶形成的危险温度区（-5℃~-80℃），从而最大限度地减少冰晶形成，减少冰晶对于精子的损伤[38]。慢速冷冻是使用程序控制降温仪，从20℃~-6℃，降温速度为1.5℃/分钟，然后以6℃/分钟降至-100℃，这一过程大约需要40分钟，30分钟后再将标本浸入液氮，慢速冷冻法有很多更复杂的程序，采用何种程序应取决于各个实验室自己的经验[40]。

一些新的冷冻方法不断出现，如玻璃化冷冻、冷冻环法和透明带法等。玻璃化是指溶液在降温过程中直接成为玻璃态，玻璃态是一种非晶态的状态，其分子间的关系和液态相似，因此可避免冰晶对于精子的损伤，主要有两种措施可以达到玻璃化状态，可以通过提高精子细胞内渗透型冷冻保护剂的浓度，但必须找到合适的冷冻保护剂，使其既易达到玻璃化状态，又对精子毒性低[41]；还可以采取措施提高冷却速率，如使用冷冻环进行超快速冷冻，将精子直接放入液氮（降温速度约为7.2×10^5℃/分钟）或液氮蒸气中（降温速度约160~250℃/分钟），此时可实现玻璃化且不需冷冻保护剂[9-10, 42]。冷冻环法，可以达到玻璃化状态，并且对于少量精子、几个精子甚至一个精子进行冷冻保存[7-9]。透明带法是先采用显微操作技术移除鼠卵中的卵浆及极体，从而获得空透明带，然后在每个透明带中注入5~10个精子进行冷冻，利用透明带冷冻保存的精子复温后回收的有活力精子可多于50%。研究表明即使有的精子冻融后失去运动能力，但仍可以使用[6]。此外，还有微滴法[5]和利用某些藻类作为包装介质[8]等。

4. 精子复苏　精子复苏的基本原则是快冻快复，慢冻慢复。快速降温在冷冻时会使精子内产生小冰晶，精子复苏时，如果复温缓慢，小冰晶将融合成大冰晶加重对精子的损伤；慢速降温在冷冻时会使精子细胞充分脱水，精子复苏时，如果复温速度过快则使精子外融化的水分来不及回渗，精子细胞内溶质过多会产生化学损伤。

常用的复苏方法为水浴复温和室温复温。水浴复温适用于快冻法，于37℃水浴中复温；室温复温适用于慢冻法，将标本取出后置于22℃室温环境中。

5. 复苏后精子筛选　以前认为冻融后活动精子恢复数量是精子冷冻保存成功的衡量标准，但最近研究表明，精子超微结构（如精子质膜和线粒体等）损伤和精子DNA完整性等损伤都能导致复苏后精子受精能力降低[43-44]。因此，目前采用的复苏后评估指标主要有精子结构和功能评估。复苏后精子结构评估主要有：①超微结构评估，如复苏后精子顶体和线粒体鞘等有无损伤；②精子质膜完整性评估，可以通过低渗肿胀实验；③精子DNA完整性评估，可采用吖啶橙染色方法；④生化指标，如肉碱等。复苏后精子功能评估可采用宫颈黏液穿透或去透明带仓鼠卵穿透试验等方法。

6. 特殊情况下的精子冷冻保存　一般情况下，手淫取得精子可直接采用精子冷冻技术，但对于一些特殊情况（如逆向射精患者、不射精需要采用电刺激取精的患者和需要睾丸或附睾取精的患者）则还需要采取进一步处理措施。

（1）逆向射精患者：逆行射精是指由于膀胱内括约肌（膀胱颈）功能不全，导致在射精时精液未从尿道射出，而是逆行射入膀胱。逆行射精患者临床较少见，其主要原因可能与手术、神经内分泌疾病、尿道括约肌关闭功能失调以及药物等有关。

此类患者可以从尿液中回收精子，在留取标本之前，口服碳酸氢钠碱化尿液，这样可以提高回收后有活力精子的数目。手淫法取精之前，先排尿，但又不能完全排空膀胱。接着，用手淫法取精，将精液射入干净容器中。再次排尿至另一装有培养液的容器中。射出后的精液和尿液都应进行分析，并采用非连续密度梯度离心法等手段有效地处理精液[40-45]。

（2）辅助手段取精的患者：一些患者手淫取精困难或者脊髓损伤者不能手淫取精，则可采用镇静剂下电刺激取精或者直接震动刺激阴茎取精。此类患者取得的精液往往精子浓度高，而前向运动能力低，并且精液里经常含有红细胞或者白细胞，在冷冻前往往需要采取非连续密度梯度离心法等对精液标本进行有效处理。

（3）睾丸或附睾取精：无精症患者可以通过门诊手术获取精子，这些手段主要有睾丸穿刺取精术（testicular sperm aspiration，TESA 或 testicular sperm extraction，TESE）、经皮附睾穿刺精子抽吸术（percutaneous epididymal sperm aspiration，PESA）和显微外科附睾精子抽吸术（microsurgical epididymal sperm aspiration，MESA）等。最近还出现通过显微外科手术进行睾丸取精的技术。

有研究提示，睾丸容积和血清卵泡刺激素（follicle-stimulating hormone，FSH）能预示 TESA 取精的成功率。但另一些研究则提示睾丸容积和血清 FSH 水平与取精成功率没有相关性[46-47]。资料表明非梗阻性无精子症（nonobstructive azoospermia，NOA）患者有 60% 可以通过外科途径获得精子，利用显微外科技术进行 TESE 则取精成功率更高，甚至克氏征患者也能获得精子[48]。而且无论 TESE 还是 PESE 获取的精子，以及不论精子是冷冻的或新鲜的，其 ICSI 的临床妊娠率和自发流产率等都没有显著差异[49]。

PESA 获取标本中红细胞或者非精子细胞成分极少，所以实验室处理相对简单，如果 PESA 获取精子较多，则可采用非密度梯度离心法等进行有效处理；如果 PESA 获取精子较少，则可仅进行简单洗涤，然后在含有 4mg/ml 人血清白蛋白和 HEPES 的精子制备液中重悬为精子悬液，接着加入 Tyrod- 葡萄糖 - 甘油（TGG）或商品化的含人血清白蛋白冷冻保护剂进行冷冻保存。

TESE 获取标本含有大量红细胞和非精子细胞成分，因此需要采用更复杂的技术，如酶学方法或机械方法。酶学方法，可将睾丸组织与胶原酶（如每毫升培养液含 0.8mg 的 1A 型溶组织梭菌，或者 IV 型胶原酶，胰蛋白酶和胰蛋白酶抑制剂）在 37℃ 水浴箱内孵育 1.5～2 小时，并且每 30 分钟涡旋振荡 1 次；然后 100g 离心 10 分钟后检查精子沉淀团，酶学方法会对正常精子产生损伤[50]。机械方法可以用玻璃盖片将睾丸组织在培养液里压碎，直到产生离散的组织匀浆；或者把细注射针头（如一次性结核菌素注射器所附带的针头）折弯成平行于培养皿底部的样子，从精曲小管剥离细胞，机械方法产生的剪切力一样也会损伤精子[51]。上述方法处理完之后，则进入冷冻保存程序［可放入等份的冷冻保存剂（含 20% 的蛋黄和 12% 的甘油），在液氮蒸气中逐步冷却至 -80℃，然后迅速浸入 -196℃液氮中保存］。

二、通过促性腺激素释放激素类似物等进行性腺保护

通过促性腺激素释放激素类似物等进行性腺保护（hormonal gonadoprotection）是一种探索性男性生育力保护方法，目前只在肿瘤患者中进行过小规模试验。

就现有的研究来看，多数研究提示如果化疗药物生殖毒性大，即使通过促性腺激素释放激素类似物等进行性腺保护也没有明显效果。Johnson DH 等对 6 名接受化疗的转移性淋巴瘤患者进行每天肌注 50mg 促性腺激素释放激素类似物，平均治疗时间为 25 周（14～31 周），治疗期间血清睾酮水平降到正常参考值以下，卵泡刺激素（follicle-stimulating hormone，FSH）和黄体生成素（luteinizing hormone，LH）降到正常参考范围的下限，治疗 8 周时所有患者均处于少精子或无精子状态；化疗和促性腺激素释放激

素类似物肌注停止后，血清睾酮和 LH 水平上升并维持于正常参考范围内，而 FSH 则高于正常参考值，仅 1 名患者在化疗停止 84 周时精液有所改善，其余未见明显变化。Waxman JH 等也进行了类似研究，该研究对 20 名接受化疗的转移性霍奇金病（advanced Hodgkin's disease）男性患者肌注促性腺激素释放激素类似物，对照组的 10 名患者未接受促性腺激素释放激素类似物的肌注，治疗期间，治疗组患者血清 LH 水平得到有效抑制，血清 FSH 开始得到有效抑制但不能维持，治疗结束后进行随访，最长随访期是 3 年，治疗组和对照组的所有患者均处于少精子状态，未见促性腺激素释放激素类似物对于男性性腺有保护作用。Thomson AB 等对 7 名由于肿瘤治疗而导致无精症的未成年男性患者治疗前和治疗 12 周时分别肌注 300mg 醋酸甲孕酮（medroxyprogesterone acetate，MPA），并于治疗开始时即刻给予 800mg 睾酮胶丸以抑制下丘脑－垂体－性腺轴（hypothalamic-pituitary-gonadal HPG axis，HPG axis），治疗后 12 周患者血清 FSH 和 LH 水平达到不能被检出水平，并于 48 周逐渐恢复至治疗前的水平，但所有患者精液和睾丸活检结果都维持在未发现精子状态，所以 MPA－睾酮对于因为肿瘤接受放化疗导致的未成年男性无精症患者不能提供生育力保护[52]。

后来的研究也提示放化疗结束后促性腺激素释放激素类似物不能加速患者生精功能的恢复。Brennemann 等对于 12 名单侧睾丸根治性切除术后接受放疗的精原细胞瘤患者进行促性腺激素释放激素类似物（D-tryptophan-6 luteinizing hormone releasing hormone，D-Trp-6-LH-RH）的治疗，对照组 8 名患者未接受 D-Trp-6-LH-RH 治疗，为了更好地抑制性腺，Brennemann W 等在 D-Trp-6-LH-RH 治疗前 20 天使用醋酸环丙氯地孕酮（cyproterone acetate）以对抗 D-Trp-6-LH-RH 治疗初期引起的促性腺激素和血清睾酮的升高，治疗组患者血清 LH 水平得到有效抑制，血清 FSH 开始得到有效抑制但不能维持，治疗结束后 18 个月时随访，所有患者血清促性腺激素和血清睾酮水平恢复正常，但未见治疗组患者精液有所改善[53]。Kreuser 等对于 6 名单侧睾丸根治性切除术后接受联合化疗（化疗方案为

顺铂＋长春碱＋博来霉素）的生殖细胞肿瘤患者进行促性腺激素释放激素类似物的治疗，对照组 8 名患者未接受促性腺激素释放激素类似物的治疗，治疗组所有患者血清 FSH、LH 和睾酮水平得到有效抑制，化疗结束时患者 FSH 水平升高并处于无精子状态，化疗结束后 24 个月时患者血清 FSH 水平和精子浓度恢复正常，对照组的情况相似，所以作者认为生殖细胞肿瘤患者术后接受两个疗程联合化疗后 2 年生精功能可以恢复，促性腺激素释放激素类似物的治疗不能对生殖细胞提供明显的保护作用[54]。

但个别针对非肿瘤患者的研究提示这些治疗对于男性生育力保护有一定作用。Masala A 等对于使用环磷酰胺（cyclophosphamide）的肾病患者进行研究，10 名患者单独接受环磷酰胺治疗（5 名患者口服环磷酰胺，5 名患者每月肌注环磷酰胺），5 名患者每月肌注环磷酰胺同时每半个月肌注睾酮，前 10 名未接受睾酮肌注治疗的患者只有 1 人在治疗结束后 6 个月时精子浓度恢复正常，这 10 名患者血清 FSH 水平明显升高，5 名每月肌注环磷酰胺同时每半个月肌注睾酮的患者在治疗期间出现无精子或少精子状态，但结束后 6 个月时精子浓度都恢复正常，血清 FSH 水平也处于正常状态，因此作者认为肾病患者接受环磷酰胺治疗时，同时应用睾酮可以保护生育力[55]。

三、睾丸异种移植和精原细胞分离技术

睾丸异种移植和精原细胞分离技术等属于探索性方法，已有成熟的动物模型。虽然未见在人体进行此类研究的报告，但这为因疾病需要切除睾丸或睾丸生精功能衰竭的患者提供了一个治疗的方向。

Nagano 等将 6 名患者的睾丸细胞移植到免疫缺陷小鼠睾丸内，在 22 个小鼠睾丸中有 16 个（75%）发现人类精原细胞，并且可以在小鼠睾丸内至少生存 6 个月，这些细胞在第 1 个月时还能增殖，但不能分化，也不能发生减数分裂；人类精原细胞在小鼠睾丸内存活不受患者睾丸细胞是否受过冷冻、睾丸细胞浓度以及小鼠是否用

过亮丙瑞林（leuprolide）等影响，这也为研究男性不育患者生殖干细胞提供了很好的方法[56-57]。Schlatt 等将生精功能程度不同患者的睾丸组织移植到免疫缺陷小鼠睾丸内，移植前睾丸生精功能活跃的睾丸组织出现退化，移植前睾丸生精功能受到抑制的睾丸组织存活情况良好，移植前睾丸生精功能衰竭的睾丸组织未见明显改善。

四、放疗过程中的性腺防护

在放疗过程中，采取措施保护睾丸，这需要在综合考虑放疗治疗区域和解剖关系的基础上，进行专业选择。

（唐文豪　姜辉　张露）

第3节　男性癌症患者的生育力保护

一、肿瘤和肿瘤治疗对男性生育力的影响

很多男性肿瘤患者治疗前精液质量就差。治疗后，即使一个疗程的化疗，精液质量也会出现明显下降，精子 DNA 完整性也会受损[29-32]。因此，肿瘤本身或者肿瘤的相关治疗都有可能影响肿瘤患者的生育力，现详述如下。

（一）肿瘤对男性生育力的影响

肿瘤会损伤男性生育力，其可能机制有：有些肿瘤能影响患者器官功能，如肿瘤累及腹腔神经节导致患者出现逆向射精等；有些肿瘤直接或间接影响生殖激素，导致垂体促性腺激素水平降低；有些肿瘤则会影响到生殖细胞或者支持细胞等；恶性肿瘤患者处于高分解代谢和营养不良状态，其体内应激相关激素升高，这些也会对男性生育力产生不利影响等[58]。

1. 睾丸肿瘤　睾丸肿瘤是青年男性最常见的恶性肿瘤，并且可能会引起患者生精功能出现异常[59]。Petersen 等为了评估睾丸生殖细胞肿瘤患者术前的性腺功能调查了 83 名睾丸肿瘤患者（其中 41 例患者 hCG 水平升高）、45 例恶性淋巴瘤患者和 141 名健康男性，结果表明睾丸生殖细胞肿瘤患者的精子浓度和精子总数显著低于恶性淋巴瘤患者和健康男性，血清 FSH 水平则高于后两组，血清 LH 水平明显低于健康男性，血清 hCG 水平升高的睾丸肿瘤患者较血清 hCG 阴性的睾丸肿瘤患者 LH 水平低，而血清睾酮和雌激素水平升高，作者认为睾丸肿瘤患者术前生精功能已经受损，血清 hCG 可能发挥了类似 LH 作用，从而使血清 hCG 升高患者的睾酮和雌激素水平也升高[60]。

睾丸肿瘤影响生育的确切机制也是不清楚的，可能机制有：生殖细胞存在某些缺陷，如隐睾、遗传基因异常和在母体胚胎发育过程中暴露于异常激素环境中，这些缺陷同时可能导致肿瘤发生和生精功能受损；通过干扰生殖内分泌影响生精功能，肿瘤可能通过影响性腺导致某些激素分泌量过低或分泌量过高，有些睾丸肿瘤细胞有内分泌功能，分泌肿瘤特异性激素，如 hCG 和甲胎蛋白（α-fetoprotein，AFP）干扰生殖内分泌，从而干扰睾丸生精功能[61]。

2. 霍奇金淋巴瘤　霍奇金淋巴瘤（Hodgkin's disease，HD）的男性患者在治疗前生精功能往往已经受损[62]。为了探讨 HD 对于男性生育力的影响，Rueffer U 等研究了 158 名刚确诊的男性淋巴瘤患者（20 名患者为早期 HD；63 名患者处于中期 HD，占 40%；75 名患者处于晚期 HD，占 47%），其中 13 名（8%）患者为无精症，20 名患者（13%）的精液常规有 3 项参数异常（为少、弱、畸形精子状态），40 名患者（26%）的精液常规有 2 项参数异常（少、弱精子状态，少、畸形精子状态或弱、畸形精子状态）、38 名患者（24%）的精液常规有 1 项参数异常（为少精子、弱精子或畸形精子状态），47 名患者

（30%）的精液各项参数正常，并且发现红细胞沉降率和 HD 肿瘤分期是男性生育力受损的指标，而促性腺激素和生育能力受损之间则没有相关性。Viviani 等的研究表明，92 名 HD 患者中67% 出现少精子、弱精子或畸形精子状态，而生殖激素处于正常范围，且与 HD 分期无关[63]。

免疫系统异常（如淋巴细胞亚群比例失衡）可能与 HD 患者生精功能受损有关[64]。

3. 白血病　急性或慢性白血病患者精液参数，如活动精子平均数等，也会出现下降[65]。

（二）放疗对于男性生育力的影响

放疗时产生的电离辐射对处于各个年龄阶段男性肿瘤患者的性腺功能都有不利影响，其影响程度主要取决于放射线的剂量、放射野和放疗方案等[66]。Shalet 等研究表明生殖细胞对于电离辐射是比较敏感的，剂量稍微超过 1.2Gy，就能对精子发生产生不利影响，而睾丸间质 Leydig 细胞则相对耐受性较强，所以即使电离辐射使生精功能严重受损，患者血清雄激素水平仍可在正常范围内[67]。一般而言，放疗结束后 4 ~ 6 个月，患者精子浓度降低到最低水平，如果要使患者精子浓度恢复到治疗前的水平，则需要 10 ~ 24 个月的时间，如果患者接受的放疗剂量较大，则恢复时间更长；但如果放疗剂量超过 4Gy 则可导致患者生精功能不可逆的损伤[68-70]。Howell 等也认为放疗后精子浓度恢复到治疗前水平也与放疗剂量有关，如果放疗剂量为 ≤ 1Gy，则需要 9 ~ 18个月；如果放疗剂量为 2 ~ 3Gy，则需要 30 个月，如果放疗剂量 ≥ 4Gy，则需要 5 年，甚至 5年以上的恢复期。

研究表明，放疗结束后很多患者的精子浓度和前线运动精子百分比会降低，并且染色体异常率会升高，而且这些效应是剂量依赖性的，一直持续到放疗结束后 3 年，因此睾丸放疗结束1 ~ 3 年才能考虑生育问题[71-72]。

（三）化疗对于男性生育力的影响

化疗会损伤男性生育力，损伤程度主要与化疗药物种类、剂量和患者年龄等有关[73]。化疗药物主要影响分裂活跃的细胞，生精过程中的很多细胞处于分裂活跃阶段，因此化疗会影响男性生育力。尽管具体机制尚不清楚，但可能机制应该包括化疗药物会杀伤处于不能分化阶段的生精细胞，并且还可能杀伤精原干细胞，幸存的精原细胞也可能丧失进一步分化能力[74]。

一些小规模研究表明，化疗可以使患者精液中的健康精子数目减少，但精子 DNA 完整性可以恢复到正常。Thomson 等研究了 33 名肿瘤患者和 66 名对照，患者 DNA 完整性未见明显改变。Chatterjee、Li 和 Hawkins 等也有相似的研究报告[75-78]。尽管如此，我们一般推荐化疗结束6 ~ 24 个月后考虑生育问题。

1. 烷化剂　研究表明烷化剂（alkylating agent）可以使生精细胞萎缩，生精上皮丧失功能，患者接受烷化剂治疗 3 ~ 4 个月后出现严重少精子状态或无精子状态，而且很难恢复[79]。Buchanan JD等研究表明环磷酰胺（cyclophosphamide）治疗后4 年多数男性患者仍处于无精子状态，少数患者治疗后 31 个月恢复部分生精功能[80]。研究表明接受含有丙卡巴肼（procarbazine）化疗方案治疗的患者多数会导致生精功能衰竭[70]。

烷化剂对于处于各个阶段的生精细胞都有致突变作用，但未见生殖细胞的易位或非整倍体可以遗传的报道[81]。

2. 顺铂及其类似物　接受以顺铂（cisplatin）为基础的化疗，大多数患者出现无精子状态，但化疗结束后 4 年内大多数患者精子发生可恢复，但患者生精功能是否恢复主要与顺铂的累积剂量有关。Choudhury 等研究表明，顺铂可以引起精母细胞染色体异常，但随着精原细胞向精子分化，这种异常的发生会大大降低[82]。

3. 长春碱类　研究表明，长春新碱类化疗药物可以阻止精子发生，并可影响精子运动能力[73]。初级精母细胞易受长春碱（vinblastine）的影响，而精原细胞和前细线期精母细胞则对其有一定耐受性[83]。

4. 抗代谢药物　抗代谢药物（antimetabolite）主要作用于分裂活跃细胞，如处于精子发生后期的各级生精细胞，并可对细胞产生致命性影响。实验表明，5- 氟尿嘧啶（5-fluorouracil）和 6-巯基嘌呤（6-mercaptopurine）可以引起染色体异常。Meirow 等研究表明即使小剂量 6- 巯基嘌呤也会导致实验母鼠体内胚胎组织大量吸收[84]。

5. 拓扑异构酶干扰物 拓扑异构酶干扰物（topoisomerase interactive agent）对于处于各个阶段的生精细胞都有细胞毒性作用。Liang JC 等研究表明，多柔比星（adriamycin）能对小鼠精母细胞产生致突变作用[85]。van Buul PP 等发现小鼠应用博来霉素（bleomycin）后精原细胞和精母细胞出现染色体异常[86]。

6. 联合化疗 Genesca A 等研究表明霍奇金病患者接受 MOPP 化疗方案[二氯甲基二乙胺（mechlorethamine）、长春碱（oncovin）/长春新碱（vincristine）、丙卡巴肼（procarbazine）和泼尼松（prednisone）] 4 年内，90% 患者出现无精子状态，并且治疗后 18 年内染色体非整倍体的发生率明显高于对照组[87]。Robbins WA 等也发现霍奇金病患者如接受 NOVP 方案[诺安托（novantrone）/米托蒽醌（mitoxantrone）、长春碱（oncovin）/长春新碱（vincristine）、长春碱（vinblastine）和泼尼松（prednisone）]，其精子染色体非整倍体的发生率会明显升高[88]。Wallace WH 等研究表明，ABVD 方案[阿霉素（adriamycin/doxorubicin）、博来霉素（bleomycin）、长春碱 vinblastine 和氮烯唑胺（dacarbazine）]对男性未成年霍奇金病患者的性腺细胞毒性较小[89]。

接受 BEP 化疗方案[博来霉素（bleomycin）、依托泊苷（etoposide）和顺铂（cisplatin）]的睾丸肿瘤患者，精子染色体也出现异常[90]。

（四）肿瘤手术的影响

一些肿瘤手术，如前列腺根治术、双侧腹膜后淋巴结清扫术和盆腔扩大手术等，可能会引起不射精或逆行射精。现在一些改良手术会减少这些并发症：改良的腹膜后淋巴结清扫术只清扫单侧肠系膜下动脉以下的淋巴结，从而避免了腰交感神经和下腹部神经节的损伤，从而使 50%～85% 的患者术后保留了正常的射精功能。

Puscheck 等在进行膀胱癌或前列腺癌根治术中保留支配阴茎海绵体的神经血管束可使 70%～80% 患者术后保留正常性功能[91]。

二、男性癌症患者生育力保护的现状

尽管肿瘤患者可以通过赠精或者赠卵达到拥有后代的目的，但大多数肿瘤患者希望拥有亲生后代[92-93]，尽管还存在一些问题困扰患者，这些问题包括出生缺陷的风险、患者自己的预后和后代未来患肿瘤的风险等。Saito Kd 等研究表明，即使冷冻的精液或胚胎等将来没有被使用，采取了生育力保护措施从心理上也有利于患者进行肿瘤治疗[94]。如果肿瘤治疗过程中出现生育力下降的情况，患者心理负担会加重，不利于肿瘤的治疗[95-97]。一些研究表明，一些患者可能会因此不选择最佳的肿瘤治疗方案。

尽管肿瘤患者重视生育力保护问题，但很多医生开始肿瘤治疗前并未向患者谈及生育力保护问题。Forman 等对一所医科大学附属医院进行的调查表明，45% 的医生未向肿瘤患者提及生育力保护问题[98]。因此应该加强这方面的培训，在患者被确诊肿瘤时，应尽快考虑生育力保护的问题，如肿瘤治疗对于生育力的影响和生育力保护方法等。

三、男癌症患者生育力保护的手段

男性癌症患者生育力保护可参考本章第二节。

（唐文豪 姜辉）

参考文献

[1] Gosden RG. Fertility preservation: definition, history, and prospect. Semin Reprod Med, 2009, 27(6):433-437.

[2] Lamar CA, DeCherney AH. Fertility preservation: state of the science and future research directions. Fertil Steril, 2009, 91(2):316-319.

[3] Stewart GJ, Tyler JP, Cunningham AL, et al. Transmission of human T-cell lymphotropic virus type III (HTLV-III) by artificial insemination by donor. Lancet, 1985, 2(8455):581-585.

[4] Pacey AA. Fertility issues in survivors from adolescent cancers. Cancer Treat Rev, 2007, 33(7):646-655.

[5] Gil-Salom M, Romero J, Rubio C, et al. Intracytoplasmic sperm injection with cryopreserved testicular spermatozoa. Mol Cell Endocrinol, 2000, 169(1-2):15-19.

[6] Hsieh Y, Tsai H, Chang C, et al. Cryopreservation of human spermatozoa within human or mouse empty zona pellucidae. Fertil Steril, 2000, 73(4):694-698.

[7] Schuster TG, Keller LM, Dunn RL, et al. Ultra-rapid freezing of very low numbers of sperm using cryoloops. Hum Reprod, 2003, 18(4):788-795.

[8] Just A, Gruber I, Wöber M, et al. Novel method for the cryopreservation of testicular sperm and ejaculated spermatozoa from patients with severe oligospermia: a pilot study. Fertil Steril, 2004, 82(2):445-447.

[9] Isachenko E, Isachenko V, Katkov II, et al. DNA integrity and motility of human spermatozoa after standard slow freezing versus cryoprotectant-free vitrification. Hum Reprod, 2004, 19(4):932-939.

[10] Isachenko V, Isachenko E, Katkov II, et al. Cryoprotectant-free cryopreservation of human spermatozoa by vitrification and freezing in vapor: effect on motility, DNA integrity, and fertilization ability. Biol Reprod, 2004, 71(4):1167-1173.

[11] Schover LR, Rybicki LA, Martin BA, et al. Having children after cancer. A pilot survey of survivors' attitudes and experiences. Cancer, 1999, 86(4):697-709.

[12] Jemal A, Murray T, Ward E, et al. Cancer statistics, 2005. CA Cancer J Clin, 2005, 55(1):10-30.

[13] Jensen JR, Morbeck DE, Coddington CC 3rd. Fertility preservation. Mayo Clin Proc, 2011, 86(1):45-49.

[14] Burns KC, Boudreau C, Panepinto JA. Attitudes regarding fertility preservation in female adolescent cancer patients. J Pediatr Hematol Oncol, 2006, 28(6):350-354.

[15] Lee SJ, Schover LR, Partridge AH, et al. American Society of Clinical Oncology recommendations on fertility preservation in cancer patients. J Clin Oncol, 2006, 24(18):2917-2931.

[16] Revel A, Revel-Vilk S. Pediatric fertility preservation: is it time to offer testicular tissue cryopreservation? Mol Cell Endocrinol, 2008, 82: 143-149.

[17] Maltaris T, Koelbl H, Seufert R, et al. Gonadal damage and options for fertility preservation in female and male cancer survivors. Asian J Androl, 2006, 8:515-533.

[18] Clarke GN, Liu DY, Baker HW. Improved sperm cryopreservation using cold cryoprotectant. Reprod Fertil Dev, 2003, 15(7-8):377-381.

[19] Oehninger S, Duru NK, Srisombut C, et al. Assessment of sperm cryodamage and strategies to improve outcome. Mol Cell Endocrinol, 2000, 169(1-2):3-10.

[20] Keel BA, Webster BW. Semen cryopreservation methodology and results. In: Barratt CLR, Cooke ID, eds. Donor insemination. Cambridge: Cambridge University Press, 1993:71-96.

[21] 伏晓敏, 庄元忠, 金爱华, 等. 人体精子冷冻前后超微结构的变化. 浙江农业大学学报, 1998, 24(1):1-4.

[22] James PS, Wolfe CA, Mackie A, et al. Lipid dynamics in the plasma membrane of fresh and cryopreserved human spermatozoa. Hum Reprod, 1999, 14(7):1827-1832.

[23] Hammadeh ME, Dehn C, Hippach M, et al. Comparison between computerized slow stage and static liquid nitrogen vapour freezing methods with respect to the deleterious effect on chromatin and morphology of spermatozoa from fertile and subfertile men. Int J Androl, 2001, 24(2): 66-72.

[24] Anger JT, Gilbert BR, Goldstein M. Cryopreservation of sperm: indications, methods and results. J Urol, 2003, 170(4 Pt 1): 1079-1084.

[25] Morris GJ, Acton E, Avery S. A novel approach to sperm cryopreservation. Hum Reprod, 1999, 14(4):1013-1021.

[26] Morris GJ. A new development in the cryopreservation of sperm. Hum Fertil, 2002, 5(1): 23-29.

[27] Meseguer M, Garrido N, Simon C, et al. Concentration of glutathione and expression of glutathione peroxidases 1 and 4 in fresh sperm provide a forecast of the outcome of cryopreservation of human spermatozoa. J Androl, 2004, 25 (5): 7732-7780.

[28] Giraud MN, Motta C, Boucher D, et al. Membrane fluidity predicts the outcome of cryopreservation of human spermatozoa. Hum Reprod, 2000, 15 (10): 2160-2164.

[29] Chung K, Irani J, Knee G, et al. Sperm cryopreservation for male patients with cancer: An epidemiological analysis at the University of Pennsylvania. Eur J Obstet Gynecol Reprod Biol, 2004, 13:7-11.

[30] Lass A, Akagbosu F, Abusheikha N, et al. A programme of semen cryopreservation for patients with malignant disease in a tertiary infertility centre: Lessons from 8 years' experience. Hum Reprod, 1998, 13:3256-3261.

[31] Rueffer U, Breuer K, Josting A, et al. Male gonadal dysfunction in patients with Hodgkin's disease prior to treatment. Ann Oncol, 2001, 12:1307-1311.

[32] Padron OF, Sharma RK, Thomas AJ Jr, et al. Effects of cancer on spermatozoa quality after cryopreservation: A 12-year experience. Fertil Steril, 1997, 67:326-331.

[33] Esteves SC, Sharma RK, Thomas AJ Jr, et al. Improvement in motion characteristics and acrosome status in cryopreserved human spermatozoa by swim up processing before freezing. Hum Reprod, 2000, 15 (10): 2173-2179.

[34] Saritha KR, Bonqso A. Comparative evaluati on of fresh and washed human sperm cryopreserved in vapor and liquid phases of liquid nitrogen. J Androl, 2001, 22 (5): 857-862.

[35] Sakkas D, Manicardi GC, Tomlinson M, et al. The use of two density gradient centrifugation techniques and the swim up method to separate s permat ozoa with chromatin and nuclear DNA anomalies. Hum Reprod, 2000, 15 (5): 1112-1116.

[36] Gilling-Smith C, Nicopoullos JD, Semprini AE, et al. HIV and reproductive care-a review of current practice. BJOG, 2006, 113(8):869-878.

[37] Savasi V, Ferrazzi E, Lanzani C, et al. Safety of sperm washing and ART outcome in 741 HIV-

1-serodiscordant couples. Hum Reprod, 2007, 22(3):772-777.

[38] Royere D, Barthelemy C, Hamamah S, et al. Cryopreservation of spermatozoa: a 1996 review. Hum Reprod Update, 1996, 2(6) : 553-559.

[39] 陈洋. 镜子冻融技术及其研究进展. 中华男科学杂志, 2007, 13(8):734-738.

[40] Rowe PJ, Comhaire FH., Hargreave TB, et al. WHO manual for the standardized investigation, diagnosis and management of the infertile male. Geneva: World Health Organization, 2000.

[41] Woods EJ, Benson JD, Agca Y, et al. Fundamental cryobiology of reproductive cells and tissues. Cryobiology, 2004, 48 (2):146-156.

[42] Schuster TG, Keller LM, Dunn RL, et al. Ultra-rapid freezing of very low numbers of sperm using cryoloops. Hum Reprod, 2003, 18 (4):788-795.

[43] Evenson DP, Larson KL, Jost LK. Sperm chromatin structure assay: its clinical use for detecting sperm DNA fragmentation in male infertility and comparisons with other techniques. J Androl, 2002, 23(1):25-43.

[44] Gandini L, Lombardo F, Lenzi A, et al. Cryopreservation and sperm DNA integrity. Cell Tissue Bank, 2006, 7(2): 91-98.

[45] 王新果, 韩艳荣, 唐文豪, 等. 逆行射精致男性不育诊治的临床研究. 中国性科学, 2012, 21(10):27-31.

[46] 唐文豪, 姜辉, 马潞林, 等. 非梗阻性无精子症患者睾丸体积、生殖激素水平与睾丸穿刺取精结果的相关性研究. 中华男科学杂志, 2012, 18(1):48-51.

[47] Dohle GR, Diemer T, Giwercman A, et al. Guidelines on male infertility. Arnhem:European Association of Urology, 2010.

[48] Schlegel PN. Nonobstructive azoospermia: a revolutionary surgical approach and results. Semin Reprod Med, 2009, 27(2):165-170.

[49] Friedler S, Raziel A, Strassburger D, et al. Factors influencing the outcome of ICSI in patients with obstructive and non obstructive azoospermia: a comparative study. Hum Reprod, 2002, 17(12):3114-3121.

[50] Oates RD, Mulhall J, Burgess C, et al. Fertilization and pregnancy using intentionally cryopreserved testicular tissue as the sperm source for intracytoplasmic sperm injection in 10 men with non-obstructive azoospermia. Hum Reprod, 1997, 12(4): 734-739.

[51] Salzbrunn A, Benson DM, Holstein AF, et al. A new concept for the extraction of testicular spermatozoa as a tool for assisted fertilization (ICSI). Hum Reprod, 1996, 11(4): 752-755.

[52] Thomson AB, Anderson RA, Irvine DS, et al. Investigation of suppression of the hypothalamic-pituitary-gonadal axis to restore spermatogenesis in azoospermic men treated for childhood cancer. Hum Reprod, 2002, 17:1715-1723.

[53] Brennemann W, Brensing KA, Leipner N, et al. Attempted protection of spermatogenesis from irradiation in patients with seminoma by D-Tryptophan-6 luteinizing hormone releasing hormone. Clin Investig, 1994, 72:838-842.

[54] Kreuser ED, Hetzel WD, Hautmann R, et al. Reproductive toxicity with and without LHRHA administration during adjuvant chemotherapy in patients with germ cell tumors. Horm Metab Res, 1990, 22:494-498.

[55] Masala A, Faedda R, Alagna S, et al. Use of testosterone to prevent cyclophosphamide-induced azoospermia. Ann Intern Med, 1997, 126:292-295.

[56] NaganoM, Patrizio P, Brinster RL. Long-term survival of human spermatogonial stem cells in mouse testes. Fertil Steril, 2002, 78:1225-1233.

[57] Schlatt S, Honaramooz A, Ehmcke J, et al. Limited survival of adult human testicular tissue as ectopic xenograft. Hum Reprod, 2006, 21(2):384-389.

[58] Agarwal A, Said TM. Implications of systemic malignancies on human fertility. Reprod Biomed Online, 2004, 9(6):673-679.

[59] Meirow D, Schenker JG. Cancer and male infertility. Hum Reprod, 1995, 10: 2017-2022.

[60] Petersen PM, Skakkebaek NE, Vistisen K, et al. Semen quality and reproductive hormones before orchiectomy in men with testicular cancer. J Clin Oncol, 1999, 17(3):941-947.

[61] Agarwal A, Allamaneni SS. Disruption of spermatogenesis by the cancer disease process. J Nat Cancer Inst Monog, 2005, 34: 9-12.

[62] Chapman RM, Sutcliffe SB, Malpas JS. Male gonadal dysfunction in Hodgkin's disease. a prospective study. JAMA, 1981, 245: 1323-1328.

[63] Viviani S, Ragni G, Santoro A, et al. Testicular dysfunction in Hodgkin's disease before and after treatment. Eur J Cancer, 1991, 27: 1389-1392.

[64] Barr RD, Clark DA, Booth JD. Dyspermia in men with localized Hodgkin's disease. a potentially reversible, immune-mediated disorder. Med Hypotheses, 1993, 40: 165-168.

[65] Hallak J, Sharma RK, Thomas AJ Jr, et al. Why cancer patients request disposal of cryopreserved semen specimens posttherapy: a retrospective study. Fertil Steril, 1998, 69: 889-893.

[66] Wallace WH, Shalet SM, Crowne EC, et al. Ovarian failure following abdominal irradiation in childhood: natural history and prognosis. Clin Oncol (R Coll Radiol), 1989, 1: 75-79.

[67] Shalet SM, Didi M, Ogilvy-Stuart AL, et al. Growth and endocrine function after bone marrow transplantation. Clin Endocrinol(Oxf), 1995, 42: 333-339.

[68] Centola GM, Keller JW, Henzler M, et al. Effect of low-dose testicular irradiation on sperm count and fertility in patients with testicular seminoma. J Androl, 1994,15: 608-613.

[69] Gordon W Jr, Siegmund K, Stanisic TH, et al. A study of reproductive function in patients with seminoma treated with radiotherapy and orchidectomy (SWOG-

8711). Southwest Oncology Group. Int J Radiat Oncol Biol Phys, 1997, 38: 83–94.

[70] Howell SJ, Shalet SM. Spermatogenesis after cancer treatment: damage and recovery. J Natl Cancer Inst Monogr, 2005, 34:12–17.

[71] Martin RH, Hildebrand K, Yamamoto J, et al. An increased frequency of human sperm chromosomal abnormalities after radiotherapy. Mutat Res, 1986, 174: 219–225.

[72] Fattibene P, Mazzei F, Nuccetelli C, et al. Prenatal exposure to ionizing radiation: sources, effects and regulatory aspects. Acta Paediatr, 1999, 88: 693–702.

[73] Arnon J, Meirow D, Lewis–Roness H, et al. Genetic and teratogenic effects of cancer treatments on gametes and embryos. Hum Reprod Update, 2001, 7: 394–403.

[74] Brougham MF, Kelnar CJ, Sharpe RM, et al. Male fertility following childhood cancer: current concepts and future therapies. Asian J Androl, 2003, 5: 325–337.

[75] Thomson AB, Campbell AJ, Irvine DC, et al. Semen quality and spermatozoal DNA integrity in survivors of childhood cancer: a case–control study. Lancet, 2002, 360: 361–367.

[76] Chatterjee R, Haines GA, Perera DM, et al. Testicular and sperm DNA damage after treatment with fludarabine for chronic lymphocytic leukaemia. Hum Reprod, 2000, 15: 762–766.

[77] Li FP, Fine W, Jaffe N, et al. Offspring of patients treated for cancer in childhood. J Natl Cancer Inst, 1979, 62: 1193–1197.

[78] Hawkins MM, Smith RA, Curtice LJ. Childhood cancer survivors and their offspring studied through a postal survey of general practitioners: preliminary results. J R Coll Gen Pract, 1988, 38: 102–105.

[79] Byrne J, Mulvihill JJ, Myers MH, et al. Effects of treatment on fertility in long–term survivors of childhood or adolescent cancer. N Engl J Med, 1987, 317: 1315–1321.

[80] Buchanan JD, Fairley KF, Barrie JU. Return of spermatogenesis after stopping cyclophosphamide therapy. Lancet, 1975, 2: 156–157.

[81] Witt KL, Bishop JB. Mutagenicity of anticancer drugs in mammalian germ cells. Mutat Res, 1996, 355: 209–234.

[82] Choudhury RC, Jagdale MB, Misra S. Potential transmission of the cytogenetic effects of cisplatin in the male germline cells of Swiss mice. J Chemother, 2000, 12: 352–359.

[83] Sjoblom T, Parvinen M, Lahdetie J. Stage–specific DNA synthesis of rat spermatogenesis as an indicator of genotoxic effects of vinblastine, mitomycin C and ionizing radiation on rat spermatogonia and spermatocytes. Mutat Res, 1995, 331: 181–190.

[84] Meirow D. Reproduction post–chemotherapy in young cancer patients. Mol Cell Endocrinol, 2000, 169: 123–131.

[85] Liang JC, Sherron DA, Johnston D. Lack of correlation between mutagen–induced chromosomal univalency and aneuploidy in mouse spermatocytes. Mutat Res, 1986, 163: 285–297.

[86] van Buul PP, Goudzwaard JH. Bleomycin–induced structural chromosomal aberrations in spermatogonia and bone–marrow cells of mice. Mutat Res, 1980, 69: 319–324.

[87] Genesca A, Caballin MR, Miro R, et al. Human sperm chromosomes. long–term effect of cancer treatment. Cancer Genet Cytogenet, 1990, 46: 251–260.

[88] Robbins WA, Meistrich ML, Moore D, et al. Chemotherapy induces transient sex chromosomal and autosomal aneuploidy in human sperm. Nat Genet, 1997, 16: 74–78.

[89] Wallace WH, Thomson AB. Preservation of fertility in children treated for cancer. Arch Dis Child, 2003, 88: 493–496.

[90] Martin RH, Ernst S, Rademaker A, et al. Analysis of sperm chromosome complements before, during, and after chemotherapy. Cancer Genet Cytogenet, 1999, 108:133–136.

[91] Puscheck E, Philip PA, Jeyendran RS. Male fertility preservation and cancer treatment. Cancer Treat Rev, 2004, 30: 173–180.

[92] Fossa SD, Aass N, Molne K. Is routine pretreatment cryopreservation of semen worthwhile in the management of patients with testicular cancer? Br J Urol, 1989, 64:524–529.

[93] Schover LR, Brey K, Lichtin A, et al. Knowledge and experience regarding cancer, infertility and sperm banking in younger male survivors. J Clin Oncol, 2002, 20:1880–1889.

[94] Saito K, Suzuki K, Iwasaki A, et al. Sperm cryopreservation before cancer chemotherapy helps in the emotional battle against cancer. Cancer, 2005, 104:521–524.

[95] Carter J, Rowland K, Chi D, et al. Gynecologic cancer treatment and the impact of cancer–related infertility. Gynecol Oncol, 2005, 97:90–95.

[96] Hartmann JT, Albrecht C, Schmoll HJ, et al. Long–term effects on sexual function and fertility after treatment of testicular cancer. Br J Cancer, 1999, 80:801–807.

[97] Partridge AH, Gelber S, Peppercorn J, et al. Web–based survey of fertility issues in young women with breast cancer. J Clin Oncol, 2004, 22:4174–4183.

[98] Forman EJ, Anders CK, Behera MA. Pilot survey of oncologists regarding treatment–related infertility and fertility preservation in female cancer patients. J Reprod Med, 2009, 54(4):203–207.

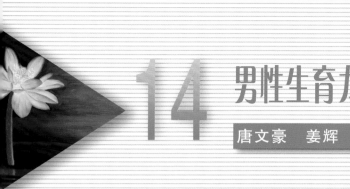

14 男性生育力保存

唐文豪　姜辉　张浩琳　李明　张炎　洪锴

第1节　睾丸及附睾组织冷冻保存与复苏

一、睾丸组织冷冻保存技术产生的背景

随着辅助生殖技术的不断发展，不育症患者有越来越多的机会解决生育问题，即使无精子症患者（占男性不育症的 10%~20%）也有可能通过辅助生育技术获得亲生后代。无精子症患者中 40% 是梗阻性无精子症（obstructive azoospermia，OA），60% 是非梗阻性无精子症（nonobstructive azoospermia，NOA）。OA 患者几乎 100% 可以通过睾丸穿刺取精（testicular sperm aspiration，TESA 或 testicular sperm extraction，TESE）获取精子，而 NOA 中只有 60% 患者可以通过 TESA 获得精子[1]，从而可以利用卵胞浆内单精子显微注射技术（intracytoplasmic sperm injection，ICSI）技术达到生育目的。

一旦进入试管婴儿取卵日，会有约 30% 的 NOA 患者 TESA 时不能获取精子，此时女方配偶已经使用了昂贵的促排卵药物，并且可能接受了取卵手术，从而面临不得不冻卵的不利境地。如果睾丸获取精子不能进行冷冻保存，若 ICSI 又失败，则每个 ICSI 周期 NOA 患者都不得不接受 TESA，男性睾丸组织不能再生，反复多次 TESA 以及手术引起局部出血等会加重 NOA 患者睾丸病变，从而使 NOA 患者睾丸生精功能和雄激素合成功能受损，因此生殖医学快速进步需要发展睾丸组织冷冻保存技术。

此外，肿瘤患者发病出现年轻化特点。资料表明，未成年人患恶性肿瘤的比例约 1/650，60% 以上的未成年通过放疗或化疗治愈，但放化疗可能会导致未成年人丧失生育能力，因此未成年男性在进行肿瘤治疗前也应进行生育力保存，但大多数未成年男性不能手淫取精或者生精过程还未启动，从而也需要发展睾丸组织冷冻技术[2-3]。

精液中精子冷冻保护技术的发展早于睾丸精子冷冻保护技术。最早的文献提示 200 多年前人类就利用雪成功地冷冻和复苏精子，但直到 20 世纪 50 年代人们才偶然发现甘油是良好的冷冻保护剂，随后成功地使用甘油冷冻动物精子并诞生了一头小牛，从此人类精子冷冻保存技术逐渐成熟，走向临床应用，并于 1953 年诞生第一批供人工授精婴儿。

精液中精子冷冻保护技术的成熟，促使人们进行睾丸精子保护技术的研究。1995 年，Craft I 等首次经皮穿刺获取睾丸精子进行冷冻保存，并且复苏后获得活动精子（图 14-1）。随后 Romero J 等尝试冷冻精子进行 ICSI 获得成功授精，但没有获得临床妊娠。经过前人大量的研究，Oates RD 等首先成功将睾丸精子冷冻保存技术应用于 NOA 患者，他们对 10 例 NOA 患者进行睾丸精子冷冻保存技术，解冻后进行 ICSI（图 14-2），

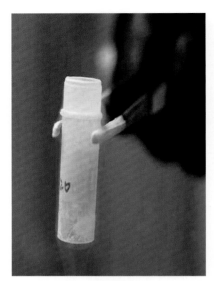

图 14-1　冻存的精子

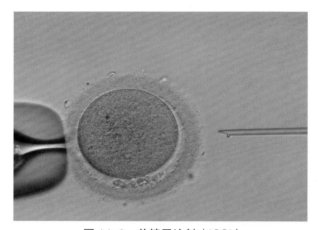

图 14-2　单精子注射（ICSI）

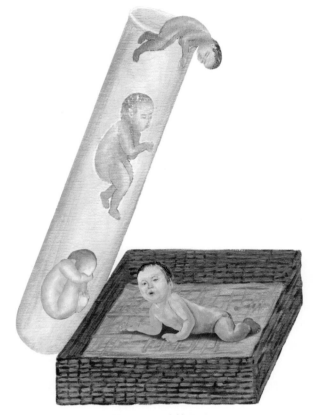

图 14-3　试管婴儿

共进行了 19 个周期，临床受精率达到了 48%，并且 2 名 NOA 患者配偶获得临床妊娠，他们的结果表明利用冷冻睾丸获取精子的受精率与新鲜睾丸获取精子相似，从此睾丸精子冷冻保存技术逐渐进入临床应用阶段（图 14-3）。

二、睾丸组织冷冻技术

（一）冷冻技术的原理

1953 年，Bunge 和 Sherman 首次完成精子的冷冻保存。但冷冻会损伤精子的结构和功能，损伤精子质膜、线粒体和精子 DNA 的完整性，使复苏后的精子运动能力下降，受孕率降低[4]。研究表明，冻融后只有 50% 的精子能存活。冷冻损伤的超微结构表现为冻融后精子顶体肿胀、内膜和外膜分离、外膜波浪状改变、精子核局部凹陷和线粒体基质密度降低、精子顶体区和顶体后区细胞膜流动性明显下降、精子染色体浓缩等[5]。

精子冷冻过程中的损伤主要是由于冷冻过程中出现相变现象。相变是指化合物从一种相态转变成另一种相态，在临界点附近，温度的微小变化就会导致相变突然产生（如在 0℃时，水从液态转换成固态的冰）。Sawada 最早证明相变会导致精子质膜受损，甚至引起精子死亡。在冷冻过程中，冷却速度缓慢会导致细胞外冰晶形成，细胞外渗透压升高，这种相变使细胞脱水，从而造成细胞内高渗环境损伤细胞，严重时会导致细胞死亡；相反，冷却速度过快会导致细胞内冰晶的形成，也会损伤细胞，严重也会导致细胞死亡的。提高冻融后精子的存活率主要取决于能否将精子细胞内冰晶形成最小化，通过应用合适的冷冻保护剂和采取适宜的降温速度，可以达到这一目的。-135℃是玻璃化转变的温度,如果停留于此温度段时间太长,尤其是复温过程中,则可能使冰晶再次出现,从而损伤精子。

通过调整冷冻速度和精子所处的介质可以降低相变所带来的损伤。酵母中的实验表明,将冷冻速度提高到可防止细胞外冰晶的形成可增加细胞的存活率,而又同时避免细胞内冰晶形成损伤细胞。研究提示,人类精子最佳的冷却速度为:先逐步以-10℃/分钟降至-80℃,然后在此温度保持 20min,接着永久储存在-196℃液氮中[6]。最近的研究表明,传统的线性降温方法对于一般细胞效果良好,但精子是一种高度分化的细胞,利用计算机控制的降温仪进行非线性降温可能冷冻保存效果更好[7]。

但组织冷冻时,水需要跨过多层组织才能到达外界基质,从而形成化学梯度或热力学梯度;同时,睾丸组织具有复杂的区化作用,这使得睾丸组织的冷冻难度更大[8]。

(二)冷冻前的处理

冷冻分为睾丸组织冷冻和处理后的睾丸细胞悬液冷冻。

如直接冷冻睾丸组织,则直径 0.5～1.0mm 的睾丸组织抗冷冻损伤能力较强[9]。

如冷冻睾丸细胞悬液,则需要进行冷冻前的处理,处理方法有酶学方法和机械方法。酶学方法,可将睾丸组织与胶原酶(如每毫升培养液含 0.8mg 的 1A 型溶组织梭菌,或者Ⅳ型胶原酶、胰蛋白酶和胰蛋白酶抑制剂)在 37℃水浴箱内孵育 1.5～2h,同时涡旋振荡(每次 30min);然后 100g 离心 10min 后检查精子沉淀团;也可将睾丸组织先放入含胶原酶、透明质酸酶、胰蛋白酶和 DNase I 的 PBS 溶液中,使其充分解离,然而酶学方法会对正常精子造成损伤[10]。机械方法,可以用玻璃盖片将睾丸组织在培养液里压碎,直到产生离散的组织匀浆;或者把细注射针头(如一次性结核菌素注射器所附带的)折弯成平行于培养皿底部的样子,从精曲小管剥离细胞,机械方法产生的剪切力一样也会损伤精子的。如果需要筛选有活力的精子,则可采用加入己酮可可碱、机械刺激、激光触诊技术或改良低渗膨胀(modified hypo-osmotic swelling,MHOS)试验等方法[11]。

冷冻睾丸组织和冷冻处理后的睾丸细胞悬液各有优缺点。冷冻睾丸组织所需组织较少,且没有酶学方法或机械方法带来的损伤,但如睾丸组织内含有受损细胞或肿瘤细胞,则可能影响生殖细胞存活率或植入肿瘤细胞;冷冻处理后的睾丸细胞悬液可以通过实验室技术去除受损细胞或肿瘤细胞,提高生殖细胞存活率或避免植入肿瘤细胞,但所需睾丸组织较多,且有酶学方法或机械方法带来的损伤[12-13]。

(三)冷冻保护剂

常规的精液冷冻保护剂主要分为两类:①渗透型冷冻保护剂,如二甲基亚砜、丙二醇和甘油等;②非渗透型冷冻保护剂,如蔗糖、棉子糖和甘氨酸等。一般而言,小分子冷冻保护剂应用更广,甘油就是一种小分子冷冻保护剂,在 0℃以下甘油会形成玻璃状态而产生冰晶,可降低水的冰点,甘油可以单独作为冷冻保护剂,其使用的浓度范围为 5%～10%,虽然有研究表明更高的浓度(12%～16%)可使精子冻融后活力更好,但 7.5% 是公认的最佳浓度。

睾丸组织冷冻保护剂也分为非渗透型冷冻保护剂和渗透型冷冻保护剂。最常用的非渗透型冷冻保护剂是蔗糖。常用的渗透型冷冻保护剂有二甲亚砜(dimethyl sulfoxide,DMSO)、甘油、乙二醇和 1,2-丙二醇。DMSO 分子量小,组织穿透性较强,对睾丸组织等固体组织和细胞悬液的保护作用都较强,甘油也广泛应用于睾丸细胞悬液冷冻,乙二醇可快速进入细胞内置换细胞内水分而减少渗透应激,1,2-丙二醇渗透性强且毒性较 DMSO 低[13-15]。Keros V 等比较了 DMSO、甘油和 1,2-丙二醇对睾丸组织的冷冻保存效果,结果显示 DMSO 保护效果最好,1,2-丙二醇效果不理想,甘油保护效果最差,甘油组生精小管基底膜以及和细胞间连接等受损严重,大多数精原细胞从基底膜脱落。唐立新等的研究也表明 DMSO 的冷冻保护效果最好,DMSO 作为冷冻保护剂的大鼠睾丸曲细精管和细胞器损伤程度较轻,细胞器虽然有空泡变,但与未经冷冻的正常对照区别不大;丙二醇组细胞核及染色质的损伤也较重;甘油组睾丸组织冻存效果不佳,电镜观察发现大鼠睾丸精原细胞膜和间质细胞膜都明显肿胀，甚至空泡化，这可能是因为组织里含有各种不同类型的细胞，各种细胞所需的保护剂不同，但冷冻保护剂必须渗透到组织才能起到保护作用，甘油渗透力小，所以对组织的冷冻效果不佳[16]。冷冻保护剂的浓度也会影响冷冻保护效果，DMSO 的最佳浓度为 10%。非渗透性冷冻保护剂和渗透性冷冻保护剂联合应用可提高冷冻保护效果[17]。

（四）睾丸组织冷冻过程

有研究表明，在睾丸组织冷冻保存过程中，冷冻速度比冷冻保护剂所起的作用更大[18]。关于是否应用程序冷冻仪，Keros V 等的研究表明使用程序冷冻仪效果更好，其具体方法为：冷平衡到 4℃，然后以 −1℃/min 的速度降至 0℃，平衡保持 5min，继续以 −0.5℃/min 的速度降至 −8℃平衡 15min，接着以 −0.5℃/min 的速度降至 −40℃，保持 10min，接着以 −7℃/min 的速度降至 −80℃，最后迅速浸入液氮中，复苏时多采取 37℃水浴（图 14-4）；但 Jahnukainen K 等认为直接冷冻即可，程序冷冻仪的作用不大[14, 19]。

冷冻时间长短对于睾丸组织冷冻保存效果影响不大[9]。

睾丸组织冷冻的困难还在于 NOA 患者睾丸组织内精子数目很少，常常只有几十个或几百个精子适宜冷冻。研发表明，冻融后又要损失 50% 以上的精子，因此需要研发一些针对少量精子甚至是单位数目精子的冷冻保存技术，如玻璃化冷冻、冷冻环法和透明带法等。玻璃化是指溶液在降温过程中直接成为玻璃态，玻璃态是一种非晶态的状态，其分子间的关系和液态相似，因此可避免冰晶对于精子的损伤，主要有两种措施可以达到玻璃化状态，可以通过提高精子细胞内渗透型冷冻保护剂的浓度，但必须找到合适的

冷冻保护剂，既易达到玻璃化状态，又对精子毒性低[18]；还可以采取措施提高冷却速率，如使用冷冻环进行超快速冷冻，将精子直接放入液氮（降温速度为 7.2 ~ 105℃/min）或液氮蒸气中（降温速度约 160 ~ 250℃/min），此时可实现玻璃化且不需冷冻保护剂[20-22]。冷冻环法，可以达到玻璃化状态，并且对于少量精子、几个精子，甚至一个精子进行冷冻保存[23-24]。透明带法是先采用显微操作技术移除鼠卵中的卵浆及极体，从而获得空透明带，然后每个透明带注入 5 ~ 10 个精子进行冷冻，利用透明带冷冻保存的精子复温后回收的有活力的精子可多于 50%。研究表明即使有的精子冻融后失去运动能力，但仍可以应用。此外，还有微滴法和利用某些藻类作为包装介质等[25]。

（五）睾丸组织复苏过程

精子复苏的基本原则是快冻快复，慢冻慢复。冷冻时，快速降温会使精子内产生小冰晶，精子复苏时，如果复温缓慢，小冰晶将融合成大冰晶，从而加重对精子的损伤；冷冻时，慢速降温会使精子细胞充分脱水，精子复苏时，如果复温速度过快则使精子外融化的水分来不及回渗，精子细胞内溶质过多产生化学损伤。

常用的复苏方法为水浴复温和室温复温。水浴复温适用于快冻法，于 37℃水浴中复温；室温复温适用于慢冻法，将标本取出后置于 22℃室温环境中。

影响睾丸组织复苏过程的主要因素有再次形成冰晶和渗透性休克。

（六）睾丸组织冻融效果的评估

睾丸组织冷冻除了要保持生精细胞的活性，还要保持支持细胞和间质细胞的活性，支持细胞

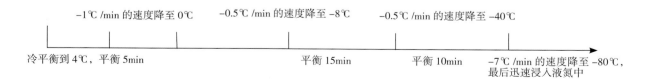

图 14-4　程序冷冻仪流程

是曲细精管内唯一的体细胞，具有分泌多种生物活性物质的作用，并参与生精微环境的构建，间质细胞的主要功能是分泌睾酮。

睾丸组织冻融结果评估指标主要从形态学（光镜下和电镜下的超微结构）、免疫组化和激素水平等方面，具体为：以精原细胞从基底膜、支持细胞和精母细胞脱离的百分比作为评价曲细精管损伤的指标；抑制素 B 作为评估支持细胞功能损伤的指标，睾酮水平作为评估间质细胞功能损伤的指标；以 MAGE-A4、波形蛋白染色和抗CD34 等来评估精原细胞、支持细胞和基质冷冻损伤程度的指标 [9, 13, 26]。

（七）睾丸组织解冻后生殖细胞的提取和培养

如果冷冻保存前睾丸组织有成熟精子，则可结合 ICSI 技术达到生育的目的。Meseguer M 等报道了 10 多例化疗后无精症患者通过 TESA 获取精子结合 ICSI 技术获得亲生后代 [27]。研究表明，与新鲜睾丸组织相比，睾丸组织冷冻不会对 ICSI 结局产生不利影响，但部分研究表明睾丸组织冻融后提取睾丸精子比先提取睾丸精子再进行冷冻行 ICSI 效果好 [28]。

未成年男性睾丸组织冷冻前如果没有成熟精子，则需要经过培养并在体外完成精子形成过程，该技术尚处于研究中。现有研究表明，这一过程需要在 FSH 和睾酮存在且有支持细胞促进下完成。FSH 对精子形成早期精原细胞增殖和减数分裂等非常重要；睾酮可能通过防止支持细胞凋亡从而增强 FSH 的作用；支持细胞对于精子细胞成熟也是必需的 [29-30]。

（唐文豪　姜辉　张浩琳）

第2节　精子冻存与复苏

精子的冻存（sperm cryopreservation）是指在超低温下（液氮中：-196℃）长时间稳定维持精子细胞的活性的冷冻保存方法。精液冷冻已有 200 多年的历史，直到上个世纪 50 年代，一个偶然机会发现甘油可以作为精子冷冻保护剂，并且最早使用在畜牧业，成功出生一例小牛后，才开始实际用于人类辅助生殖技术。Shermen 用甘油作为冷冻保护剂冷冻精子，解冻后通过人工授精诞生了健康的婴儿，精子冻存技术开始应用于辅助生殖治疗。目前，通过 Le Lannou 等许多低温生物学家的努力，精子冷冻技术已是一项成熟、稳定、安全的辅助生殖技术。近年来，精子冷冻技术也运用于男性生育力保存 [31]。

一、冷冻保护剂

除了甘油冷冻保护剂，其他大量的化学试剂也发现同样具有冷冻保护属性，其中一类是具有低分子量和高通透性的化学物质，属于渗透型的冷冻保护剂，如二甲基亚砜、丙二醇、甘油等，它们可以通过细胞膜进入到细胞质内，维持细胞内外的渗透压，增加细胞质的黏度。同时，还可以降低细胞内大冰晶的形成。另一类是非渗透型的冷冻保护剂，如蔗糖、棉子糖和甘氨酸等，这一类主要是一些大分子化学物质，它们不能穿过细胞膜，在冷冻过程中，在细胞外与水分子结合提高细胞外介质黏度从而提高细胞外介质的渗透压，促使细胞内的水分外流以减少胚胎内或细胞内水分及大冰晶的形成。同时，非渗透性保护剂使胞外介质黏度增大，在胚胎解冻过程中也阻止了水分快速大量渗入细胞内的可能，避免胚胎因过度膨胀而导致损伤和死亡。

尽管现有证据表明人类精子的最佳冷冻保护剂是乙二醇，但大多数物种的精子冷冻保护剂仍采用甘油 [32]。尽管我们知道甘油有一定的毒性，但用任何冷冻保护剂前都需评估其成分变化和对受精及胚胎的影响，出于安全的考虑，许多生殖医学实验室仍继续使用甘油作为冷冻保护剂。若只使用甘油作为冷冻保护剂且不添加别的成分，公认的最佳浓度为 7.5%，但有一项研究认为更高的浓度（12%~16%）可能获得更好活力的解冻精子。为了获得更好的精子冷冻解冻效果，低温生物学家开始研究更复杂的冷冻保护剂。复杂的冷冻保护剂主要是添加一些非渗透性物质，例如甘氨酸、两性离子、柠檬酸和蛋黄等，其中最早为人所认识的人类精子冷冻剂是甘油 - 蛋黄 - 柠檬酸冷冻剂（GEYC）。科学家们通过动物精子冷冻实验，研究出另外两种更复杂的包含缓冲剂的冷冻保护剂。第一种是包含有机缓冲剂，命名为人类精子保护剂（HSPM），它含有甘油（5%~7.5% v/v）、蔗糖、葡萄糖、甘氨酸、人血白蛋白和 HEPES。第二种冷冻保护剂是一种两性离子缓冲液体系，称为 TESTCY。这种缓冲溶液包含 TES［N-3-（羟甲基）甲基 -2- 氨基乙磺酸］、TRIS［3-（羟甲基）- 氨基甲烷］、柠檬酸钠和蛋黄，不包含甘油。有试验证明这种保护剂优于单独含有甘油的冷冻保护剂。目前销售的 TESTCY 冷冻保护剂包含 12% 的甘油，可以获得满意的精子解冻存活率。总之，这三种复杂的冷冻保护剂（GEYC、HSPM，TESTCY）的冷冻解冻效果还是略好于单纯使用甘油作为冷冻保护剂。目前对这三种主要冷冻保护剂以及他们的衍生产品对于精子解冻活力恢复作用的研究结果并不明确，其效果相当。目前，HSPM 和 TESTCY 都有可购买的商品化产品。

精液与冷冻保护剂混合后应立即包装进行冷冻。有证据表明，为了得到理想的冷冻效果，对于慢速冷冻方法，人类精子在冷冻前与冷冻保护剂混合的时间应为 10 分钟左右，不应超过 10 分钟。

二、精子的冷冻包装

关于人类精子的冷冻包装，临床运用上经历了多种方式：①小玻璃管（安瓿瓶）。由于它比较容易爆裂，多年前已逐渐被淘汰。② 1.0ml 注射器。由于注射器不能保证无菌和安全密封，现在基本上已经不再使用了（使用注射器的优势是便于人工授精的操作）。③螺旋口塑料冷冻管[15]。大多数使用 NUNC 公司的产品，管身用聚丙烯材料，管帽用聚丙烯或聚乙烯材料。④塑料麦管[5]（Cassou 公司或法国 IMV 公司）。选用聚氯乙烯（PVC）或聚对苯二甲酸乙二醇酯 -21,42- 环己烷二甲醇酯（PETG）为材料制作而成。由于 PVC 在紫外照射灭菌时会引起塑料的老化，因此在 1998 年后已停止使用。现在大多数人使用德国 Minitub 公司和 Tiefenbach 公司的塑料麦管产品。⑤离子键树脂麦管（0.3~0.5m CBS 高安全麦管），由法国公司制造。

不同包装各有优缺点，目前世界上最主要使用两种储存方式：冷冻管和麦管[33]（图 14-5）。在欧洲，大多数生殖医学中心主要使用的是麦管；而在美国，以使用塑料冻存管为主；目前国内主要使用塑料冻存管来保存精子。相对于麦管而言，使用塑料冻存管的优势是：使用方便，冷冻容量大。但冷冻管的螺帽不能保证其密闭性，常常漏入液氮，因此可能存在交叉污染的风险。而且解冻时还存在冷冻管破裂的风险。制造商建议使用双层包装，但在实际应用中，双层包装可能会影响到精液的冷冻效果。另一种选择是存储在液氮蒸气上，以避免少量物质泄漏而导致的污染的发生。麦管冻存需要使用真空泵和灌装喷嘴等特殊装置，无菌吸取精液与冷冻保护剂的混合物（国内冷冻胚胎时常使用自制 1ml 无菌注射器吸胚枪，这种方法在精液冷冻上是不可采用的），而且还需要麦管两端封闭。值得注意一个研究是，Letur-Konirsch 小组对分别用 PVC、PETG 和 IR 这 3 种材料制成的麦管进行测试[34]，采用 PCR 检测 HIV 扩散情况，结果发现，只有离子键树脂制麦管是安全的，而使用 PVC 和 PETG 材料的麦管不能防止交叉污染的发生。

三、精子冷冻方法

精子冷冻方法目前可分为慢速冷冻和玻璃化冷冻两种。大多数精子（包括常规精子、少弱精子、重度少弱精子、睾丸附睾精子）可以使用慢速冷冻方法。对于重度少弱精子，睾丸附睾精子可先进行离心收集后进行冷冻。玻璃化复苏效果比慢速冷冻效果更理想，但由于其每次冷冻容量较小，常使用在重度少弱精子和睾丸附睾精子。

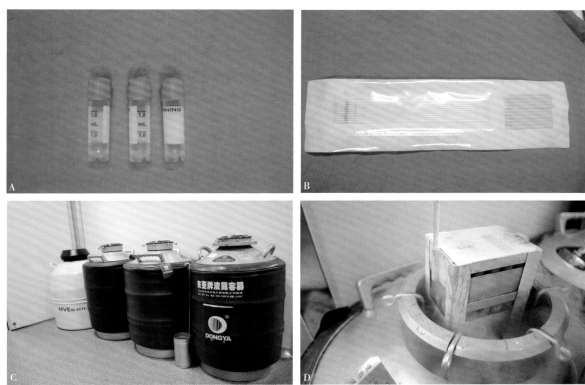

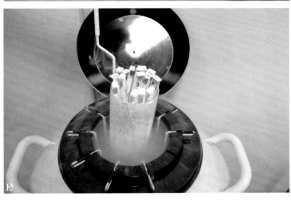

图 14-5 精子冻存储存方式
A. 冷冻管；B. 麦管；C. 液氮罐（精子冻存）；D. 冻存管取出；E. 麦管取出

（一）慢速冷冻

许多实验室采取的慢速冷冻方法，是在液氮蒸气上悬挂冷冻管，经过一定的冷冻时间，然后放入液氮中进行长期保存。另一种稍微改进的方法是，先将冷冻管放在 4℃一定时间，再放入 -20℃更短的时间，然后悬挂在液氮蒸气上，最后放入液氮中。此方法不需要专门的设备，并可以获得令人满意的冷冻复苏率。但这个方法问题在于由同一份精液所分装的几份样品的样品内和样品间的降温速度不同，而且冷冻条件很难完

全复制[18]。有些研究认为更复杂的计算机控制的程序降温仪允许在一个冷冻曲线中有几个不同的降温速度，且可以保持温度不变进行人工植冰，是一种更为稳定的冷冻精子的方法。同时，更加深入的研究表明，精子是高度分化的细胞，传统线性冷冻细胞的方法需要改进并设计更加符合的精子冷冻的降温曲线。

慢速冷冻解冻时最简单方法是从液氮中取出放在室温下复温，也有建议从液氮取出在室温放置 2 分钟，然后放入 37℃温箱中复温，不管哪种方法，立即处理解冻后精子可能是对于后续的

患者的治疗更为关键。

（二）玻璃化冷冻

最近研究表明玻璃化冷冻技术在精子冷冻方面也获得很好的冷冻解冻效果。玻璃化冷冻使精子与液氮直接接触，显著缩短了降温时间，避免了降温过程中冰晶的形成，因此有效地保护了细胞免受冰晶的损伤。常规做法是使用巴斯德管把精液样本滴到预冷的 5mm 铜环上，直接放入液氮。在解冻时，将铜环直接置于 37℃的环境中快速解冻，再进行后续的处理和评估。目前，在玻璃化冷冻的基础上，又研发出了不添加冷冻保护剂的新的精子冷冻保存方法 [35-37]。精液样本需要经过上游法分选后，再进行玻璃化冷冻。研究显示，无冷冻保护剂的精子复苏后，在活力、质膜和顶体的完整性方面显著高于常规慢速冷冻精子。这种方法的另一个优势是，复苏后的精子可以直接用于常规 IVF 和 ICSI 操作，而不需要经过别的操作。目前已有报道有经过无冷冻保护剂的玻璃化冷冻方法并复苏后的精子，进宫腔人工授精（IUI）和 ICSI 活产的婴儿的记录。

四、精子解冻后的损伤和评估

利用光学显微镜对冷冻复苏解冻后的精子形态的观察显示，精子的头部、顶体和中段形态没有显著的改变，但尾部形态异常的精子的数量显著升高，主要表现为精子头部、尾部分离和精子尾部的不正常卷曲。进一步的电子显微镜下的形态学观察显示，解冻后具有正常形态精子的数量显著下降，总体来说，精子膜和头部形态的改变比较明显。精子膜有起皱现象，头部前端的顶体内容物缺失，形成囊泡和局部性的颗粒凝集，或者顶体下端发生膨胀，顶体的内膜与核膜分离等 [38]。

许多研究认为精子的损伤主要发生在冷冻和复苏的过程，引起细胞内冰晶的形成和细胞过度脱水造成的渗透性休克。一方面，细胞内冰晶会损伤细胞器结构，降低细胞的生存力。另一方面，细胞过度脱水使胞内溶质浓度增高，对细胞产生毒性。在复苏过程中随着温度的升高，小的冰晶会重新形成较大的冰晶而对精子细胞造成损伤。

精子冷冻的损伤改变主要是由磷脂和胆固醇组成的细胞膜的结构受损。降温过程会导致精子膜上磷脂和胆固醇的结构的相变，从而损伤膜蛋白的功能。精子膜表面的蛋白有广泛的生理功能，包括免疫保护、顶体反应和配子识别等功能。精子膜表面外还包裹一层细胞外基质，含有与膜蛋白或膜脂连接的寡糖链。冷冻过程会改变精子细胞外基质的寡糖链的结构，从而影响精子细胞的离子转运、代谢、配子识别等生理功能进而影响到精子受精。精子细胞中的线粒体膜与精子细胞膜一样，也会受到冷冻的损伤。线粒体位于精子尾部的中段，处于 9 条粗纤维与质膜的中间，为精子提供运动能量，其原理是线粒体内膜通过氧化磷酸化产生 ATP，ATP 被转运到微管上驱动精子尾部的摆动。因此线粒体膜在降温过程的受到损伤会严重影响精子的运动能力。

精子冷冻解冻过程还降低了精子的抗氧化能力，使精子更易受到细胞活性氧物质（reactive oxygen special，ROS）的伤害而导致精子 DNA 的损伤。有研究证实，在精子冷冻之前向精液中添加抗氧化物质，可以保护 DNA 免受氧化损伤，改善精子的活力和减少 ROS 的产生。

值得注意的是，通过对精子细胞膜和细胞骨架的蛋白质组学分析，发现冷冻精子解冻后受精能力的丢失可能跟冷冻存储的时间有关 [39]。

冷冻降温过程是否会造成精子 DNA 的损伤，目前有不同的研究报道。一些研究使用精子核染色体结构分析（sperm chromatin structure assay，SCSA）来评估 DNA 的损伤 [27]，结果暗示冷冻可能造成精子染色体完整性破坏 [40]，导致解冻后受精能力下降。这一过程可能是通过激活受损精子中半胱氨酸天冬酶的活性导致精子凋亡信号的激活 [41]。另一些研究却表明冷冻降温不会诱导精子 DNA 损伤。Duru 使用 TUNEL 方法研究了 21 名患者的精子 DNA 的结构，结果没有发现 DNA 结构完整性在冷冻后发生改变 [42]。Isachenko 在无冷冻保护剂情况下，比较了慢速冷冻和玻璃化冷冻对精子 DNA 结构完整性的影响，结果显示 DNA 结构完整性也没有受到冷冻的影响 [43]。这些研究结果的差异可能跟样本量的大小、不同的冷冻方法、不同的检测方法、不同的精液处理方法及不同人群来源有关系。有研究对健康男性的精液和不育男性的精液的冷冻前后 DNA 结构的完整性进行比较，发现健康男性的精液冷冻后精子 DNA 结构完整性没有明显的变化，而不育男性 DNA 完整性受到影响，其原因可能是不育男性的精子本身存在染色体异常，如染色质没有完全浓缩，更易受到冷冻过程中热力学变化的影响。

临床工作中精子复苏率是冷冻成功的衡量标准，同时，也建议采取如宫颈黏液穿透或与仓鼠卵母细胞透明带结合等具有测试功能的实验来评估冷冻精子的受精能力。

五、解冻精子的临床结局

临床上根据每管内解冻后活动精子数量及女方情况来决定采取人工授精、IVF 或 ICSI。一项法国的前瞻性研究表明，解冻后人工授精的怀孕率和每管精子的活动数目是有关系的。如果每 0.25ml 注射精子中含有 $<4 \times 10^6$ 的活动精子，其妊娠率是 9.1%，如活动精子达到 $>8 \times 10^6$，其妊娠率可达 17.2%。这可能是由于宫颈黏液只吸收少量的精液，即使在宫颈内注射再大量的精液也不能提高妊娠率，所以冷冻前提高精液中活动精子的浓度有利于解冻后人工授精妊娠率的提高。在体外授精中，冷冻供精每管的活动精子的数目，与受精率和妊娠率无关。当然，对于生育力保存的男性（如癌症治疗前）冷冻保存的精子质量常常不好，ICSI 授精可能是他们大多需要采取的辅助生殖技术。因为辅助受孕只需要少数精子，为了达到更多次授精次数，我们建议可以少量（约 40 000 个精子）多份来冷冻保存精子。

精子冷冻是否对 ICSI 的临床结局有影响？目前大多数研究比较了冷冻和新鲜精子的 ICSI 临床结局，发现结果没有区别。对于睾丸精子的冷冻解冻可能会有不同结果，这与解冻后 ICSI 注射睾丸精子的选择有关系，虽然新鲜睾丸组织来源的精子，在不活动情况下也可用于 ICSI 注射，但我们仍建议睾丸精子解冻后在 ICSI 注射时选择活动的精子，这样两者的受精率、着床率和临床妊娠率没有显著差异。

虽然有人认为冷冻精子解冻后受精能力的丢失可能跟冷冻存储的时间有关系，但已有报道解冻冷冻保存 21 年和 28 年精子的成功怀孕。

六、值得注意的几点问题

（一）交叉污染

1995 年报道过 6 例肿瘤患者在自体移植骨髓和外周血干细胞后感染了乙肝病毒，通过分子检验，发现其中 4 例的感染和存储在同一个液氮罐中已经感染乙肝病毒的骨髓样本有关系[35]。同时在液氮罐的碎屑中检测到相同的乙型肝炎病毒的 DNA，提示污染的发生可能是由冷冻保存袋的破裂或泄露造成的。这一报道提醒我们，当样品包装存在缝隙时，液氮可能会成为病毒互相污染的媒介。有研究小组发现一台程序降温仪被曲霉菌严重污染的情况。同时也发现多种病毒能在液氮中存活，如 HBV、HIV、单纯性疱疹病毒、腺病毒、乳头瘤病毒等，以及多种细菌及真菌。

多数临床基础研究表明，交叉污染发生的可能性是极微小的。Bielanski 等发现用于冷冻保存的液氮中存在 3 种病原体：牛腹泻病毒（BVDV）、牛 1 型疱疹病毒（BHV-1）和牛免疫缺陷病毒（BIV）。但存储于液氮中的冻存管和完全密封的麦管里的精子没有发现被污染[44]，同时该小组还分析了 8 种商业用和 8 种实验用的液氮，检测出 32 种细菌和 1 种真菌，但通过脉冲电场凝胶电泳并没有发现液氮保存的样品受到污染[45]。另一项实验是将 BVDV 和 BHV-1 放入完全密封的麦管，结果发现病毒并没有泄漏到液氮中，也没有发现污染同一个液氮罐中的其他样本。Stewart 等的临床研究发现，在未知的情况下一名 HIV 阳性的供精者的精液被用于人工授精，导致了使用该精液样本的妇女感染了 HIV 病毒，但是放在同一个液氮罐中的其他供精者标本，并没有发现造成其他妇女的 HIV 感染。

因此很多研究者认为目前临床应用中并没有直接证据表明冷冻保存的过程确实存在交叉污染的趋势。至今尚无医疗机构报道使用冻存管或者麦管冷冻精子发生交叉感染的事例。但是，既然已有证据证明微生物确实能在液氮中存活，并且在一定条件下可以引起交叉污染，就不能忽视交叉污染存在的风险[46]。我们必须更加谨慎地对待精子的冷冻储藏及解冻使用的过程，并采取有效的方法将这种风险降到最低。

（二）降低交叉污染的措施

1. 冷冻包装的改进　可以使用一种热封口膜覆盖在冻存管上来解决冻存管密封性不强的问题，以防止液氮进入管内，从而阻止由于液氮引起的交叉污染。该方法的方便之处是无需改变目前的储存方式[47]。国外研究认为，密封的麦管是更安全的储存系统，建议使用双层麦管来进行密闭包装，并用气态罐存储，这样可使装有精液的麦管不直接接触液氮，从而防止由于液氮引起的交叉污染。许多国家的男科协会的成员认为目前CBS的高安全性树脂麦管（需要专门的无菌灌注系统和封闭系统）是最安全的存储系统，他们认为双重包装以及使用气态或液氮储存也不能完全保证生物材料的安全性。

2. 使用隔离罐　由于需要生育力保存的患者可能携带传染性疾病，而且有些传染性疾病在检查时并不能被发现，至少需要半年的再次检查（例如HIV病毒），因此在疾病检测结果出来以前，新存储的精子需要保存在隔离罐中。只有被确保是"完全没有问题"的样品才能转移到长期储存罐中。

3. 液氮气相储存　理论上讲，液氮的气相储存可以把感染风险降到最低，而且保存在液氮中的冻存管在解冻时容易发生爆炸。然而有研究在存储罐气相也检测到了细菌病原体。由于人们对液氮气相系统维持温度的稳定性、提取样品时可能会部分解冻样品及气相系统温度恢复的时间和气相系统购买费用等方面有顾虑，使气相存储并没有得到普遍认可。然而，Clarke等通过实验证明，对于人类精液在冷冻管中的短期储存，气相存储效果是很好的。

4. 液氮罐的使用　液氮罐是有使用年限的，特别是液氮罐真空隔离层。随着液氮罐使用年限的增加，发生意外的可能性不断上升，因此装满液氮的备用液氮罐是必要的，以便于在发生意外的时候可以及时转移存储的样品。在使用液氮储

存罐时，使用前需要清洁消毒，使用后定期（一般是1年）要清空液氮进行内部储存盒和罐体清洁消毒[48]。

5. 麦管和冷冻管外壁的消毒　在使用麦管或冻存管分装精子时，其外壁都需要进行消毒，防止由于外壁被样品污染而造成液氮的污染。同时，Fountain等研究表明，即使是使用气相存储系统，麦管和冻存管的外壁仍会被液氮中存在的病原体所污染，所以冷冻后放入存储系统前和解冻后都需要对麦管或冻存管的外壁进行消毒，这应是标准操作程序，不能被忽略。Clarke建议使用次氯酸盐溶液消毒麦管。另一种生物杀虫剂"Expel"同样可以用来作为冻存管或麦管的外壁的消毒试剂，它是一种稳定的二氧化氯水溶液。经过确认能有效地杀灭细菌、病毒以及真菌，而且不会穿透容器的外壁，从而不会造成对内部样品的影响。如果使用CBS公司的产品，它们有一种打开其高安全性麦管的"Straw Cut"的装置，可能使问题变得更加简单。

6. 对程序降温仪及其他冷冻相关设备的消毒　空气、液氮都有潜在的微生物污染源。Fountain等的研究显示，环境中存在的微生物会引起程序降温仪的轻度污染，曲霉菌则会引起程序降温仪的中度污染。因此，对程序降温仪及其他冷冻相关设备的消毒是必需的。

7. 解冻后的处理　有些研究显示，精液通过上游法和密度梯度离心化后，微生物显著减少，从而防止交叉污染的发生，这是个既有效又对精子损伤小的方法，被各个实验室所广泛采用。最直接例子是对于携带HIV病毒精液的处理。Kato小组的实验证明HIV阳性的精子，在通过精子上游法洗涤后可以获得HIV阴性的精子[49]。Bujan小组进行了8个生殖中心联合调查，共有1036对夫妇（男方HIV为阳性），在通过3390个周期的精子洗涤后行人工授精，6个月后复查，女方未发现HIV病毒感染[50]。这些研究告诉我们，通过精子洗涤，可以减少精液中的微生物和病原体，减少感染发生的概率，特别是对于高风险患者建议在冷冻前先进行精液洗涤再行冷冻。

七、生育力保存男性患者的选择

大概有如下几种情况可以进行男性生育力的保存：需要行切除睾丸组织的患者；需要进行治疗肿瘤患者；经医疗确诊为生殖能力进行性衰退的患者（糖尿病和免疫性疾病也会对睾丸组织造成损害）；可能接触严重影响到生育力的有害物质的人群；无精症患者，行辅助生殖技术的剩余睾丸组织可以冷冻，以避免反复进行睾丸组织活检手术对睾丸的损伤。

对于某些特殊患者是否开展男性生育力及冷冻精子如何使用可能面对严峻的伦理问题。对于进行生育力保存患者的必须是有完全行为能力的人。对于未成年人，则应有其法定的监护人陪同一起签署有关生育力保存事宜。特别是生育力保存精子的使用除了符合有关法律政策外，须完全按保存者（有完全行为能力情况下）的意愿，如果由于意外情况发生，保存者死亡，他的保存样品必须销毁，不得用于其他任何用途。

八、附录

国内大多数的医疗机构采取的是冷冻管液氮蒸气冷冻法，根据北医三院多年实践，我们进行如下建议：

在处理、冷冻和包装精子时，需要确保安全地做好隔离工作，以保证样品的无菌和工作人员的安全。操作者应该穿合适的防护衣服和手套，避免使用像针这样尖锐的器物，处理精子样品时都应假设它们有潜在的感染风险。为了避免样品发生混淆，任何时候一次只能处理一份样品，而且重要的步骤都需要和受过训练的工作人员进行双人核对。冷冻管标签必须抗低温且标签墨迹不会消退，标签不会脱落。

1. 在实验记录本上记录男性患者的具体信息，记录精液样本标记，标示必须是唯一识别，记录冷冻数量和识别的颜色。

2. 患者通过手淫取精的方法收集精液到无菌取精杯内。

3. 精液可以在 37℃培养箱内或室温液化，液化后对精液进行分析，且精液放置达到室温，最好在 1 个小时内完成。

4. 冷冻保护剂室温下解冻。

5. 逐滴加入冷冻保护剂，并持续温和地搅拌以确保冷冻液和精液充分混合，精液与冷冻保护剂 1：1 充分混合，这个过程需要 2 ~ 5min。

6. 使用冷冻管分装，冷冻管贴好标签，双人核对姓名，分装混合物的容量建议为冷冻管容量的一半及以下。

7. 将冷冻管用胶布固定于冷冻杆上，防止在液氮管中脱落。

8. 步骤 5 ~ 7 建议 10min 内完成，10min 后开始进行降温。

9. 样品放入冰箱 4℃，20min。

10. 样品转入冰箱 –20℃，3min。

11. 液氮蒸气，6min。

12. 液氮保存。

九、几点说明

1. 对于重度少弱精子的精液也可以采取上面方法。与步骤 5 唯一不同的是，需要离心 3000转 / 分钟收集精液沉淀，吸走精浆，建议只留取 0.5ml 精浆，在和冷冻液体 1：1 混合。

2. 每次冷冻精子都建议分成 3 管以上，精液中精子都需要解冻其中一管用来评估冷冻效果，具体做法是样品入液氮 5 分钟后，取出并在空气中解冻 2 分钟，37℃培养箱解冻，解冻后立即观察解冻效果并且记录。

（李明）

第3节　微创手术与男性生育力保存

随着近10余年来手术技术和设备的发展，微创手术越来越多地被应用于男性生育相关的疾病的治疗，如治疗梗阻性无精子症、少弱精子症等疾患。而显微睾丸取精术使以前很多不可能获得自己子代的患者有了生育的可能。下面我们分别简要地介绍一下主要的几种与男性生育力保存相关的手术。

一、显微技术精索静脉结扎术

精索静脉曲张是男性不育患者中最常见的疾病之一，精索静脉结扎术（microsurgical varicocelectomy）是目前常见的治疗男性不育的手术。该手术甚至对少数非梗阻性无精子症也有疗效，而且可以提高辅助生殖技术的成功率。同时，对比辅助生殖技术，该手术有较高的成本效益[51]。

精索静脉曲张的外科干预方法包括传统经腹股沟途径、经腹膜后途经、经腹股沟下途径精索静脉结扎术，显微技术腹股沟途径或腹股沟下途径精索静脉结扎术，腹腔镜精索静脉结扎术和介入技术（顺行或逆行）。精索静脉曲张手术最主要的并发症为阴囊及其内容物水肿、睾丸动脉损伤及睾丸萎缩、精索静脉曲张持续存在或复发等。安全而有效的精索静脉曲张修复手术要符合以下几点：①保持输精管及其脉管系统的完整性；②游离并结扎所有的精索内静脉，如果采用经腹股沟切口，还要结扎精索外静脉分支；③保持淋巴管和动脉的完整性。由于可以辨认睾丸动脉、淋巴管和管径较小的静脉，显微技术精索静脉结扎术在术后并发症发生率及精液参数改善、受孕率方面，综合评估优于其他途径[52]。目前，该技术已成为欧美国家的主流术式之一。显微精索静脉结扎术根据途径可以分为经腹股沟下途径和经腹股沟途径两种经典途径，近年来也有学者引入经腹膜后显微精索静脉结扎术。

1.手术方法

（1）术前准备手术显微镜、1%罂粟碱。

（2）取腹股沟切口或腹股沟下切口长2～4cm（根据睾丸体积和手术方式而定，如果采用非睾丸移出的手术方式，切口可以较短），依次切开相应各层，以阑尾钳将精索提出切口，改用橡胶片牵引（图14-6A）。

（3）于手术显微镜下以显微剪剪开精索外、内筋膜，辨认睾丸动脉并游离（可根据情况调整放大倍率）、牵开保护之（图14-6B），一般睾丸动脉靠近一支管径较大的静脉或者被几支小静脉包绕，管径欠规则而且走行较为扭曲，如不能确定则以1%罂粟碱滴注观察或行阻断试验，有条件者也可以采用术中多普勒监测以防止意外损伤睾丸动脉。应注意精索内可有多支睾丸动脉，腹股沟下切口则更为明显，最多可达4支（图14-6C）。

（4）使用小钛夹或丝线双重结扎并剪断所有精索内静脉属支，围绕睾丸动脉的小静脉，游离结扎通常较为困难，如担心动脉损伤而刻意保留有可能导致曲张复发，因此要有足够的耐心和技巧。注意保护淋巴管，淋巴管一般管壁较静脉壁薄，内容物透明，小静脉通常管壁相对稍厚，其内容物在镜下呈现某种程度的红色，鉴别并不困难。一般保持输精管脉管系统的完整性，伴随的输精管静脉如曲张超过3mm，可予以游离结扎并切断，但要保留一支以保证充分的静脉回流（图14-6D）。操作基本完成后，可在同一平面检查2～3次以防漏扎静脉，但不要多平面处理以防止不必要的重复结扎或误扎。手术完成后精索仅保留睾丸动脉、提睾肌动脉、提睾肌、淋巴管、输精管及其动静脉。

2.手术相关问题的思考

（1）腹股沟途径和腹股沟下途径的选择：经腹股沟下切口精索静脉曲张修复术因不需切开腹外斜肌腱膜、疼痛轻微和术后恢复快而被认为优于包括腹腔镜途径精索静脉结扎术在内的其他途径。因儿童和少年患者睾丸动脉管径较小难以辨认的可能性、单睾症患者睾丸动脉保护的重要性

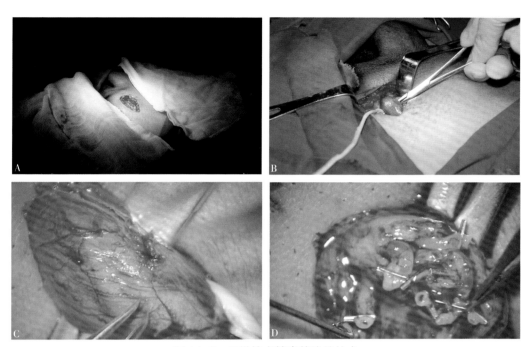

图 14-6 显微技术精索静脉结扎术
A. 显微精索静脉曲张切口位置；B. 游离出精索；C. 显微镜下的精索；D. 用钛夹夹闭并切断静脉

及低位外环患者的操作难度，上述情况宜采用经腹股沟途径施术，其他一般考虑施行经腹股沟下途径。在肥胖、曾经接受腹股沟途径手术和外环位置较高的患者中后者的优势尤为显著。我们的初步临床观察显示，应用显微技术结扎精索静脉，在阴囊及其内容物水肿、睾丸萎缩、曲张复发率方面，两种途径没有显著差异，尽管经腹股沟下途径施术损伤较小，但经腹股沟途径操作相对简单，耗时短，保护睾丸动脉的难度更小，更适合推广应用，待积累一定经验后再应用经腹股沟下途径是审慎的。在辨认动脉困难时，如果应用术中彩超则手术速度和安全性可以有所提高。

（2）睾丸是否移出的思考：对于手术时是否移出睾丸处理引带静脉尚未有定论[53]。Goldstein研究显示，不移出睾丸的经腹股沟途径精索静脉曲张修复术，曲张复发率可达 8%，而移出睾丸者复发率不超过 1%。新近研究显示，显微技术精索静脉结扎术行睾丸移出对精液参数改善和提高受孕率并无帮助，而且不能降低曲张复发率。笔者目前不常规采用睾丸移出方法。而我们的临床观察同样显示，睾丸移出技术对减少术后并发症并无显著意义，引带静脉的扩张，可能是一种

代偿机制，而不是复发因素。究竟采用何种方式，尚未有一定之规。

（3）非梗阻性无精子症合并精索静脉曲张：非梗阻性无精子症合并精索静脉曲张的患者，接受针对曲张治疗的例数正逐年增多。有研究认为，手术可使约 50% 的患者精液中出现精子[54]。但另有资料显示，手术后可以在射出的精液中找到足够用于单精子卵胞浆注射的活动精子的比例不超过 10%，而且手术并不能提高显微取精的成功率。笔者的经验认为，年纪较轻、曲张明显且有睾丸萎缩倾向的患者，可以考虑施行精索静脉结扎术，但需要向患者讲明，在此条件下，不通过辅助生殖技术而自然生育的可能性几乎不存在。

二、显微外科输精管吻合术

1. 概述 输精管结扎术后的人群再次要求生育是输精管吻合术的主要原因，当然也包括输精管结扎术后疼痛以及其他的医源性输精管损伤（如疝修补后输精管损伤等）的处理。现在美国每年有 17 万 ~ 35 万人接受输精管结扎，其中约 6% 的人会因各种原因寻求复通输精管，使输精管吻

合术成为最普遍的外科操作之一。Silber 和 Owen 于 1977 年引入了真正意义上的显微外科输精管吻合术，使手术成功率大为提高并降低了并发症比例。显微外科输精管吻合术包括单层缝合技术、改良单层技术、两层缝合技术和多层缝合技术等。作为多层吻合技术的一种，Cornell 大学医学院生殖医学研究所 Goldstein 引入的显微外科精微点标记输精管吻合术显示了明显的技术优势[55]。

2. 体位与麻醉　全身麻醉或连续硬膜外麻醉，仰卧位。

3. 手术方法与步骤

（1）如果触摸到既往输精管切断的具体位置如结节，可选择此处做 2 ~ 3cm 的阴囊纵切口。但笔者更愿意采用 Cornell 大学医学院生殖医学研究所的大切口睾丸挤出技术，这样会使辨认既往手术位置变得十分简单，且更易达到无张力吻合的目的。

（2）用 Babcock 钳抓住输精管瘢痕的上、下方，分离输精管和周围的粘连组织，直至瘢痕的上下方显露正常的输精管组织，操作过程中应注意尽量保留带有血管的输精管鞘膜，充分游离两端输精管，远端可以根据需要游离至外环处。

（3）切除瘢痕组织直至显现正常白黏膜环和肌层，如仍疑有瘢痕，则需果断切除更多的输精管组织直至正常管腔出现而不要过于担心吻合张力。检查近睾端流出液的情况，如果可以查见精子或者虽然无精子但附睾液呈现透明水状，可以考虑实施输精管吻合术。如果无精子且附睾液呈现黏稠牙膏状，一般已产生继发性附睾梗阻，则宜考虑输精管附睾管吻合术（见输精管附睾管吻合节）。以 24G 套管针鞘插入远端输精管推注稀释亚甲蓝以证明远端输精管通畅。

（4）将输精管两断端靠拢置放（如有输精管固定架则操作更简单），在下方放置一块橡胶手套胶片作为背景，将手术显微镜置入术野。

三、精微点定位输精管吻合术

（1）精微点定位输精管吻合术对输精管断端的准备同改良单层吻合术步骤 1 ~ 4。

（2）用显微标记笔在两输精管横断面上分别于 12、2、4、6、8 和 10 点共 6 点标记为拟定吻合穿针位置，标记点位于黏膜和浆膜两层之间的中间。如果没有显微标记笔，也可以采用普通手术标记笔，尽管效果略差，但该方法可使缝合针的置放更均匀而保证打结后管腔无狭窄（图 14-7A）。

（3）一般采用 9-0 # 单针或 10-0 # 双针血管缝合线都可以。缝合时腹侧输精管管腔较细，缝合难度比睾丸侧大。睾丸侧输精管管腔由于长时间梗阻往往扩张，因此缝合相对简单一些。我们通常先缝合一侧的 3 ~ 4 针，一定注意由管腔内进针，由管腔外出针，将线结打在管腔外。3 ~ 4 针都缝合完毕，再一一打结，期间注意各针摆放的位置，小心操作，避免各针的线交叉缠绕。输精管固定器非常实用，可以在缝合完第一层一侧 3 ~ 4 针后翻转输精管再同法缝合对侧面（图 14-7B）。注意第二层（肌层）缝合一定在黏膜外而不能缝入管腔，然后翻转 180°，同法完成后壁缝合。这一层以 8-0 尼龙线间断缝合肌层和外膜，缝合 12 ~ 14 针（图 14-7C 和图 14-7D）。

四、输精管附睾管吻合术

1. 概述　男性不育患者中有 10% ~ 15% 由梗阻性无精症导致，其治疗在男性不育中具有十分重要的地位。尽管辅助生殖技术飞速发展，但考虑经济因素、生殖风险、费用效益比、可能的伦理道德问题、多胎产风险以及对女性生理的干扰等因素，作为附睾梗阻的最有效治疗手段，输精管附睾管吻合术在梗阻性无精症的治疗中具有重要价值[56]。1978 年，Silber 首先开创性地应用显微外科技术进行输精管附睾管端端吻合术。Wagenacht 于 1985 年开始采用端侧吻合技术，Thomas 则将该技术加以推广。Berger 于 1998 年率先采用三角状三针套叠吻合法，使得附睾管直接套入输精管，提高了吻合口的密闭性。Marmar 于 2000 年在此基础上发明了横向双针套叠技术，新技术减少了手术中的显微缝合次数，新的套叠输精管附睾管吻合技术在精液质量和致孕率上与传统方法相似，而再狭窄率更低，使这项极为具有挑战性的吻合术可以简单地施行。PT Chan 则将横向双针套叠技术改良为纵向双针套叠技术，现被视为输精管附睾管吻合的首选方法之一[57]。

2. 术式演进与选择　在试管婴儿时代，外科

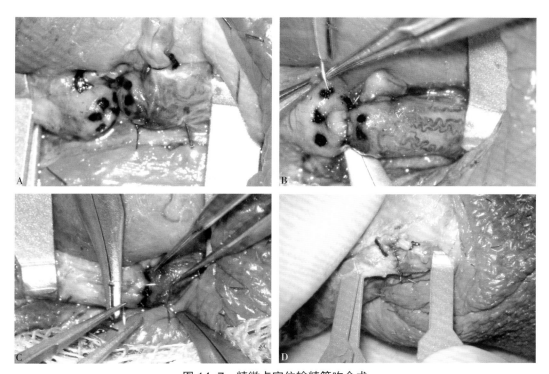

图 14-7　精微点定位输精管吻合术
A. 标记好的输精管摆好位置准备吻合；B. 缝合第一层（肌层和黏膜层）；C. 8-0 血管缝合线缝合第二层（肌层和外膜）；
D. 缝合后的输精管连续性良好

治疗在生殖领域是否正逐渐变得微不足道？答案显然是否定的，研究显示，虽然二代试管婴儿的妊娠成功率可达 30%～50%，甚至部分生殖中心在选择性患者中达到了更高的成功率，但由于较高的流产率等因素，婴儿抱回家率一般在 30% 以下。而在高水平的泌尿男科中心，输精管附睾管显微重建技术即输精管附睾管吻合术后配偶自然妊娠率可达 20%～40%，因此，尽管辅助生殖技术飞速发展，但考虑经济因素、生殖风险、费用效益比、可能的伦理道德问题、多胎产风险以及对女性生理的干扰等因素，作为附睾梗阻的最有效治疗手段，输精管附睾管吻合术在梗阻性无精症的治疗中具有重要价值。显微外科技术的应用，为那些渴望尝试自然生育或者经济承受力受限的梗阻性无精症患者，提供了一个切实可行的选择。

1901 年，美国 Edward Martin 尝试将输精管和多个附睾断端的侧-侧吻合治疗附睾梗阻，取得了 43% 的成功率和 21% 的妊娠率，效果令人鼓舞。这实际上是建立输精管和附睾管之间的瘘管，在显微技术没有普及的情况下，在较长的时期内被视为治疗附睾梗阻的金标准。

1978 年，Silber 首先借助手术显微镜采用显微技术尝试将输精管和单个附睾管进行端端吻合，其妊娠率成功可达 56%，被认为是显微生殖外科技术的里程碑式的成果。就可操作性而言，该技术最适合附睾远端的梗阻，因为此时附睾管的管径较大而且管壁较厚容易操作。但是随着临床实践的深入，学者们发现端端吻合术也存在不足之处：①需要判断附睾管的远近端。由于附睾管的梗阻后的盘曲特点，术中对附睾管的远近端的判断往往并非一目了然。②吻合时附睾管完全塌陷，使吻合过程中的管腔辨认、控制和密封性的保证变得十分困难。③较明显的出血可能使视野变得不清晰从而影响操作，而过多的电凝止血有可能导致组织的损伤从而影响愈合以及手术效果。尽管目前该技术在临床上已经较少使用，但在输精管长度不足的情况下，采用该技术可以减少吻合张力，仍有一定应用价值。

鉴于上述不足，Wagenacht 于 1985 年开始采用端侧吻合技术，Thomas 则将该技术加以推广并获得了 66% 的成功率和 41% 的妊娠率。该技术也即将输精管的端侧和附睾管的侧壁吻合，此时显然已经无需辨别附睾管的远近端，而且由于不再横断附睾管，出血也大为减少，和端端吻合相比，具有一定优势，但由于在缝合前已经切开附睾管，吻合时附睾管壁完全塌陷，依然没有降低缝合的难度。

Berger 于 1998 年率先采用三角状三针套叠吻合法，其小样本成功率达到 92%。简而言之，该技术就是预先在附睾管上按倒 "V" 型置放 3 个双针缝线，在输精管端侧的相应位点采用内进外出的方式完成缝合，然后打结将附睾管拖入输精管腔，使得附睾管直接套叠进入输精管而不是缝合后打结使其管壁之间对拢，其优势在于由于在缝合完成前并不切开管壁，其时缝针穿过仅仅使附睾管壁部分塌陷，使缝合更加精确和密闭，减小了吻合口狭窄的风险并能有效防止渗漏，在简化手术的基础上又提高了成功率，是值得推广的技术之一。但三角状三针套叠吻合法需要缝合 3 针，术野同时存有 6 个缝合针而且缝线较长，操作相对繁琐而且在切开附睾管时较易误割缝合线，因此尚有待改进之处。该研究没有报告妊娠率，似为不足。康奈尔医学院的 Goldstein 和 Li 以及他们的研究小组采用该方法在动物实验上取得了 91.7% 的再通率，而同时传统端侧吻合的再通率仅 54.2%[58]，康奈尔团队的贡献之一在于当缝针尖端穿过附睾管后将显微针留置而不是穿出附睾管，直至完成三针缝合才切开附睾管，在这种情况下附睾液完全没有外溢，附睾饱满，利于精确判定置针位置而且几乎不可能出现贯穿附睾管后壁的情况。

2000 年，Marmar 在三角状三针套叠吻合法的基础上发明了横向双针套叠技术，新技术减少了手术中的显微缝合次数，使这项极为具有挑战性的吻合术可以相对简单地施行，而且 Marmar 引入了以显微持针器同时夹持两个显微缝合针使缝针同时穿过附睾管的理念，其时附睾管饱满，进针十分准确。新的套叠输精管附睾管吻合技术在成功率和致孕率方面与传统方法相似但更易操作和推广。Marmar 的技术也有待改进之处，其一是同时夹持双针缝合，就临床操作而言这显然难度很大，除非专门针对性训练，否则很难推

广；另外，该技术是将双针直接穿出附睾管，显然后续的附睾液部分泄漏会增加切开附睾管的难度，如果采用康奈尔的预置针技术，则该技术显然更加简单易行[59]。

Chan 通过动物实验，报道纵向双针套叠技术在疗效上与传统的手术方式相同，但精子肉芽肿的发生率更低。因此，他认为纵向技术优于横向技术。其实验改良之一在于在缝针穿过附睾管时将其留置而不是穿出附睾管，直至完成两针缝合，显微刀在缝针之间纵向切开附睾管后再将缝针完全穿出附睾管，从而降低了操作难度，提高了进针的准确性，同时，输精管端预先标记缝合点的技术也使吻合更加精确[60]。就技术而言，纵向双针更有优势，也被多数医生采用。

3. 手术方式和注意事项

（1）纵向双针套叠技术：Chan PT 认为，由于附睾管管径较小，横向切开附睾管时，如果切口小于管径的 1/2 则附睾管开口较小，影响吻合效果；如果大于管径的 1/2 则附睾管后支撑作用减弱，因此将其改良为纵向双针套叠技术并进行输精管附睾管吻合的对比研究，结果显示最新的纵向套叠技术在疗效上与传统的手术方式相同，但精子肉芽肿发生率更低。因此，他认为纵向技术优于横向技术。

其要点为：以 10-0 双针尼龙线沿附睾管长轴平行方向缝合 2 针。在第一针缝入后并不即刻穿出附睾管，以防附睾液外溢导致管壁塌陷影响第二针的缝入，两针准确置入后以眼科显微刀在两缝线之间横行切开附睾管，涂片于高倍镜下寻找精子，如见到活精子，即于大约 10、2、4、6 点处将缝线自输精管腔由内至外缝和从输精管壁肌层处穿出，将缝合线打结，将附睾管套叠式拖入输精管。

（2）单针输精管附睾管吻合术：由于技术和经济的限制，部分国家和地区很难获得显微双针。李石华等引入了单针输精管附睾管吻合术，该技术的基本原理和纵向双针套叠技术类似，区别在于由于是单针，吻合需要在输精管黏膜和肌层以 "外进内出" 的方式预先缝合，然后将针由远及近纵向穿过附睾管，再以 "内进外出" 的方式缝合在输精管上，同法准备对侧的类似处理（图 14-8）。康奈尔团队以该法在动物实验中取

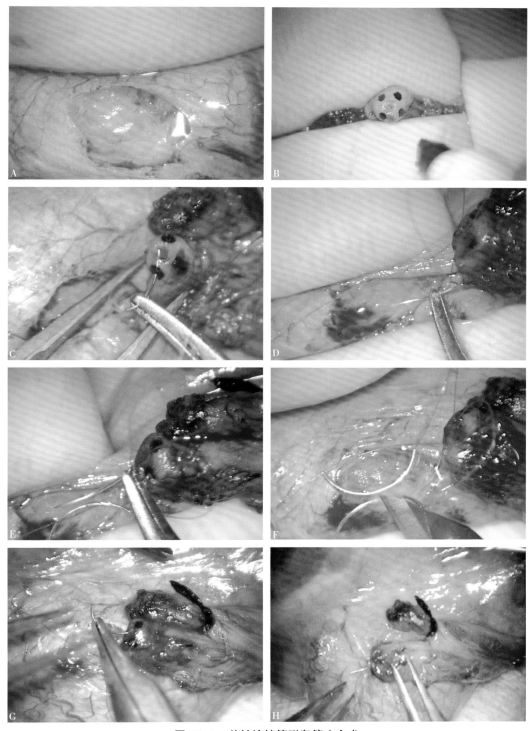

图 14-8 单针输精管附睾管吻合术

A. 游离出饱满的附睾管；B. 输精管待吻合端标记吻合点；C. 缝入输精管；D. 缝入附睾管；E. 第二针缝入附睾管；F. 在两针之间切开附睾管，精液流出。涂片查精子；G. 缝入输精管；H. 缝合外层

得了与双针技术接近的疗效[61]。

我们认为，在狭窄的附睾管上纵行缝合两针，同时要在两针之间留有足够的空间予以切开，应用难度显然高于横向双针技术；另外，小样本临床观察显示，由于梗阻的作用，附睾管的外径和输精管内径往往是相当的，部分患者的附睾管甚至超过输精管内径，在此情况下，为了更大的附睾管开口而选择采用纵向双针套叠技术缺乏理论依据。由于 Chan 的研究结果来自大鼠，在人类样本研究上，该技术并未显示出成功率和妊娠率方面的优势。当然，康奈尔团队的吻合术相当比例进行在输出小管水平，此水平扩张的输出小管管径尚未见相关研究。

通常可让患者分别于手术后 1、3、6、9、12 个月复查精液常规，检查有无精子及精液的质量，同时注意患者的配偶有否妊娠经本院证实。在判断成功率方面，随访至少超过 6 个月，在判断受孕率方面，随访至少超过 12 个月[62]。

4.成功率保证的要素

（1）显微外科手术的基本原则是将健康的组织进行重新吻合，其成功的要点包括术后组织保持良好的血运、健康的黏膜和肌层、吻合口不存在任何张力，而且黏膜组织要进行精确的吻合。

（2）尽量采用双极电凝而不是单极电凝，减少组织损伤。

（3）对患者的术前评估：尽量选取附睾触诊较为饱满、超声证实附睾管明显扩张的病例。

（4）术前的输精管造影确实可以导致继发性梗阻，因此推荐在术中检测输精管远端的通畅性；由于阳性结果并不能绝对明确是否可以采用显微重建技术以及再次手术的粘连性等因素，综合考虑性激素检测和查体特点、超声结果等，术前睾丸活检并非绝对需要，尤其有令性伙伴妊娠史者，但需要将预期结果以及可能性向患者充分说明。术前附睾的外院穿刺也是令人沮丧的情况，但这些情况对成功率的影响尚待进一步评估。

5.输精管附睾管吻合技术的未来 在试管婴儿时代，显微技术究竟是夕阳技术还是朝阳技术很难一概而论。部分西方专家认为输精管附睾管吻合技术实际上十分昂贵而不应提倡，但该技术在欧美国家尤其是在美国是与输精管吻合术相关，更多的在于输精管吻合过程中发现附睾继发

性梗阻而采用。中国更多的患者和感染有关，而且多半经济状况欠佳，仅就费用－效益层面而言，在国内仍有较高应用价值。显微外科技术的应用，为那些渴望尝试自然生育或者经济承受力受限的梗阻性无精症患者，提供了一个切实可行的选择，同时也为男科医生治疗该类疾病提供了一种重要手段。

就吻合方式而言，经过三角状三针套叠吻合、横向和纵向双针套叠输精管附睾吻合等不断改良，操作难度逐渐较低，疗效却基本相当。纵向双针套叠输精管附睾管吻合术被一些学者认为是 1978 年首次开始显微外科输精管附睾吻合以来的一次重大技术突破。但是，上述各种吻合方法仍在被国际和国内的学者采用，因此不同术式之间优劣的比较仍需更大样本的结果。在辅助生殖技术不断发展的时代，提高手术的成功率和致孕率仍是输精管附睾管显微重建技术面临的重要挑战和存在理由之所在。作为最具有挑战性的显微外科技术之一，要求施术者具有精湛的显微外科技术和丰富的经验，在吻合方式之外，开展显微外科培训以期使技术标准化正显得日益迫切。

机器人技术由于可以解决显微外科操作者的稳定性和精确性难题，在动物实验方面显示出缩短手术时间、成功率持平或提高、精子囊肿发生率低的优点，目前尽管存在价格昂贵的缺点，而且更多的应用在于输精管吻合而不是输精管附睾管吻合，相信随着手术机器人的普及会逐渐得到解决。因此，机器人输精管附睾管吻合术可能成为该技术的未来方向之一。另外，新型生物材料、可吸收且组织相容性良好的显微缝合线的应用都有可能为该技术的改良和发展带来契机。

五、显微探查睾丸取精术

在非梗阻性无精症治疗方面，国内目前大多采用供精者人工授精或领养的方式，从而使相当数量的 NOA 患者失去了做生物学父亲的机会。但国外研究显示，NOA 患者睾丸内灶性精子有可能，并由此开展了显微探查睾丸取精术（microdissection testicular sperm extraction， microdissection TESE）用于单精子卵胞浆内注射（intracytoplasmic sperm injection，ICSI）取得满意效果[63]。显微探查睾丸取精术（microdissection TESE）目前被认为是 NOA 患者的最佳取精方式，总体成功率约 50%，其中约 50% 的患者配偶可以通过 ICSI 成功妊娠。国内学者姜辉等的初步探索也取得满意效果[64]。

手术方法与步骤

基本步骤为：

1. 采用硬膜外麻醉或者全麻。

2. 患者取仰卧位，常规消毒铺巾。

3. 阴囊纵切口或者横切口，逐层切开，打开鞘膜腔，显露睾丸。

4. 手术显微镜引入术野，调至放大倍率 ×10 左右，可以根据术中情况调整。

5. 选择无血管区横向切开睾丸白膜，以中指前抵睾丸后方使睾丸组织前凸，以显微持针器分离曲细精管寻找灶性存在的具有生精功能的小管，一般而言，只含有支持细胞的精管管径细而透明，可能包含精子的精管一般管径增大而呈现某种程度的黄色。如果发现符合要求的精管，则以显微剪刀剪取组织置入培养液中剪碎并离心查找。

（张炎　洪锴）

参考文献

[1] Schlegel PN. Nonobstructive azoospermia: a revolutionary surgical approach and results. Semin Reprod Med, 2009, 27(2):165–170.

[2] Aslam I, Fishel S, Moore H, et al. Fertility preservation of boys undergoing anti-cancer therapy: a review of the existing situation and prospects for the future. Hum Reprod, 2000, 15(10):2154–2159.

[3] Hovatta O. Cryopreservation of testicular tissue in young cancer patients. Hum Reprod Update, 2001, 7(4):378–383.

[4] Oehninger S, Duru NK, Srisombut C, et al. Assessment of sperm cryodamage and strategies to improve outcome. Mol Cell Endocrinol, 2000, 169(1–2):3–10.

[5] Hammadeh ME, Dehn C, Hippach M, et al. Comparison between computerized slow stage and static liquid nitrogen vapour freezing methods with respect to the deleterious effect on chromatin and morphology of spermatozoa from fertile and subfertile men. Int J Androl, 2001, 24(2): 66–72.

[6] Anger JT, Gilbert BR, Goldstein M. Cryopreservation of sperm: indications, methods and results. J Urol, 2003, 170: 1079–1084.

[7] Morris GJ. A new development in the cryopreservation of sperm. Hum Fertil, 2002 , 5(1): 23–29.

[8] Woods EJ, Benson JD, Agca Y, et al. Fundamental cryobiology of reproductive cells and tissues. Cryobiology, 2004, 48(2):146–156.

[9] Kvist K, Thorup J, Byskov AG, et al. Cryopreservation of intact testicular tissue from boys with cryptorchidism. Hum Reprod, 2006, 21(2):484–491.

[10] Lee DR, Kim KS, Yang YH, et al. Isolation of male germ stem cell-like cells from testicular tissue of non-obstructive azoospermic patients and differentiation into haploid male germ cells in vitro. Hum Reprod, 2006, 21(2):471–476.

[11] Sallam HN, Farrag A, Agameya AF, et al. The use of the modified hypo-osmotic swelling test for the selection of immotile testicular spermatozoa in patients treated with ICSI: a randomized controlled study. Hum Reprod, 2005, 20(12):3435–3440.

[12] Frederickx V, Michiels A, Goossens E, et al. Recovery,survival and functional evaluation by transplantation of frozen-thawed mouse germ cells. Hum Reprod, 2004, 19 (4):948–953.

[13] Keros V, Rosenlund B, Hultenby K, et al. Optimizing cryopreservation of human testicular tissue: comparison of protocols with glycerol, propanediol and dimethyl-sulphoxide as cryoprotectants. Hum Reprod, 2005, 20(6):1676–1687.

[14] Jahnukainen K, Ehmcke J, Hergenrother SD, et al. Effect of cold storage and cryopreservation of immature non-human primate testicular tissue on spermatogonial stem cell potential in xenografts. Hum Reprod, 2007, 22(4): 1060–1067.

[15] Chi HJ, Koo JJ, Kim MY, et al. Cryopreservation of human embryos using ethylene glycol in controlled slow freezing. Hum Reprod, 2002, 17 (8):2146–2151.

[16] 唐立新, 江芳, 范双喜, 等. 比较四种冷冻保护剂对大鼠睾丸组织结构的保护作用. 中国男科学杂志, 2009, 23(4):10–13.

[17] Izadyar F, Marrhijs-Rijsenbilt JJ, den Ouden K, et al. Development of a cryopreservation protocol for type A spermatogonia. J Androl, 2002, 23(4): 537–545.

[18] Brook PF, Radford JA, Shalet SM, et al. Isolation of germ cells from human testicular tissue for low temperature storage and autotransplantation. Fertil Steril, 2001, 75(2): 269–274.

[19] Keros V, Hultenby K, Jahnukainen K, et al. Methods of cryopreservation of testicular tissue with viable spermatogonia in pre-pubertal boys undergoing gonadotoxic cancer treatment. Hum Reprod, 2007, 22 (5): 1384–1395.

[20] Schuster TG, KellerLM, Dunn RL, et al . Ultra-rapid freezing of very low numbers of sperm using cryoloops. Hum Reprod, 2003, 18 (4):788–795.

[21] Isachenko E, Isachenko V, Katkov II, et al. DNA integrity and motility of human spermatozoa after standard slow freezing versus cryoprotectant-free

vitrification. Hum Reprod, 2004, 19(4):932–939.

[22] Isachenko V, Isachenko E, Katkov II, et al. Cryoprotectant–free cryopreservation of human spermatozoa by vitrification and freezing in vapor: effect on motility, DNA integrity, and fertilization ability. Biol Reprod, 2004, 71(4):1167–1173.

[23] Schuster TG, Keller LM, Dunn RL. Ultra–rapid freezing of very low numbers of sperm using cryoloops. Hum Reprod, 2003, 18(4):788–795.

[24] Isachenko E, Isachenko V, Katkov II , et al. DNA integrity and motility of human s permatozoa after standard slow freezing versus cryoprotectant–free vitrification. Hum Reprod, 2004,19 (4) :932–939.

[25] Just A, Gruber I, Wöber M, et al. Novel method for the cryopreservation of testicular sperm and ejaculated spermatozoa from patients with severe oligospermia: a pilot study. Fertil Steril, 2004, 82(2):445–447.

[26] Keros V, Hultenby K, Jahnukainen K, et al. Methods of cryopreservation of testicular tissue with viable spermatogonia in pre–pubertal boys undergoing gonadotoxic cancer treatment. Hum Reprod, 2007, 22 (5): 1384–1395.

[27] Meseguer M, Garrido N, Pellicer A, et al. Testicular sperm extraction (TESE) and ICSI in atients with permanent azoopermia after chemotherapy. Hum Reprod, 2003, 18 (6):1281–1285.

[28] Friedler S, Raziel A, Strassburger D, et al. Outcome of ICSI using fresh and cryopreserved–thawed testicular spermatozoa in patients with non–mosaic Klinefelter's syndrome. Hum Reprod, 2001, 16 (12): 2616–2620.

[29] Sofikitis N, Pappas E, Kawatani A, et al. Efforts to create an artificial testis: culture systems of male germ cells under biochemical conditions resembling the seminiferous tubular biochemical environment. Hum Reprod Update, 2005, 11(3): 229–259.

[30] Sousa M, Cremades N, Alves C, et al. Developmental potential of human spermatogenic cells co–cultured with Sertoli cells. Hum Reprod, 2002, 17 (1): 161–172.

[31] Pacey AA. Fertility issues in survivors from adolescent cancers. Cancer Treat Rev, 2007, 33(7): 646–655.

[32] Curry MR. Cryopreservation of semen from domestic livestock. Rev Reprod, 2000, 5(1): 46–52.

[33] Mortimer D. Current and future concepts and practices in human sperm cryobanking. Reprod Biomed Online, 2004, 9(2): 134–151.

[34] Letur–Konirsch H, Collin G, Devaux A, et al. Conservation of human embryos in straws: Safety in terms of human immunodeficiency virus1. Gynecol Obstet Fertil, 2004, 32 (4) : 302–307.

[35] Isachenko E, Isachenko V, Katkov II, et al. DNA integrity and motility of human spermatozoa after standard slow freezing versus cryoprotectant–free vitrification. Hum Reprod, 2004, 9(4): 932–939.

[36] Isachenko V, Isachenko E, Katkov II, et al. Cryoprotectant–free cryopreservation of human spermatozoa by vitrification and freezing in vapor: effect on motility, DNA integrity, and fertilization ability. Biol Reprod, 2004, 71(4): 1167–1173.

[37] Hossain AM, Osuamkpe CO. Sole use of sucrose in human sperm cryopreservation. Arch Androl, 2007, 53(2): 99–103.

[38] Sinan Ozkavukcu, Esra Erdemli, Ayca Isik, et al. Effects of cryopreservation on sperm parameters and ultrastructural morphology of human spermatozoa. J Assist Reprod Genet, 2008, 25, (8) :403–411.

[39] Desrosiers P, Legare C, Leclerc P, et al. Membranous and structural damage that occur during cryo–preservation of human sperm may be timerelated events. Fertil Steril, 2006, 85(6): 1744–1752.

[40] Evenson DP, Larson KL, Jost LK. Sperm chromatin structure assay: its clinical use for detecting sperm DNA fragmentation in male infertility and comparisons with other techniques. J Androl, 2002, 23(1): 25–43.

[41] Gandini L, Lombardo F, Lenzi A, et al. Cryo–preservation and sperm DNA integrity. Cell Tissue Bank, 2006, 7(2): 91–98.

[42] Duru NK, Morshedi MS, Schuffner A, et al. Cryo–preservation–thawing of fractionated human sperma–tozoa is associated with membrane phosphatidylserine externalization and not DNA fragmentation. Andro, 2001, 22, (4):646–651.

[43] Isachenko E, Isachenko V, Katkov II, et al. DNA integrity and motility of human spermatozoa after standard slow freezing versus cryoprotectant–free vitrification. Human Reproduction, 2004, 19, (4):932–939.

[44] Bielanski A, Nadin–Davis S, Sapp T, et al. Viral contamination of embryos cryopreserved in liquid nitrogen. Cryobiology, 2000, 40 (2) : 110–116.

[45] Bielanski A, Bergeron H, Lau PC, et al. Microbial contamination of embryos and semen during long term banking in liquid nitrogen. Cryobiology, 2003, 46 (2) : 146–152.

[46] Mazzilli F, Delfino M, Imbrogno N, et al. Survival of microorganisms in cryostorage of human sperm. Cell Tissue Bank, 2006, 7 (2) : 75–79.

[47] Chen H I, Tsai CD, Wang HT, et al. Cryovial with partial membrane sealing can prevent liquid nitrogen penetration in submerged storage. Cryobiology, 2006, 53 (2) : 283–287.

[48] Bielanski A. Experimental microbial contamination and disinfection of dry (vapour) shipper dewars designed for short–term storand transportation of cryop reserved germp lasm and other biological specimens. Theriogenology, 2005, 63 (7) : 1946–1957.

[49] Kato S, Hanabusa H, Kaneko S, et al. Complete removal of HIV–1 RNA and proviral DNA from semen by the swim–up method: Assisted reproduction technique using spermatozoa free form H IV–1. AIDS, 2006, 20 (7) : 967–973.

[50] Bujan L, Hollander L, Coudert M, et al. Safety and

efficacy of sperm washing in H IV-1 serodiscordant couples where the male is infected: Results from the European CREA ThE network. AIDS, 2007, 21 (14) : 1909-1914.

[51] McIntyre M, Hsieh TC, Lipshultz L.Varicocele repair in the era of modern assisted reproductive techniques. Curr Opin Urol, 2012, 22(6):517-520.

[52] Baazeem A, Belzile E, Ciampi A, et al. Varicocele and Male Factor Infertility Treatment: A New Meta-analysis and Review of the Role of Varicocele Repair. Eur Urol, 2011, 60(4):796-808.

[53] Ramasamy R, Schlegel PN. Microsurgical inguinal varicocelectomy with and without testicular delivery. Urology, 2006, 68(6):1323-1326.

[54] Mehta A, Goldstein M. Varicocele repair for nono-bstructive azoospermia. Curr Opin Urol, 2012, 22(6):507-512.

[55] Goldstein M, Li PS, Matthews GJ. Microsurgical vasovasostomy: the microdot technique of precision suture placement. J Urol, 1998, 159(1):188-190.

[56] Jungwirth A, Giwercman A, Tournaye H, et al. European Association of Urology guidelines on Male Infertility: the 2012 update. Eur Urol, 2012, 62:324-332.

[57] Lipshultz LI, Rumohr JA, Bennett RC. Techniques for vasectomy reversal. Urol Clin North Am, 2009, 36:375-382.

[58] McCallum S, Li PS, Sheynkin Y, et al. Comparison of intussusception pull-through end-to-side and conventional end-to-side microsurgical vasoepididymostomy: prospective randomized controlled study in male wistar rats. J Urol, 2002, 167:2284-2288.

[59] Marmar JL. Modified vasoepididymostomy with simultaneous double needle placement, tubulotomy and tubular in vagination. J Urol, 2000,163:483-486.

[60] Chan PT, Li PS, Goldstein M. Microsurgical intussusception vasoepididymostomy: a prospective randomized study of 3 intussusception techniques in rats. J Urol, 2003, 169:1924-1929.

[61] Zhao L, Deng CH, Sun XZ, et al. A modified single-armed technique for microsurgical vasoepididymostomy. Asian J Androl, 2013,15:79-82.

[62] Peng J, Yuan Y, Zhang Z, et al. Patency rates of microsurgical vasoepididymostomy for patients with idiopathic obstructive azoospermia: a prospective analysis of factors associated with patency——single-center experience. Urology, 2012, 79:119-122.

[63] Dabaja AA, Schlegel PN. Microdissection testicular sperm extraction: an update. Asian J Androl, 2013, 15(1):35-39.

[64] Zhao LM, Jiang H, Hong K, et al. Successful microdissection testicular sperm extraction in patients with nonmosaic Klinefelter syndrome: three cases report. Beijing Da Xue Xue Bao, 2012, 44(4):547-550.

第3篇 伦理规范

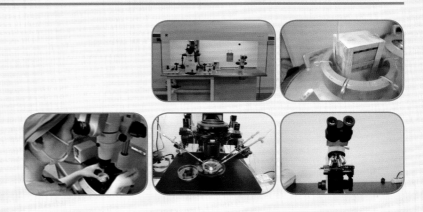

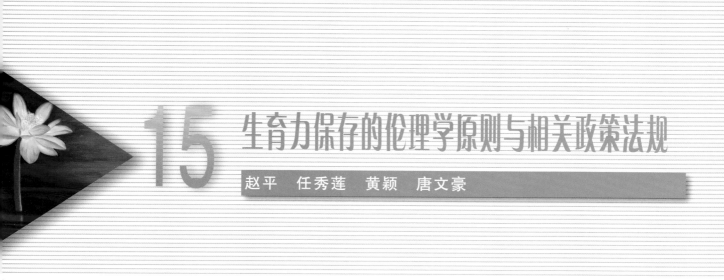

15 生育力保存的伦理学原则与相关政策法规

赵平　任秀莲　黄颖　唐文豪

第1节　生育力保存的伦理学研究

与其他医疗技术相比，辅助生殖技术所引发的社会伦理及法律问题更多，经过多年的发展，相应的规则和伦理规范也在争议的过程中逐步建立并完善。而作为一种新兴的辅助生殖技术，生育力保存一方面为患者带来新的希望；另一方面也引发了新的伦理问题。鉴于目前关于生育力保存的伦理规则尚不完善，本节将重点介绍相关的伦理研究进展。

无论是对于患有恶性肿瘤需要进行生殖储备的患者，还是对于健康妇女为了避免年龄因素导致的生育力丧失而进行生殖储备，都有可能引起新的伦理困扰和争议。

近些年来，伴随放化疗方案的改进、新型药物的出现，以及癌症早期诊断率的提高，儿童及年轻成年癌症患者的生存率得到显著提高。儿童型白血病患者治疗后5年生存率由33%提高至80%，成人癌症的5年生存率也有不同程度的提高[1]。但是，放射治疗的辐射作用和化疗药物的毒性会不同程度地损伤生殖细胞。对于男性患者而言，抗肿瘤药物或者放射治疗会导致生育力受损，生育能力的恢复程度取决于治疗的方式和剂量。女性患者在放化疗的过程中容易导致严重的卵巢衰竭，过早绝经和卵泡数量的减少，高剂量的放射治疗还会导致子宫的永久性损伤。所以对于不同的女性而言，癌症治疗导致的生殖系统损伤会有较大差别。

对于癌症患者而言，生育力保存技术为患者保留了生育的希望，然而技术本身以及怀孕的过程可能为患者带来不利影响。此外，生殖储备中必不可少的冷冻保存技术在应用中也存在潜在的风险。

对男性患者，精液冷冻是最成熟并且经济的技术，取精困难的人群可以采用附睾穿刺或睾丸活检的方式冻存样本。对于青春期前的男孩，也可以采用睾丸组织冻存的方式，待癌症治愈后经过自体移植的途径修复受损的生殖系统，不过这种方式尚处于研究阶段，安全性和可行性还有待确定。女性的生育力保存包括胚胎冻存、卵母细胞冻存、卵巢组织冻存和卵巢移植等方式。其中，胚胎冻存的技术最成熟，但是只适用于可以进行促排卵治疗并且夫妻关系稳定的患者。卵母细胞冻存适用于可以接收卵巢刺激排卵的成年女性，此项技术目前正在不断发展成熟中。青春期前的女孩只能通过卵巢手术，分离原始卵泡或者皮质部分加以冻存[2]，虽然已有采用这种方法生育分娩的报道，不过此项技术还处于实验阶段，有待于进一步的研究，其最主要的风险在于可能会向机体再次引入恶性肿瘤细胞，白血病、非霍奇金淋巴瘤和卵巢癌患者的风险尤其突出[3]。

对于癌症患者是否应该实施生育力保存，仍存在以下争议。

支持者认为：

首先，每个人都有生育的权利，生育自由是最基本的人权。因此，当一个人的生育能力可能受到损伤威胁的时候，可以考虑采取措施进行保存。当然这种权利也存在局限性：①生育权是自由权而不是要求权[4]；②虽然生育权比其他很多权利重要，但它并不是一项绝对的权利。第一点是指虽然每个人都有生育子女的权利，但是社会并没有责任和义务必须帮助个人去实现这项权利。第二点是指生育自由是一项相对的权利，在实行的过程中必须权衡考虑其他因素，如出生孩子的安全和福利等。

其次，传统的医学观点认为，在可行的情况下，医生应该尽量降低并修复治疗过程可能引起的机体损伤。如果我们接受这一医疗原则，即意味着接受在特定条件下，患者有权力要求进行生殖储备、保留生育力[5]。

最后，生育力保存是一项面向未来的措施，它可以为癌症患者带来积极治疗战胜病痛的希望和勇气。就此而言，对于目前尚未完全成熟的技术（如睾丸组织的冻存），即使不能确定未来是否可以稳定实施生育保存技术，也会有利于放化疗患者的治疗和康复。

反对者认为：

首先，生育力保存可能为癌症患者带来机体伤害。

生殖储备的操作过程对患者是有一定风险的。在各项技术中，精液冻存被认为是最安全的方法，即便如此，在某些时候也可能导致患者延误治疗时间。例如，精液冻存要求患者至少冻存3份样本，并且每次都要有至少48小时的禁欲时间。如果采用胚胎冻存或卵母细胞冻存通常需要进行激素刺激性促排卵，这个过程会持续2～3周甚至更长的时间[6]。其他风险还包括手术的并发症、卵巢过度刺激、卵巢储备能力削弱，甚至可能在已治愈的机体中再次引入肿瘤细胞。

此外，采用生育力保存技术并最终分娩的成功率还不高，这可能为患者带来负面的心理影响。目前，有相当一部分操作还处于实验阶段，有可能达不到预期的效果。患者经常不得不在延迟治疗或无法获取足够的样本从而导致未来成功率降低的风险之间抉择。风险、低成功率以及技术手段的相对不完善，使生育力保存措施未必是患者的最佳选择。

其次，生育力保存无法保障未来出生婴儿的利益。

这一观点主要基于两方面考虑。①癌症患者通过生育保存技术生出的婴儿有可能患某种遗传疾病或承受某些生理的创伤。②这些孩子面临过早失去父母的风险。不过，以上两点顾虑往往不足以说服癌症患者放弃生育力保存的想法。虽然某些癌症与遗传相关，但在多数情况下，遗传基因只能增加患病的风险和几率，并不会直接致病。此外，对某些受遗传影响较大的癌症，可以在胚胎移植前进行遗传学筛查。对于出生婴儿可能会过早失去父母的问题，虽然癌症患者死亡的风险比其他人群稍高，但是并没有严重到应从伦理上禁止这些父母选择生育的程度。而且随着医疗技术的进步，癌症复发的概率正在逐渐降低[7]。此外，在进行胚胎移植之前，医生还有机会对患者的身体状况做进一步的评估，谨慎地进行后续操作。

再次，生育力保存不利于社会资源的最佳分配。这是一个既针对普通的辅助生殖技术，也针对癌症患者的生育力保存的伦理争议。争议的关键在于社会公共基金是否可以用来支付生育保存的费用。目前不少国家仍处在尽力为居民提供最基本的健康福利的阶段。在这种情况下，采用社会公共经费支持精子或卵母细胞的冷冻保存，显然超出了最基本健康保障的范围。对于更加昂贵的尚处于实践阶段的卵巢或睾丸组织冻存，用公共经费来负担更不现实。不过，目前也有一些国家已将不育症治疗纳入公共医疗经费支持的范围。在这些国家，未来将生育力保存纳入公共医疗经费支持，也是合理的考虑。

癌症患者的生育力保存成功率较低，一方面是所能获取的生育组织有限；另一方面是保存的生育组织利用率较低。一些癌症患者未能治愈而去世，其中一部分患者可能最终保留了自然生育的能力或者选择放弃生育后代。目前，统计的冻存精子复苏使用率仅有5%左右[8-10]。即便未来很可能不会使用冻存的精液，相对简便的冻存流程还是吸引了很多癌症患者。卵母细胞的冻存后使用率相比精液略高一些，不过总体差别不显著。这种昂贵的操作和较低的使用率显然是一种资源浪费。

最后，一些女权主义者反对生育力保存。有些人认为，选择生育力保存意味着把生育亲生儿女当成人生头等大事，等于认为个人只有血脉得以传承才能生活愉悦，觉得有儿女的家庭肯定要优于无子女的家庭。然而，女权主义者认为，如果不执著于这种观点，那么不孕症就不会影响个体的生活质量和未来的幸福[11]。而且，失育者可以通过其他的方式比如领养或接受赠卵赠精而成为父母。但也有观点认为，即便有不同的途径可以成为父母，也应该尊重个体不同的人生选择，不能够以此为理由反对生育力保存[12]。

从以上不同的观点来看，癌症患者是否应该进行生育力保存，不可一概而论，而应该根据每个患者的具体情况决定。虽然不是所有的癌症患者都需要生育保存，但是某些特殊的患者确实需要这项技术的帮助。对于有需求的患者，应该由医生综合评估实施的风险大小和最终可利用率的高低，以确定是否需要生育保存。评估过程需要考虑的因素包括癌症治疗后不育的风险、生育保存对癌症治疗的影响、治愈的概率、患者使用冻存样本的机会、未来能获得健康孩子的几率等。在整个过程中医生应该对患者及其家属进行充分的情况告知并签署相关的协议。

几个相关问题的讨论：

1. 处于医学实验阶段的技术能够应用于临床吗？

生育力保存是一个相对较新的领域，有些技术项目尚未建立标准的诊疗流程和操作规范，比如睾丸组织冻存（还没有出生婴儿的报道）和卵巢组织的冻存（只有少数出生婴儿的报道）[12-16]。按照医学惯例，新技术应该在建立规范的诊疗流程后才能应用。但是生育力保存是一个较为特殊的领域，每个患者的病情、心理、家庭情况各不相同。一些处于实验阶段的技术对某些患者而言，可能是一个对未来有益的选择。如青春期前的患者，他们无法保存精子或卵母细胞，只能选择组织冻存。未婚的女性患者可以选择冻存卵母细胞，而无法采用技术更成熟的胚胎冻存。这些技术是否可以应用于癌症患者目前尚存争议，反对者认为这种做法是轻率的甚至是违反伦理原则的。支持者认为如果这些操作的风险较低，可能的获益较高并且目前没有其他可替代的方法，那么应用于需要的患者身上就是合理的。不过，这项技术的应用必须在伦理委员会的监督下进行，应使患者完全了解该技术的局限性和尚未成熟的特点[17]。

2. 青春期前的患者是否应该进行生育保存？

对于这部分患者而言，目前可供选择的生育保存技术都还处于实验阶段，并且未成年人在法律上没有签署知情同意书的权利。传统观点认为这些患者应该排除在生育力保存的范围之外。不过赫尔辛基宣言认为即使未成年人也可以参与风险及负担较低的医学研究项目[18]。

3. 健康女性是否可以进行生育力保存？

生育力保存对健康女性而言，可以抵御因年龄而造成的生育力降低问题。但是这种行为显然违背了自然规律。不可逆转的衰老过程是最基本的自然规律之一。高龄怀孕并且利用冷冻保存的材料生育后代对于母亲和孩子都不是好的选择，会面临诸多问题和风险。生育力保存作为生殖医学的一部分，它的实施应该有严格的医学指征[19]。

在我国，原卫生部（现卫计委）已经制定了《人类辅助生殖技术管理办法》和《人类精子库管理办法》两个条例，发布了《人类辅助生殖技术和人类精子库伦理原则》。这两个办法所体现出的精神和有关伦理道德要求是医疗机构及医务人员在开展辅助生殖技术时理应遵循的原则，这些原则可以概括为：谨慎应用原则，严格掌握适应证；知情同意原则，签署文字契约；优生优育原则，确保后代质量；保密互盲原则，减少医疗纠纷。

综上所述，生殖医学为癌症患者保存并恢复生育力提供了有效的方法，为患者未来的生活提供了新的希望和选择。不过，生育力保存也存在不少问题。一些操作技术目前尚处于实践阶段，不应按照常规的临床诊疗规则去执行，而应对患者进行充分的知情同意，按照医学实验的相关原则开展。

（赵平）

第2节　我国生育力保存相关政策法规

自古以来，人类一直按传统的自然生殖方式进行自身的繁衍。这种生殖方式是由男女两性性交、精卵结合、子宫妊娠、分娩等步骤组成的一个复杂的过程。但20世纪以来，随着高科技的发展，人类辅助生殖技术应运而生，人们可以通过现代医学技术方法代替自然生殖过程中的某一步或每一步。其中人类生育力保存作为辅助生殖技术的一个关键环节，发挥着非常重要的作用。由于生活方式的改变、晚婚晚育、卵巢功能低下、卵巢早衰的发病年龄提前等问题，导致了人类生殖能力的持续下降。此外，不能生育的人群以及癌症治疗后生育能力下降的人群，也需要辅助生殖技术的帮助。临床医生的工作一方面要找出导致人类生育能力下降的原因，另一方面则要想办法在生育能力下降之前就将生育力保存起来[20]。生育力技术在造福人类的同时，也不可避免地向人类传统的伦理道德发出了新的挑战，所以必须用法律手段加以规范，使其更好地为人类服务。

目前，我国尚无明确的关于生育力保存的法律，但已有一系列的相关法律法规对人类的生育权利与义务进行了阐述。

首先，应该明确的是我国法律保障每个公民的生育权利。公民的生育权是一项基本的人权，公民的生育权是与生俱来的，是先于国家和法律发生的权利，作为人的基本权利，生育权与其他由宪法、法律赋予的选举权、结社权等政治权利不同，是任何时候都不能剥夺的。随着社会的发展，国际社会对生育权问题提出的新的观点，即自由且负责任地行使生育权，强调夫妻和个人对子女、家庭和社会的"责任"，强调夫妻在行使生育权时，要考虑到将来子女的需要和对社会的责任。从这个意义上讲，公民有生育的权利，但同时应当承担对家庭、子女和社会的责任。《妇女权益保障法》第47条规定：妇女有按照国家有关规定生育子女的权利，也有不生育的自由。育龄夫妻双方按照国家有关规定生育子女

的权利，有关部门应当提供安全、有效的避孕药具和技术保障实施节育手术的妇女的健康和安全。《人口与计划生育法》规定了公民享有八项权利和六项义务，八项权利为：①依法生育的权利；②实行计划生育男女平等的权利；③获得计划生育、生殖健康信息和教育的权利；④获得避孕节育技术和生殖保健服务的权利；⑤获得知情选择安全、有效、适宜的避孕节育措施服务的权利；⑥获得法律、法规和政府规章规定的奖励、优待、社会福利、社会保障、社会救助的权利和平等发展的权利；⑦公民实行计划生育，其人身权、财产权不受侵害的权利；⑧公民有获得法律救济的权利。六项义务为：①公民有按照法律、法规规定的条件依法规范生育行为的义务；②夫妻双方共同承担实行计划生育的义务；③公民有自觉落实避孕节育措施，接受计划生育技术服务指导的义务；④违反法律、法规规定条件生育子女的公民，有依法缴纳社会抚养费的义务；⑤公民有协助政府开展人口与计划生育工作的义务；⑥法律、法规规定的其他义务。这里面特别强调了公民有依法生育的权利，有获得生殖健康信息和生殖保健服务的权利，可见在不与其他法律法规相违背的前提下，公民选择进行生育能力的保存是有法可依的。

其次，生育能力保存必须在法律、法规的监督调控下进行，生育力保存是为了更好地实现人的生育权，是为了保护和尊重人权，不得与我国现行的法律法规冲突。与之相关的一些常见问题如下：

一、生育力保存的主体

毋庸置疑，符合国家计划生育政策的夫妻可以选择进行生育力保存。那么单身妇女（包括未婚妇女、丧偶的妇女、离婚的妇女）和单身男子是否可以进行生育力保存呢？如有些30多岁的

未婚女性表示，目前还没有结婚对象，精力也主要放在事业拼搏上，故想在生育力最好的阶段冻存部分卵母细胞，留待日后使用。或者，青春期的癌症患者，可不可以在放化疗引起生育力丧失之前进行生育力保存呢？他们的这些生育力保存的需求能不能得到法律支持呢？

《宪法》规定："夫妻有实行计划生育的义务。"《人口与计划生育法》第 18 条规定："国家稳定现行生育政策，鼓励公民晚婚晚育，提倡一对夫妻生育一个子女。"从此规定可得出结论：生育是以婚姻为前提的。我国的《人类辅助生殖技术管理办法》第 3 条规定："人类辅助生殖技术的应用应当在医疗机构中进行，以医疗为目的，并符合国家计划生育政策、伦理原则和有关法律规定。"《人类辅助生殖技术规范》规定"禁止给不符合国家人口和计划生育法规和条例规定的夫妇和单身妇女实施人类辅助生育技术。"这些规定明确了人类辅助生殖技术的生育权主体限定为缔结了婚姻关系并符合计划生育法规的夫妇双方。可见在我国现行的法律体系下，不提倡对没有医疗指征的未婚者进行生育力保存。因为，从国家现行的计划生育法规来讲，未婚者是没有生育需要的。生育力保存主要是帮助未生育人群免于遭受生育风险，鉴于医疗资源有限，目前只向有生殖风险的特定人群开放，如接受放化疗的肿瘤患者，因疾病需切除双侧卵巢、睾丸的患者，即罹患可能使其生殖能力下降或完全丧失的特定群体，这与国际上一些国家的规定是相一致的[7]。

二、为其他人使用的生育力保存应遵循的法律法规

生育力保存从狭义上说是为自己保存生育力以待将来自己使用，即"自用"；而从广义上说，则是将生育力保存供有需要的其他人使用，即"他用"，如赠卵、赠精等。《人类辅助生殖技术管理办法》规定，人类辅助生殖技术的应用应当在医疗机构中进行，以医疗为目的，并符合国家计划生育政策、伦理原则和有关法律规定。禁止以任何形式买卖配子、合子、胚胎。《人类辅助生殖技术和人类精子库伦理原则》明确了"七大伦理原则"，即有利于患者、知情同意、保护

后代、社会公益、保密、严防商业化和伦理监督。其中，规定机构和医务人员对要求实施人类辅助生殖技术的夫妇，要严格掌握适应证，不能受经济利益驱动而滥用人类辅助生殖技术；供精、供卵只能是以捐赠助人为目的，禁止买卖，但是可以给予捐赠者必要的误工、交通和医疗补偿，同一供者的精子、卵母细胞最多只能使 5 名妇女受孕；对于赠送精子和卵母细胞的有偿捐赠的对象只能是法律规定的经国家有关部门批准设立的具有合法主体资格的精子库（或卵母细胞库），而不是直接受捐赠的不孕不育夫妇。不允许精子、卵母细胞私人之间的买卖，这有利于对精子和卵母细胞进行统一管理，保证精子、卵母细胞质量。《人类辅助生殖技术规范》明确规定赠卵只限于人类辅助生殖治疗周期中剩余的卵母细胞；禁止任何组织和个人以任何形式募集供卵者进行商业化的供卵行为。目前，我国尚无卵母细胞库，但精子库的管理已逐步规范化，自原卫生部 2001 年 3 月颁布《人类辅助生殖技术管理办法》、《人类精子库管理办法》和 2003 年颁布《卫生部人类辅助生殖技术和人类精子库技术规范、基本标准及伦理原则》、《卫生部人类辅助生殖技术和人类精子库评审、审核和审批管理程序》以来，人类辅助生殖技术和人类精子库技术已步入规范有序的程序化管理阶段，详见下一节。

三、生育力保存的个人或受益者何时可选择恢复生育力？

要求进行生育的主体必须是不能通过自然生殖方式生育，且具有合法婚姻关系的已婚夫妇，而且必须经夫妻双方协商一致。尽管有的地方条例（《吉林省人口与计划生育条例》第 30 条第 2 款）规定："达到法定婚龄，决定终生不再结婚并无子女的妇女，可以采取合法的医学辅助生育技术手段生育一个子女。"但我们认为此规定不妥，因为根据目前的法律法规和原卫生部《人类辅助生殖技术规范》，禁止给不符合国家人口和计划生育法规和条例规定的夫妇和单身妇女实施人类辅助生殖技术，因此即使在单身时因各种原因进行了生育力保存，要使用冻存的配子、胚胎

或组织时必须为具有合法婚姻关系的已婚夫妇，合法的婚姻关系能为子女的成长提供良好的家庭环境和合适的社会认同感，符合身份安定和实现子女最佳利益的要求。

总之，生育是事关人类繁衍、社会发展进步的大事，生育力保存为有生殖风险者、不孕不育者或患有遗传病的夫妇提供了实现生育的途径，有利于家庭稳定和社会和谐。生育力保存固然是个人的权利，但生育涉及一系列的社会、伦理问题，生育上的绝对自由只会给人类带来自身的灾难，必须要遵循相关的法律法规，符合伦理规范和社会习俗，才能使该技术更好地为人类服务。

（任秀莲）

第3节　卵母细胞库与精子库的相关政策法规

一、卵母细胞库

卵母细胞库，是利用生殖细胞冷冻技术储存卵母细胞，以供之后作体外受精之用的机构。冷冻卵母细胞，即是将自身卵巢中取出的卵母细胞或他人捐赠的卵母细胞或辅助生殖过程中多余的卵母细胞，通过冷冻技术保存起来，在需要的时候提供给需要进行辅助生殖的女性[21]。卵母细胞库的出现为众多因各种原因不能正常生育的女性提供了极大的帮助，具有重要的社会价值。

（一）卵母细胞库的历史

卵母细胞库的建立是以卵母细胞冷冻为基础的，1986年澳大利亚的Chen率先报道了冻融卵母细胞获得妊娠并成功分娩的病例[22]，成功证明了通过冷冻技术保存卵母细胞以用于人工辅助生殖技术的可行性，为卵母细胞冷冻这一新技术的开展奠定了基石。然而，其后卵母细胞冻融技术的发展却较为缓慢，主要是由于卵母细胞体积大、细胞质复杂、特殊的细胞膜及不断变化的状态等，使卵细胞对低温及冷冻物质的敏感性高，成为所有细胞系中最难成功冷冻和解冻的细胞之一[23]。卵细胞解冻后存活率低，且受精率、胚胎着床率及临床妊娠率均明显低于新鲜卵母细胞，这些均使卵母细胞冷冻成为一项高难度技术，限制了卵母细胞冷冻的广泛应用。

近年来，玻璃化冷冻技术的发展和成熟为供卵的开展带来了契机，相较于传统的程序化慢冷冻，玻璃化冷冻有效避免了因细胞冰晶的产生对细胞造成的机械性损伤，同时又可消除细胞外冰晶引起的理化损伤，具有冷冻速度快、过程简单和无需使用昂贵仪器等优点[24]。卵母细胞冷冻技术的发展成熟，为卵母细胞库的建立提供了技术上的保障。2002年，阿根廷首都生育中心建立了全球第一个冷冻卵母细胞库，随后美国威斯康星大学在2003年亦成功建立卵母细胞库。目前，世界多个国家已纷纷建立了卵母细胞库，而我国在该项技术的发展突破上亦毫不落后，2004年3月北京大学第一医院生殖与遗传中心开始筹建国内首个卵母细胞库，2004年5月我国首例冷冻卵母细胞婴儿在江苏平安诞生[25]。然而，由于我国相关法律政策规范的相对空白和赠卵面临的伦理争议等诸多原因，卵母细胞库的发展缓慢，并未得到普遍应用。

（二）卵母细胞库的伦理问题

如今，不孕夫妇的比例不断增加、职业女性生育年龄大大推后以及女性生殖肿瘤的不断年轻化均使得卵母细胞保存和卵母细胞库的建立极为重要。卵母细胞库作为一项新兴的辅助生殖技术，给许多既往无法解决的不孕疾病带来了契机，提供了极大帮助。其主要益处包括：①攻克不孕难题。随着环境社会的变化，卵巢早衰的患者屡见不鲜，此外，一些先天卵巢发育不良等无法自身获得卵母细胞的患者，均可能通过卵母细胞库借助她人的卵母细胞获得后代；②肿瘤患者治疗前卵母细胞储备。在手术和放化疗前保存肿瘤患者的正常卵母细胞，为治疗带来的生育损害解除后顾之忧，提供生育保险；③为需要延迟生育的女性储存卵母细胞。当今社会的职业女性由于个人意愿、工作压力等因素，年轻时不愿生育，可能会错过最佳生育年龄，但随着年龄的增长，女性卵母细胞质量会不断下降，故将卵母细胞预先冷冻储存，可为其将来优生优育提供保障。

然而，由于女性生理结构的特殊性，女性赠卵不同于男性赠精，是一种有创的行为。正常情况下，女性每个月只有一个卵泡发育成熟、排出，但为了提高获卵数，在赠卵周期通常会使用促排卵药，药物的使用以及其后的取卵手术，均可能对捐赠者身体造成一定的伤害，带来健康风险。这一关键问题涉及妇女的人权、对妇女人道主义保护等重要的伦理问题，也是除技术限制、法律法规缺失等，卵母细胞库难以像精子库那样广泛建立的原因之一。

据调查，我国各大医院的生殖中心普遍存在卵母细胞需求者无卵可借的现象，强大的市场需求量与正规途径卵母细胞来源的紧缺、相关法律空白间的不平衡，使得不少人试图从卵母细胞的供求中寻找获利机会，不同人群的卵母细胞被明码标价，"名人精子库"、"美女卵母细胞库"等现象时有发生。由此可见，当今社会卵母细胞商品化已成为伦理学上不能回避的问题。而且卵母细胞商品化的发生会使卵母细胞质量无法得到保证，人们可能会盲目追求出售卵母细胞带来的商业利润而忽略对卵母细胞质量的控制，捐赠者亦可能为了报酬刻意隐瞒自己的疾病或缺陷，导致卵母细胞质量下降。此外，卵母细胞商品化还可能会激发不法分子因牟利而做出伤害妇女的行为，扰乱社会秩序，使卵母细胞库失去其建立的意义。

（三）卵母细胞库的相关政策

随着人类辅助生殖技术的飞速发展，卵母细胞库为众多有需要的女性带来了新的希望，为社会带来巨大回馈。另外，卵母细胞市场的巨大需求催生了捐卵的地下产业链，带来了许多社会秩序与伦理问题。因此，有关管理部门的立法和相关法规政策的完善迫在眉睫。严格的法律规范和相关部门合理的管理、疏导，可结束我国卵母细胞市场长期存在的混乱局面。

目前，原卫生部已出台的辅助生殖相关文件包括《人类辅助生殖技术规范》、《人类精子库基本标准和技术规范》、《人类辅助生殖技术和人类精子库伦理原则》等，其中对赠卵和供卵行为做出了一定的规定。2006年下发的《卫生部关于印发人类辅助生殖技术与人类精子库校验实施细则的通知》中明确规定：赠卵者仅限于接受人类辅助生殖治疗周期中取卵的妇女，也就是说赠卵仅限于做试管婴儿的女性有剩余卵母细胞并捐赠出来的情况。然而，这部分人群本身就是渴望生育的患者，卵母细胞对其极其珍贵，几乎不可能捐赠，这些限制使得目前我国正规合法的卵母细胞捐赠者几乎为零。正是由于这种合法的第三方捐卵途径被中断，促使了卵母细胞地下交易的形成与猖獗。当然，真正建立并合法使用卵母细胞库十分复杂，医疗机构和相关政府部门都要承担较大的风险和责任。

从伦理学角度，卵母细胞库的使用必须坚持供卵者健康、知情同意、信息保密、防止商业化以及伦理监督等几大原则[26]。具体到实践上，首先医疗机构在卵母细胞收集过程中应对供卵者的健康状况严格筛查并进行遗传检验，以保证卵母细胞的质量；对供卵者要充分告知其卵母细胞采集过程中的风险以及所赠卵母细胞的用途，并签署知情同意书；在供卵的使用中应对捐赠方和受捐方实现严格的"双盲"，以保证赠卵所得后代能得以健康成长，避免纠纷的发生。由于赠卵本身是一种有创行为，对女性身体有一定损害和风险，因此，对捐赠者进行合适的补偿是十分必要的，但是政府应制定严格的健康补偿标准和措施，以避免出现因受利益驱使而滥用卵母细胞冷冻技术，使卵母细胞商业化的现象。此外，卵母细胞库建立后应同精子库的管理一样，由相关学科专家和群众代表形成伦理委员会，定期监督卵母细胞库的运作，商讨运行过程中的问题并制定改进措施，涉及伦理方面问题的工作需经伦理委员会讨论、审查和批准后才可开展，从而保证卵母细胞库严格按照伦理原则来施行。此外，卵母细胞库的运作还需要社会主流文化的引导，因此，加强相关知识的宣传普及、提高社会群众对建立卵母细胞库的认识极其重要。

总之，卵母细胞库的技术可以减少不孕症带来的影响、提高人类的生存质量，为社会带来福音，卵母细胞冷冻代替胚胎冷冻也可缓解目前胚胎冷冻面临的伦理、法律、道德、宗教等多方面问题。科学合理的建立完善卵母细胞库相关的政策法规，可为捐卵提供一条合法的途径，使得不规范卵母细胞市场自然消亡，结束卵母细胞市场长期存在的混乱局面，消除隐藏的社会秩序问题。

二、精子库

精子库，又称为人类精子银行（human sperm bank），是指利用精子冷冻技术冻贮人类精子的设备和场所。

（一）精子库的历史

1776 年，Spallanani 最早研究了冰雪对于人类精子的影响。1866 年，Montegazza 发现人类精子经过 -15℃后仍有部分存活，据此，Montegazza 首先提出利用低温冻贮家畜精液，以促进畜牧业的发展，同时他还首次提出精子库的概念，他设想利用低温冻贮士兵的精液，这样可以为战场上牺牲的士兵保留血缘后代。

但直到 20 世纪 50 年代人们才偶然发现甘油是良好的冷冻保护剂[27]，随后成功地使用甘油冷冻动物精子并诞生了一头小牛[28]，从此人类精子冷冻保存技术逐渐成熟，走向临床应用，并于 1953 年诞生第一批供精人工授精婴儿[29]。

有了较成熟的精子冷冻保存技术，1960 年，美国建立了世界上首个人类精子库，随后很多国家也相继建立了人类精子库。1981 年，湖南医科大学卢光琇教授建立了我国第一个人类精子库。

（二）精子库的伦理问题

人类精子库的主要作用有提供生殖保险、利于人类优生、为部分男性不育患者提供有效治疗手段和开展相关科学研究等[30-35]。

1. 提供生殖保险 1866 年，Montegazza 首次提出精子库的概念时，他设想利用低温冻贮士兵的精液，这样可以为战场上牺牲士兵的遗孀进行人工授精，Montegazza 实质上就是想给即将开赴前线的士兵提供一份生育保险。

输精管绝育术后的男性如想再生育，需要接受显微输精管再通术，费用昂贵，如果在输精管绝育术前进行精液冷冻保存，则可以通过代价很小的人工授精解决再生育问题，而且还可以消除人们对于男性绝育术后再生育问题的担心，这有利于我们国家计划生育政策的执行。从事危险职业或影响生育力职业以及将要接受可能损伤生育力治疗（如放化疗等）的男性，也需要精子库提供的生育保险。

2. 利于人类优生 对于男方有遗传病及家族史的夫妇，冷冻精液为其提供了可选择的优生方法，这样可以避免将严重遗传病传给下一代。

3. 为部分男性不育患者提供有效治疗手段 对于无精症患者，可利用精子库里的精子进行供精人工授精，满足无精症夫妇生育一个孩子的愿望；对于少弱精症患者，也可以多次收集精液，经实验室处理后进行夫精人工授精。

4. 开展相关科学研究 通过精液的冻贮，可以加深对生物物质在冻融过程中变化规律的认识，有助于低温生物学等学科的发展。

（三）人类精子库的相关政策法规

1.《人类精子库管理办法》 原卫生部于 2001 年 2 月 20 日颁布《人类精子库管理办法》（2001 年卫生部第 15 号部长令），并于 2001 年 8 月 1 日起执行。《人类精子库管理办法》规定，设置人类精子库的医疗机构，向所在地省、自治区、直辖市人民政府卫生行政部门提出申请，省、自治区、直辖市人民政府卫生行政部门和卫生部按照本办法审查，审查同意的，发给人类精子库批准证书；审查不同意的，不得再设置人类精子库。该《办法》从申请机构、审批和实施等各个环节进行了规定，规范了人类精子库管理，保证人类辅助生殖技术安全、有效应用和健康发展，保障人民健康。

2.《人类精子库基本标准和技术规范》 原卫生部于 2003 年颁布了《人类精子库基本标准和技术规范》（卫科教发 [2003]176 号）。该《标准》从机构设置条件、精子库基本任务、工作部门设置及人员要求、场所和设备、技术规范以及管理等方面详细的设立了基本标准，各精子库机构必须达到基本标准和技术规范。

3.《人类辅助生殖技术和人类精子库伦理原则》 原卫生部于2003年颁布了《人类辅助生殖技术和人类精子库伦理原则》（卫科教发[2003]176号）。其中关于精子库的伦理原则如下：

为了促进人类精子库安全、有效、合理地采集、保存和提供精子，保障供精者和受者个人、家庭、后代的健康和权益，维护社会公益，特制定以下伦理原则。

（一）有利于供受者的原则

1.严格对供精者进行筛查，精液必须经过检疫方可使用，以避免或减少出生缺陷，防止性传播疾病的传播和蔓延；

2.严禁用商业广告形式募集供精者，要采取社会能够接受、文明的形式和方法，应尽可能地扩大供精者群体，建立完善的供精者体貌特征表，尊重受方夫妇的选择权；

3.应配备相应的心理咨询服务，为供精者和自冻精者解决可能出现的心理障碍；

4.应充分理解和尊重供精者和自冻精者在精液采集过程中可能遇到的困难，并给予最大可能的帮助。

（二）知情同意的原则

1.供精者应是完全自愿地参加供精，并有权知道其精液的用途及限制供精次数的必要性（防止后代血亲通婚），应签署书面知情同意书；

2.供精者在心理、生理不适或其他情况下，有权终止供精，同时在适当补偿精子库筛查和冷冻费用后，有权要求终止使用已被冷冻保存的精液；

3.需进行自精冷冻保存者，也应在签署知情同意书后，方可实施自精冷冻保存，医务人员有义务告知自精冷冻保存者采用该项技术的必要性、目前的冷冻复苏率和最终可能的治疗结果；

4.精子库不得采集、检测、保存和使用未签署知情同意书者的精液。

（三）保护后代的原则

1.医务人员有义务告知供精者，对其供精出生的后代无任何的权利和义务；

2.建立完善的供精使用管理体系，精子库有义务在匿名的情况下，为未来人工授精后代提供有关医学信息的婚姻咨询服务。

（四）社会公益原则

1.建立完善的供精者管理机制，严禁同一供精者多处供精并使五名以上妇女受孕；

2.不得实施无医学指征的X、Y精子筛选。

（五）保密原则

1.为保护供精者和受方夫妇及所出生后代的权益，供者和受方夫妇应保持"互盲"，供者和实施人类辅助生殖技术的医务人员应保持"互盲"，供者和后代应保持"互盲"；

2.精子库的医务人员有义务为供者、受者及其后代保密，精子库应建立严格的保密制度并确保实施，包括冷冻精液被使用时应一律用代码表示，冷冻精液的受者身份对精子库隐匿等措施；

3.受方夫妇以及实施人类辅助生殖技术机构的医务人员均无权查阅供精者证实身份的信息资料，供精者无权查阅受者及其后代的一切身份信息资料。

（六）严防商业化的原则

1.禁止以盈利为目的的供精行为。供精是自愿的人道主义行为，精子库仅可以对供者给予必要的误工、交通和其所承担的医疗风险补偿；

2.人类精子库只能向已经获得卫生部人类辅助生殖技术批准证书的机构提供符合国家技术规范要求的冷冻精液；

3.禁止买卖精子，精子库的精子不得作为商品进行市场交易；

4.人类精子库不得为追求高额回报降低供精质量。

（七）伦理监督的原则

1.为确保以上原则的实施，精子库应接受由医学伦理学、心理学、社会学、法学和生殖医学、护理、群众代表等专家组成的生殖医学伦理委员会的指导、监督和审查；

2.生殖医学伦理委员会应依据上述原则对精子库进行监督，并开展必要的伦理宣传和教育，对实施中遇到的伦理问题进行审查、咨询、论证和建议。

（黄颖 唐文豪）

参考文献

[1] Wallace WHB, Anderson RA, Irvine DS. Fertility preservation for young patients with cancer: who is at risk and what can be offered? Lancet Oncol, 2005, 6: 209–218.

[2] Noyes N, Boldt J, Nagy ZP. Oocyte cryopreservation: is it time to remove its experimental label? J Assist Reprod Gen, 2010, 27: 69–74.

[3] Kim SS, Lee WS, Chung MK, et al. Long-term ovarian function and fertility after heterotopic autotransplantation of cryobanked human ovarian tissue: 8-year experience in cancer patients. Fertil Steril, 2009, 91: 2349–2354.

[4] Robertson JA. Children of choice. Princeton: Princeton University Press, 1994.

[5] Backhus LE, Zoloth L. Today's research, tomorrows cures: The ethical implications of oncofertility. Cancer Treat Res, 2007, 138:163–179.

[6] Shah DK, Goldman E, Fisseha S. Medical, ethical, and legal considerations in fertility preservation. Int J Gynecol Obstet, 2011, 115: 11–15.

[7] The Ethics Committee of the American Society for Reproductive Medicine. Fertility preservation and reproduction in cancer patients. Fertil Steril, 2005, 83: 1622–1628.

[8] Audrins P, Holden CA, McLachlan RI, et al. Semen storage for special purposes at Monash IVF from 1977 to 1997. Fertil Steril, 1999, 72: 179–181.

[9] Chung K, Irani J, Knee G, et al. Sperm cryopreservation for male patients with cancer: an epidemiological analysis at the University of Pennsylvania. Eur J Obstet Gyn R B, 2004, 113: 7–11.

[10] Chang HC, Chen SC, Chen J, et al. Initial 10-year experience of sperm cryo -preservation services for cancer patients. J Formos Med Assoc, 2006, 105: 1022 –1026.

[11] McLeod C. Morally justifying oncofertility research. Cancer Treat Res, 2010, 156:187–194.

[12] Asch A. The lessons of oncofertility for assisted reproduction. Cancer Treat Res 2010, 156:181–186.

[13] Demeestere I, Simon P, Emiliani S, et al. Orthotopic and heterotopic ovarian tissue transplantation. Hum Reprod Update 2009, 15: 649–665.

[14] Blumenfeld Z, von Wolff M. GnRH-analogues and oral contraceptives for fertility preservation in women during chemotherapy. Hum Reprod Update, 2008, 14: 543–552.

[15] Oktay K, Sönmezer M, Öktem Ö, et al. Absence of conclusive evidence for the safety and efficacy of gonadotropin-releasing hormone analogue treatment in protecting against chemotherapy-induced gonadal injury. Oncologist, 2007, 12: 1055–1066.

[16] Clowse MEB, Behera MA, Anders CK, et al. Ovarian preservation by GnRH agonists during chemotherapy: a meta-analysis. J Womens Health, 2009, 18: 311–319.

[17] Dondorp W, de Wert G. Innovative reproductive technologies: risks and responsibilities. Hum Reprod, 2011, 26:1604–1608.

[18] World Medical Association. Declaration of Helsinki. Ethical principles for medical research involving human subjects. World Medical Association:1964.

[19] Guido Pennings, Heidi Mertes. Ethical issues in infertility treatment. Best pract Res Clin Obstet Gynaecol, 2012, 26, 853–863.

[20] 乔杰. 女性生育力保存研究与应用. 健康报, 2012-10-31(8).

[21] 杜治政, 许志伟主编. 医学伦理学辞典. 郑州:郑州大学出版社, 2003:263–265.

[22] Chen C. Pregnancy after human oocyte cryopreservation. Lancet,1986, 19(1): 884– 886.

[23] 徐千花, 曹云霞. 卵母细胞冷冻在女性生育力保存中的作用研究进展. 国际生殖健康/计划生育杂志, 2008, 27(5):276–279.

[24] Masashige Kuwayama. Highly efficient vitrification for cryopreservation of human oocytes and embryos:The Cryotop method. Theriogenology, 2007, 67:73–80.

[25] 孙墨龙, 冯泽永, 符美玲, 等. 关于建立卵子库的伦理学思考. 医学与哲学, 2010, 10(31): 36–38.

[26] 中华人民共和国卫生部. 人类辅助生殖技术和人类精子库伦理原则.中国生育健康杂志, 2004, 15(2):72–74.

[27] Polge C, Smith AU, Parkes AS. Revival of spermatozoa after vitrification and dehydration at low temperatures. Nature, 1949, 164(4172): 666.

[28] Stewart GJ, Tyler JP, Cunningham AL, et al. Transmission of human T-cell lymphotropic virus type III (HTLV-III) by artificial insemination by donor. Lancet, 1985, 2(8455):581–585.

[29] Bunge RG, Sherman JK. Fertilizing capacity of frozen human spermatozoa. Nature, 1953, 172(4382):767–768.

[30] Revised guidelines for human embryology and andrology laboratories.Fertil Steril, 2008, 90:45–59.

[31] Tomlinson MJ, Harbottle SJ, Woodward BJ, et al. Association of biomedical Andrologists–Laboratory Andrology Guidelines for Good Practice Version 3-2012. Human Fertility, 2012, 15(4):156–173.

[32] Lars Björndahl, David Mortimer, Christopher L.R, et al. A Practical Guide to Basic Laboratory Andrology. Cambridge: Cambridge University Press, 2010:189–217.

[33] 朱文兵, 卢光诱, 范立青. 精子库的设立及面临的伦理问题, 北京大学学报, 2004,36(6): 670–672.

[34] 梁小薇, 陈振文. 人类精子库技术及管理. 中国实用妇科与产科杂志, 2010, 26(10): 776–777.

[35] 张凡, 张欣宗, 姚康寿. 人类精子库运行中常见的伦理问题及应对机制. 中国医学伦理学, 2010, 23(5): 22–23.

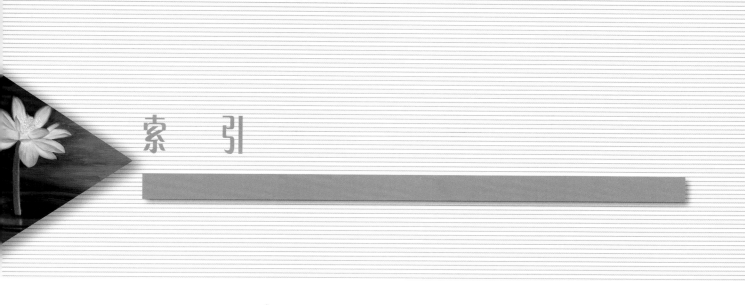

索引